NUTRIÇÃO E SUPLEMENTAÇÃO ESPORTIVA

Instituto Phorte Educação
Phorte Editora

Diretor-Presidente
Fabio Mazzonetto

Diretora Financeira
Vânia M. V. Mazzonetto

Editor-Executivo
Fabio Mazzonetto

Diretora Administrativa
Elizabeth Toscanelli

NUTRIÇÃO E SUPLEMENTAÇÃO ESPORTIVA

Aspectos metabólicos, fitoterápicos e da nutrigenômica

Fábio Medici Lorenzeti
Luiz Carlos Carnevali Júnior
Waldecir Paula Lima
Ricardo Zanuto

Phorte editora
São Paulo, 2015

Nutrição e suplementação esportiva: aspectos metabólicos, fitoterápicos e da nutrigenômica

Rua Treze de Maio, 596
Bela Vista – São Paulo – SP
CEP: 01327-000
Tel./fax: (11) 3141-1033
Site: www.phorte.com.br
E-mail: phorte@phorte.com.br

CIP-BRASIL. CATALOGAÇÃO NA PUBLICAÇÃO
SINDICATO NACIONAL DOS EDITORES DE LIVROS, RJ

L867n

Lorenzeti, Fábio Medici
Nutrição e suplementação esportiva : aspectos metabólicos, fitoterápicos e da nutrigenômica / Fábio Medici Lorenzeti ... [et al]. - 1. ed. - São Paulo : Phorte, 2015.
392 p. : il. ; 28cm.

Inclui bibliografia
ISBN 978-85-7655-402-8

1. Atletas - Nutrição. 2. Aptidão física - Aspectos nutricionais. I. Título.

15-20666 CDD: 612.3088796
CDU: 612

---

ph2199.1

Este livro foi avaliado e aprovado pelo Conselho Editorial da Phorte Editora.
(www.phorte.com.br/conselho_editorial.php)

Impresso no Brasil
Printed in Brazil

Dedicatória

Dedico este livro à minha noiva, Marília da Silva, fonte permanente de apoio e inspiração; ao meu pai, Antônio Carlos Lorenzeti, e à minha mãe, Maria Elena Medici Lorenzeti, por, acima de tudo, acreditarem em mim; e às minhas avós, Ester Maria Marson e Cervina Alves Pereira, pelas orações.

Prof. Mestre Fábio Medici Lorenzeti

Dedico esta obra à minha família: minha esposa, Cíntia (te amo mais a cada dia que passa), e meu (minha) filho(a), que ainda nem chegou ao mundo e já transformou a minha vida por completo. Aos meus pais, Airton e Maria do Carmo, por me educarem da melhor forma possível, vencendo muitas vezes obstáculos que pareciam intransponíveis.

Às minhas irmãs, Renata, Fernanda, Flávia, Giuliana, Luana e Bruna. Obrigado por compartilharem suas vidas comigo.

A todos de minha família que, embora não tenham sido citados nominalmente, contribuíram para minha formação pessoal e profissional e, desta maneira, para a conclusão da presente obra.

Por último, aos meus irmãos de coração, professores Kerson Dourado, Júlio Cezar Papeschi da Silva e Waldecir Paula Lima: irmãos, sem vocês nada disso teria acontecido.

Prof. Doutor Luiz Carlos Carnevali Junior

Dedico esta obra ao meu pai, Nelson (*in memoriam*), meu maior exemplo de honestidade e caráter: pai, tenho muitas saudades...

E também às mulheres da minha vida: minha mãe, Delma; minha esposa, Viviane; e minha filha, Vanessa. Amo vocês!

Prof. Doutor Waldecir Paula Lima

Dedico este livro, em especial, à minha avó Luiza (*in memoriam*), por todo o seu eterno carinho e amor incondicional.

Prof. Doutor Ricardo Zanuto

Agradecimentos

Agradeço, em especial, aos meus amigos e coautores, Waldecir, Luiz e Ricardo, por dedicarem tempo e esforço para que pudéssemos publicar esta obra.

Ao meu orientador, Dr. Antonio Herbert Lancha Jr., pela imensa oportunidade de fazer parte do Laboratório de Nutrição e Metabolismo da Escola de Educação Física e Esportes da Universidade de São Paulo (EEFE-USP), e por guiar minha formação acadêmica.

Ao Prof. Dr. Cristoforo Scavone, livre-docente do Departamento de Farmacologia do Instituto de Ciências Biomédicas da Universidade de São Paulo (ICB-USP), por abrir as portas do seu laboratório. Obrigado por fazer do aprendizado não um trabalho, mas um contentamento. Aos membros do Laboratório de Neurofarmacologia (ICB-USP), em especial a Lídia Mitiko Yshii, Diana Andreotti, Andrea Vasconcelos, Ana Maria Orellana e Larissa Lima, pelo apoio e orientações durante o desenvolvimento do meu projeto de mestrado.

A todos da Phorte Editora que auxiliaram na conclusão deste trabalho, principalmente a valiosa contribuição de Ricardo Howards e Douglas Docelino, responsáveis pelas maravilhosas ilustrações presentes nesta obra, a Elizabeth Toscanelli e a Liris Tribuzzi, responsáveis pelo corpo editorial.

Fábio Medici Lorenzeti

Agradeço primeiramente a Deus, que me dá saúde e me cerca de pessoas especiais diariamente.

Agradeço aos meus parceiros, professores Waldecir, Fábio e Ricardo, pela maravilhosa parceria ao longo destes anos. Espero que tenhamos muitos agradecimentos por escrever.

A todos da Phorte Editora, que me apoiam não apenas neste, mas em vários outros projetos em que estou envolvido e contribuem diretamente para minha evolução profissional, mas especialmente ao Professor Fábio Mazzonetto, por acreditar em meu potencial profissional e servir de espelho em minha carreira. Agradeço também ao corpo editorial, Elizabeth Toscanelli, LirisTribuzzi e demais profissionais envolvidos nesta obra e que não foram aqui citados.

Agradeço a minha orientadora, Professora Doutora Marília Seelaender, por orientar minha formação profissional como um todo.

A minha amiga e parceira profissional, Doutora Daniela Caetano Gonçalves, pela parceria em diversos projetos profissionais.

A todos os funcionários e professores das Universidades Estácio de Sá, FEFISA, UNIFAE, USCS, UniFMU, UNINOVE e UniÍtalo, pela riquíssima troca de experiências durante todos estes anos, principalmente ao Prof. Dr. Francisco Navarro, responsável pela minha primeira oportunidade profissional em docência no Ensino Superior (obrigado pela paciência em revisar minha primeira aula inúmeras vezes).

A todos os professores e funcionários da Faculdade Anhanguera de Taboão da Serra, especialmente os professores Solival Filho, Joel Garcia, Sandra Simões, Sérgio Leal e Dalton Giovaninni, e todos os professores que, embora não mencionados nominalmente, sempre me apoiaram na realização de meus projetos profissionais, bem como na elaboração deste livro.

A todos os professores, funcionários e diretores da rede Bio Ritmo/Smart Fit de academias, especialmente ao Dr. Edgard Corona, Saturno de Souza, Larissa Kussano e Aline Perez Alves, pelo acolhimento, parceria e apoio no desenvolvimento de projetos dentro e fora da empresa.

Aos professores Ibrahim Reda El Hayek e José Carlos Batista, que apostaram no meu trabalho. Espero um dia retribuir o bem que me fizeram.

Por fim, agradeço a todos os alunos do presente e do passado pela troca de experiências nos últimos 17 anos. Não fossem vocês, não haveria motivação de minha parte em tentar fazer da Educação Física uma área cada vez melhor. Sou eu que aprendo com vocês, e não o contrário.

Luiz Carlos Carnevali Jr.

Agradeço a Deus; aos meus amigos Luiz Carlos Carnevali Jr., Ricardo Zanuto Pereira e Fábio Medici Lorenzeti, pessoas com as quais tive o prazer e privilégio de dividir a autoria desta obra; ao meu irmão Nelson, pela amizade; a minha orientadora, Profa. Dra. Marília Cerqueira Leite Seelaender, livre-docente do Departamento de Biologia Celular e do Desenvolvimento do Instituto de Ciências Biomédicas da Universidade de São Paulo (ICB-USP), pesquisadora pela qual eu tenho uma profunda admiração e respeito. Ao grande mestre e amigo Paulo Jorge Alves de Carvalho, pela amizade de mais de 35 anos e pelas oportunidades que me ofereceu "lá no início"; ao Instituto Federal de Educação, Ciência e Tecnologia de São Paulo (IFSP); ao Conselho Regional de Educação Física do Estado de São Paulo (CREF4-SP), em especial aos conselheiros e funcionários, pelo convívio e atividades sempre proveitosas em prol da Educação Física; à Central de Cursos, especialmente ao Prof. Dr. Francisco Navarro, por propiciar-me condições de refletir acerca de inúmeros temas correlacionados à aptidão física e à saúde junto a diversos grupos de estudos espalhados pelo Brasil, nos últimos quinze anos.

Waldecir Paula Lima

Agradeço a meu pai, mãe, irmãos, filhos e a minha amada esposa. Em especial, aos meus amigos e coautores, Waldecir, Luiz e Fabião. Sem vocês esta obra não sairia. Obrigado!

Ricardo Zanuto

Apresentação

Desde a Antiguidade, atletas e soldados fazem a utilização de determinados alimentos com a premissa de alcançar possíveis efeitos ergogênicos. A história mostra que tanto atletas quanto soldados, por volta de 500 a 400 a.C., consumiam partes específicas de animais a fim de obterem maior agilidade, velocidade, força e resistência.

O lutador grego Milo de Cróton, considerado o maior atleta da Antiguidade e que ganhou as Olímpiadas da era antiga entre 532 e 516 a.C., é conhecido por ter consumido 9 kg de carne, 9 kg de pão e 8,5 L de vinho por dia, sendo ele o primeiro atleta conhecido por seguir uma rotina de alimentação e treinamento.

Com a evolução da ciência, o conhecimento da fisiologia humana e, posteriormente, da fisiologia do exercício (esta, por meio das pesquisas realizadas pelo químico norte-americano Dr. David Bruce Dill e pelo fisiologista inglês D. Archibald Vivian Hill no laboratório Harvard Fatigue Lab) contribuiu muito para que pesquisas com nutrição esportiva – área esta que envolve a aplicação de princípios nutricionais para aprimorar o desempenho esportivo – evoluíssem.

Atualmente diversas pesquisas são realizadas em todo o mundo com a finalidade de buscar a compreensão dos possíveis mecanismos de ação para estabelecer a eficácia de um determinado recurso nutricional, bem como estudar um fator mais básico e primordial, que é saber se tal recurso nutricional é seguro para a saúde. Desta forma, para que algum suplemento seja considerado um bom recurso ergogênico, ele deve ser seguro e eficaz. Ainda que sua utilização seja segura, se não houver eficácia torna-se desnecessária.

Com isso, na presente obra, buscamos abordar os aspectos gerais da nutrição e da nutrição esportiva, bem como os efeitos metabólicos e fisiológicos dos macro e micronutrientes, servindo isso de base para a posterior apresentação e discussão da nutrição e suplementação para o aumento de força e massa muscular, para os exercícios aeróbios e para o emagrecimento.

Abordamos também nesta obra: a fitoterapia aplicada à nutrição esportiva e a nutrigenômica e nutrigenética associadas ao desempenho esportivo, áreas estas muito discutidas e tão pouco compreendidas. Por fim, trazemos para discussão os aspectos históricos do *doping* e do *doping* genético.

Esperamos que este livro possa proporcionar aos leitores tantos momentos agradáveis e produtivos quantos aqueles que a sua elaboração proporcionou a nós, autores.

Prof. Mestre Fábio Medici Lorenzeti

Prefácio

O livro *Nutrição e suplementação esportiva: aspectos metabólicos, fitoterápicos e da nutrigenômica*, de Fábio Medici Lorenzeti, Luiz Carlos Carnevali Júnior, Waldecir Paula Lima e Ricardo Zanuto, publicado pela Phorte Editora, trata de um tema relevante e atual, que procura destacar a importância da nutrição e da reposição de nutrientes importantes para a prática esportiva, bem como sua relação com o desempenho esportivo e com os benefícios à saúde. O livro aborda aspectos gerais sobre nutrição esportiva, macro e micronutrientes, a importância da nutrição e da suplementação em exercícios aeróbios, assim como no emagrecimento. Esses capítulos são importantes para as abordagens finais relacionadas à fitoterapia aplicada à nutrição esportiva, e à nutrigenômica e nutrigenética associadas ao desempenho esportivo. Finalmente, o livro também aborda os aspectos do *doping* em suas múltiplas formas, abrindo um espaço para a discussão sobre a importância desse tema nas competições e nas práticas esportivas atuais.

A presente obra traz grandes contribuições para todo profissional que trabalha com atividades associadas ao esporte e com interesse nos efeitos da nutrição sobre o organismo. No entanto, vários profissionais da saúde podem encontrar, neste trabalho, informações importantes para as diferentes áreas de atuação, uma vez que a nutrição e a sua correlação com os seus efeitos fisiológicos, associados ao desempenho das pessoas nas suas atividades diárias, representam uma área de grande interesse atual, tanto para atingir um envelhecimento saudável quanto para o tratamento de uma série de distúrbios que atingem o sistema nervoso periférico e central.

Prof. Doutor Cristoforo Scavone

Professor titular e chefe do Departamento de Farmacologia do Instituto de Ciências Biomédicas da USP, pesquisador do Núcleo de Apoio à Pesquisa em Neurociência Aplicada (NAPNA-USP) e do Núcleo de Apoio à Pesquisa em Proteólise e Sinalização Celular (NAPPS-USP).

Sumário

Notas:

(1) Ao longo do livro, o leitor encontrará diversos boxes destacados com fundo colorido. As informações neles contidas realçam os conceitos discutidos no capítulo, apresentando um breve resumo de artigos atuais. O objetivo é incentivar o leitor a buscar sempre novas informações acerca dos temas abordados.

(2) Ao final de cada capítulo, um quadro intitulado "Teste seus conhecimentos" propõe ao leitor algumas questões dissertativas, permitindo-lhe determinar sua compreensão após ter concluído a leitura do capítulo.

1

Aspectos gerais sobre nutrição e nutrição esportiva

"O estado nutricional do atleta pode exercer um impacto significativo no seu desempenho. É muito comum observar toda uma planificação de treinamento ser prejudicada pela alimentação inadequada."

Prokop L. (1989, p. 1065)[1]

Diversos fatores podem interferir no desempenho físico de um atleta, entre eles, fatores genéticos, fisiológicos, bioquímicos, psicológicos, cargas de treinamento e nutricionais. A busca pelo entendimento de tais fatores que determinam o desempenho esportivo e o sucesso competitivo tem se tornado cada vez mais constante nas áreas de Educação Física, Nutrição Esportiva e Ciências do Esporte.[2,3,4]

Quando se aborda o tema nutrição, deve-se ter claro o que classificamos como alimento e nutriente. Dessa forma, alimento é tudo aquilo que é ingerido com o intuito de saciar a fome; já os nutrientes são as substâncias contidas nos alimentos e que desempenham funções específicas no organismo.[5] Os nutrientes são classificados, ainda, em macronutrientes (carboidratos, proteínas e lipídios) e micronutrientes (vitaminas e minerais), que são discutidos com mais detalhes nos Capítulos 2 e 3.

Quando se almeja o rendimento e o desempenho competitivo, ou até mesmo elaborar uma dieta e distribuir os alimentos de maneira que possam suprir as nossas necessidades diárias, é proposta a pirâmide alimentar. Ela classifica os grupos de alimentos de acordo com sua função e suas necessidades diárias (Figura 1.1).[6]

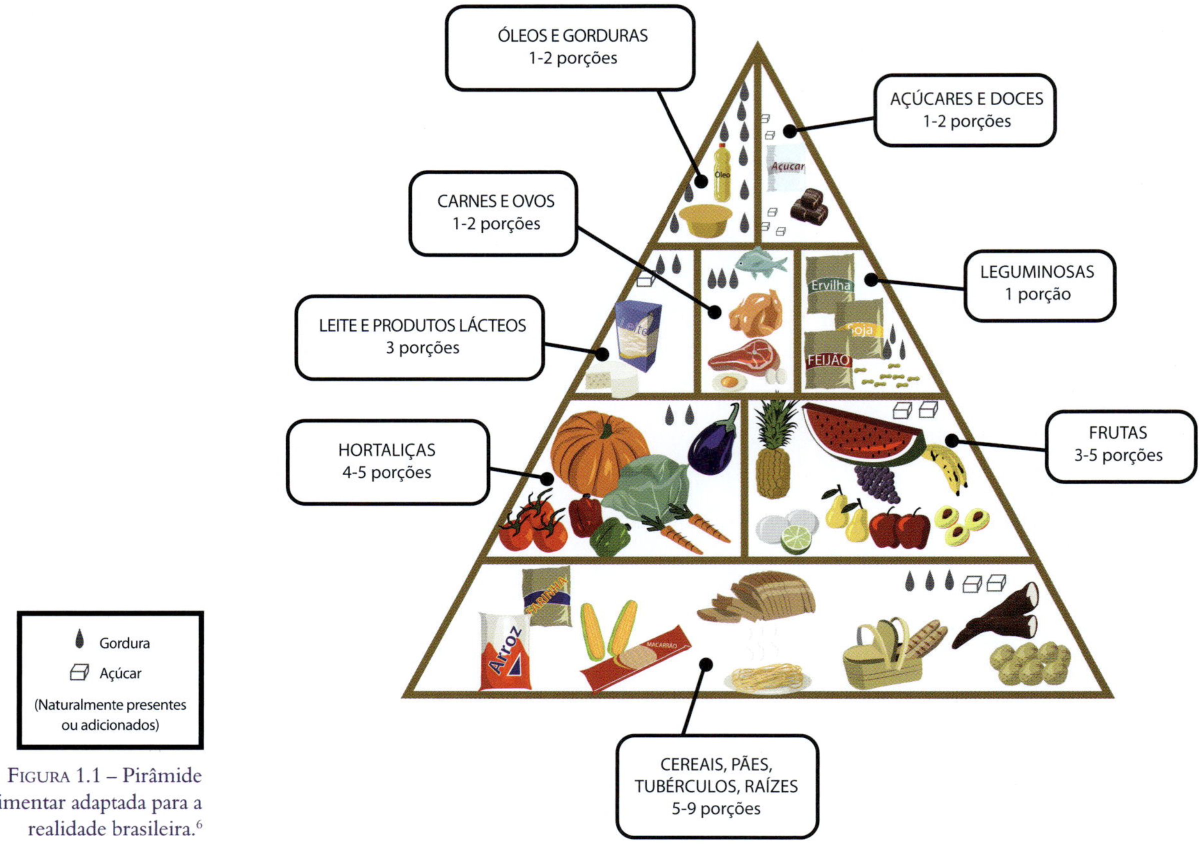

FIGURA 1.1 – Pirâmide alimentar adaptada para a realidade brasileira.[6]

Os alimentos contidos na base da pirâmide são os que devemos consumir em maior quantidade; já os grupos de alimentos contidos no topo devem ser consumidos em quantidades muito pequenas e, até mesmo, ser evitados. É importante ressaltar que a ingestão alimentar deve ser ajustada às necessidades calóricas de cada indivíduo.[5]

As recomendações presentes na pirâmide alimentar se tornaram bem conhecidas: as pessoas devem minimizar o consumo de gorduras e óleos, mas consumir de cinco a nove porções diárias de alimentos ricos em carboidratos complexos (pães, cereais, massas, arroz e assim por diante). A pirâmide alimentar também recomendava quantidades generosas de vegetais (incluindo as batatas, outra fonte abundante de carboidratos complexos), frutas e produtos lácteos e, pelo menos, duas porções diárias do grupo de carnes e feijões, que incluía a carne vermelha, aves, peixes, nozes, legumes e ovos.[7,8,9]

Mesmo durante a sua formulação, já havia muitas informações acerca dos benefícios de alguns lipídios para a saúde, podendo reduzir o risco de doenças cardiovasculares, além de poucas evidências de que a alta ingestão de carboidratos seria benéfica à saúde.

Ao promover o maior consumo de todos os carboidratos complexos e a quase exclusão de todas as gorduras e todos os óleos, a pirâmide oferece uma orientação errônea. Em suma: nem todas as gorduras são maléficas, assim como nem todos os carboidratos complexos são bons para a saúde.[7,8,9]

Nesse sentido foi proposta uma nova pirâmide alimentar por Walter C. Willett,[8] chefe do departamento de nutrição da Harvard School of Public Health e professor de medicina da Harvard Medical School. Essa pirâmide baseia-se na ingestão de alimentos funcionais, que exercem funções importantes além da nutrição, como diminuição dos níveis de colesterol, prevenção do aparecimento de câncer, entre outras funções (Figura 1.2).

Outro ponto muito importante proposto por Walter C. Willett[8] é o favorecimento da prática de atividades físicas, localizada na base da pirâmide, diferentemente das pirâmides anteriores, que não faziam essa menção. Isso é necessário, visto que a nutrição associada à realização regular de exercícios físicos pode trazer diversos benefícios à saúde, diminuindo a incidência de uma série de doenças.[7,8,9]

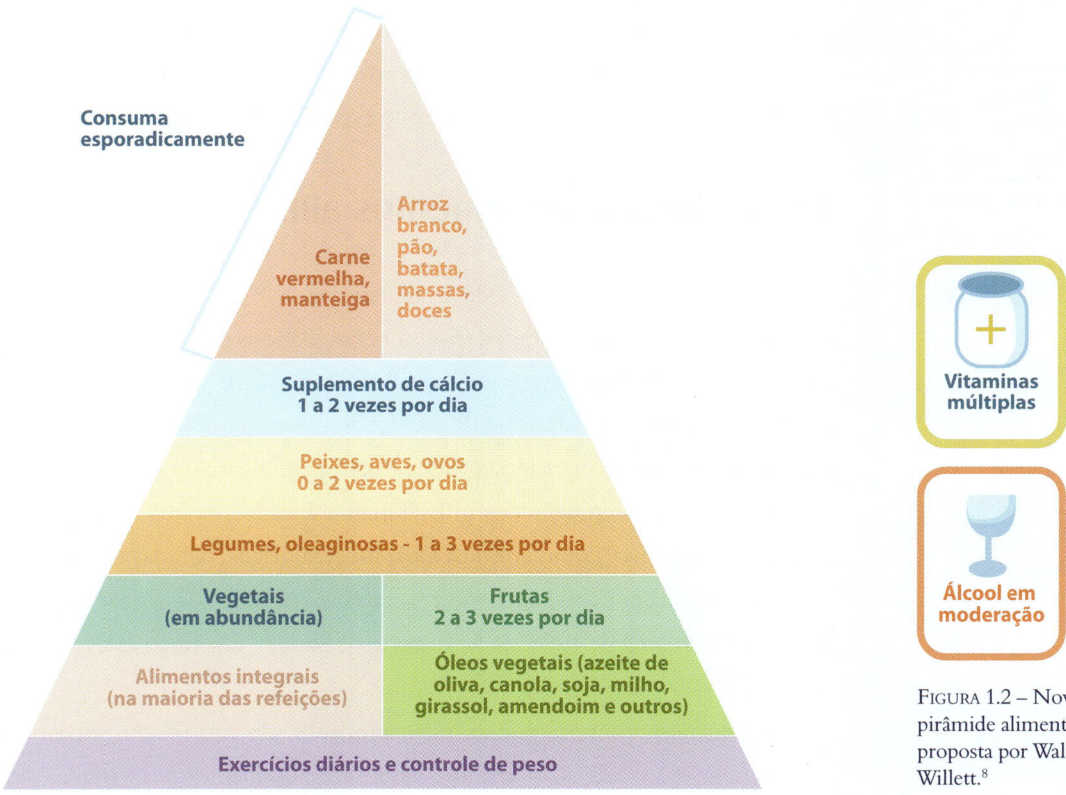

Figura 1.2 – Nova pirâmide alimentar proposta por Walter C. Willett.[8]

Em se tratando da utilização de nutrientes para a melhora do desempenho físico, durante toda a história da humanidade, o homem tem buscado recursos que possibilitem a melhoria da *performance* em suas atividades diárias e, também, nos esportes. A suplementação é apontada como possível recurso para se atingir tais objetivos.[10]

Nas últimas décadas, a prática da suplementação passou a receber um *status* maior em virtude do grande número de publicações a respeito dos seus possíveis benefícios e/ou malefícios.[11,12,13,14] Esse fator pode ser facilmente observado no dia a dia pela quantidade de propagandas de empresas fabricantes e distribuidoras de suplementos alimentares, vinculando a marca/produto a estudos científicos realizados.[15]

Os suplementos alimentares, quando utilizados para aumentar o desempenho de um indivíduo, são denominados como um recurso *ergogênico* (do grego *ergo*, trabalho; e *gen*, produção de).[16] Os ergogênicos nutricionais atuam principalmente no aumento do tecido muscular e no fornecimento de energia para os músculos.[10]

Porém, o acesso a tais estudos muitas vezes não é tão fácil quanto o acesso ao produto, ficando restrito a pessoas ligadas à pesquisa e ao desenvolvimento desses produtos. Além disso, existem diversos conceitos errôneos a respeito da temática, que relacionam a utilização de suplementos nutricionais ao *doping*. Assim, por meio deste e dos demais capítulos, buscamos esclarecer como os nutrientes atuam no organismo, as suas relações com o desempenho esportivo por meio da utilização de recursos ergogênicos nutricionais. Discutimos, também, o papel da fitoterapia como possível recurso ergogênico; posteriormente, a relação entre nutrigenômica e nutrigenética associadas ao desempenho esportivo e, por fim, o *doping* no esporte.

1.1 O que são suplementos alimentares?

Segundo a portaria n° 33, de 13 de janeiro de 1998, do Ministério da Saúde,[17] suplementos são apenas vitaminas e/ou minerais isolados ou combinados entre si, que não ultrapassem 100% da Ingestão Diária Recomendada (IDR, sigla em português para Dietary Recommended Intake - DRI). Quando maior que 100% da IDR, o suplemento somente deve ser comercializado sob prescrição médica e/ou de um nutricionista.

Já os recursos ergogênicos nutricionais utilizados na busca de um maior desempenho esportivo, como aminoácidos, hipercalóricos, bebidas isotônicas, produtos à base de carboidratos, entre outros, são classificados, de acordo com a portaria n° 222, de 24 março de 1998, do Ministério da Saúde[18] em cinco categorias distintas:

- *Repositores hidroeletrolíticos*: esses produtos são formulados a partir da concentração variada de eletrólitos, associada a concentrações variadas de carboidratos, com o objetivo de reposição hídrica e eletrolítica decorrente da prática de atividade física.
- *Repositores energéticos*: são produtos formulados com nutrientes que permitem o alcance e/ou manutenção do nível apropriado de energia para atletas.
- *Alimentos proteicos*: são produtos com predominância de proteína(s), hidrolisada(s), ou não, em sua composição, formulados com o intuito de aumentar a ingestão desse(s) nutriente(s) ou complementar a dieta de atletas,

cujas necessidades proteicas não estejam sendo satisfatoriamente supridas pelas fontes alimentares habituais.

- *Alimentos compensadores*: são produtos formulados de forma variada para serem utilizados na adequação de nutrientes da dieta de praticantes de atividade física. Estes ainda devem ser formulados seguindo os seguintes critérios:[10]

  - Carboidratos: abaixo de 90%.
  - Proteínas: da quantidade total, no mínimo 65% deve ser de alto valor biológico.
  - Lipídios: deve conter uma concentração equivalente a um terço de gorduras saturadas, monoinsaturadas e poli-insaturadas.
  - Pode ou não ser acrescido de vitaminas e/ou minerais desde que não ultrapasse a IDR de um adulto.

Por sua vez, o *Dietary Supplement Health and Education Act* (DSHEA)[52] define suplementos nutricionais como produtos alimentícios acrescidos à dieta e que contenham na sua composição pelo menos um dos seguintes ingredientes: vitaminas, minerais, ervas ou plantas, aminoácido, extrato ou combinação de qualquer um desses ingredientes. Define-se também, como suplemento alimentar, algo que é somado à dieta, principalmente para correção de alguma carência nutricional, não sendo apenas utilizado como um recurso ergogênico voltado para o desempenho esportivo.[15,19]

1.2 Quem precisa de suplementação?

Segundo a Organização Mundial da Saúde (OMS), a saúde é caracterizada como um completo bem-estar físico, social e mental. Dessa forma, uma pessoa pode estar abaixo de seus níveis ótimos de bem-estar celular, orgânico, psicológico e social, e ainda não apresentar nenhum sintoma de doenças; mesmo assim, o seu nível de saúde pode estar subotimizado. Tal indivíduo, em um conceito mais amplo, não é considerado saudável.[20]

A ingestão adequada de nutrientes é essencial para a manutenção da saúde do nosso organismo. Isso fica claro em razão do grande número de estudos realizados que buscam elaborar recomendações em relação a quantidades ideais de nutrientes que devem ser ingeridas na dieta.[15,21,22] No entanto, não existem tabelas de recomendações oriundas de estudos desenvolvidos com a população brasileira. Dessa forma, no Brasil, são utilizadas as recomendações segundo as *Recommended Dietary Allowances* (RDA), as mesmas utilizadas nos Estados Unidos e no Canadá.[15,21]

As RDAs são elaboradas pensando na absorção incompleta, nas variações individuais das necessidades diárias e na biodisponibilidade dos nutrientes, buscando atender às necessidades diárias de um indivíduo saudável. Entretanto, essas recomendações não são elaboradas visando atender os indivíduos que praticam exercícios físicos regulares.[15] A Tabela 1.1 aponta, resumidamente, a quantidade estipulada (segundo as RDAs) para algumas vitaminas e alguns minerais para um indivíduo adulto.

Tabela 1.1 – Valores de referência segundo as RDAs para algumas vitaminas e minerais para um indivíduo adulto[23-27]

Nutriente	RDA
Cálcio	1.000 mg
Fósforo	700 mg
Ferro	8 mg
Cromo	35 mg
Magnésio	400 mg
Iodo	150 μg
Selênio	55 μg
Manganês	2,3 μg
Zinco	11 mg
Vitamina K	120 μg
Tiamina	1,2 mg
Riboflavina	1,3 mg
Vitamina C	90 mg
Niacina	16 mg
Vitamina B6	1,3 mg
Vitamina E (alfatocoferol)	15 mg
Vitamina B12	2,4 μg
Ácido pantotênico	5 mg
Biotina	30 μg
Vitamina D	5 μg
Colina	550 mg
Vitamina A	900 μg

Os praticantes de exercícios físicos regulares e, principalmente, os atletas têm uma demanda alimentar superior à das pessoas sedentárias, daí que sua recomendação das IDRs é elaborada. Dessa forma, podem ocorrer deficiências na concentração dos macro e micronutrientes, alterando o desempenho, principalmente quando se trata de esportes de alto rendimento.[20]

Nesse sentido, a utilização de suplemento, sobretudo por atletas, torna-se fundamental, pois são criadas lacunas que uma refeição cotidiana não consegue suprir, fornecendo suporte para que sejam alcançados os seguintes objetivos:[15,20]

- aumentar os estoques energéticos em células musculares e hepáticas;
- fornecer íons perdidos durante a transpiração;
- aumentar a síntese proteica das proteínas miofibrilares e de outras, como enzimas, proteínas transportadoras, anticorpos etc.;
- acelerar o processo de recuperação após o treinamento e a competição.

A Associação Dietética Americana (ADA), junto com a Associação Dietética do Canadá e o Colégio Americano de Medicina Esportiva, recomendam a ingestão adequada de alimentos e líquidos, além do consumo adequado de suplementos visando à melhora da saúde e ao aumento da *performance* durante o exercício físico.[28]

Na busca pelo desempenho esportivo, diversos fatores são extremamente importantes para que o atleta possa atingir o máximo de seu rendimento físico. Nesse sentido, não podemos deixar de lado a Nutrição Esportiva, porque existem vários fatores alimentares que podem influenciar os aspectos biomecânicos, psicológicos e fisiológicos do esporte. Por exemplo, perder o excesso de gordura corporal melhora a eficiência biomecânica, ingerir carboidratos durante o exercício possibilita a manutenção das concentrações normais de glicose no sangue, consumir a quantidade adequada de ferro garante uma boa concentração de hemoglobina, com o consequente suprimento de oxigênio aos músculos. Esses e outros fatores estão ligados à Nutrição Esportiva e favorecem diretamente o desempenho esportivo.[19]

Ao analisarmos os hábitos alimentares dos atletas, notamos uma grande variação entre os diferentes esportes, mostrando muitas vezes a inadequação da ingestão de nutrientes por esses indivíduos. Tais deficiências estão presentes em atletas de diferentes categorias e faixas etárias. Entretanto, as maiores deficiências da ingestão de alimentos estão presentes nas mulheres atletas.

Balanço energético, composição corporal e síndrome da tríade da mulher atleta[53]

Com a crescente participação das mulheres em eventos esportivos, os casos de transtornos alimentares, de tríade da mulher atleta (TMA), uma síndrome de distúrbios alimentares, de amenorreia e de osteoporose também têm aumentado nos últimos anos. A TMA é observada com frequência em esportes que enfatizam a magreza (por exemplo, ginástica, patinação artística e dança) e também em provas de *endurance*. Elementos da TMA são fisiopatologicamente ligados, levando a vários riscos de doenças e até mesmo à morte. Na literatura científica, existe ainda uma grande discussão a respeito de possíveis inserções/exclusões de nutrientes na dieta de atletas. Entretanto, há um consenso de que é importante minimizar as grandes flutuações de peso corporal em curtos períodos de tempo, controlando-se, assim, o balanço energético a longo prazo. Atletas do sexo feminino (por exemplo, atletas de *endurance* e ginastas) são menos propensas a consumir as quantidades recomendadas de carboidratos (CHO) e lipídios, em decorrência de razões crônicas ou episódicas para manterem baixo peso e baixo nível de gordura corporal. Recomenda-se o aumento do consumo de CHO e lipídios, controlando-se (de acordo com a situação de cada atleta) mais paulatinamente a ingestão energética, a fim de preservar a massa livre de gordura, melhorar o desempenho físico e a saúde da atleta. Recomenda-se, também, o controle do consumo energético ao longo do período de recesso de treinamentos.

Entre os nutrientes com maior grau de deficiência pelos atletas destacam-se os minerais (ferro, zinco, cálcio), além das proteínas e vitaminas do complexo B. Não obstante, existem muitos casos em que os atletas de *endurance* fazem a ingestão exagerada e inadequada de carboidratos.

Estudos de Hawley et al. (1995)[29] mostram que a ingestão inadequada de carboidratos por atletas de *endurance* prejudica o desempenho desses atletas, sugerindo que a sua adequação resultaria em melhora na capacidade de treinamento dos atletas, melhor recuperação pós-treino e, consequentemente, melhora no desempenho competitivo.

Já nos estudos realizados por Short (1994)[30] observa-se que, mesmo que os atletas estejam preocupados em ingerir melhores alimentos, muitos não têm conhecimento de quais alimentos e das quantidades a serem ingeridas para melhorar o seu desempenho, além de receberem orientações inadequadas de técnicos, preparadores físicos e colegas de equipe.

Maus hábitos alimentares podem prejudicar o desempenho esportivo, já que uma ingestão inadequada de certos nutrientes pode acarretar um suprimento insuficiente de energia e a incapacidade de regular o metabolismo durante o exercício físico, além de prejudicar a síntese proteica muscular e a síntese de glicogênio muscular e hepática.

É importante ressaltar que a ingestão excessiva de alguns nutrientes pode prejudicar o desempenho esportivo e até mesmo a saúde do atleta, desorganizando os processos fisiológicos normais e provocando alterações indesejáveis na composição corporal.[19] Isso se reflete, por exemplo, pelo consumo excessivo de gorduras, que ocasiona o aumento do tecido adiposo corporal.

A Nutrição Esportiva deve ser vista sob dois aspectos: a nutrição para a competição e a nutrição para o treinamento, visando sempre fornecer energia, regular os processos metabólicos e dar suporte ao anabolismo, tanto muscular como de substratos energéticos como o glicogênio presente nas células musculares e hepáticas.

Fatores como gênero, idade, massa corporal, alimentação, estilo de vida, ambiente, tipo de treinamento e de esporte praticado interferem diretamente no desempenho esportivo. Ao analisarmos o último item, notamos que as necessidades alimentares de maratonistas são muito diferentes em relação às necessidades alimentares de um fisiculturista, assim como as necessidades de um atleta de elite se diferenciam de um atleta amador, ou mesmo das de uma pessoa que pratica esporte ou atividade física apenas visando à saúde.

Por esse motivo, a Nutrição Esportiva, apesar de ter sempre a meta de proporcionar um maior rendimento esportivo, deve ser sempre adequada às necessidades individuais de cada praticante e ao volume e à intensidade dos exercícios executados, de acordo com os seus objetivos.

Avaliação de parâmetros nutricionais, suplementação e de composição corporal de jogadoras profissionais de vôlei[54]

O voleibol é um jogo em equipe e pertence a um grupo de esportes olímpicos que envolvem a disputa indireta entre os atletas. O consumo adequado de energia pelos atletas é uma questão crucial. Esse consumo depende principalmente do tipo, da intensidade e da duração da prática esportiva. A exigência média de energia em atletas é 50% maior que a de adultos saudáveis. O objetivo do estudo foi caracterizar o padrão nutricional, incluindo a ingestão de suplementos alimentares, e avaliar índices somáticos em jogadores de voleibol feminino da equipe AZS Bialystok. O estudo envolveu 17 mulheres. Os métodos de pesquisa incluíram um questionário de recordatório alimentar de 24 horas, análise de consumo de suplemento e análise de composição corporal por bioimpedância InBody 220. A análise dos dados indica que as características antropométricas e de composição corporal das jogadoras do AZS Bialystok atendem às recomendações associadas com as características somáticas no voleibol. A dieta das jogadoras de vôlei analisadas apresenta baixo consumo de energia em relação às recomendações para pessoas fisicamente ativas, com muito baixa oferta de carboidratos e fibras alimentares, proporção excessiva de ácidos graxos saturados e colesterol, e muito baixo teor de gorduras monoinsaturadas e ácidos graxos poli-insaturados. O consumo de vitaminas e minerais se apresenta bem abaixo do recomendado, especialmente de ferro e cálcio. Sendo assim, a suplementação feita pelas atletas é insuficiente para suprir as necessidades dietéticas. Apesar disso, as atletas do estudo não apresentavam anormalidades significativas na composição corporal. No entanto, entre as atletas analisadas é recomendado o aumento da massa muscular e ligeira redução da gordura corporal. Os resultados da avaliação da dieta mostram a necessidade de educação nutricional e de maior investigação sobre os hábitos alimentares entre os desportistas.

1.3 Nutrição e exercício físico como importantes moduladores de adaptações musculoesqueléticas

O músculo esquelético é um tecido que tem a capacidade de responder a diversos estímulos externos, como ao exercício físico e à disponibilidade de nutrientes.[31] Adaptações musculoesqueléticas podem ser simplesmente interpretadas pela ativação de vias de sinalização proteica, pela maior expressão gênica, promovendo o acréscimo na concentração de proteínas.[32] Contudo, a capacidade de resposta ao RNAm associada à atividade contrátil do músculo esquelético é variável,[33] e qualquer aumento nos níveis de RNAm resulta em processos adaptativos tanto de síntese quanto de degradação, desempenhando um importante papel na adaptação fenotípica.[31]

As consequências funcionais da adaptação induzida pela atividade contrátil do músculo esquelético são determinadas pelo tipo de treinamento (*endurance* ou de força), pelo volume, pela intensidade e pela frequência com que ocorrem tais estímulos mecânicos.[34] Entretanto, a capacidade de as células musculares responderem ao estímulo do exercício físico ou do treinamento está relacionada com a disponibilidade de nutrientes para essas células. Sendo assim, a suplementação nutricional tem sido amplamente estudada, a fim de se entender a disponibilidade e os efeitos dos nutrientes no músculo esquelético.[35-39]

O *status* energético do músculo esquelético exerce importantes efeitos sobre o metabolismo de repouso e a utilização de substratos energéticos durante o exercício físico,[40] na regulação da sinalização celular,[41,42] na expressão gênica[43-45] e em diversos processos envolvidos na adaptação ao treinamento.[46-48]

A maior alteração da homeostase celular ocorre durante o exercício físico, e os sinais desencadeados pela contração muscular durante e após a realização de uma sessão de exercício físico podem alterar de maneira crônica as células musculares, quando o número de sessões de exercício e/ou treinamento perdurar, provocando diversas adaptações.

Sinais como fatores sistêmicos (por exemplo, o aumento do fluxo sanguíneo local, que leva a maiores concentrações de substratos ao músculo ativo), assim como alterações em hormônios, citocinas e fatores de crescimento desencadeiam uma série de cascatas de sinalização intracelular. Além disso, diversos fatores interdependentes (locais e sistêmicos) provocam a transdução do sinal nas células musculoesqueléticas, incluindo a depleção de substratos (glicogênio), hipóxia com o fluxo de oxigênio diminuído, o que acarreta acúmulo de lactato e íons de hidrogênio na célula muscular, com consequente diminuição de seu pH, além do aumento da temperatura[48] (Figura 1.3). Isso mostra que as adaptações musculares ao exercício físico e/ou treinamento são decorrentes não apenas de um evento isolado, mas da soma de vários fatores.

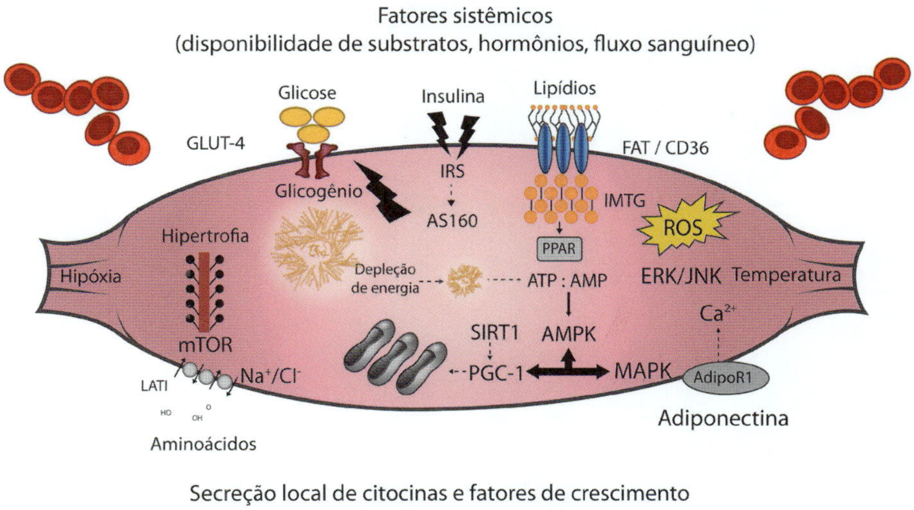

Figura 1.3 – Representação esquemática dos eventos gerados pelo exercício físico e pela disponibilidade de substratos nas células musculoesqueléticas. Adaptado de Hawley et al., 2011.[48]

Para que haja adaptações no fenótipo muscular, é necessária a realização de vários estímulos agudos com intensidades elevadas. As alterações na expressão de RNAm permanecem elevadas de 3 a 12 horas após a realização de uma sessão de exercício físico intenso e, geralmente, retornam aos níveis basais dentro de 24 horas. Com isso, a repetição de vários estímulos resulta na acumulação gradual de proteínas em resposta ao aumento pulsátil na expressão de RNAm. Assim, a longo prazo, as adaptações ao treinamento são decorrentes dos efeitos cumulativos de sessões agudas de exercício (Gráfico 1.1).

Gráfico 1.1 – Bases moleculares da adaptação ao exercício físico

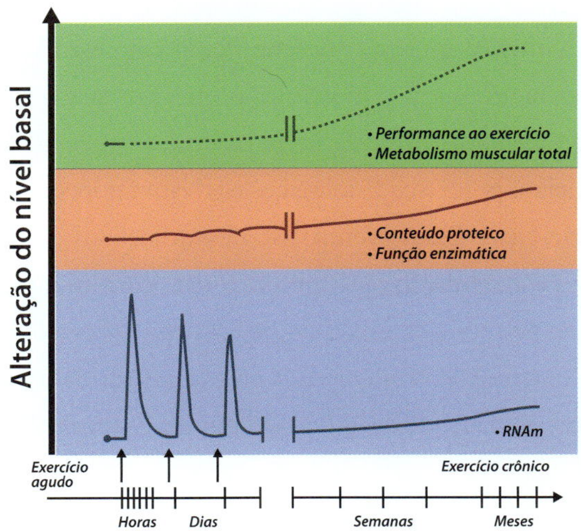

Representação esquemática de alterações na expressão de RNAm (painel inferior). Teor de proteína (painel do meio). *Performance* ao exercício e metabolismo muscular (painel superior). Adaptado de Egan e Zierath, 2013.[51]

Para que o músculo esquelético responda às adaptações impostas pelo exercício físico, é necessário que haja uma demanda adequada de nutrientes e, consequentemente, formação de trifosfato de adenosina (ATP) (Capítulo 2). A Figura 1.4 mostra uma visão geral do metabolismo celular durante o exercício.

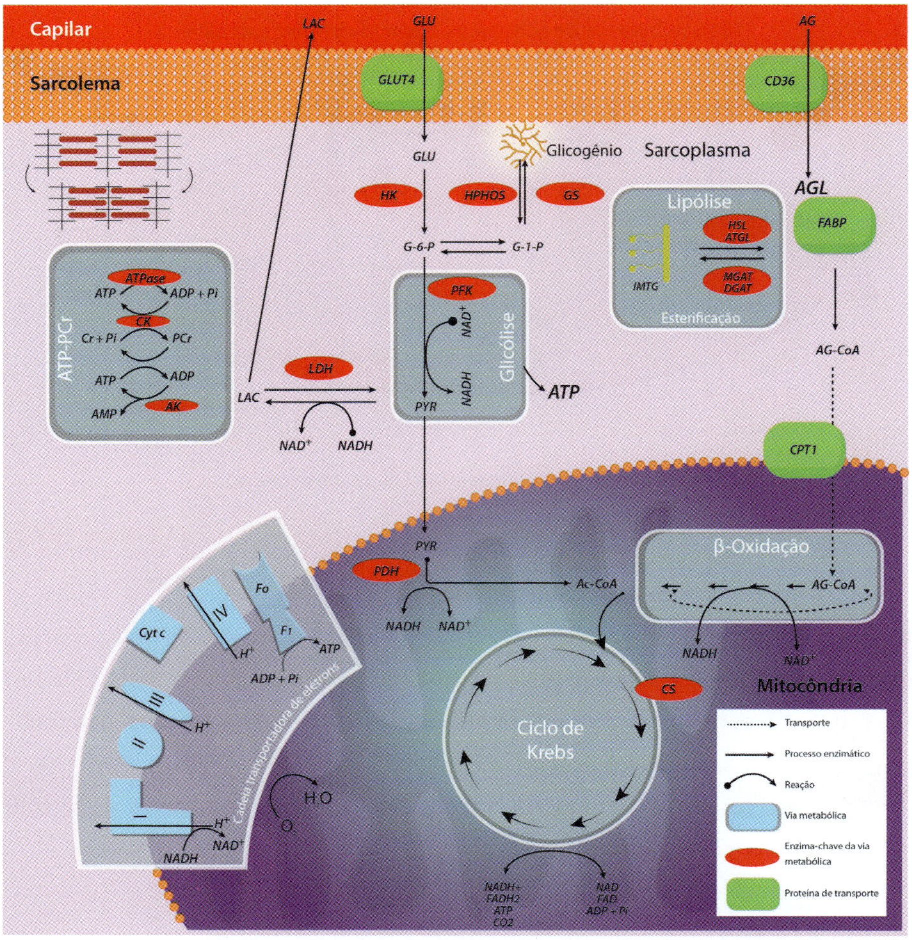

Figura 1.4 – Visão geral do metabolismo celular para a produção de energia durante o exercício. Adaptado de Egan e Zierath, 2013.[51]

A atividade contrátil muscular desencadeada pelo exercício físico resulta em diversas alterações bioquímicas e biofísicas, o que, por sua vez, acarreta a ativação de diversas vias de sinalização, que incluem proteínas cinase, fosfatases e desacetilases, que desencadeiam processos fisiológicos e ativam fatores de transcrição e correguladores transcricionais. Esses eventos são desencadeados de forma temporal, e a ativação de cinases e a regulação pré-transcricional ocorrem rapidamente durante o exercício físico e no período pós-exercício, ao passo que alterações transcricionais são observadas mais lentamente. A intensidade e a magnitude da ativação dessas vias são dependentes da intensidade, da duração e do tipo de estímulo (Figura 1.5).

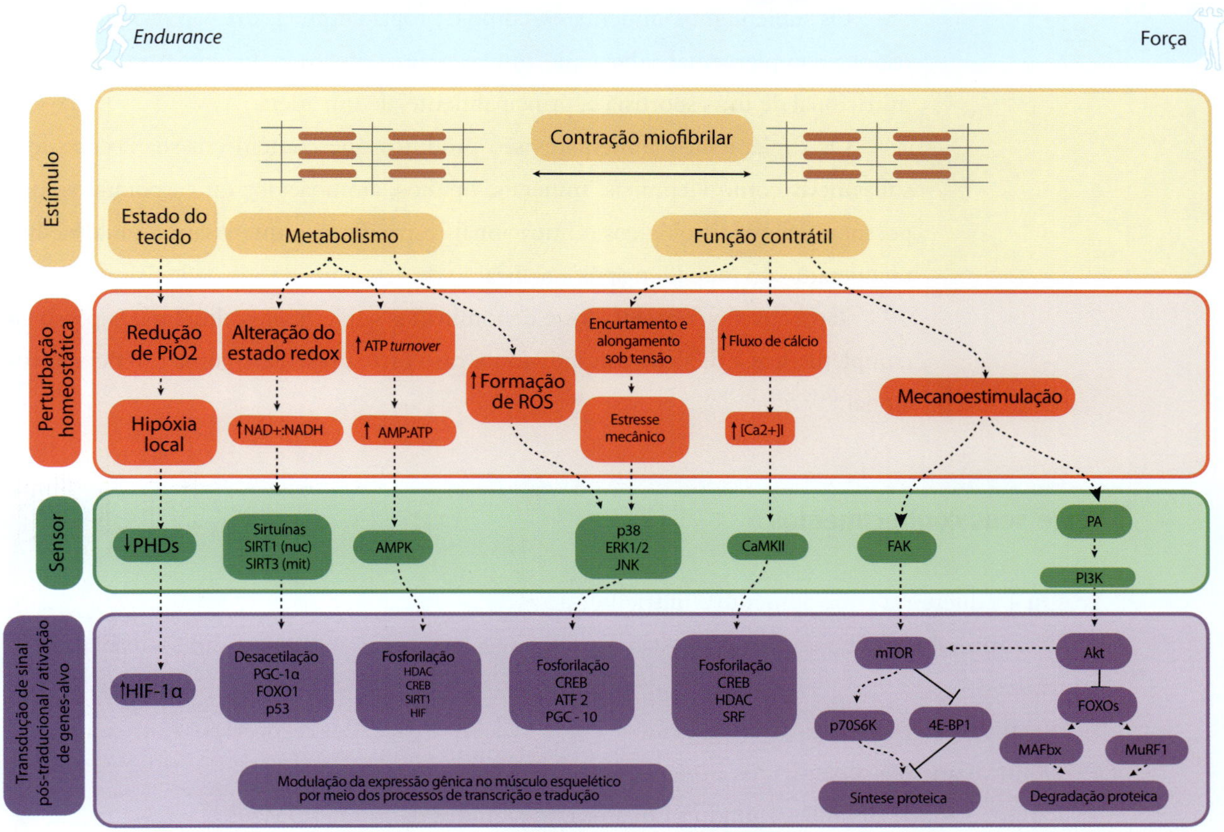

Figura 1.5 – Representação esquemática de vias de sinalização ativadas pelo exercício físico e que se alteram de acordo com o estímulo imposto. Adaptado de Egan e Zierath, 2013.[51]

1.4 Qual a diferença entre suplemento e *doping*?

Considera-se como *doping* a utilização de substâncias ou métodos capazes de aumentar artificialmente o desempenho esportivo, sendo eles potencialmente prejudiciais à saúde do atleta.[49,50]

Aqueles que, de alguma forma, participam ativamente do esporte de alto rendimento, como atletas, treinadores e médicos especializados, devem buscar a atualização constante para evitar o uso acidental de medicamentos que possam ocasionar uma infração da regra *antidoping*.[49,50]

Ao avaliar o risco associado com a ingestão de suplementos alimentares, pode-se notar muitas vezes uma mistura de suplementos e produtos farmacológicos, mascarados em um mesmo produto a fim de gerar melhoria no desempenho físico. Dessa forma, há normas de produção e comercialização de suplementos alimentares, evitando-se a utilização de substâncias farmacológicas acrescidas em suas fórmulas, além dos valores de referência para as substâncias contidas em cada tipo de suplemento alimentar.

Os suplementos alimentares, como o próprio nome já diz, são produtos destinados a complementar a dieta que, muitas vezes, se torna ineficiente para a demanda nutricional de um esportista e, principalmente, de um atleta.

Os suplementos alimentares são produtos que contêm em sua composição substâncias como vitaminas, minerais, lipídios, aminoácidos ou carboidratos, que possuem efeitos fisiológicos e nutricionais específicos, e que visam a uma melhor recuperação do indivíduo após a realização de determinada atividade física.[15-19]

Também são considerados e denominados suplementos alimentares possíveis complementos à dieta de um indivíduo, caso esta apresente alguma carência nutricional.[15-19]

Teste seus conhecimentos

1. Qual a diferença entre alimento e nutriente?
2. Discorra sobre as abordagens propostas nas diferentes pirâmides alimentares apresentadas no capítulo.
3. Qual o significado da palavra ergogênico? Discorra sobre o papel dos ergogênicos nutricionais.
4. Defina o que são suplementos alimentares.
5. Como a saúde é definida segundo a Organização Mundial da Saúde (OMS)?
6. O que são as RDAs? Discorra sobre o seu papel.
7. Discorra sobre a síndrome da tríade da mulher atleta.
8. Discorra sobre o papel da nutrição esportiva. Quais são os seus benefícios para os atletas?
9. Qual a diferença entre suplemento e *doping*?

Referências

1. Prokop L. International Olympic Committee Medical Commission's policies and programs in nutrition and physical fitness. Am J Clin Nutr. 1989 May;49(5 Suppl):1065.

2. Nevill AM, Allen SV, Ingham SA. Modelling the determinants of 2000 m rowing ergometer performance: a proportional, curvilinear allometric approach. Scand J Med Sci Sports. 2011 Feb;21(1):73-8

3. Lippi G, Favaloro EJ, Guidi GC. The genetic basis of human athletic performance. Why are psychological components so often overlooked? J Physiol. 2008 June 15;586(Pt 12):3817.

4. Kiss MAPD, Böhme MTS, Mansoldo AC, Degaki E, Regazzini M. Desempenho e talento esportivos. Rev Paul Edu Fís Esporte. 2004;18.

5. Lancha Jr AH. Nutrição e metabolismo aplicados à atividade motora. São Paulo: Atheneu; 2004.

6. Philippi ST, Latterza AR, Cruz ATR, Ribeiro LC. Pirâmide alimentar adaptada: guia para a escolha dos alimentos. Rev Nutr. 1999;12(1):65-80.

7. Stampfer MJ, Hu FB, Manson JE, Rimm EB, Willett WC. Primary Prevention of Coronary Heart Disease in Women through Diet and Lifestyle. N Engl J Med. 2000 Jul 6;343(1):16-22.

8. Willett WC, Skerrett PJ. Eat, Drink, and Be Healthy: The Harvard Medical School Guide to Healthy Eating. New York: Free Press; 2001.

9. Food and Nutrition Board, Institute of Medicine. Dietary Reference Intakes for Energy, Carbohydrates, Fiber, Fat, Protein and Amino Acids (Macronutrients). Washington: The National Academies Press; 2002.

10. Alves LA. Recursos ergogênicos nutricionais. R Min Educ Fís. 2002;10(1).

11. Nicastro H, Artioli GG, Costa Ados S, Solis MY, da Luz CR, Blachier F, et al. An overview of the therapeutic effects of leucine supplementation on skeletal muscle under atrophic conditions. Amino Acids. 2011 Feb;40(2):287-300.

12. Neves M Jr, Gualano B, Roschel H, Fuller R, Benatti FB, Pinto AL, et al. Beneficial Effect of Creatine Supplementation in Knee Osteoarthritis. Med Sci Sports Exerc. 2011 Aug;43(8):1538-43.

13. Painelli VS, Roschel H, Gualano B, Del-Favero S, Benatti FB, Ugrinowitsch C, et al. The effect of carbohydrate mouth rinse on maximal strength and strength endurance. Eur J Appl Physiol. 2011 Sep;111(9):2381-6

14. Gualano B, Acquesta FM, Ugrinowitsch C, Tricoli V, Serrão JC, Lancha Jr AH. Efeitos da suplementação de creatina sobre força e hipertrofia muscular: atualizações. Rev Bras Med Esporte. 2010;16(3).

15. Bacurau RF. Nutrição e suplementação esportiva. 3. ed. São Paulo: Phorte; 2005.

16. Tirapegui J. Nutrição, metabolismo e suplementação na atividade física. São Paulo: Atheneu; 2005.

17. Brasil. Ministério da Saúde. Secretaria de Vigilância Sanitária. Portaria 33, de 13 de janeiro de 1998. Aprova os níveis de Ingestão Diária

Recomendada – IDR para Vitaminas, Minerais e Proteínas. Diário Oficial da União da República Federativa do Brasil Brasília, 16 jan 1998, republicado no Diário Oficial da União em 30 mar 1998.

18. Brasil. Ministério da Saúde. Secretaria de Vigilância Sanitária. Portaria nº 222, de 24 março de 1998. Aprova o Regulamento Técnico referente a Alimentos para Praticantes de Atividade Física, constante do anexo desta Portaria. D.O.U. - Diário Oficial da União; Poder Executivo, de 25 de março de 1998

19. Williams M. Nutrição para a saúde, condicionamento físico e desempenho esportivo. 5. ed. São Paulo: Manole; 2002.

20. Fett C. Ciência da suplementação alimentar. Rio de Janeira: Sprint; 2000.

21. Padovani RM, Amaya-Farfán J, Colugnati FAB, Domene SMÁ. Dietary reference intakes: aplicabilidade das tabelas em estudos nutricionais. Rev Nutr. 2006;19(6).

22. Slater B, Marchioni DL, Fisberg RM. Estimando a prevalência da ingestão inadequada de nutrientes. Rev Saúde Pública. 2004;38(4):599-605.

23. Institute of Medicine (US) Standing Committee on the Scientific Evaluation of Dietary Reference Intakes. Dietary reference intakes for calcium, phosphorus, magnesium, vitamin D, and fluoride. Washington (DC): National Academy Press; 1997.

24. Institute of Medicine (US) Standing Committee on the Scientific Evaluation of Dietary Reference Intakes. Dietary reference intakes: a risk assessment model for establishing upper intake levels for nutrients. Washington (DC): National Academy Press; 1998.

25. Institute of Medicine (US) Standing Committee on the Scientific Evaluation of Dietary Reference Intakes. Dietary reference intakes: applications in dietary assessment. Washington (DC): National Academy Press; 2000a.

26. Institute of Medicine (US) Standing Committee on the Scientific Evaluation of Dietary Reference Intakes. Dietary reference intakes for vitamin C, vitamin E, selenium, and carotenoids. Washington (DC): National Academy Press; 2000b.

27. Institute of Medicine (US) Standing Committee on the Scientific Evaluation of Dietary Reference Intakes. Dietary reference intakes: applications in dietary planning. Washington (DC): National Academy Press; 2003.

28. Positions of the American Dietetic Association, Dietitians of Canada, and the American College of Sports Medicine: Nutricion and athletic performance. J Am Diet Assoc. 2000 Dec;100(12):1543-56.

29. Hawley JA, Dennis SC, Lindsay FH, Noakes TD. Nutritional practices of athletes: Are they suboptimal? J Sports Sci. 1995 Summer;13 Spec No:S75-81.

30. Short S. Surveys of dietary intake and nutrition knowledge of athletes and their coaches. In: Wolinsky I, Hickson J., editors. Nutrition in Exercise and Sport. Boca Raton, FL: CRC Press; 1994.

31. Coffey VG, Hawley JA. The molecular bases of training adaptation. Sports Med. 2007;37(9):737-63.

32. Hansen AK, Fischer CP, Plomgaard P, Andersen JL, Saltin B, Pedersen BK. Skeletal muscle adaptation: training twice every second day vs. training once daily. J Appl Physiol. 2005 Jan;98(1):93-9.

33. Lai RY, Ljubicic V, D'souza D, Hood DA. Effect of chronic contractile activity on mRNA stability in skeletal muscle. Am J Physiol Cell Physiol. 2010 Jul;299(1):C155-63.

34. Hawley JA. Adaptations of skeletal muscle to prolonged, intense endurance training. Clin Exp Pharmacol Physiol. 2002 Mar;29(3):218-22.

35. Bergström J, Hermansen L, Hultman E, Saltin B. Diet, muscle glycogen and physical performance. Acta Physiol Scand. 1967 Oct-Nov;71(2):140-50.

36. Hawley JA, Burke LM. Carbohydrate availability and training adaptation: effects on cell metabolism. Exerc Sport Sci Rev. 2010 Oct;38(4):152-60.

37. Hawley JA, Gibala MJ, Bermon S. Innovations in athletic preparation: role of substrate availability to modify training adaptation and performance. J Sports Sci. 2007;25 Suppl 1:S115-24.

38. Hawley JA, Tipton KD, Millard-Stafford ML. Promoting training adaptations through nutritional interventions. J Sports Sci. 2006 Jul;24(7):709-21.

39. Helge JW, Richter EA, Kiens B. Interaction of training and diet on metabolism and endurance during exercise in man. J Physiol. 1996 April 1; 492(Pt 1):293-306.

40. Arkinstall MJ, Bruce CR, Clark SA, Rickards CA, Burke LM, Hawley JA. Regulation of fuel metabolism by preexercise muscle glycogen content and exercise intensity. J Appl Physiol. 2004;97: 2275-83.

41. Creer A, Gallagher P, Slivka D, Jemiolo B, Fink W, Trappe S. Influence of muscle glycogen availability on ERK1/2 and Akt signaling after resistance exercise in human skeletal muscle. J Appl Physiol. 2005 Sep;99(3):950-6.

42. Wojtaszewski JF, MacDonald C, Nielsen JN, Hellsten Y, Hardie DG, Kemp BE, et al. Regulation of 5=AMP-activated protein kinase activity and substrate utilization in exercising human skeletal muscle. Am J Physiol Endocrinol Metab. 2003 Apr;284(4):E813-22

43. Cameron-Smith D, Burke LM, Angus DJ, Tunstall RJ, Cox GR, Bonen A, et al. A short-term, high-fat diet up-regulates lipid metabolism and gene expression in human skeletal muscle. Am J Clin Nutr. 2003;77:313-8.

44. Churchley EG, Coffey VG, Pedersen DJ, Shield A, Carey KA, Cameron-Smith D, Hawley JA. Influence of preexercise muscle glycogen content on transcriptional activity of metabolic and myogenic genes in well-trained humans. J Appl Physiol. 2007 Apr;102(4):1604-11. Epub 2007 Jan 11.

45. Hansen AK, Fischer CP, Plomgaard P, Andersen JL, Saltin B, Pedersen BK. Skeletal muscle adaptation: training twice every second day vs. training once daily. J Appl Physiol. 2005 Jan;98(1):93-9.

46. Morton JP, Croft L, Bartlett JD, MacLaren DP, Reilly T, Evans L, et al. Reduced carbohydrate availability does not modulate training-induced heat shock protein adaptations but does upregulate oxidative enzyme activity in human skeletal muscle. J Appl Physiol. 2009 May;106(5):1513-21.

47. Yeo WK, Paton CD, Garnham AP, Burke LM, Carey AL, Hawley JA. Skeletal muscle adaptation and performance responses to once a day versus twice every second day endurance training regimens. J Appl Physiol. 2008 Nov;105(5):1462-70.

48. Hawley JA, Burke LM, Phillips SM, Spriet LL. Nutritional modulation of training-induced skeletal muscle adaptations. J Appl Physiol. 2011 Mar;110(3):834-45.

49. Oliveira O, Santonja R. Manual prático de controle antidoping e alternativas naturais. Brasília: Min. Esp. Turismo; 2002.

50. Rose EH, Aquino Neto FR, Levy R. Informações sobre o uso de medicamentos no esporte. Rio de Janeiro: COB; 2010.

51. Egan B, Zierath JR. Exercise metabolism and the molecular regulation of skeletal muscle adaptation. Cell Metab. 2013 Feb 5;17(2):162-84.

52. Food and Drug Administration – FDA. Dietary Supplement Health and Education Act of 1994 [Internet]. Silver Spring: FDA; [atualizado em 20 maio 2009; acesso em 2 out. 2014]. Disponível em: http://www.fda.gov/regulatoryinformation/legislation/federalfooddrugandcosmeticactfdcact/significantamendmentstothefdcact/ucm148003.htm

53. Weinstein Y, Weinstein A. Energy balance, body composition and the female athlete triad syndrome. Harefuah. 2012 Feb;151(2):97-101, 127, 126.

54. Zapolska J, Witczak K, Mańczuk A, Ostrowska L. Assessment of nutrition, supplementation and body composition parameters on the example of professional volleyball players. Rocz Panstw Zakl Hig. 2014;65(3):235-42.

2

Os macronutrientes no organismo e no exercício

Os macronutrientes (carboidratos, proteínas e lipídios) proporcionam a energia para preservar as funções corporais durante o repouso e o exercício físico. Além de seu papel energético, esses nutrientes preservam a integridade funcional e estrutural do organismo.

Fábio Medici Lorenzeti

Macronutrientes são os nutrientes responsáveis pela produção de energia e a síntese de diversas substâncias do organismo humano. Sendo assim, além de apresentarem maior biodisponibilidade, sua ingestão diária deve ser elevada. Os macronutrientes são, especificamente, os carboidratos, os lipídios e as proteínas.[1]

Os macronutrientes atuam na produção e na manutenção energética por meio da ressíntese de uma importante biomolécula, o ATP (trifosfato de adenosina). O ATP é estruturado por uma base nitrogenada (adenosina, resultado da junção de adenina e ribose) ligada a três grupos fosfatos. Sua hidrólise e posterior liberação do fosfato promovem a liberação de energia responsável por todos os processos celulares. Dessa forma, o ATP é considerado a "moeda corrente energética" do nosso organismo. A hidrólise de um mol de ATP em ADP é responsável pela liberação de, aproximadamente, 7,3 quilocalorias (kcal).[1-3] A Figura 2.1 ilustra as funções do ATP no organismo.

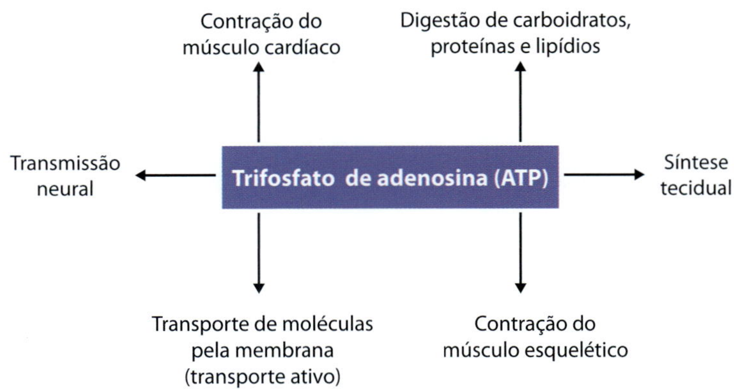

FIGURA 2.1 – Funções do ATP no organismo. Adaptado de Zanuto et al., 2011.[1]

A utilização dos diferentes substratos energéticos durante as atividades esportivas é coordenada pelo sistema neuroendócrino em conjunto com o metabolismo das células musculares.[2] Durante a prática do exercício físico, a utilização e a ressíntese de ATPs são mais frequentes, sobretudo em razão de as células musculares necessitarem de quantidades adequadas dessa biomolécula para a realização dos seus respectivos trabalhos (contração e relaxamento, prioritariamente), com consequente manutenção da atividade motora. Neste capítulo, discutiremos o papel de cada macronutriente no metabolismo energético. Informações acerca da utilização de macronutrientes como recursos ergogênicos serão discutidas nos próximos capítulos.

2.1 Carboidratos

Os carboidratos são denominados assim em virtude da sua estrutura química, que possui uma proporção de dois átomos de hidrogênio para um átomo de oxigênio e de carbono $(CH_2O)_n$. Eles são considerados as biomoléculas mais frequentemente encontradas no alimento, sendo seu principal representante a molécula de glicose $(C_6H_{12}O_6)$.[1,3-5] Essas moléculas têm importante função como fonte e reserva de energia do organismo, além de atuarem na ativação metabólica e na preservação de proteínas.[1,4,5]

Os carboidratos são classificados, segundo a sua estrutura química, em simples ou complexos. Os carboidratos simples ainda se subdividem em dois grupos: os monossacarídeos e os dissacarídeos. Já os carboidratos complexos são denominados como polissacarídeos.

Os monossacarídeos são as unidades básicas dos carboidratos. Essa classe dos carboidratos simples é constituída por três moléculas: a glicose, a frutose e a galactose. Destas, a glicose é a principal, pois serve como base para a formação de todos os carboidratos (di e polissacarídeos).

A glicose exerce papel destacado no organismo em razão de, após sua absorção pelas células, ser metabolizada de maneira menos complexa quando comparada às outras macromoléculas energéticas, liberando energia para ressíntese de ATP, ou ser armazenada na forma de glicogênio muscular e hepático.[6] A glicose também é a principal fonte de energia para o sistema nervoso central. Seu papel é tão importante para o cérebro que, quando existem quadros de hipoglicemia (diminuição da concentração de glicose no sangue), o organismo pode ativar um processo conhecido como *gliconeogênese*[4] (nova formação de glicose), para reequilibrar a glicemia e, consequentemente, manter as funções do sistema nervoso central, além das atividades metabólicas em todos os outros territórios corporais.[1,3-5]

A frutose, ou açúcar das frutas, é o açúcar com maior poder edulcorante dos monossacarídeos. Está presente nas frutas e no mel. Exerce uma importante função energética no fígado, podendo ser metabolizada ou convertida em glicose.

O último dos monossacarídeos, a galactose ou açúcar do leite, recebe esta denominação por ser resultante da hidrólise (processo de "quebra" por adição de uma molécula de água) da lactose. Ela pode ser convertida a glicose pelo fígado, sendo, assim, outra fonte energética para o organismo.[1]

Os dissacarídeos são formados pela condensação (reação química em que duas moléculas se combinam para formar uma única molécula, liberando água) de dois monossacarídeos. Sua estrutura química é composta quase sempre por uma molécula de glicose como base. Esses açúcares estão presentes em três formas distintas: a sacarose, a lactose e a maltose.[1] O Quadro 2.1 relaciona os monossacarídeos necessários para a formação de um dissacarídeo, a enzima que realiza a sua hidrólise e as suas fontes alimentares.

Quadro 2.1 – Relação entre monossacarídeos, dissacarídeos, enzimas envolvidas no processo de hidrólise e fontes alimentares dos açúcares simples

Monossacarídeos	Dissacarídeo	Enzima de hidrólise	Fontes alimentares
Glicose + Frutose	Sacarose	Sacarase	Açúcar (cana, beterraba, mascavo) e mel
Glicose + Galactose	Lactose	Lactase	Leite
Glicose + Glicose	Maltose	Maltase	Resultante da hidrólise "quebra" do amido

Os polissacarídeos, ou carboidratos complexos, são conhecidos assim por terem em sua estrutura dezenas, centenas ou até milhares de moléculas de monossacarídeos unidas. Elas recebem duas denominações: *polissacarídeos vegetais* (amido e fibras) e *polissacarídeos animais* (glicogênio).[1,3]

O amido é um polissacarídeo vegetal que está presente, entre outros, no milho, nas sementes, nas massas e nos pães. Representa a reserva energética dos vegetais. Nosso organismo não absorve diretamente o amido, devendo sofrer processo de hidrólise (principalmente no intestino delgado), para depois ser absorvido pelas células intestinais e chegar à corrente sanguínea. Já as fibras são uma segunda denominação dos polissacarídeos vegetais. As fibras estão presentes exclusivamente nas plantas, formando a estrutura de folhas, troncos, raízes, sementes e cascas das frutas. O organismo humano não consegue absorver as fibras que ingerimos na dieta, já que não temos a enzima responsável pela sua hidrólise, que é a celulase.[1,4,7]

As fibras ainda podem ser classificadas de duas formas distintas: as solúveis e as insolúveis. As *fibras solúveis*, encontradas na aveia, no feijão, na ervilha, na maçã e em outros alimentos, são responsáveis por impedir a reabsorção do colesterol contido na bile. Dessa forma, mais colesterol é eliminado nas fezes. Já as *fibras insolúveis* são encontradas em alimentos como o farelo de trigo, o arroz integral, a granola, a cenoura e outros, e são responsáveis pela formação do bolo fecal, retendo água nas fezes.[1]

Outro polissacarídeo importante é o glicogênio, denominado polissacarídeo animal. É sintetizado pela condensação das moléculas de glicose em um processo conhecido como *glicogênese*. Sua síntese e seu armazenamento ocorrem no músculo e no fígado.

O glicogênio é uma grande estrutura ramificada, formada por centenas a milhares de moléculas de glicose. Indivíduos saudáveis podem armazenar de 375 a 475 gramas de carboidrato na forma de glicogênio. Destes, em torno de 325 gramas encontram-se armazenados no músculo esquelético e 90 a 110 gramas encontram-se na forma de glicogênio hepático.[1,4,7]

2.1.1 Digestão e absorção dos carboidratos

A ingestão dos carboidratos, de modo geral, é feita na forma de polissacarídeos, como o amido. Entretanto, é possível ingeri-los na forma de dissacarídeos, como sacarose e lactose, e na forma de monossacarídeos, como glicose e frutose.[1,3,4] Para que o carboidrato seja utilizado pelo organismo na forma de energia, é necessário que seja digerido, absorvido e transportado com destino às células específicas para ser metabolizado. A Figura 2.2 representa o sistema digestório e algumas de suas principais estruturas.

A digestão dos carboidratos tem início na cavidade bucal, por meio da enzima amilase salivar (também conhecida como ptialina), embora sua ação na digestão do amido seja pouco intensa.[1] Com a chegada dos carboidratos no estômago, a ação da amilase salivar é interrompida em virtude do baixo pH presente no órgão. Posteriormente, o carboidrato é direcionado para o intestino delgado, onde continuará o processo de digestão.

Após a formação dos dissacarídeos, eles são hidrolisados pelas suas respectivas enzimas, liberando os monossacarídeos (Quadro 2.1).[1,3,4]

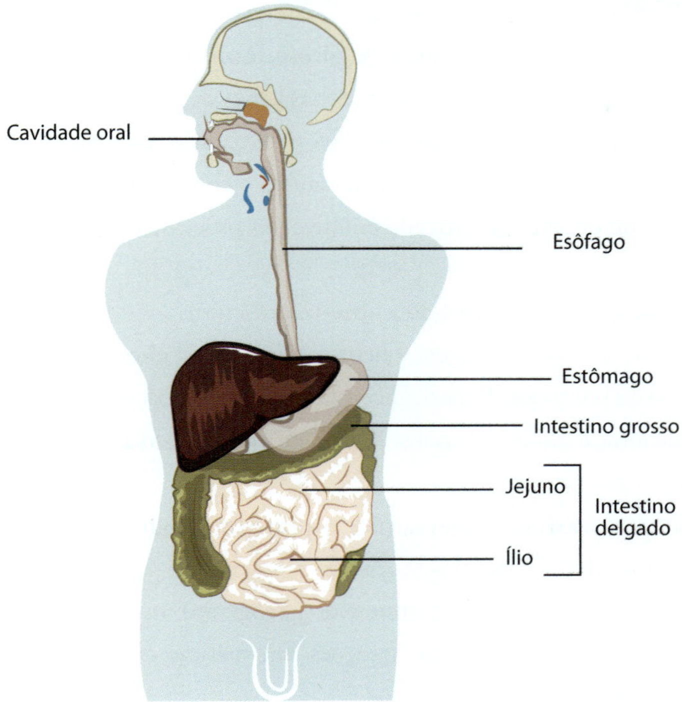

Figura 2.2 – Representação do sistema digestório e algumas de suas principais estruturas. Adaptado de Sobotta, 1995.[8]

Após a liberação dos monossacarídeos (glicose, frutose e galactose), eles utilizam transportadores específicos para serem absorvidos pelas células intestinais (enterócitos) (Figura 2.3). A glicose e a galactose utilizam o SGLT-1 para serem absorvidas pelas células intestinais e são direcionadas para o capilar sanguíneo através do GLUT-2. Já a frutose utiliza o GLUT-5 em ambos os processos.[1,3]

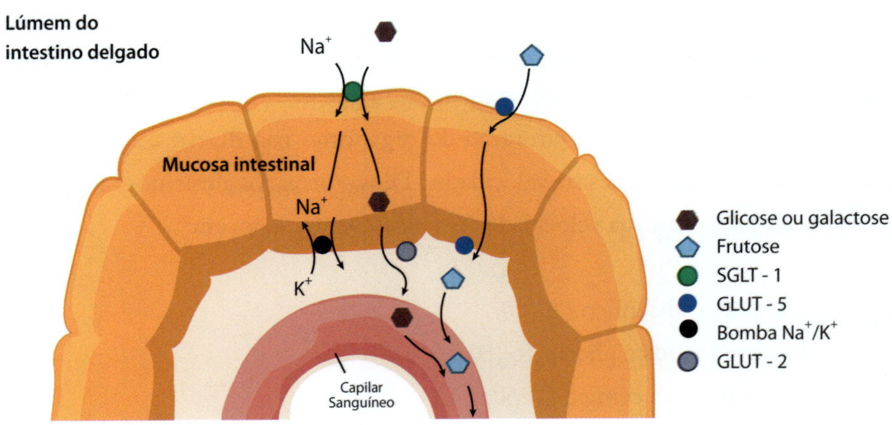

Figura 2.3 – Absorção dos monossacarídeos pelas células intestinais. Adaptado de Zanuto et al., 2011.[1]

Após serem absorvidos pelas células intestinais, os monossacarídeos têm caminhos diferentes no organismo. A frutose e a galactose serão direcionadas para o fígado, para que sejam convertidas em glicose. A glicose absorvida poderá ser direcionada para diversos tecidos, entre eles o hepático e o musculoesquelético. Nestes, a glicose poderá ser metabolizada e utilizada na liberação de energia para a ressíntese de ATP ou ser incorporada a muitas outras moléculas de glicose, formando o polímero de glicogênio.

Com o aumento da glicemia (índice relativo de glicose no sangue) ocorre, também, a secreção do hormônio insulina pelas células beta das ilhotas de Langerhans do pâncreas (β-pancreáticas). A insulina é considerada o principal hormônio anabólico do organismo, atuando em diversos processos metabólicos, como:

- captação de glicose (tecido adiposo e músculo);
- diminuição da *gliconeogênese* hepática (síntese de glicose por moléculas que não são carboidratos: lactato, glicerol e alguns aminoácidos);
- diminuição da glicogenólise ("quebra" das moléculas de glicogênio) muscular e hepática;
- diminuição de glicólise (reações enzimáticas em glicose até síntese de piruvato) muscular e hepática;
- aumento da glicogênese (síntese do glicogênio) muscular e hepática;
- diminuição da proteólise (reações enzimáticas em proteínas, liberando aminoácidos);
- aumento da síntese proteica;
- diminuição da lipólise (reações enzimáticas em triacilglicerol, liberando ácidos graxos);
- aumento da lipogênese (síntese de lipídios);
- controle da saciedade pelos centros hipotalâmicos.

O índice glicêmico dos alimentos é calculado com base na resposta da glicose no sangue para uma determinada quantidade padrão de alimento ingerido (50 gramas). São utilizados como base de comparação: a glicose isolada ou o pão branco.

Essa classificação é feita em razão do organismo não digerir e não absorver todos os carboidratos na mesma velocidade.[4] Dessa forma, os alimentos são classificados, de acordo com a sua velocidade de digestão e absorção, em:[9]

- alto índice glicêmico (> 85);
- moderado índice glicêmico (60 – 85);
- baixo índice glicêmico (< 60).

A Tabela 2.1 traz, resumidamente, o índice glicêmico de alguns alimentos de acordo com Organização das Nações Unidas para Alimentação e Agricultura (FAO – Food and Agriculture Organization) juntamente com a Organização Mundial da Saúde (WHO – World Health Organization) de 1998.[9]

Tabela 2.1 – Índice glicêmico de alguns alimentos

Alimento	Índice glicêmico	Alimento	Índice glicêmico
Bolos	87	Cuscuz	93
Biscoitos	90	Milho	98
Crackers	99	Arroz branco	81
Pão branco	101	Arroz integral	79
Sorvete	84	Arroz parboilizado	68
Leite integral	39	Tapioca	115
Leite desnatado	46	Feijão cozido	69
Iogurte com sacarose	48	Feijão-manteiga	44
Iogurte sem sacarose	27	Lentilhas	38
All bran	60	Ervilhas	68
Corn flakes	119	Feijão-de-soja	23
Müsli	80	Espaguete	59
Aveia	78	Batata cozida	121
Mingau de aveia	87	Batata frita	107
Trigo cozido	105	Batata-doce	77
Farinha de trigo	99	Inhame	73
Maçã	52	Chocolate	84
Suco de maçã	58	Pipoca	79
Damasco seco	44	Amendoim	21
Banana	83	Sopa de feijão	84
Kiwi	75	Sopa de tomate	54
Manga	80	Mel	104
Laranja	62	Frutose	32
Suco de laranja	74	Glicose	138
Pêssego enlatado	67	Sacarose	87
Pera	54	Lactose	65

Adaptado de FAO/WHO, 1998.[9]

2.1.2 Ações da insulina no metabolismo

Após o aumento da glicemia decorrente da ingestão de carboidratos na dieta, as células betapancreáticas (β-pancreáticas) respondem aumentando a secreção do hormônio insulina.[1]

Com o aumento das concentrações intracelulares de glicose nas células β-pancreáticas, esta será oxidada por ações enzimáticas na própria célula, gerando aumento nas concentrações celulares de ATP. O aumento do ATP é responsável pelo fechamento de canais de potássio na membrana dessas células e pela posterior abertura de canais de cálcio voltagem-dependente. A abertura dos canais de cálcio ocorre pela despolarização da membrana das células em virtude da grande quantidade de potássio no citoplasma.

A entrada do cálcio nas células β-pancreáticas é responsável pela liberação da insulina contida dentro de vesículas secretoras, por meio da exocitose (Figura 2.4).

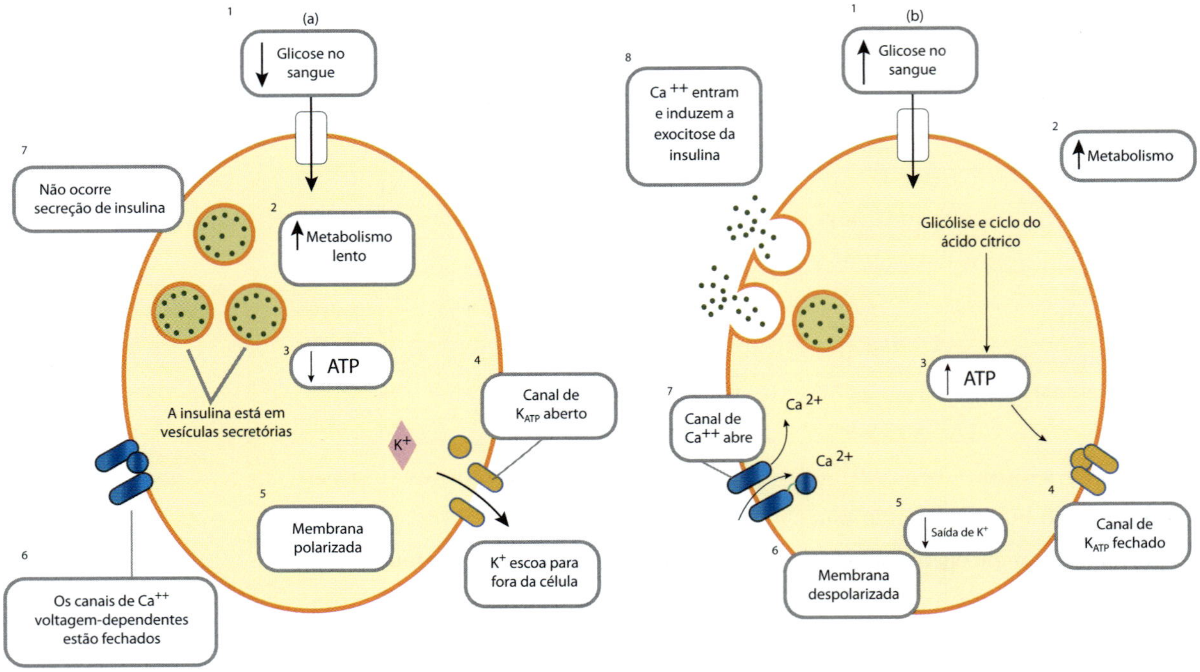

Figura 2.4 – Processo de liberação da insulina por exocitose. (a) célula β-pancreática e diminuição da glicemia; (b) célula β-pancreática e aumento da glicemia. Adaptado de Zanuto et al., 2011.[1]

Na corrente sanguínea, a insulina tem ações pleiotrópicas, ou seja, atua em todas as células do corpo.[1,10] Entre as suas diversas ações, destacam-se as que envolvem o músculo esquelético, o tecido adiposo, o fígado e o hipotálamo. No músculo esquelético e no tecido adiposo, a insulina é responsável pelo aumento da captação de glicose, promovendo a ativação do transportador GLUT-4 (*glucose transporter* ou transportador de glicose tipo 4).

Os mecanismos de ação da insulina para promover a captação de glicose nas células-alvo são mediados por um receptor com atividade tirosina cinase. Esse receptor, que contém aminoácidos tirosina em sua estrutura, é formado por duas subunidades alfa (α) e duas subunidades beta (β). Após a ligação da insulina com o seu receptor, ocorre a sua autofosforilação (ligação de fosfatos (P_i) nos aminoácidos tirosina) com consequente ativação da cascata de sinalização intracelular, mobilizando diversas proteínas que são responsáveis pelas ações da insulina nessas células-alvo.

Tanto no músculo esquelético quanto no tecido adiposo, a ligação da insulina com o seu receptor e a ativação da cascata de sinalização são responsáveis por translocar o GLUT-4 para a membrana das células, gerando a captação de glicose.

Após a sua captação, a glicose é rapidamente ativada e convertida a glicose 6-fosfato, processo responsável por garantir que a glicose não seja novamente liberada para a corrente sanguínea. Essa ativação pode direcionar a glicose para diferentes vias. No músculo esquelético, após a ativação, a glicose 6-fosfato pode ser convertida a glicose 1-fosfato, posteriormente a uridil-glicose, associando-se a outros polímeros de glicose contidos nas células musculares, formando o glicogênio. A glicose 6-fosfato pode ser também convertida a frutose-6-fosfato, encaminhando-se para a via glicolítica até formar piruvato, que posteriormente poderá ser reduzido a lactato, ou ser direcionada à mitocôndria, formando acetil-CoA ou oxaloacetato.

Já no tecido adiposo, a glicose serve como precursora para a síntese de glicerol que, ao se juntar com três ácidos graxos, formará o triacilglicerol, molécula que representa a forma mais abundante de estoque de lipídios no organismo.

No fígado, a insulina não é responsável diretamente pela captação de glicose, uma vez que as células hepáticas possuem o GLUT-2 como transportador, e este, diferentemente do GLUT-4, já está presente na membrana das células.

A insulina atua no metabolismo hepático da glicose por meio da ativação de diversas enzimas-chave como: a glicocinase (responsável pela conversão da glicose a glicose-6-fosfato), a fosfofrutocinase/PFK (responsável pela conversão de frutose-6-fosfato em frutose-1,6-bifosfato, sendo esta, também, considerada a enzima marca-passo da via glicolítica), e a glicogênio sintetase (responsável pela síntese de glicogênio).

Entre outras atuações da insulina, destacam-se suas ações no hipotálamo. A insulina é um dos principais hormônios responsáveis pelo controle do consumo alimentar por meio de um sinal anorexígeno de controle alimentar. As ações da insulina no hipotálamo são mediadas pelas proteínas p70S6k, 4EBP-1 e mTOR, sendo estas responsáveis pelo controle alimentar, inibindo o neuropeptídeo Y (NPY) e ativando a pró-opiomelanocortina (POMC), importantes neurotransmissores participantes do processo.

A Figura 2.5 ilustra os mecanismos gerais de ação da insulina em suas células-alvo.

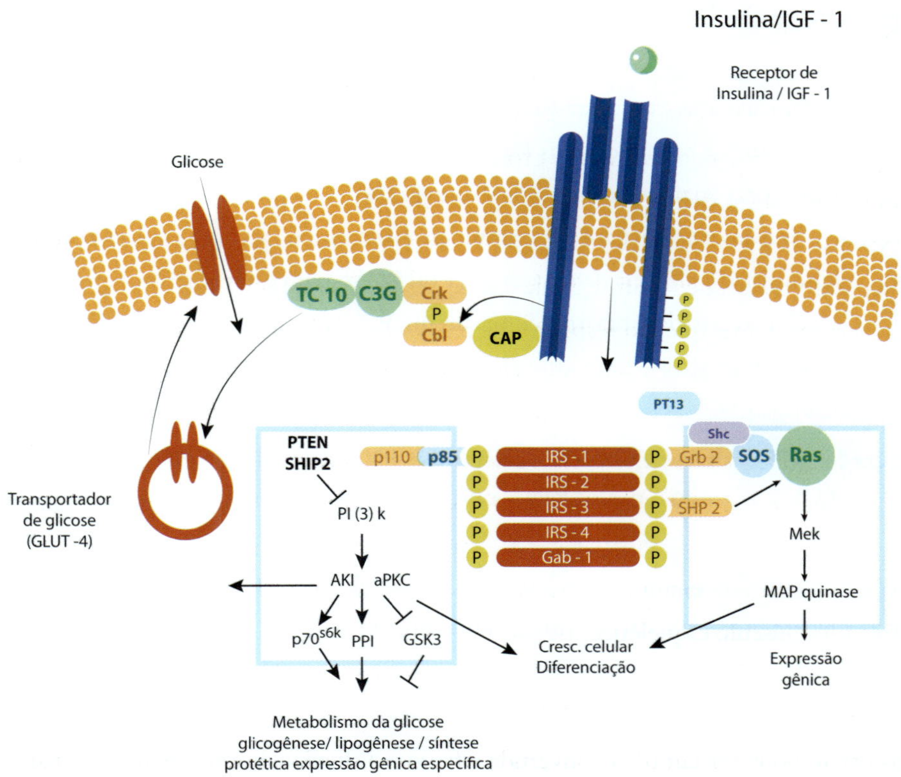

Figura 2.5 – Mecanismos de ações gerais da insulina nas células-alvo. Adaptado de Zanuto et al., 2011.[1]

2.1.3 Metabolismo dos carboidratos

A glicose captada tanto pelas células hepáticas (hepatócitos) quanto pelas células musculares tem dois caminhos prioritários: pode ser oxidada e convertida em piruvato por um conjunto de reações (algumas reversíveis; outras não) denominado *via glicolítica*, com o objetivo de liberar energia para ressíntese dos ATPs (utilizados em diversos processos metabólicos), ou pode ser incorporada a outras moléculas de glicose para formar o glicogênio. Em ambos os processos, a glicose necessita ser primeiro fosforilada no seu carbono da posição 6. Isso decorre pela liberação de um fosfato contido no ATP, que será incorporado ao carbono 6 na molécula de glicose.

A glicose que está nos hepatócitos poderá ser direcionada novamente para a corrente sanguínea, caso a glicemia esteja baixa. Esta é uma forma de o organismo manter a glicemia sempre constante, já que a glicose é utilizada em diversos processos metabólicos nos mais diversos tecidos, principalmente pelos neurônios do sistema nervoso central. Já a glicose captada pelos músculos será incorporada a outras moléculas de glicose para formar o glicogênio ou será oxidada na via glicolítica até formar piruvato, não retornando para a corrente sanguínea.[1,3,4,7]

Dependendo do estímulo que ocorre nas células dos humanos, o piruvato formado na via glicolítica pode ter diferentes destinos, sendo convertido em três moléculas distintas:[1]

- *Piruvato a lactato*: nesta reação, o piruvato formado pode ser convertido a lactato após a adição de dois íons de hidrogênio (H^+) à molécula. Esta reação ocorre pela enzima *lactato desidrogenase* (LDH).
- *Piruvato a acetil-CoA*: o complexo enzimático que atua nesta reação é denominado *piruvato desidrogenase* (PDH). Ao converter piruvato em acetil-CoA é formada uma molécula precursora do ciclo de Krebs (CK), importante processo para que ocorra grande ressíntese de ATPs na cadeia respiratória.
- *Piruvato a oxaloacetato*: esta ação é mediada pela enzima *piruvato carboxilase* (PC), formando o oxaloacetato, outro precursor importante no CK.

A Figura 2.6 ilustra resumidamente o metabolismo da glicose nas células hepáticas (hepatócito) e nas células musculares (miócito).

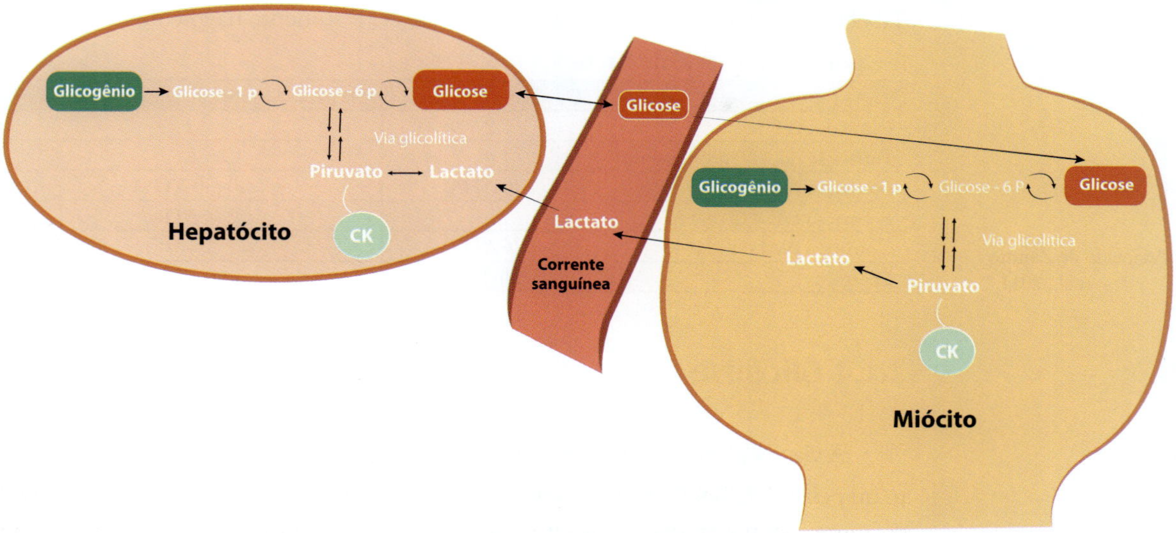

FIGURA 2.6 – Resumo do metabolismo da glicose no fígado (hepatócito) e no músculo (miócito). Adaptado de Zanuto et al., 2011.[1]

Durante todo o conjunto de reações que envolvem a via glicolítica, são liberados íons de hidrogênio (H^+). Esses íons, em grandes quantidades na célula, poderão ser incorporados à molécula de piruvato, formando lactato. Este é um mecanismo causador da fadiga muscular, uma vez que está associado ao aumento dos íons de H^+, promovendo uma diminuição do pH no ambiente intracelular. Dessa forma, quanto maior a necessidade de energia por um aumento na intensidade de trabalho na célula muscular (exemplo: exercício intenso), maior será a produção de lactato. Como não prevê a participação de oxigênio, esta via de geração de energia é considerada *anaeróbia*, e como resulta em um aumento na produção de lactato, é denominada *anaeróbia lática*.

Uma das formas de o organismo impedir a formação do lactato é por meio da ação das coenzimas NAD^+ (nicotinamida adenina dinucleotídeo) e FAD (flavina adenina dinucleotídeo). Essas coenzimas são responsáveis por "sequestrar", ou seja, incorporam os íons H^+ à sua estrutura, diminuindo a concentração livre intracelular de H^+. Após essa incorporação, o NAD^+ e o FAD ficam em sua forma reduzida $NADH+H^+$ e $FADH_2$, em razão de apresentarem uma diminuição na capacidade para incorporar outros íons de H^+.

Formados $NADH+H^+$ e $FADH_2$, eles serão direcionados para as mitocôndrias, organelas onde ocorrerá a liberação dos íons de H^+ para serem utilizados pela cadeia transportadora de elétrons, também denominada *cadeia respiratória para a ressíntese de ATP*. Com base nisso, são notadas diferenças importantes em relação à via glicolítica e ao ciclo de Krebs na preparação para a produção energética, já que são formadas diferentes quantidades de $NADH+H^+$ e $FADH_2$ em cada uma das vias. A Tabela 2.2 mostra a análise comparativa da produção energética entre a via glicolítica e a via glicolítica junto com o CK.[1]

Tabela 2.2 – Análise comparativa da síntese de ATP somente na glicólise e na glicólise junto com o ciclo de Krebs

	De glicose a lactato	De glicose a piruvato com ciclo de Krebs
Gasto de ATP	2	2
Formação de ATP do substrato	4	6
Formação NADH+H+	2 (6 ATPs)	10 (30 ATPs)
Formação FADH2 (x 2 ATPs)	-	2 (4 ATPs)
Consumo NADH+H+	2 (6 ATPs)	-
Lucro	2 ATPs	38 ATPs

Adaptado de Zanuto et al., 2011.[1]

2.1.4 Glicólise

A via glicolítica pode ser ativada pela fosforilação da glicose em glicose 6-fosfato ou pela oxidação do glicogênio muscular ou hepático. O primeiro caso é chamado de *glicólise*, ao passo que o segundo é denominado de *glicogenólise*. O produto final da via glicolítica é o piruvato, que pode ser convertido em lactato, em acetil-CoA ou em oxaloacetato, dando início ao CK. Para elucidar de forma mais didática essas reações químicas, enumeraremos cada reação.

Reação 1

A glicose, após entrar na célula, é rapidamente fosforilada, formando glicose 6-fosfato (G-6-P) em uma reação reversível apenas no fígado (pela enzima glicose 6-fosfatase). As enzimas que intermedeiam esse processo são a glicocinase (fígado) e a hexocinase (músculo esquelético e tecido adiposo) (Figura 2.7). Essa capacidade de reversibilidade nos hepatócitos garante a saída da glicose em casos de hipoglicemia, o que não acontece na musculatura esquelética por ausência da enzima glicose 6-fosfatase. Essa reação é de suma importância, pois tal conversão impede que o processo de difusão pare e, com isso, mais moléculas sejam captadas para o meio intracelular. Além disso, na forma de G-6-P, a glicose não pode mais ser exportada da célula muscular. No processo de conversão de glicose em glicose 6-fosfato, a energia utilizada vem por meio da hidrólise do ATP, seguindo a seguinte proporção: uma molécula de ATP utilizada para cada molécula de glicose convertida.

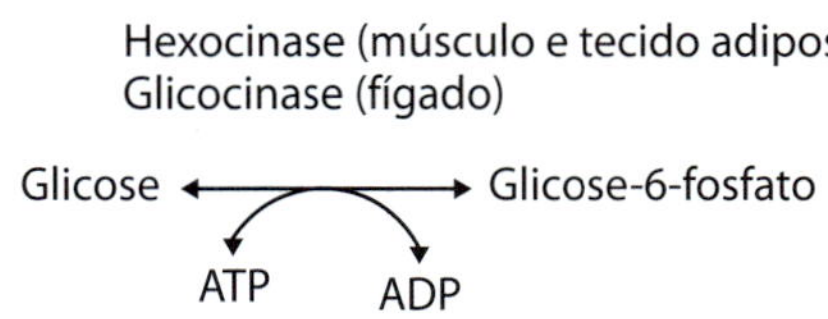

Figura 2.7 – Conversão da glicose em glicose 6-fosfato pela hexocinase no músculo e no tecido adiposo e pela glicocinase no fígado.

Quando a glicose for proveniente do glicogênio armazenado, a enzima que age nesse processo é a glicogênio fosforilase, gerando a molécula de glicose 1-fosfato que, rapidamente, sofre ação da enzima fosfoglicomutase (reação reversível), sendo convertida em glicose 6-fosfato (G-6-P) (Figura 2.8).

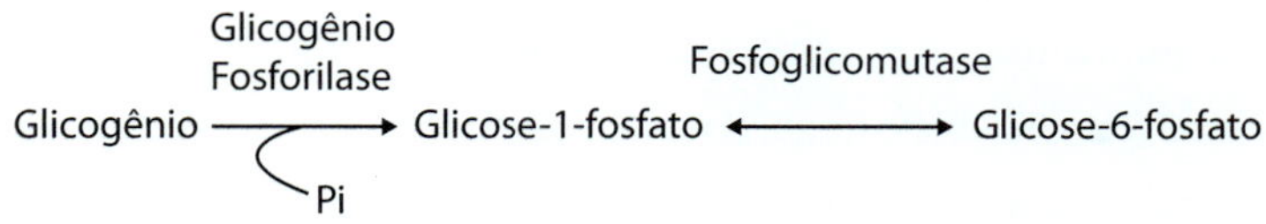

Figura 2.8 – Oxidação do glicogênio, formando glicose 1-fosfato, que é posteriormente convertida em glicose 6-fosfato.

Reação 2

Logo após a formação da G-6-P, a enzima fosfoglicose isomerase realiza a isomerização da G-6-P, formando frutose-6-fosfato. Essa é uma reação reversível (Figura 2.9).

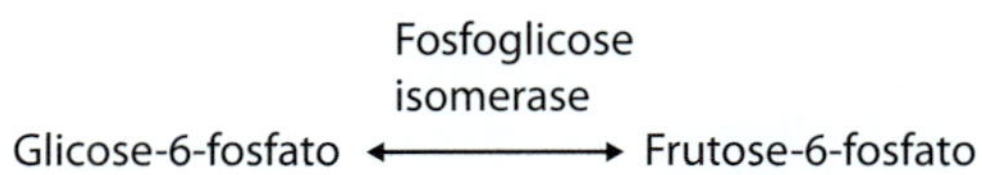

Figura 2.9 – Conversão de glicose 6-fosfato em frutose-6-fosfato pela fosfoglicose isomerase.

Reação 3

Posteriormente, a enzima fosfofrutocinase (FFK) converte frutose-6-fosfato em frutose-1,6-bisfosfato (F-1,6-bis-P), sendo gasto nesse processo mais uma molécula de ATP para cada molécula de F-1,6-bis-P formada (Figura 2.10). Essa é uma das reações mais importantes da glicólise, pois a FFK, enzima que intermedeia esta etapa, é considerada marca-passo desta via de "mão dupla", além de regular a velocidade da glicólise. Essa enzima pode ser estimulada pelo aumento intracelular de AMP, ADP e de insulina, e pode ser inibida pelo ATP, corticoides e citrato.

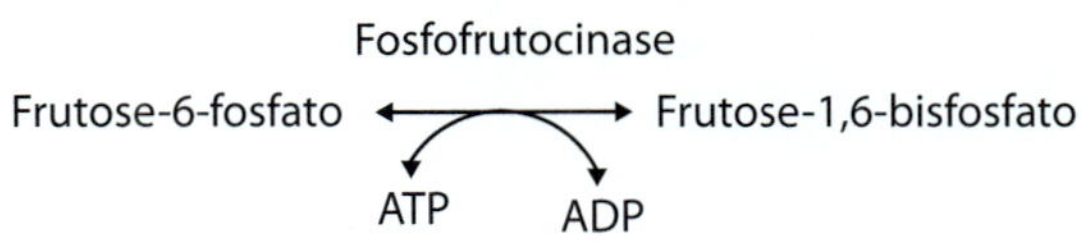

Figura 2.10 – Conversão de frutose-6-fosfato em frutose-1,6-bisfosfato pela fosfofrutocinase.

Reação 4

Com a formação da frutose-1,6-bisfosfato, a enzima aldolase cliva a F-1,6-bis-P, formando duas trioses distintas compostas por três carbonos cada, a gliceraldeído-3--fosfato e a di-hidroxiacetona-fosfato (Figura 2.11). Nesse momento, todos os passos da glicólise ocorrem em dobro, uma vez que ambos os produtos entram em equilíbrio rapidamente por meio da enzima triose fosfato isomerase (Figura 2.12).

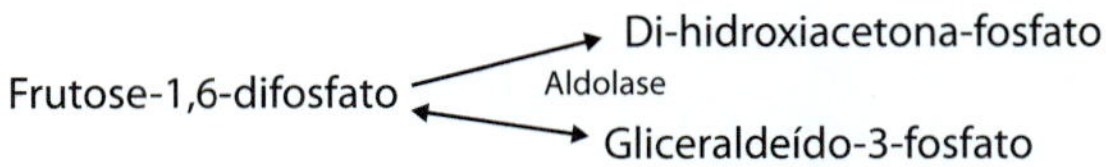

Figura 2.11 – Formação de di-hidroxiacetona-fosfato e de gliceraldeído--3-fosfato a partir da frutose-1,6-bisfosfato.

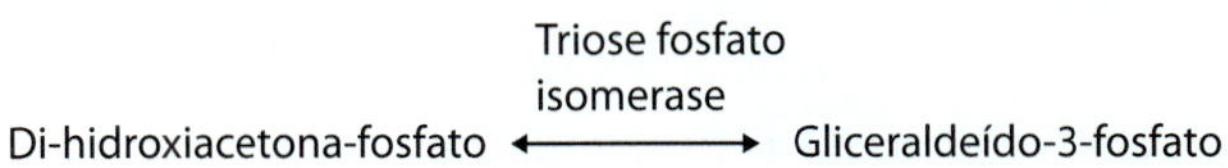

Figura 2.12 – Conversão de di-hidroxiacetona-fosfato e de gliceraldeído--3-fosfato em uma via de "mão dupla".

Reação 5

Nesse momento, a enzima gliceraldeído fosfato desidrogenase oxida o gliceraldeído 3-fosfato em 1,3-bisfosfoglicerato. Nessa reação, há necessidade da utilização de uma coenzima, a nicotinamida adenina dinucleotídeo (NAD^+). Assim, duas moléculas de NAD^+ sofrem redução, formando duas moléculas de $NADH+H^+$ (Figura 2.13). Mais adiante, discutiremos o efetivo papel das moléculas de $NADH+H^+$ na ressíntese de ATPs na mitocôndria.

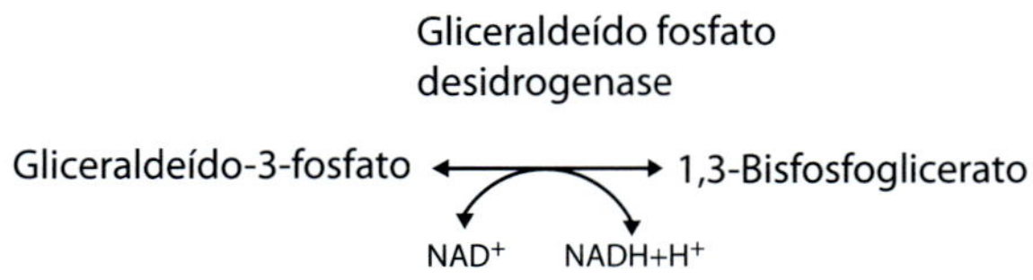

FIGURA 2.13 – Formação de 1,3-bisfosfoglicerato pela enzima gliceraldeído fosfato desidrogenase a partir do gliceraldeído-3-fosfato.

Reação 6

No passo seguinte da glicólise ocorrerá formação de duas moléculas de ATP, em passagem do fosfato que está no carbono 1 do fosfoglicerato para o ADP, resultando na conversão do 1,3-bisfosfoglicerato em 3-fosfoglicerato. É importante ressaltar que, a partir dessa etapa, esta reação acontece de forma dupla (Figura 2.14).

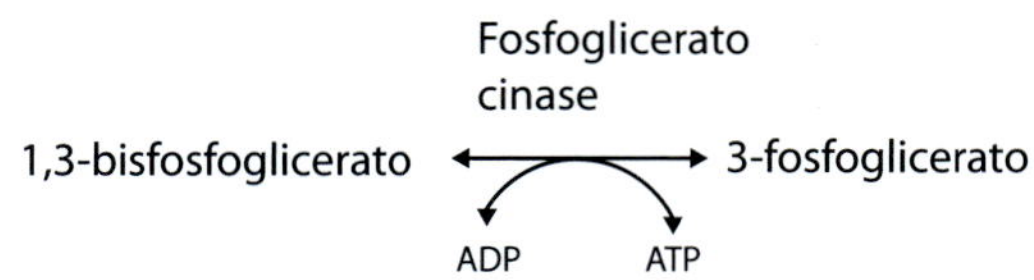

FIGURA 2.14 – Conversão do 1,3-bisfosfoglicerato em 3-fosfoglicerato pela fosfoglicerato cinase.

Reação 7

Após a formação da 3-fosfoglicerato, a enzima fosfogliceromutase apenas desloca o fosfato que está no carbono 3 para o carbono 2, formando a 2-fosfoglicerato (Figura 2.15).

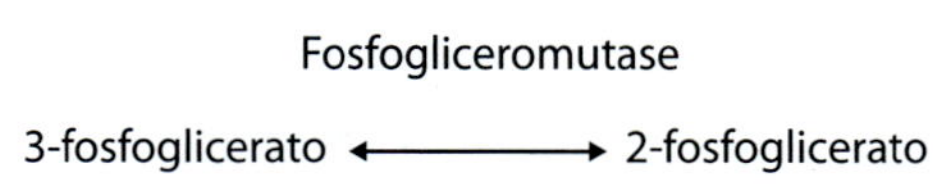

FIGURA 2.15 – Transferência do fosfato do carbono 3 para o carbono 2 da fosfoglicerato pela enzima fosfoglicerato mutase.

Reação 8

A enzima enolase desidrata a molécula de 2-fosfoglicerato, gerando a forma enólica do piruvato, o fosfoenolpiruvato (PEP). Por meio dessa reação, dois resíduos de fosfato são elevados a um alto potencial. Essa é uma reação reversível (Figura 2.16).

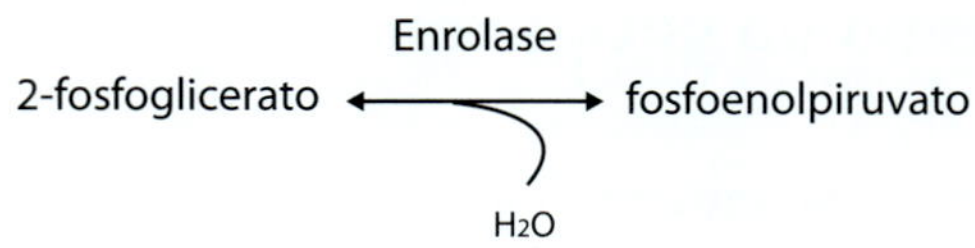

FIGURA 2.16 – Formação do fosfoenolpiruvato pela desidratação da 2-fosfoglicerato.

Reação 9

Com isso, a enzima piruvato cinase realiza o último passo da glicólise, transferindo o fosfato do fosfoenolpiruvato para o ADP, formando duas moléculas de ATP do substrato e, finalmente, as duas moléculas de piruvato em uma reação irreversível (Figura 2.17).

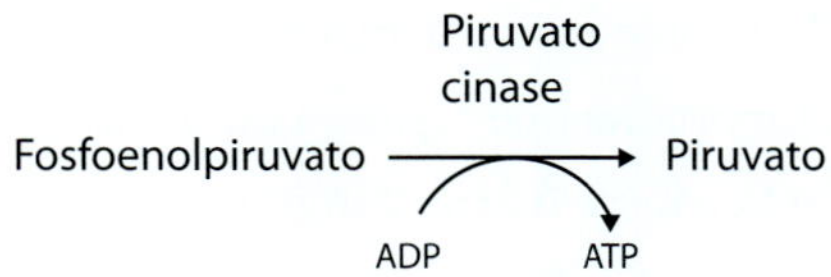

FIGURA 2.17 – Formação do piruvato pela ação enzimática da piruvato cinase no fosfoenolpiruvato.

Dessa forma, a glicólise tem como objetivo a conversão, por meio dessa série de reações químicas, de uma molécula de glicose em duas moléculas de piruvato. O piruvato, por sua vez, pode tomar diversos caminhos, dependendo da enzima que atuar sobre ele. A Figura 2.18 ilustra resumidamente as reações que ocorrem na via glicolítica, desde a fosforilação da glicose em glicose 6-fosfato até a formação do lactato por meio do piruvato.

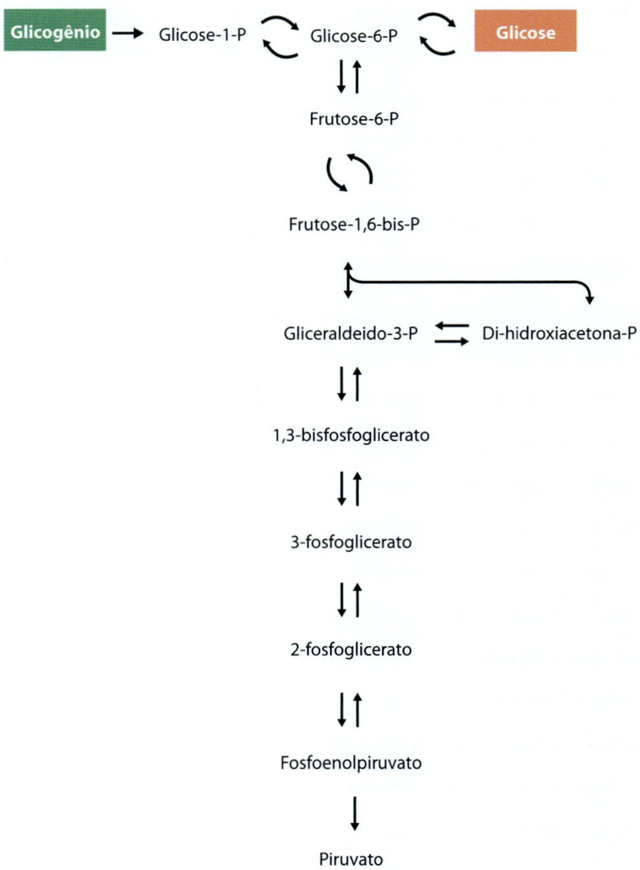

FIGURA 2.18 – Via glicolítica desde seu início com uma molécula de glicose, até a formação do lactato. Adaptado de Zanuto et al., 2011.[1]

2.1.5 Metabolismo do glicogênio

O glicogênio é um polímero de tamanho variável que contém resíduos de glicose unidos por ligações glicosídicas α-1,4 e, nos locais de ramificação, glicosídicas α-1,6. A formação desse polímero permite o estoque de glicose nas células sem aumentar a pressão osmótica dentro destas. O glicogênio existe no citosol de todas as células do organismo, mas é mais importante no fígado e no músculo esquelético. Além disso, o glicogênio exerce um papel importante na produção de energia da célula, sobretudo quando ocorre maior demanda intracelular de metabolização da glicose. Dessa forma, é importante que sejam mantidas as concentrações adequadas de glicogênio muscular e hepático. Assim, a ingestão adequada de alimentos fontes de carboidratos torna-se imprescindível para que o músculo e o fígado possam armazenar a glicose. O mecanismo em que a molécula de glicose é incorporada a uma molécula de glicogênio é conhecido como glicogênese.

A síntese do glicogênio hepático é aumentada em condições pós-prandiais, ao passo que sua degradação ocorre em estado de jejum ou no exercício físico. Já no músculo, a degradação do glicogênio acontece durante a realização de exercícios físicos e sua síntese, durante o repouso. A regulação entre a síntese e a degradação do glicogênio ocorre entre a ativação e a inibição das enzimas glicogênio sintetase e glicogênio fosforilase, sendo estas controladas alostericamente. O controle alostérico é aquele em que a função da enzima em um sítio é afetada pela ligação de uma molécula regulatória em outro sítio (regulação alostérica), promovendo inibição ou ativação da enzima. A resposta das enzimas glicogênio sintetase e glicogênio fosforilase são dependentes das necessidades energéticas da célula, principalmente por causa das concentrações de glicose e ATP presentes na célula.

No período pós-prandial, a enzima glicogênio sintetase é ativada pelas altas concentrações de glicose 6-fosfato dentro dos hepatócitos, o que causa a inibição da enzima glicogênio fosforilase e promove a condição para que a glicose excedente seja armazenada na forma de glicogênio hepático. Se as concentrações energéticas (ATP e glicose 6-fosfato) dos hepatócitos estiverem baixas, a enzima glicogênio sintétase é inibida e a enzima glicogênio fosforilase é ativada, promovendo rápida degradação do glicogênio para a síntese de glicose e, consequentemente, ressíntese de ATP.

No músculo, a ativação e a inibição das enzimas glicogênio sintetase e glicogênio fosforilase são dependentes também de outros dois mecanismos.

Um deles ocorre em virtude do aumento das concentrações sarcoplasmáticas de Ca^{2+}, oriundo da contração muscular. O Ca^{2+}, por sua vez, liga-se a uma proteína conhecida como calmodulina, que ativa uma série de reações enzimáticas, entre elas a ação da enzima fosforilase cinase, que aumenta o gasto energético das células, e uma maior depleção de glicogênio muscular pela ativação da enzima glicogênio fosforilase e a inativação da glicogênio sintetase.

O outro mecanismo acontece pela ativação da glicogênio fosforilase com presença do AMP no músculo, em razão da grande depleção do ATP durante o exercício.

Hormônios como a adrenalina e o glucagon também podem ativar a degradação do glicogênio. O mecanismo pelo qual isso ocorre é intermediado pela ligação desses hormônios aos seus respectivos receptores de membrana (receptores associados à proteína G), promovendo aumento nas concentrações citosólicas de AMP cíclico, que, por sua vez, liga-se à proteína cinase A, ativando-a. A ativação da proteína cinase A vai estimular a enzima glicogênio fosforilase, aumentando a degradação do glicogênio.

O Quadro 2.2 apresenta, de forma resumida, os mecanismos pelos quais o metabolismo do glicogênio é ativado.

Quadro 2.2 – Mecanismos de ativação do metabolismo do glicogênio

Metabolismo do glicogênio			
Condição	**Local de ação**	**Ativação/inibição enzimática**	**Efeito**
Pós-prandial	Fígado	Ativação da enzima glicogênio sintetase Inibição da enzima glicogênio fosforilase	Síntese do glicogênio hepático
Jejum	Fígado	Ativação da enzima glicogênio fosforilase Inibição da enzima glicogênio sintetase	Degradação do glicogênio hepático
Exercício físico	Músculo	Ativação da enzima glicogênio fosforilase Inibição da enzima glicogênio sintetase Efeitos causados pelo aumento do Ca^{2+} e do AMP no sarcoplasma	Degradação do glicogênio muscular
Repouso	Músculo	Ativação da enzima glicogênio sintetase Inibição da enzima glicogênio fosforilase Efeitos causados pela diminuição do Ca^{2+} e aumento do ATP no sarcoplasma	Síntese do glicogênio muscular
Glucagon	Fígado e músculo	Ativação da enzima glicogênio fosforilase Inibição da enzima glicogênio sintetase Efeito causado pela ativação do AMP cíclico no citosol	Degradação do glicogênio hepático e muscular
Adrenalina	Fígado e músculo	Ativação da enzima glicogênio fosforilase Inibição da enzima glicogênio sintetase Efeito causado pela ativação do AMP cíclico no citosol	Degradação do glicogênio hepático e muscular

2.1.6 Ciclo de Krebs ou ciclo do ácido cítrico

Diferentemente da glicólise, que é exclusivamente citoplasmática, todo o processo do CK ocorre na matriz mitocondrial. O CK é frequentemente conhecido como o *ponto central do metabolismo intermediário*, por apresentar funções tanto anabólicas quanto catabólicas. Em termos catabólicos, diversos processos metabólicos fornecem substratos, como o piruvato e o acetil-CoA, que podem influenciar o ciclo. Em condições anabólicas, o CK pode fornecer diversos produtos intermediários, como precursores da gliconeogênese (oxaloacetato e malato); succinil-CoA, precursor da porfirina; 2-oxoglutarato e oxaloacetato, precursores de alguns aminoácidos; e citrato, precursor de ácidos graxos.

De uma forma geral, uma das principais funções do CK é a extração de moléculas de $NADH+H^+$ e $FADH_2$ para metabolização na cadeia respiratória e a ressíntese direta de ATP pelas diversas reações enzimáticas que nele ocorrem, atuando na oxidação dos carboidratos, dos lipídios e das proteínas.

É importante relembrar que, como estamos estudando o destino da molécula de glicose no metabolismo oxidativo, durante a via glicolítica (que ocorre no citoplasma) são formadas duas moléculas de piruvato, ou seja, uma molécula de glicose promove o início de dois ciclos de Krebs.

Ademais, para contabilizar corretamente a formação geral de ATP por meio da oxidação completa da molécula de glicose, temos de considerar a formação das duas moléculas de $NADH+H^+$ na via glicolítica pela reação 5 no citoplasma e também as outras duas moléculas de $NADH+H^+$ produzidas no processo de conversão do piruvato em acetil-CoA ou oxaloacetato. Para tornar a compreensão mais fácil, são enumeradas a seguir cada uma das reações do ciclo.

Reação 1

Uma vez que o piruvato é convertido em oxaloacetato ou acetil-CoA, ou, também, pelo processo de β-oxidação, em que os ácidos graxos começam a liberar moléculas de acetil-CoA na matriz mitocondrial, a enzima citrato sintase promove a condensação da acetil-CoA e do oxaloacetato, formando a molécula de citrato, dando início ao ciclo (Figura 2.19).

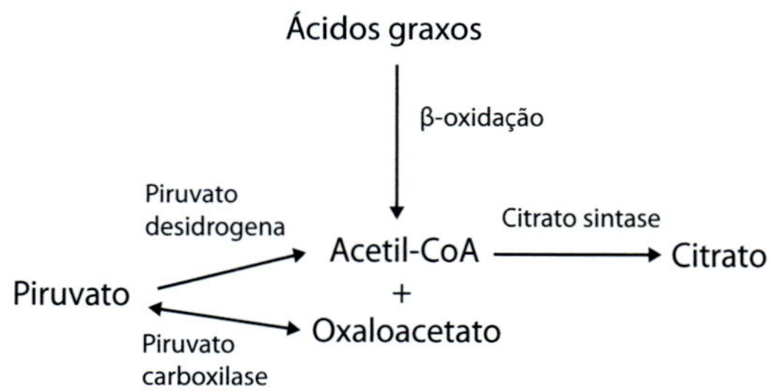

Figura 2.19 – Uma molécula de piruvato pode formar acetil-CoA ou oxaloacetato que sofreram a ação da enzima citrato sintase para formar citrato.

Reação 2

Na reação seguinte, o citrato sofre ação da enzima aconitase, que contém Fe^{2+} como cofator, que é convertido em isocitrato em uma reação reversível (Figura 2.20).

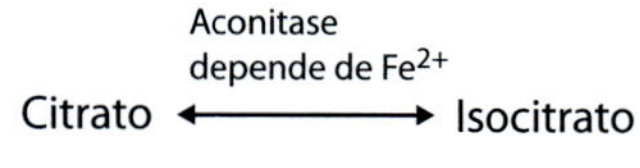

Figura 2.20 – Conversão do citrato em isocitrato pela enzima aconitase dependente de Fe^{2+} como cofator.

Reação 3

Nesse ponto do ciclo, a conversão de um intermediário para outro acontece em duas reações irreversíveis. Na primeira, há atuação do NAD^+ como cofator junto com a enzima isocitrato desidrogenase, para a formação de oxalosuccinato, assim como o NAD^+, que estava na sua forma oxidada, recebe dois hidrogênios, ficando na sua forma reduzida NADH + H^+. Na segunda, a enzima isocitrato desidrogenase junto com o manganês (Mn^{2+}) como cofator, promovem a liberação de uma molécula de CO_2 do oxalosuccinato, formando α-cetoglutarato (Figura 2.21).

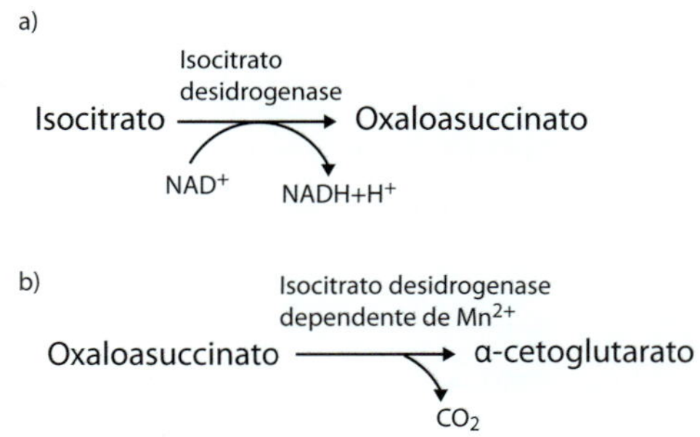

Figura 2.21 – a) Formação de oxalosuccinato a partir do isocitrato. b) Formação do α-cetoglutarato a partir do oxalosuccinato.

Reação 4

Na reação seguinte, o α-cetoglutarato é convertido a succinil-CoA pela reação enzimática do complexo α-cetoglutarato desidrogenase (dependente de NAD^+ como cofator), formando como produtos finais o succinil-CoA (que possui ligação química de alta energia) e uma molécula de NADH+H^+ (Figura 2.22).

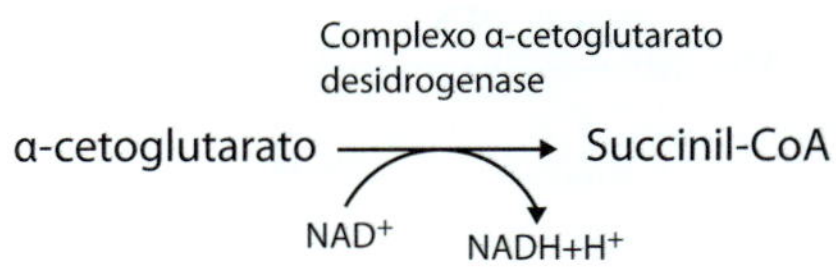

Figura 2.22 – Síntese do succinil-CoA pela ação do complexo α-cetoglutarato desidrogenase sobre o α-cetoglutarato.

Reação 5

Após a formação do succinil-CoA, a enzima succinato tiocinase realiza a quebra do succinato com o grupo CoA, formando succinato. Nesse ponto da reação, o succinil-CoA, por ser uma molécula com ligação de alta energia, e ao sofrer ação enzimática, converte GDP em GTP que, posteriormente, doará um fosfato para o ADP, ressintetizando ATP. Essa é a única reação em que há formação direta de uma molécula de ATP sem que seja intermediada pela cadeia respiratória (Figura 2.23).

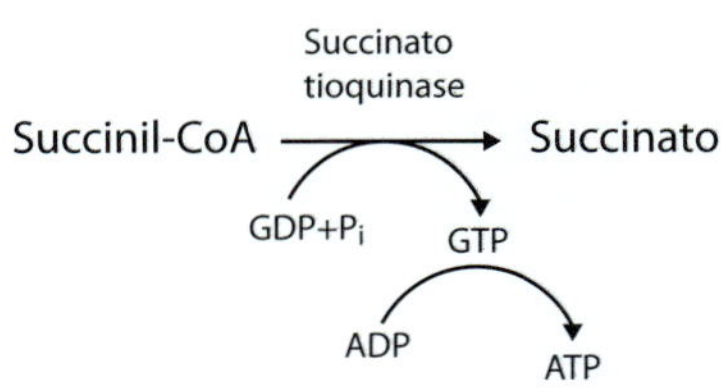

Figura 2.23 – Formação do succinato a partir do succinil-CoA, formado, também, durante a reação uma molécula de ATP.

Reação 6

Com a formação do succinato, a enzima succinato desidrogenase atua junto com uma flavina adenina dinucleotídio (FAD), convertendo succinato em fumarato e retirando dois átomos de hidrogênio do succinato para a formação de $FADH_2$ (Figura 2.24). Esse é o único ponto do ciclo em que há atuação de um FAD como cofator (via de "mão dupla").

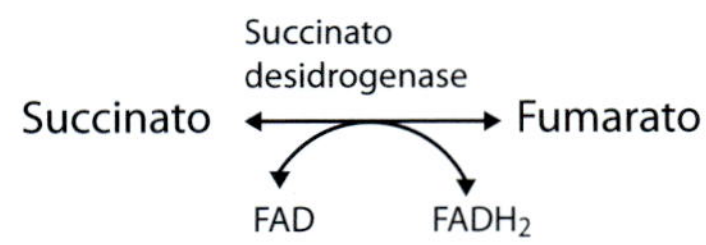

Figura 2.24 – Síntese do fumarato por meio do succinato.

Reação 7

No passo seguinte, a enzima fumarase adiciona uma molécula de água junto à molécula de fumarato, formando o malato em uma reação reversível (Figura 2.25).

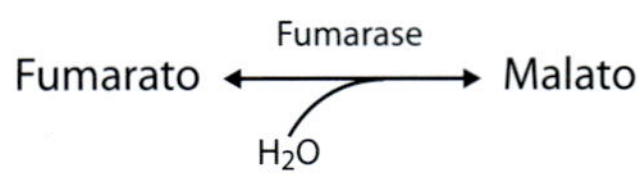

Figura 2.25 – Adição de água no fumarato pela fumarase para formar malato.

Reação 8

Em seguida, na última reação do ciclo, a enzima malato desidrogenase retira dois íons de hidrogênio, formando oxaloacetato e $NADH+H^+$ (Figura 2.26). A molécula de oxaloacetato é precursora, junto com a molécula de acetil-CoA, da formação de citrato e, consequentemente, do início de um novo ciclo.

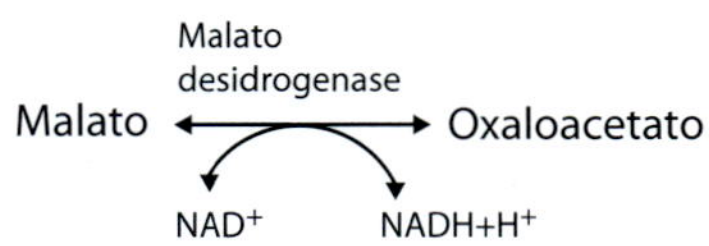

Figura 2.26 – Ação enzimática da malato desidrogenase convertendo malato em oxaloacetato.

A Figura 2.27 ilustra as reações do CK resumidamente, a partir da condensação da acetil-CoA com o oxaloacetato, formando citrato, até a formação novamente do oxaloacetato proveniente do malato.

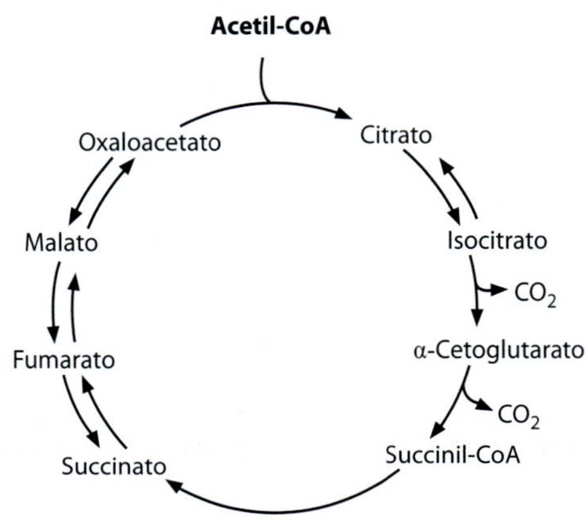

Figura 2.27 – Ciclo de Krebs, desde a condensação da molécula de acetil-CoA com o oxaloacetato formando citrato, até a formação novamente de oxaloacetato, desta vez proveniente do malato. Adaptado de Zanuto et al., 2011.[1]

Ao final de cada volta do ciclo de Krebs, as moléculas formadas de $NADH+H^+$ e $FADH_2$ são direcionadas para a cadeia transportadora de elétrons, na qual, por meio de uma série de reações de oxidorredução, finalmente ocorrerá a ressíntese de ATP. Sendo assim, cada volta do ciclo de Krebs possibilita a formação de 1 molécula de ATP do substrato e mais 11 moléculas de ATP sintetizadas diretamente pela cadeia respiratória pelos 3 $NADH+H^+$ e 1 $FADH_2$ produzidos, totalizando 12 ATPs por volta completada.

Como podemos observar, a oxidação completa da glicose é muito mais eficiente em termos de geração de ATP que sua metabolização até lactato, o que torna o metabolismo oxidativo uma das principais formas de nossas células gerarem ATP.

Embora nosso somatório, por meio do metabolismo aeróbio da glicose, seja de 38 ATPs de lucro, existe uma regulação tecidual específica que pode diminuir em 2 ATPs essa quantidade. Enquanto o fígado e o coração formam 38 ATPs na metabolização oxidativa da glicose, tecidos como o músculo esquelético e o sistema nervoso central apresentam mecanismos diferenciados para o transporte das duas moléculas de $NADH+H^+$, produzidos nas reações 5 e 6 da via glicolítica, para a matriz mitocondrial. Como o $NADH+H^+$ não consegue atravessar a membrana mitocondrial de forma direta, duas vias para esse transporte podem acontecer. Esses processos de "lançamento" do $NADH+H^+$ do citoplasma para a matriz mitocondrial são denominados *lançadeiras de* $NADH+H^+$.

- *Lançadeira glicerol-3-fosfato*: o complexo I da cadeia transportadora de elétrons (NADH desidrogenase) apenas recebe elétrons transferidos do $NADH+H^+$ provenientes da matriz mitocondrial, da mesma forma que a membrana mitocondrial não possui uma proteína transportadora de $NADH+H^+$, tampouco é impermeável a ela. Dessa forma, sistemas denominados de *lançadeiras* são responsáveis por transportar os equivalentes redutores do $NADH+H^+$ citosólico para dentro da mitocôndria por um mecanismo indireto. No músculo esquelético e no cérebro, a lançadeira glicerol-3-fosfato é utilizada, cedendo os equivalentes redutores do $NADH+H^+$ (via ubiquinona) diretamente para o complexo III da cadeia transportadora de elétrons. Como essa enzima mitocondrial está ligada à cadeia respiratória via FAD, somente 2 ATPs são formados.
- *Lançadeira malato oxaloacetato*: enquanto a lançadeira glicerol-3-fosfato atua no músculo esquelético e no cérebro, a de malato oxaloacetato é a lançadeira de $NADH+H^+$ mais ativa e está presente nas mitocôndrias do fígado, do rim e do coração. Nesse caso, os equivalentes redutores do $NADH+H^+$ citosólico são transferidos para o malato. Pela ação enzimática da malato desidrogenase citosólica, o malato formado atravessa a membrana interna para a matriz mitocondrial pelo transportador malato α-cetoglutarato. Já na matriz, os equivalentes redutores

são transferidos do malato para o NAD^+ pela enzima malato desidrogenase matricial, formando $NADH+H^+$ novamente, que transfere seus elétrons para a cadeia respiratória, gerando 3 ATPs. Na sequência, abordaremos como o $NADH+H^+$ e o $FADH_2$ produzidos auxiliam a ressíntese de ATP pela cadeia respiratória.

2.1.7 Cadeia respiratória

A cadeia respiratória é parte de um processo da fosforilação oxidativa. Ela catalisa o transporte gradual de elétrons das moléculas de $NADH+H^+$ e $FADH_2$ ou ubiquinona reduzida (QH_2) para moléculas de oxigênio. A cadeia de transporte de elétrons é constituída por três importantes complexos proteicos (complexos I, III e IV), que se encontram integrados na membrana interna das mitocôndrias (mais especificamente na crista mitocondrial), e por duas moléculas de transporte que são móveis, a ubiquinona (coenzima Q) e o citocromo *c*. O complexo II é composto pela enzima succinato desidrogenase, que, na verdade, pertence ao ciclo de Krebs; e ainda o complexo V, embora não participe do processo de transporte de elétrons, é constituído pelo ATP sintase. Cada uma dessas proteínas tem uma função específica na liberação e no transporte dos elétrons pela cadeia proteica para que, ao final, por meio do ATP sintase, moléculas de hidrogênio possam atravessar a membrana em pares, formando uma molécula de ATP e uma molécula de H_2O. Todos os complexos da cadeia respiratória são compostos por vários peptídeos e diferentes cofatores de oxidorredução ligados à proteína. Entre esses fatores, destacam-se a flavina mononucleotídeo (FMN, uma coenzima que possui estrutura relacionada com o FAD nos complexos I e II), grupos heme (em II, III e IV) e grupamentos de ferro e enxofre (em I, II e III).

De uma forma geral, os elétrons conseguem alcançar a cadeia respiratória por diferentes caminhos. Pela oxidação dos $NADH+H^+$, eles chegam ao complexo I, reduzindo a FMN e, posteriormente, os grupamentos Fe/S a ubiquinona. Outros elétrons oriundos da oxidação do succinato, acil-CoA e outros substratos são transferidos para a ubiquinona por meio da enzima succinato desidrogenase ou outras desidrogenases da mitocôndria pelo $FADH_2$ e das flavoproteínas transportadoras de elétrons (ETF). Dessa forma, os elétrons são transportados da ubi-hidroquinona para o complexo III, e seus componentes ativam uma série de reações de oxidorredução até que, finalmente, os elétrons conseguem alcançar o oxigênio. Assim, na redução de 2 elétrons do O_2, forma-se o ânion fortemente básico O^{2-}; e pela ligação de dois prótons, a H_2O.

A oxidação do $NADH+H^+$, por meio do complexo I, ocorre na parte interna da membrana interna da mitocôndria (matriz), local no qual os mais importantes fornecedores de NADH+H^+ (ciclo de Krebs e a β-oxidação) estão localizados. Não obstante, a formação de ATP e a oxidação do O_2 também ocorrem na matriz. A seguir, as reações são enumeradas para melhor entendimento.

Reação 1: complexo I NADH desidrogenase

O complexo I, também conhecido como *NADH desidrogenase*, é uma grande proteína enzimática formada por 42 cadeias polipeptídicas diferentes, incluindo uma FMN e seis centros Fe/S em forma de L.

Sua função é fazer a transferência de íons hidrogênio do NADH+H^+ (formados durante o ciclo de Krebs) para o espaço entre as membranas mitocondriais, e fazer a incorporação do elétron presente em um próton de hidrogênio após a oxidação de NADH+H^+ em NAD^+ para outra proteína de membrana denominada *ubiquinona*, formando ubiquinona reduzida (QH_2). Esse complexo é considerado como uma bomba de prótons (Figura 2.28).[1] A QH_2 formada se difundirá até o complexo III, sendo oxidada e formando ubiquinona oxidada (Q).

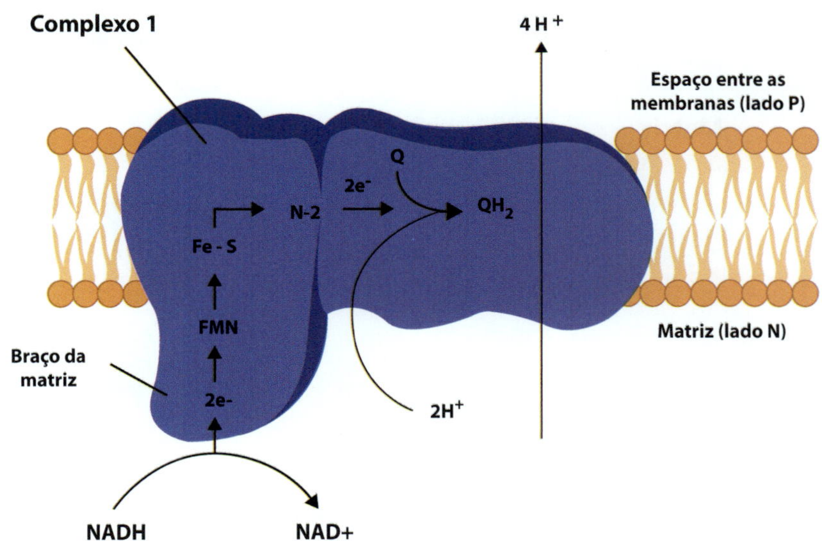

Figura 2.28 – Estrutura do complexo I NADH desidrogenase, que transfere íons de hidreto para a ubiquinona e prótons para o espaço intermembranas. Adaptado de Zanuto et al., 2011.[1]

Reação 2: complexo II succinato desidrogenase

O complexo II ou succinato desidrogenase é uma enzima do ciclo de Krebs que se liga à membrana interna da mitocôndria. Ela possui um FAD ligado covalentemente e um centro Fe/S compostos por quatro átomos de ferro.

Os elétrons são transferidos do succinato para o FAD, passando pelos centros Fe-S até a ubiquinona, formando ubiquinol (ubiquinona reduzida ou QH_2).

Como já visto, outros substratos também transferem elétrons para a cadeia respiratória por meio da ubiquinona. Nesse caso, o substrato transfere seus elétrons para o FAD, passando para a ETF que, por sua vez, os transfere para a ubiquinona, formando QH_2. A glicerol-3-fosfato desidrogenase, enzima que catalisa o glicerol-3--fosfato formado após a oxidação dos triacilgliceróis e a di-hidroxiacetona formada durante a via glicolítica, também transfere elétrons para a ubiquinona. Essa enzima é uma flavoproteína que está presente na superfície externa da membrana mitocondrial interna (Figura 2.29).[1]

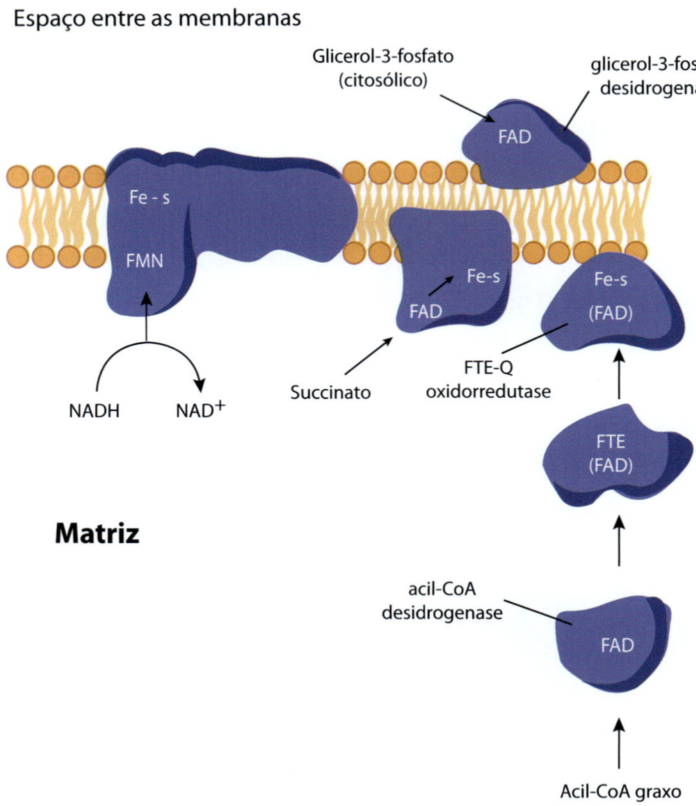

Figura 2.29 – Estrutura do complexo II succinato desidrogenase, que recebe e transfere elétrons do complexo I para o complexo III, e recebe elétrons do ETF e do glicerol-3-fosfato, transferindo-os para o complexo III. Adaptado de Zanuto et al., 2011.[1]

Reação 3: complexo III complexo dos citocromos bc1

O complexo III, conhecido como complexo dos citocromos bc_1 ou ubiquinona-citocromo *c* oxidorredutase, é responsável pela transferência de elétrons do ubiquinol (QH_2) para o citocromo *c*, fazendo que prótons sejam transportados da matriz mitocondrial para o espaço intermembranas.

Após a oxidação do QH_2 pelo complexo III, duas moléculas de citocromo *c* são reduzidas e se movem do complexo III para o complexo IV, carregando elétrons que serão transferidos para um centro de cobre binuclear do complexo IV.

Reação 4: complexo IV citocromo c oxidase

O complexo IV, ou citocromo *c* oxidase, é o passo final da cadeia respiratória. Ele transfere dois elétrons provenientes do citocromo *c* para o oxigênio molecular, reduzindo-o a H_2O.

Esse complexo é formado por 13 subunidades. A subunidade I contém dois grupos *heme* designados de *a* e a_3 e um íon cobre (Cu_B). Além disso, subunidade II é formada por dois íons cobre ligados aos grupos SH de resíduos de cisteína (Cys) em um centro binuclear (Cu_A).

Os elétrons provenientes do citocromo *c* passam pelo complexo IV, pela subunidade II em direção à subunidade I e, em seguida, são transferidos para o O_2. Dessa forma, para cada quatro elétrons que passam por esse complexo são consumidos um hidrogênio, formando assim duas moléculas de H_2O. Além de transferir os elétrons para o oxigênio molecular, o complexo IV bombeia prótons para o espaço intermembranas.

Até que seja convertido em água, o oxigênio molecular deve estar ligado ao complexo IV; caso contrário, há a formação de peróxido de hidrogênio e radicais livres, que são extremamente reativos e causam danos à estrutura celular.

Após a transferência dos elétrons do complexo IV para o oxigênio molecular e a adição de duas moléculas de hidrogênio (formando água para que esses compostos não sejam liberados como peróxidos de hidrogênio ou radicais livres), os prótons lançados da matriz mitocondrial para o espaço intermembranas criam um gradiente eletroquímico positivo no espaço intermembranas em relação à matriz mitocondrial que, nesse momento, está com um gradiente negativo. Assim, é ativado o complexo V ou o ATP sintase.

- **Complexo V, ATP sintase**

O ATP sintase é um grande complexo enzimático localizado na membrana mitocondrial interna, responsável por catalisar a formação de ATP a partir de ADP+P_i, com a entrada dos prótons que estão no espaço intermembranas para a matriz mitocondrial (lado positivo em direção ao lado negativo).

Também designado de complexo V, o ATP sintase é formado por uma proteína periférica de membrana (F_1) e uma proteína integral de membrana (F_o). Nesse caso, a letra "o" subscrita ao F significa sensível à oligomicina. Isoladamente, cada uma dessas proteínas não é capaz de sintetizar ATP por meio do ADP+P_i, já que somente a F_o consegue transferir os elétrons provenientes do NADH+H^+ para o oxigênio, embora não forme o gradiente de prótons na membrana. Por sua vez, o F_1 faz a hidrólise do ATP, sendo uma ATPase. Dessa forma, o F_1, associado ao F_o, cria um gradiente de prótons positivo no lado externo da membrana mitocondrial interna capaz de gerar a ressíntese de ATP.

A Figura 2.30 mostra a estrutura da cadeia respiratória composta pelos complexos I, II, III, IV e pelo ATP sintase ou complexo V.

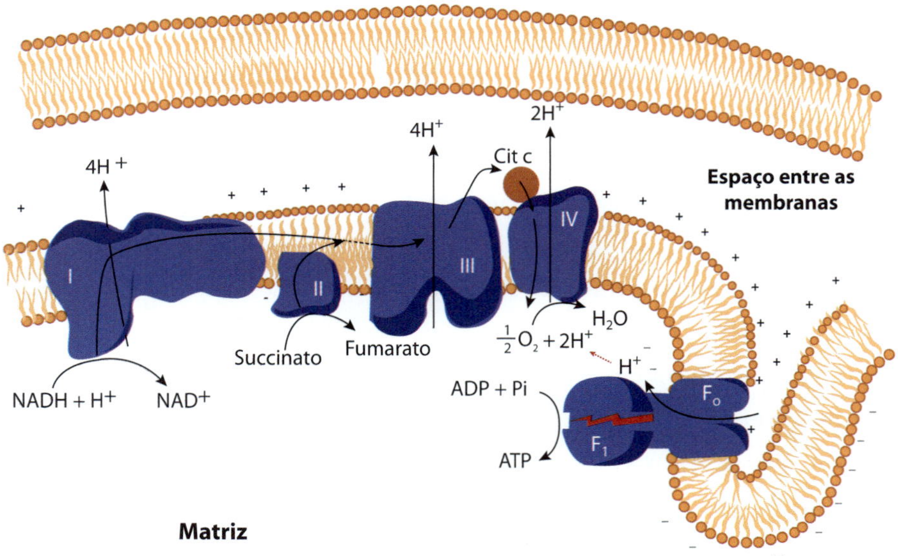

Figura 2.30 – Cadeia respiratória na crista mitocondrial composta por proteínas de membrana responsáveis pela liberação de moléculas de hidrogênio e pelo transporte de elétrons para a formação de ATP e de água. Adaptado de Zanuto et al., 2011.[1]

No processo da cadeia respiratória, para cada molécula de $NADH+H^+$ que inicia o processo, serão formadas 3 ATPs; e para cada molécula de $FADH_2$ há a formação de 2 ATPs. Essa diferença se dá pela ligação do $NADH+H^+$, que possui a capacidade de se ligar no complexo I NADH desidrogenase, gerando um gradiente de prótons maior no espaço intermembranas em relação ao $FADH_2$, que se liga ao complexo II succinato desidrogenase.

2.1.8 Radicais livres

Como já elucidado, na cadeia transportadora de elétrons, a redução de oxigênio molecular para água requer quatro elétrons, processo que ocorre no complexo IV (citocromo *c* oxidase). No entanto, uma pequena fração do oxigênio molecular é liberada do citocromo *c* oxidase na forma de espécies reativas de oxigênio (EROs), também denominadas de *radicais livres*. Estima-se que cerca de 5% de todo o oxigênio consumido pela respiração celular serão convertidos em algum tipo de radical livre ou EROs. Estes são altamente reativos e instáveis, possuindo vida curta.[1]

Os radicais livres são responsáveis por causar danos estruturais nas células. É importante ressaltar, porém, que em células musculares os radicais livres, quando presentes em baixas concentrações, exercem importantes funções fisiológicas, que vão desde o aumento da permeabilidade ao Ca^{2+} e o aumento da força durante a contração muscular, até a regulação da expressão gênica. Além disso, a prática de exercícios físicos pode aumentar as concentrações de óxido nítrico (NO) nos músculos vasculares, que está relacionada com a regulação do fluxo sanguíneo, expressão gênica e modulação da contração muscular.

As formas mais comumente encontradas de radicais livres são o ânion superóxido (O_2^-), o peróxido de hidrogênio (H_2O_2), o radical hidroxila (OH^-) e o oxigênio singlete ($^1O_2$). O O_2^- e o OH^- são denominados de radicais livres por possuírem um elétron a menos na última camada de valência, ao passo que o restante é denominado de EROs.

A formação de radicais livres não está somente ligada à cadeia respiratória da mitocôndria. São formados, também, pelos neutrófilos (células do sistema imunológico) por meio da via NADPH-oxidase, como forma de oxidar bactérias, vírus ou outros agentes infecciosos. Os peroxissomos, durante a β-oxidação dos ácidos graxos, produzem H_2O_2 e, durante a isquemia, por ação da enzima xantina oxidase (enzima que utiliza o oxigênio como aceptor de elétrons), podem formar O_2^-.

A formação de radicais livres está relacionada também a fatores ambientais, hábitos de vida sedentários, ingestão de bebidas alcoólicas, fumo e dietas extremamente calóricas, além de outros fatores como poluição, exercícios físicos, células cancerígenas e o próprio envelhecimento, que são conhecidos causadores do estresse oxidativo. Isso pode ocorrer pela exposição ao peróxido de hidrogênio, ciclização redox de quinonas ou agentes tiolalquilantes, envolvendo o acúmulo de radicais livres e EROs. Sob condições elevadas de radicais livres e EROs, podem ocorrer danos nas estruturas do DNA, do RNA, de proteínas e componentes lipídicos, levando à morte celular (apoptose).

Entretanto, as células são capazes de sintetizar e ativar enzimas que as protegem contra a formação desses radicais livres e EROs. Essas enzimas, consideradas antioxidantes, são a superóxido dismutase (SOD), a glutationa peroxidase (GSH-PX), a glutationa redutase (GSSG-GR) e a catalase (CAT), responsáveis pela remoção do ânion superóxido, hidroperóxidos orgânicos e peróxidos de hidrogênio. Além dessas enzimas, existem também os antioxidantes não enzimáticos, que são as vitaminas A, C e E, a glutationa reduzida (GSH), a ubiquinona, o ácido úrico, a L-cisteína, a fenilalanina e a glicose.[1]

O desequilíbrio entre a produção de radicais livres e sua subsequente inativação e secreção pelos sistemas antioxidantes é denominado de *estresse oxidativo*. Este é causado pelo excesso de radicais livres e causa danos moleculares às estruturas da célula, com consequentes alterações funcionais e prejuízo das funções vitais em diversos tecidos e órgãos, entre os quais citamos o músculo esquelético, o fígado, o tecido adiposo, o coração e o cérebro.

Os antioxidantes podem agir de três formas na defesa orgânica contra os radicais livres. Na primeira, que é a de prevenção, caracteriza-se pela proteção contra a formação da substância agressora. A segunda forma ocorre por interceptação. Nesse estágio, os antioxidantes precisam interceptar os radicais livres, os quais, uma vez formados, iniciam seus efeitos deletérios. E, por fim, tem-se o reparo, que ocorre quando a prevenção e a interceptação não foram completamente efetivas e os produtos da destruição dos radicais livres são continuamente formados em baixas quantidades, podendo acumular-se no organismo.[1]

2.1.9 Carboidratos e exercício físico

O exercício físico é responsável por uma maior demanda de energia no organismo, podendo levar a um aumento da geração de energia em torno de 120 vezes, quando praticado de forma intensa.[3] Com isso, é necessário que o organismo adote estratégias de utilizar eficientemente diferentes substratos energéticos para que sejam mantidas tanto a atividade motora quanto todas as outras funções vitais para o organismo.

De acordo com a intensidade do exercício físico, o organismo utiliza, predominantemente, determinada via metabólica. Em exercícios físicos cuja intensidade é elevada e a duração é curta (em torno de 10 a 15 segundos), a produção energética e a ressíntese de ATP são feitas predominantemente por meio do sistema ATP-CP. Essa via metabólica é denominada *metabolismo anaeróbio alático* (anaeróbio por não utilizar o oxigênio, e alático por não formar lactato).

A ressíntese de ATP pelo sistema ATP-CP é extremamente rápida, pois necessita de apenas uma reação química. Essa reação libera o fosfato que está associado à creatina (creatina fosfato – CP); por ação da enzima creatina cinase (CK), o fosfato é rapidamente incorporado ao ADP, formando ATP. Como consequência, não perdura por muito tempo, já que as concentrações intracelulares de creatina fosfato são baixas.[1,3,11,12]

Ainda em intensidade elevada, só que por um período maior de tempo (em torno de 3 minutos), é utilizado o sistema ou via glicolítica na produção energética e na ressíntese de ATP. O predomínio desse sistema metabólico demora um pouco mais para ocorrer em razão da série de reações necessárias para oxidação da glicose, bem como da necessidade de sua entrada nas células musculares. É bem verdade que parte da glicose utilizada nesse sistema é oriunda do glicogênio estocado nas células. Tal via metabólica é denominada *metabolismo anaeróbio lático* (lático pela capacidade de síntese de lactato).

Por último, é utilizado o sistema ou via oxidativa. Essa via utiliza o oxigênio molecular (na cadeia respiratória) para a ressíntese de ATP e ocorre a partir do ciclo de Krebs. O predomínio na utilização do oxigênio na síntese energética acontece em exercício de moderada a baixa intensidade e com duração elevada. Essa via metabólica é denominada *metabolismo aeróbio*, pois utiliza o oxigênio molecular na produção energética. Esse metabolismo é responsável por utilizar, também, os lipídios na forma de ácidos graxos como fonte para a ressíntese de ATP (essa utilização será discutida posteriormente).

A Figura 2.31 ilustra o predomínio dos sistemas energéticos de acordo com o tempo de exercício físico.[1] Já a Tabela 2.3 relaciona os sistemas energéticos com as suas respectivas vias metabólicas, o tempo médio em que eles exercem predominância e exemplos de atividades esportivas em que acontecem.

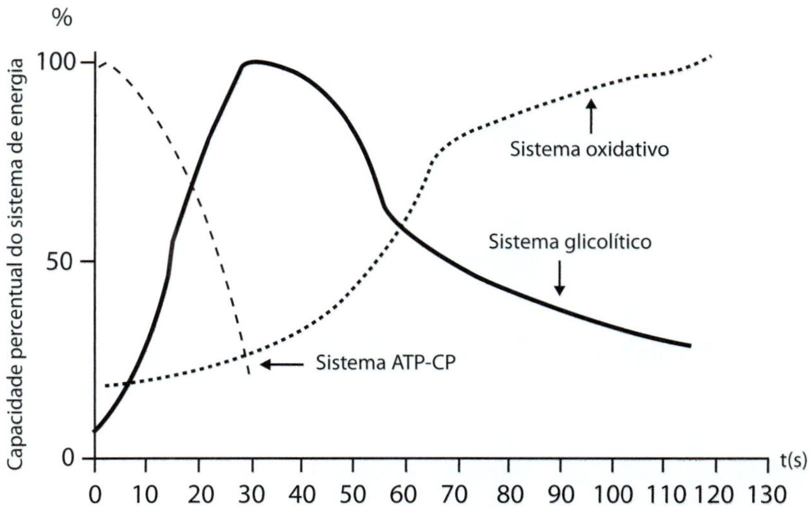

FIGURA 2.31 – Predominância do sistema de utilização de energia de acordo com o tempo de exercício físico. Adaptado de Zanuto et al., 2011.[1]

Tabela 2.3 – Relação entre os sistemas energéticos, via metabólica, tempo médio (predominância) e alguns exemplos de atividades esportivas envolvidas

Sistema energético	Via metabólica	Tempo médio (predominância)	Exemplos de atividades esportivas
ATP-CP	Anaeróbio alático	até 12 ou 15 segundos	Ciclismo de pista (200 metros), atletismo (100 metros), natação (50 metros)
Glicolítica	Anaeróbio lático	1 a 3 minutos	Ciclismo de pista (1.000 metros, perseguição, velocidade), atletismo (400 e 800 metros)
Oxidativo	Aeróbio	Acima de 3 minutos	Ciclismo de estrada, maratonas etc.

O exercício físico é responsável por modular a secreção de diversos hormônios que atuarão de diferentes maneiras no metabolismo dos macronutrientes. Durante o exercício físico, a secreção da insulina pelas células β-pancreáticas e sua ação são diminuídas, fatos que decorrem da ação dos hormônios contrarreguladores da glicemia (GH, glucagon, adrenalina e cortisol). Esses hormônios são secretados em maior quantidade durante o exercício físico e alguns sofrem maior influência de acordo com a intensidade e/ou duração do exercício.[13-17]

O primeiro hormônio a atuar no metabolismo dos carboidratos durante o exercício é o glucagon. A relação entre insulina e glucagon, de modo bem amplo, é responsável pelo controle do metabolismo energético. Esse fato é notado tanto no repouso como no estado pós-prandial (pós-alimentação) e também no exercício.[1,13,14]

No repouso associado ao estado pós-prandial, as células β-pancreáticas são estimuladas pelo aumento da glicemia a secretar o hormônio insulina. A insulina será responsável pela captação de glicose nos tecidos adiposo e muscular, modulando o metabolismo dos carboidratos, dos lipídios e das proteínas. Consequentemente, a secreção de glucagon pelas células alfa das ilhotas de Langerhans do pâncreas (α-pancreáticas) estará diminuída, em razão de o glucagon exercer efeito antagônico ao da insulina nessa situação fisiológica.[1,13,14]

É importante ressaltar que, durante o exercício físico, a captação de glicose pelas células musculares ocorre por mecanismos não dependentes da insulina, mas, sim, da contração mecânica que estimula a liberação de cálcio (Ca^{2+}), oriundo do retículo sarcoplasmático, e translocação do receptor de glicose (GLUT-4) para a membrana das células, promovendo uma diminuição da glicemia.[6] Estudos mostram que essa captação durante o exercício é influenciada, principalmente, pela intensidade do exercício (Figura 2.32).[6]

A ação do glucagon no metabolismo dos carboidratos envolve a modulação da atividade de algumas enzimas importantes nesse processo, como a diminuição na atividade do glicogênio sintetase e o aumento na atividade do glicogênio fosforilase. A primeira é responsável pela síntese do glicogênio, e a segunda pela degradação do glicogênio. Essa ação nos hepatócitos gera a consequente liberação de glicose para a corrente sanguínea e o aumento da glicemia.

Esses efeitos também ocorrem pela ação dos hormônios GH, adrenalina e cortisol. Entretanto, a secreção e a ação desses hormônios sofrem uma modulação maior de acordo com a intensidade e a duração do exercício físico.[13-17]

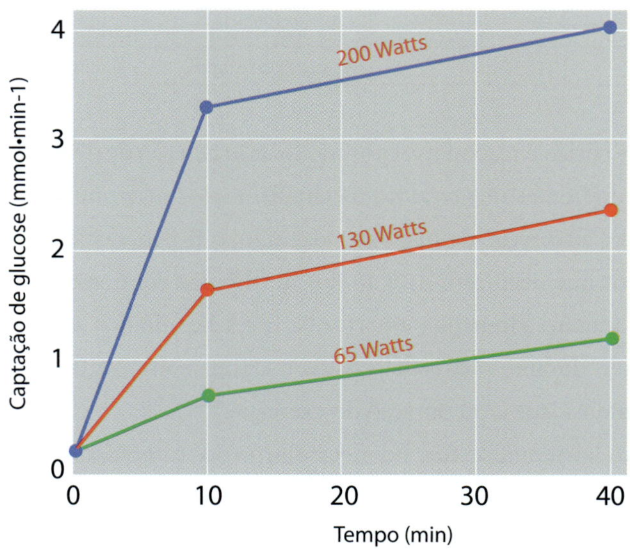

Figura 2.32 – Captação de glicose em membros inferiores durante exercício em ciclo ergômetro em diferentes intensidades de exercício. Adaptado de Rose e Richter, 2005.[6]

Os sinais intracelulares envolvidos na captação da glicose via GLUT-4 durante o exercício são extremamente complexos e pouco se sabe a esse respeito.[6,18,19]

Diversos estudos relatam a possível interação de diversas proteínas envolvidas nessa cascata de sinalização.[18-23] Entre essas proteínas, algumas apresentam resultados inconclusivos em relação à sua possível atuação na captação de glicose via GLUT-4.[6]

A Figura 2.33 ilustra a possível interação proteica na cascata de sinalização intracelular para captação de glicose via GLUT-4.[6]

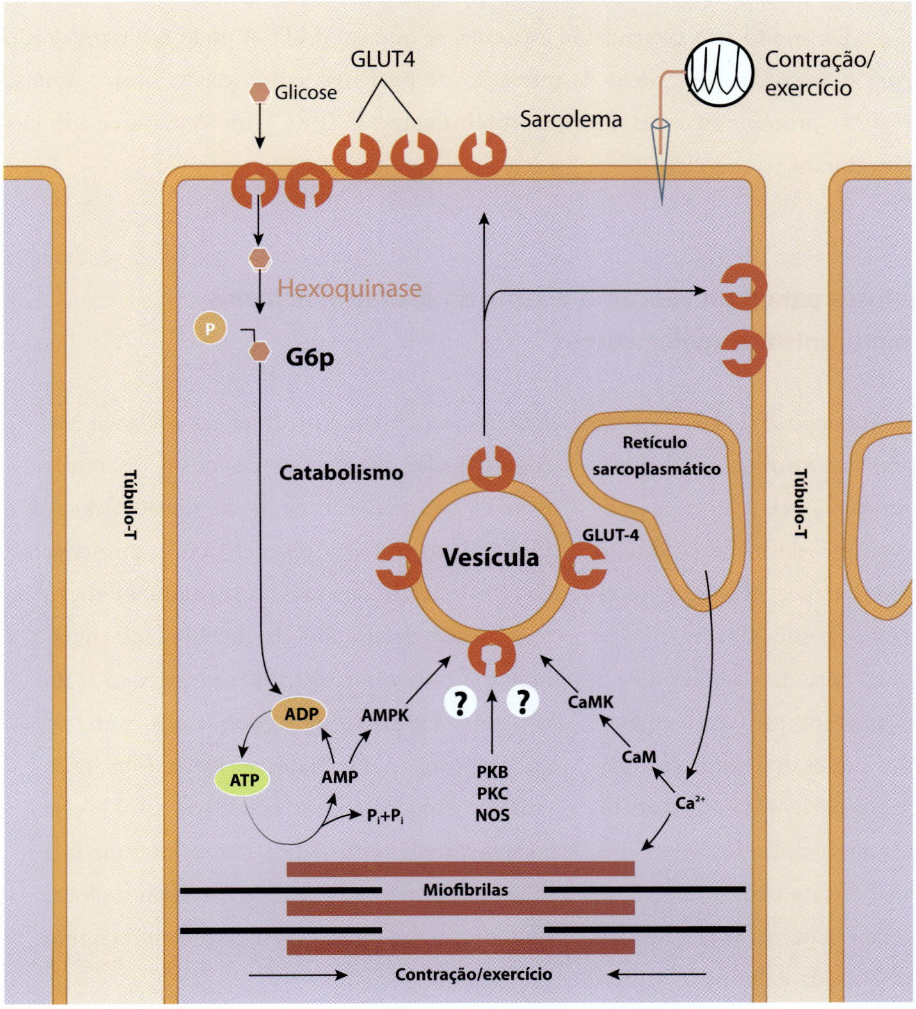

FIGURA 2.33 – Mecanismos intracelulares envolvidos na captação de glicose via GLUT-4 durante o exercício físico. Adaptado de Rose e Richter, 2005.[6]

Durante a contração muscular, destacam-se dois eventos que podem ser considerados preponderantes para esse processo. O primeiro envolve a liberação do íon cálcio do retículo sarcoplasmático. Esse íon, que também está envolvido diretamente com o mecanismo de contração muscular, aumenta a atividade da proteína calmodulina (CaM), que, por sua vez, ativa diferentes isoformas da proteína calmodulina cinase (CaMK), responsável pela translocação da vesícula contendo o GLUT-4, do sarcoplasma para o sarcolema.[24-28]

O segundo evento está envolvido com o metabolismo da glicose propriamente dito, no qual, durante a liberação de energia pela hidrólise do ATP, ocorre paralelamente à ativação da adenosina monofosfato cinase (AMPK), proteína que também é responsável pela translocação da vesícula contendo o GLUT-4 para o sarcolema. Esse mecanismo é influenciado pela intensidade do exercício, já que, com a ativação da AMPK, o ATP é hidrolisado, formando AMP com liberação de dois fosfatos e, consequentemente, de energia, o que ocorre continuamente em exercício de alta intensidade.[22,23,29]

De modo não conclusivo, especula-se que o GLUT-4 pode ser translocado para o sarcolema por meio da interação de proteínas como óxido nítrico sintase (NOS), proteína cinase B (PKB) e proteína cinase C (PKC), moléculas que aumentam durante o exercício.[30-34]

Treinamento de força para a prevenção e terapia do diabetes: achados experimentais e mecanismos moleculares[44]

O diabetes melito tipo 2 (DT2) é caracterizada pela resistência à insulina, pela síntese de glicogênio prejudicada, pela acumulação de lipídios e pela função mitocondrial prejudicada. O treinamento físico tem recebido o reconhecimento crescente como um marco na prevenção e no tratamento do diabetes tipo 2. Pesquisas recentes sugerem que o treinamento de força (TF) tem o poder de combater a disfunção metabólica em pacientes com diabetes tipo 2 e parece ser uma medida eficaz para melhorar a saúde metabólica global e reduzir os fatores de risco metabólicos em pacientes diabéticos. No entanto, ainda é limitada a visão mecanicista de como ocorrem essas adaptações. Algumas das adaptações benéficas exercidas pelo TF incluem o aumento da translocação de GLUT4 no músculo esquelético, o aumento da sensibilidade à insulina e, consequentemente, o restabelecimento da flexibilidade metabólica. O aumento do gasto energético e do consumo excessivo de oxigênio pós-exercício em resposta ao TF pode, também, estar relacionado com os efeitos benéficos. O TF está cada vez mais se firmando como uma medida eficaz para melhorar a saúde metabólica global e a redução dos fatores de risco metabólicos em pacientes diabéticos.

2.2 Lipídios

Lipídio é o termo utilizado para designar os óleos, as gorduras e as ceras. Sua principal característica é a baixa solubilidade em meio aquoso, sendo solúvel apenas em solventes orgânicos como éter, benzeno e clorofórmio.[1,4,35] Essa característica lhe confere um importante papel como constituinte da membrana celular, formando a dupla camada lipídica, além de sua grande capacidade de armazenamento no organismo, sendo esta uma importante reserva energética.

Esse fato decorre em razão de o lipídio, quando oxidado, fornecer muito mais energia que os carboidratos e as proteínas – cada molécula de lipídio é capaz de estocar 9 quilocalorias, ao passo que cada molécula de carboidrato ou de proteína consegue estocar 4 quilocalorias.[1,3,4,35]

Assim, um quilograma de tecido adiposo é capaz de produzir energia suficiente para manter um indivíduo correndo por cerca de 10 a 20 horas a uma intensidade de dois terços da sua potência aeróbia máxima.[3]

Outra importante característica dos lipídios é a capacidade de exercerem ação como cofatores enzimáticos, transportadores de elétrons, pigmentos capazes de absorver radiação, âncoras hidrofóbicas, agentes emulsificantes, hormônios e mensageiros intracelulares.[1,35]

Os constituintes químicos dos lipídios são os mesmos dos carboidratos, ou seja, carbono, hidrogênio e oxigênio. Entretanto, a proporção desses átomos é bem diferente da dos carboidratos. Como exemplo, podemos citar a estearina ($C_{57}H_{110}O_6$), que possui uma proporção de 18,3 átomos de hidrogênio para cada átomo de oxigênio.[1,7,35]

Os lipídios são classificados de três formas: simples (triacilgliceróis), compostos (fosfolipídios, glicolipídios e lipoproteínas) e derivados (ácidos graxos, esteroides e hidrocarbonetos).[1,4,7,35]

Os lipídios simples são constituídos basicamente pelos triacilgliceróis (TAG), denominados assim em virtude de sua estrutura química ser formada por três moléculas de ácidos graxos ligadas a uma molécula de glicerol (Figura 2.34).[1,7,35,36]

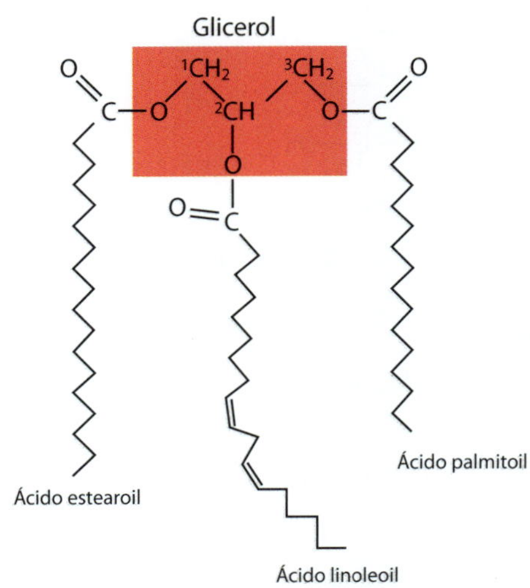

Figura 2.34 – Estrutura química de um triacilglicerol. Três ácidos graxos (ácido estearoil, ácido linoleoil e ácido palmitoil) ligados a uma molécula de glicerol. Adaptado de Nelson e Cox, 2002.[36]

Os TAGs, que representam a forma de lipídios mais abundante no organismo, são estocados no tecido adiposo, perfazendo em torno de 95% de toda a gordura corporal.[1,35]

Os ácidos graxos são classificados de duas formas distintas (de acordo com o número de ligações existentes entre os carbonos): saturados e insaturados (Figura 2.35).[1,7,35,36]

- *Ácidos graxos saturados*: são classificados dessa forma por não possuírem dupla ligação entre a sua cadeia de carbonos. Assim, todos os carbonos possuem o número máximo de ligações com o hidrogênio. Esses ácidos graxos são encontrados, predominantemente, em alimentos de origem animal. Na temperatura ambiente, são sólidos e têm alta associação com o colesterol.
- *Ácidos graxos insaturados*: são classificados como monoinsaturados e poli-insaturados. Os primeiros são denominados assim por possuírem apenas uma dupla ligação entre os carbonos, já os segundos contêm duas ou mais duplas ligações entre os carbonos. São ácidos graxos predominantemente encontrados em alimentos de origem vegetal, em temperatura ambiente são líquidos e têm baixa associação com o colesterol.

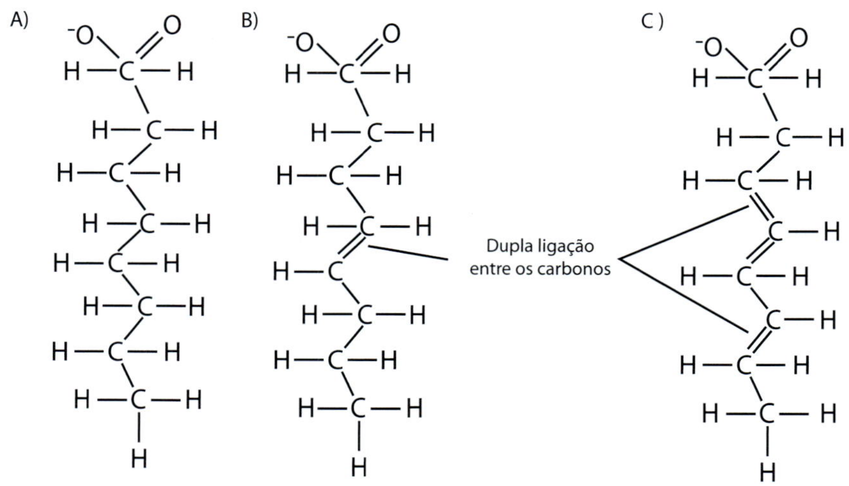

FIGURA 2.35 – A) Ácido graxo saturado. B) Ácido graxo monoinsaturado. C) Ácido graxo poli-insaturado.

Os lipídios compostos são denominados assim por representarem a associação entre um lipídio simples e outra substância química. Estes são os fosfolipídios, os glicolipídios e as lipoproteínas.[1,7,35,36] As moléculas de fosfolipídios são sintetizadas por todas as células, principalmente pelos hepatócitos. Sua função é manter a integridade estrutural da membrana das células, além de exercerem importante papel na coagulação sanguínea e na estrutura da bainha de mielina dos neurônios.[1,36] Os fosfolipídios são compostos por uma cabeça hidrofílica e duas caldas hidrofóbicas. A porção hidrofílica é formada por um grupo polar ligado a um fosfato e a um glicerol. Já a porção hidrofóbica é constituída de ácidos graxos (Figura 2.36).[37]

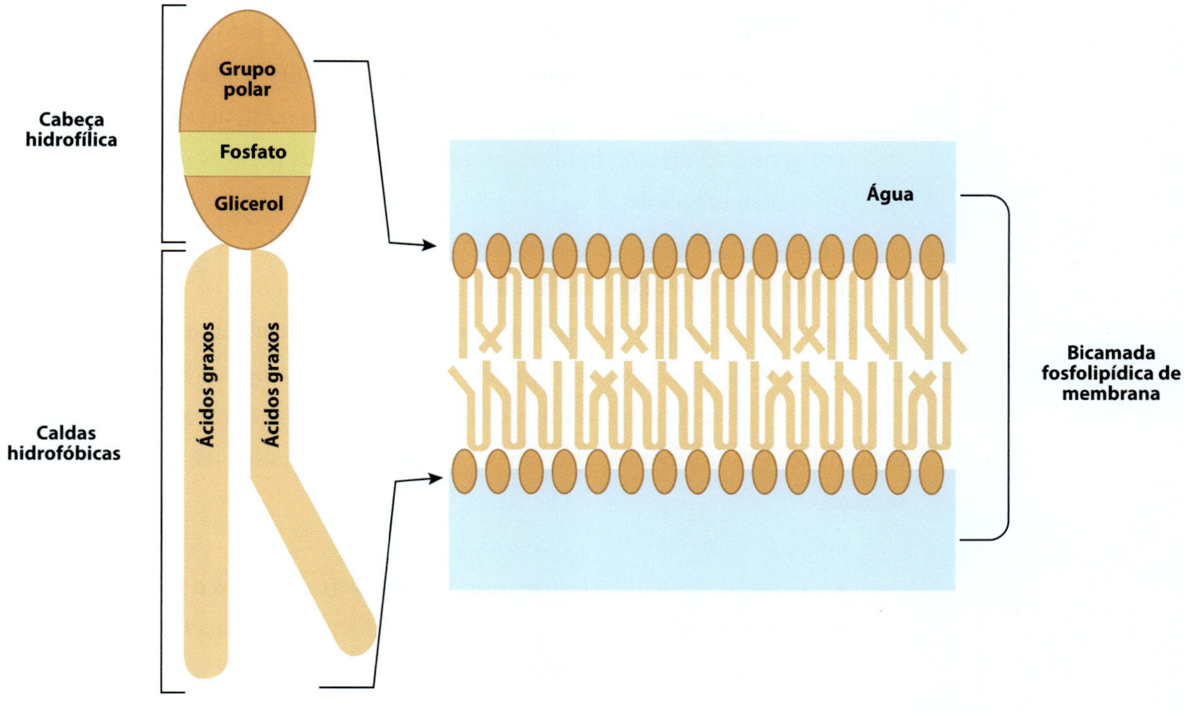

FIGURA 2.36 – Fosfolipídio de membrana formado por uma cabeça hidrofílica e duas caldas hidrofóbicas. Adaptado de Alberts, 2004.[37]

Os glicolipídios são estruturas de ácidos graxos ligados a uma molécula de glicídio (carboidratos) e nitrogênio. Eles estão presentes na membrana das células.[1,36]

E, por fim, as lipoproteínas, que são partículas hidrossolúveis com formato esférico e são sintetizadas principalmente pelo fígado, por meio da junção de proteínas, triacilgliceróis, fosfolipídios e colesterol. As lipoproteínas atuam como principal meio de transporte dos lipídios no sangue, sendo classificadas de acordo com o seu tamanho, a sua densidade e a sua capacidade em transportar o colesterol e/ou o triacilglicerol.[1,7,35] São elas:

- *Quilomícrons (QM)*: essa classe de lipoproteínas, que é sintetizada pelas células intestinais, é responsável pelo transporte dos lipídios ingeridos na dieta pela circulação linfática e sanguínea em direção ao fígado e ao tecido adiposo.
- *Lipoproteína de muito baixa densidade (VLDL) e lipoproteína de baixa densidade (LDL)*: são sintetizadas pelo fígado. As VLDLs são formadas no fígado a partir das gorduras, dos carboidratos, do álcool e do colesterol. Essas partículas contêm alto percentual de lipídios (95%), sendo cerca de 60% na forma de TAG. As VLDLs são convertidas, no fígado, a LDL pela ação da enzima lipase lipoproteica (LPL). A LDL é uma partícula mais densa, pois contém menor percentual lipídico. As partículas VLDL e LDL são, prioritária e respectivamente, responsáveis pelo transporte de TAG e de colesterol do fígado para os tecidos periféricos (músculo e tecido adiposo).

- *Lipoproteína de alta densidade (HDL)*: é sintetizada pelo intestino delgado e pelo fígado, contém alto percentual proteico (mais de 50%) e menor percentual de lipídios (20% de TAG e 20% de colesterol). Essa partícula é responsável pelo transporte reverso de lipídios, ou seja, dos tecidos periféricos ao fígado, para que sejam metabolizados.

Os lipídios derivados são formados pela associação entre os lipídios simples e os compostos. O mais conhecido é o colesterol, que é encontrado apenas nos tecidos animais. O colesterol desempenha importantes funções no organismo, como constituinte das membranas celulares e precursor dos hormônios esteroides. Abaixo estão listados os hormônios esteroides e as glândulas responsáveis por sua síntese e secreção:[1,7,35]

- *Gônadas*: testículos (testosterona) e ovários (estrógenos e progesterona).
- *Córtex das adrenais*: zona glomerulosa (aldosterona), zona fasciculada (cortisol), zona reticular (deidroepiandrosterona – DHEA).

2.2.1 Digestão e absorção dos lipídios

Cerca de 95% de toda a gordura ingerida na dieta está na forma de TAG. A sua digestão ocorre em três estágios diferentes: na boca, no estômago e no intestino delgado, e em cada um desses estágios existem enzimas distintas. Na boca, a enzima responsável por iniciar a digestão dos TAGs é a lipase lingual; já no estômago, é a lipase gástrica. Ambas exercem ação mínima na digestão dos TAGs.[1,7,35,36]

A principal fase de digestão dos lipídios ocorre no intestino delgado, por meio de um processo que apresenta duas etapas:

Emulsificação das gorduras: nesta etapa, quando ocorre a chegada dos TAGs no intestino delgado, são liberados sais biliares que fragmentam grandes gotas de gordura em "gotículas" menores, aumentando a ação das enzimas presentes no suco pancreático e entérico.
Digestão das gorduras: a enzima lipase pancreática degrada as moléculas de TAG, liberando os ácidos graxos e o glicerol, que serão absorvidos pelas células intestinais.

Após a absorção, os lipídios são inseridos nos QMs e transportados pelos vasos linfáticos até atingirem um vaso sanguíneo de grande calibre (veia subclávia esquerda), migrando em direção ao fígado e aos tecidos periféricos (músculo e tecido adiposo).[1,4,35]

2.2.2 Metabolismo dos lipídios

Uma vez absorvidos pelas células intestinais, os lipídios podem seguir caminhos distintos: ser armazenados pelo tecido adiposo na forma de TAG, ser oxidados pelas mitocôndrias das células musculares, servir como precursores dos hormônios esteroides, entre outros. Na maioria das situações de repouso, o organismo humano tem a tendência de armazenar lipídios, contudo, durante o exercício, dependendo da intensidade e do volume, os lipídios podem representar uma excelente fonte energética. Em exercícios de longa duração (maratona, ciclismo de estrada, travessias aquáticas etc.), a contribuição dos lipídios na produção energética se torna maior durante a execução das atividades. Já no exercício de alta intensidade cuja duração (provas de atletismo – 400 metros, 800 metros etc.) é menor, a contribuição dos lipídios na produção energética é maior no pós-exercício.[38]

Como descrito anteriormente, os lipídios, após serem absorvidos, são transportados pelas lipoproteínas até os tecidos periféricos. Na maioria das situações de repouso, principalmente a pós-prandial, destaca-se a ação da insulina (hormônio secretado pelas células β-pancreáticas em resposta ao aumento da glicemia provocada pela ingestão de carboidratos oriundos da dieta) no aumento da atividade da enzima *lipase lipoproteica* (LPL) do tecido adiposo, que degrada as moléculas de TAG contidas nas lipoproteínas, liberando os ácidos graxos e o glicerol, que serão captados pelo tecido adiposo por transportadores específicos. No tecido adiposo, ocorrerá nova síntese de TAG por meio da junção de três moléculas de ácidos graxos com o glicerol, caracterizando a maior reserva energética do nosso organismo.

Hormônios com ação antagônica à insulina (glucagon, adrenalina, GH e cortisol) atuarão ativando a lipólise, ou seja, estimulando a degradação das moléculas de TAG do tecido adiposo, liberando os ácidos graxos e o glicerol para a corrente sanguínea.

A ação desses hormônios, por meio da ativação de seus receptores, estimula a atividade das enzimas *lipases* (ATGL/CGI-58, LHS e LMG),* que farão a degradação dos TAGs, liberando os ácidos graxos e o glicerol. O glicerol consegue se difundir livremente pelo plasma e é direcionado para o fígado, onde será convertido em glicose por meio da via gliconeogênica.

Já os ácidos graxos, por possuírem propriedades hidrofóbicas, necessitam de proteínas transportadoras (albumina), que realizarão o seu transporte para o músculo esquelético, que captará esses ácidos graxos por transportadores específicos denominados:

- FAT/CD36: ácido graxo translocase;
- FATP: proteína transportadora de ácidos graxos;
- pmFABP: proteína de ligação dos ácidos graxos na membrana plasmática.

---

*ATGL: lipase do triacilglicerol do adipócito. CGI-58: *comparative gene identification* 58; LHS: lipase hormônio sensível; LMG: lipase de monoacilglicerol.

Regulação fisiológica da lipoproteína lipase[45]

A enzima lipase lipoproteica (LPL) hidrolisa triglicerídeos presentes nas lipoproteínas VLDL e nos quilomícrons ricos em triglicérides. A LPL é expressa em diversos tecidos, como o coração, o músculo esquelético, o tecido adiposo marrom e o tecido adiposo branco. Após a produção pelas células do parênquima subjacentes, a LPL é transportada e ligada ao endotélio capilar pela proteína GPIHBP1. Por apresentar limitante taxa de depuração de triglicerídeos no plasma e a absorção pelo tecido adiposo, a atividade da LPL é cuidadosamente controlada para ajustar a absorção de ácidos graxos para as exigências do tecido subjacente por meio de múltiplos mecanismos ao nível da transcrição e da pós-tradução. Embora vários estímulos possam influenciar a transcrição do gene LPL, é agora evidente que a maior parte da variação fisiológica da atividade da LPL ocorre durante o jejum e o exercício, ativando mecanismos pós-traducionais pelas proteínas extracelulares. Essas proteínas podem ser divididas em dois grupos principais: as apolipoproteínas APOC1 (produzidas no fígado), APOC2, APOC3, APOA5 e APOE; e as proteínas como Angiopoietina-ANGPTL3, ANGPTL4 e ANGPTL8, que têm um perfil de expressão mais amplo.

Uma vez dentro do citoplasma, a proteína ligadora de ácidos graxos no citosol (cFABP) fará o transporte dos ácidos graxos até a mitocôndria.

Os ácidos graxos serão oxidados na matriz mitocondrial por meio de uma série de reações enzimáticas denominadas de betaoxidação (β-oxidação). Entretanto, para que os ácidos graxos de cadeia longa consigam atravessar a dupla membrana das mitocôndrias (externa e interna), é necessário que um conjunto de transportadores enzimáticos denominado *carnitina palmitoil transferase* (CPT-1 e CPT-2) esteja ativado. Com a sua entrada na matriz mitocondrial, o ácido graxo é oxidado pela β-oxidação, formando acetil-CoA, que é uma das moléculas precursoras do ciclo de Krebs. Por ação da enzima citrato sintase (CS), o acetil-CoA reagirá com o oxaloacetato, formando citrato e dando início ao ciclo de Krebs.

Durante a β-oxidação e o ciclo Krebs, são formadas moléculas de $NADH+H^+$ e $FADH_2$, que serão utilizadas na cadeia respiratória para a ressíntese de ATP. Em razão do grande número de ações enzimáticas necessárias para a utilização dos ácidos graxos contidos nas moléculas de TAG, a utilização dos lipídios como fonte energética não é tão simples. A Figura 2.37 ilustra resumidamente o metabolismo dos lipídios, que podem ser estocados na forma de TAG pelo tecido adiposo ou oxidados pelas mitocôndrias.

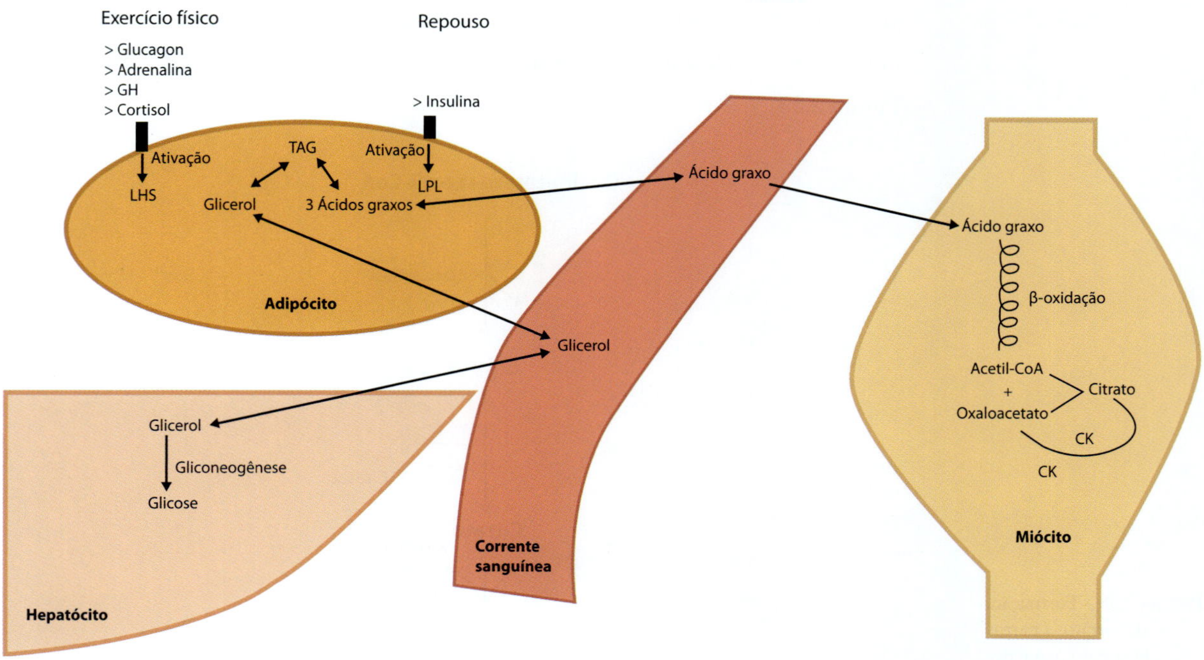

Figura 2.37 – Metabolismo dos lipídios. No repouso pela ação da insulina, ocorre ativação da enzima LPL, que faz a síntese de TAG nos adipócitos. Já no exercício físico, os hormônios glucagon, adrenalina, GH e cortisol ativam o grupo enzimático LHS, que faz a degradação dos TAGs, liberando ácidos graxos e glicerol a fim de produzirem energia para a ressíntese de ATP.

2.2.3 Lipogênese

O processo de lipogênese é estimulado, principalmente, pela insulina. Grande parte da necessidade dos ácidos graxos pelo organismo é proveniente da dieta, e seu excesso é armazenado no tecido adiposo na forma de triacilglicerois. O processo de síntese e armazenamento de ácidos graxos ocorre, entre outros tecidos, no fígado, no músculo esquelético, mas, preferencialmente, no tecido adiposo,[1,35] caracterizando-se, a partir da ação da enzima acetil-CoA carboxilase, pela conversão de acetil-CoA em malonil-CoA, em uma reação irreversível.

De um modo geral, o mecanismo de lipogênese incorpora carbonos provenientes da acetil-CoA na cadeia dos ácidos graxos, utilizando ATP e NADPH para a síntese de ácidos graxos que serão armazenados. Para que fique mais claro o entendimento, serão enumerados cada um dos passos da lipogênese.

Reação 1

O mecanismo de lipogênese se inicia pela transferência da acetil-CoA, que foi produzida na mitocôndria para o citosol. Entretanto, a coenzima A (que faz parte da estrutura química da acetil-CoA) não consegue atravessar a membrana mitocondrial. Portanto, para que a transferência ocorra, a acetil-CoA é incorporada ao oxaloacetato, formando citrato por meio da ação da enzima citrato sintase. Em seguida, ocorre a translocação do citrato da matriz mitocondrial para o citosol, onde será novamente clivado pela enzima ATP-citrato liase, em acetil-CoA e oxaloacetato (Figura 2.38).

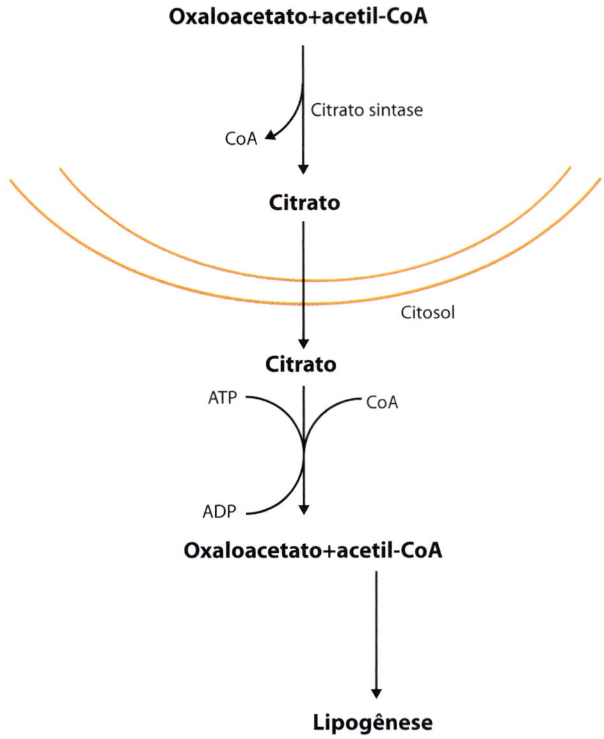

Figura 2.38 – Formação do citrato, a partir do acetil-CoA e do oxaloacetato, para que transloque da matriz mitocondrial para o citosol, sendo clivado em acetil-CoA e oxaloacetato novamente e iniciando a lipogênese pela acetil-CoA.

Reação 2

O próximo passo da lipogênese é a carboxilação da acetil-CoA pela enzima acetil-CoA carboxilase, formando malonil-CoA. Esse mecanismo é dependente de HCO_3^-, ATP e de uma coenzima, a biotina (uma vitamina) (Figura 2.39).

Esse passo é considerado a etapa limitante na formação de ácidos graxos, já que a enzima acetil-CoA carboxilase sofre *feedback* negativo em relação ao produto final da via, que é a acil-CoA graxo de cadeia longa. Outra forma de inibição enzimática ocorre pela ação dos hormônios contrarreguladores da insulina (adrenalina e glucagon), que geram a fosforilação da enzima acetil-CoA carboxilase, tornando-a inativa, já que, na presença de insulina, a enzima é desfosforilada, ficando na forma ativa.

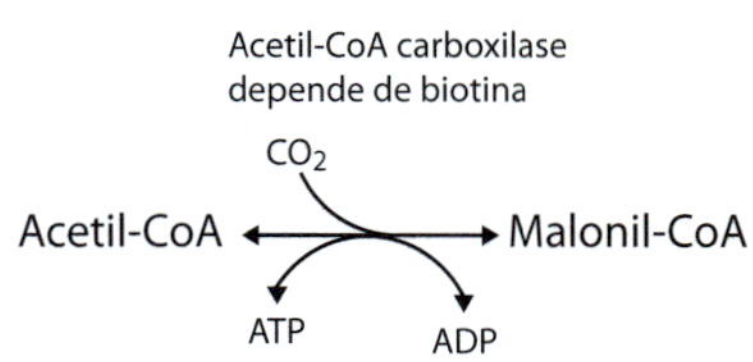

Figura 2.39 – Formação de malonil-CoA pela carboxilação da acetil-CoA.

Reação 3

O que aqui denominamos *reação 3*, na verdade, é um conjunto de reações catalisadas pela enzima ácido graxo sintase. Essa enzima, também denominada *proteína carregadora de acilas* (ACP), é uma enzima dimérica multifuncional que realiza sete atividades enzimáticas e possui um domínio ligante à molécula de 4-fosfopanteteína (derivado da vitamina ácido pantotênico). Ela também carrega, durante a síntese de ácidos graxos, unidades acetila e acila em seu grupo terminal tiol (-SH). A seguir, descreveremos cada uma das etapas realizadas pela enzima ácido graxo sintase:

- transferência de uma molécula de acetato da acetil-CoA para o domínio tiol da ACP, formando acetil-CoA-ACP por meio da acetiltransacilação;
- posteriormente, transferência para o grupo tiol do resíduo de cisteína da enzima, formando acetil-ACP;
- ligação de três carbonos (malonato) da malonil-CoA na ACP, formando malonil-CoA-ACP, por transacilação;
- perda de HCO_3^- que tinha sido adicionado ao grupo malonil pela enzima acetil-CoA carboxilase, resultando em uma unidade composta por quatro carbonos unida à ACP, denominada de 3-cetoacil-ACP.

As reações a seguir são responsáveis pela conversão do grupo 3-cetoacil em um grupo acila saturado, utilizando NADPH em uma reação e desidratação em outra:

- conversão do grupo cetona em álcool, utilizando, na reação, uma molécula de $NADPH+H^+$, formando 3-cetoacil-ACP reduzido;
- remoção de uma molécula de H_2O por desidratação, formando 3-hidroxiacil-ACP com uma dupla ligação;
- nesse momento, há a formação de um composto com quatro carbonos denominado de butiril, unidos à ACP (butiril-ACP), em virtude da prévia redução de uma molécula de $NADP^+$ para $NADPH+H^+$.

O butiril-ACP formado apresenta seus três carbonos centrais totalmente saturados, dando início à repetição do ciclo a partir da junção do butiril para um novo domínio de cisteína (etapa 2), desencadeando todo o processo até a formação de uma hexanoil-ACP. Quando repetido por mais cinco vezes, esse ciclo gera a incorporação de dois carbonos provenientes da malonil-CoA, na extremidade carboxila do ácido graxo, até possuir 16 carbonos na sua estrutura, formando a molécula de palmitoil-S-ACP. Esta é clivada pela enzima palmitoil tioesterase, gerando o palmitato (ou ácido palmítico), que é totalmente saturado.

A Figura 2.40 resume cada uma das etapas realizadas pela enzima ácido graxo sintase para a formação do ácido palmítico pela malonil-CoA.

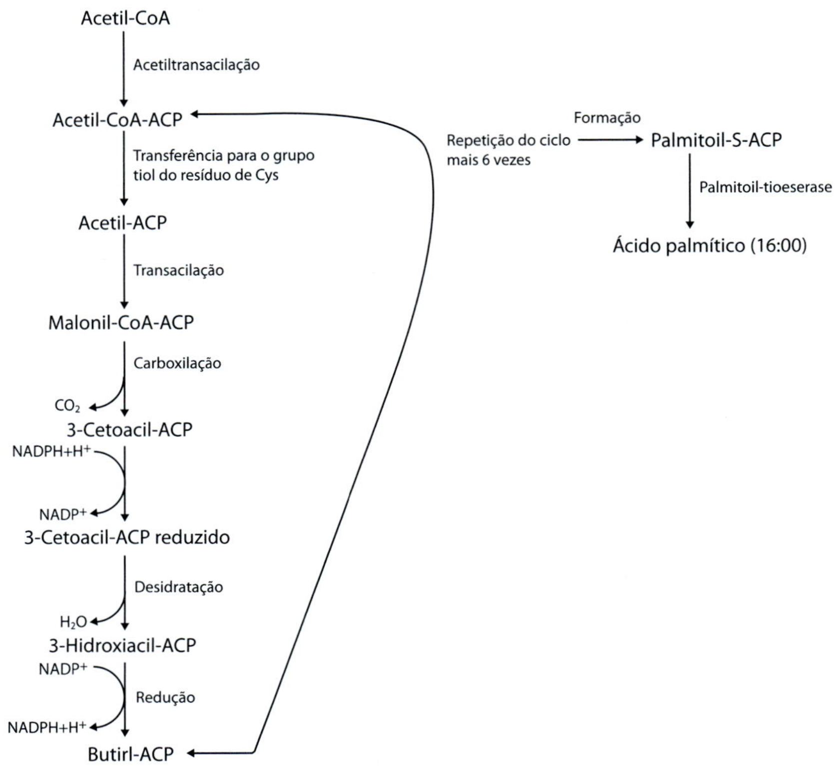

Figura 2.40 – Formação do ácido palmítico por meio da ação catalítica do ácido graxo sintase sobre a malonil-CoA.

O NADPH utilizado durante a formação de ácidos graxos tem sua principal síntese por meio da via das pentoses-fosfato (Capítulo 4), podendo também ser utilizado o NADPH produzido pela lançadeira oxaloacetato malato.

O ácido palmítico pode sofrer elongação no retículo endoplasmático e na mitocôndria, sendo adicionadas unidades de dois carbonos, formando ácidos graxos com 24 carbonos.

Os ácidos poli-insaturados da dieta (linoleico e linolênico) atuam no retículo endoplasmático, juntamente com as enzimas oxidases de função mista, dessaturando o ácido palmítico e gerando duplas ligações na configuração *cis*. Essa reação utiliza também NADPH e O_2.[4]

Os ácidos graxos podem ainda ser armazenados no tecido adiposo, como estoque energético, na forma de monoacilgliceróis, diacilgliceróis e, principalmente, triacilgliceróis, que representam, respectivamente, uma, duas ou três moléculas de ácidos graxos ligadas a uma molécula de glicerol. O mecanismo de síntese dos ácidos graxos em triacilgliceróis envolve quatro reações descritas a seguir.

Reação 1

O glicerol previamente convertido em glicerol-fosfato (formado na via glicolítica pela di-hidroxiacetona-fosfato) se liga a uma molécula de acil-CoA graxo pela ação de uma aciltransferase para formar o ácido lisofosfatídico (Figura 2.41).

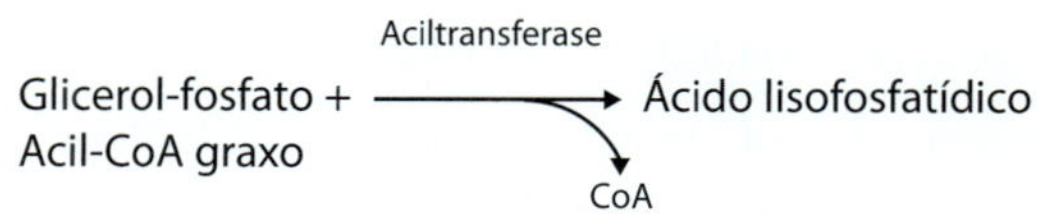

Figura 2.41 – Formação do ácido lisofosfatídico.

Reação 2

Nova adição de um ácido graxo pela junção de um acil-CoA graxo no ácido lisofosfatídico, para formação do ácido fosfatídico pela ação da aciltransferase e com retirada do grupo CoA (Figura 2.42).

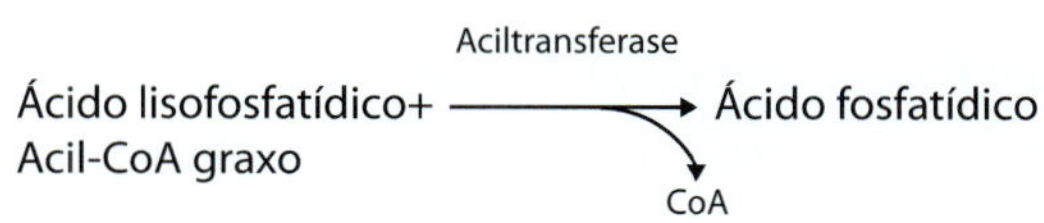

Figura 2.42 – Formação do ácido fosfatídico.

Reação 3

Remoção de um fosfato com a adição de H_2O do ácido fosfatídico, formando diacilglicerol pela ação de uma fosfatase (Figura 2.43).

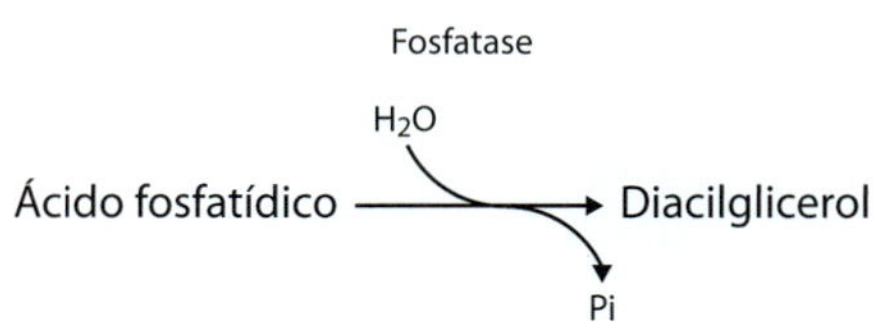

Figura 2.43 – Formação do diacilglicerol.

Reação 4

Adição de mais um ácido graxo pelo acil-CoA graxo, formando triacilglicerol e eliminando o grupo CoA, ação novamente mediada pela aciltransferase (Figura 2.44).

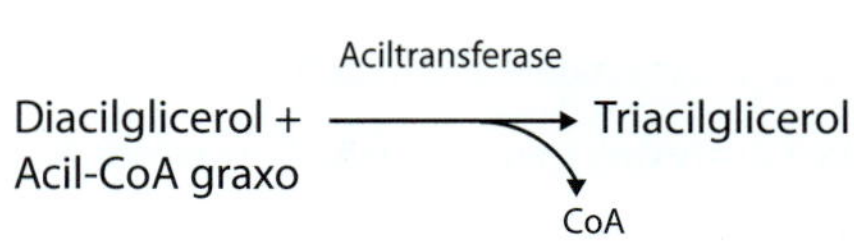

Figura 2.44 – Formação do triacilglicerol.

2.2.4 Lipólise

O triacilglicerol (TAG) é a forma mais abundante encontrada de lipídios armazenados pelo organismo como reserva energética, estando presente na maior parte nos adipócitos e, em menor quantidade, no fígado. A lipólise dos TAGs é feita por um grupo de enzimas denominado *lipase hormônio sensível* (LHS), que remove os ácidos graxos do carbono 1 e 3 do TAG, em que, subsequentemente, lipases específicas se encarregam de retirar os ácidos graxos dos diacilgliceróis e dos monoacilgliceróis.

A ativação da LHS é feita pela fosforilação de uma proteína cinase dependente de AMP cíclico, que sofre ativação por hormônios contrarreguladores da glicemia, como o glucagon, a adrenalina, o GH e o cortisol (Capítulo 4).

Com a hidrólise do TAG, o glicerol é liberado para a corrente sanguínea e direcionado para o fígado, onde será fosforilado, podendo ser reutilizado novamente na síntese de TAG ou entrar como intermediário da via glicolítica (já que é considerado um substrato primário para a gliconeogênese), sendo convertido em di-hidroxiacetona-fosfato pela enzima glicerol-fosfato desidrogenase em reação reversível. Dessa forma, o processo de lipólise, por causa da liberação de glicerol, também é de extrema importância para a manutenção da glicemia, sobretudo em condições de jejum e exercício físico prolongado.[1]

Por sua vez, os ácidos graxos liberados são direcionados para a corrente sanguínea, migrando, por meio de uma ligação com uma proteína transportadora (albumina ou soroalbumina), para tecidos como o músculo esquelético, o fígado e o coração. Ao chegar nesses tecidos, os ácidos graxos dissociam-se da albumina, atravessando a membrana celular (por transportadores específicos) em direção ao citosol.

2.2.5 Transporte dos ácidos graxos do citosol para a mitocôndria

Todo o processo de oxidação lipídica ocorre dentro da matriz mitocondrial, mas os ácidos graxos de cadeia longa apresentam enorme dificuldade para atravessar diretamente a dupla membrana mitocondrial. Os ácidos graxos necessitam de mecanismos específicos para esse transporte, além de sofrer algumas reações químicas que visam facilitar sua difusão através da dupla membrana mitocondrial.

Reação 1

Inicialmente, o ácido graxo sofre reação enzimática, sendo convertido em acil-CoA graxo, reação que é reversível e realizada pela acil-CoA sintetase, que faz a síntese de um ácido graxo com um grupo CoA, desencadeada pela hidrólise de uma molécula de ATP (Figura 2.45).[1]

Acil-CoA sintetase

Ácido graxo + CoA + ATP ⟶ Acil-CoA graxo + AMP + PPi

Figura 2.45 – Formação de acil-CoA graxo pela ação enzimática da acil-CoA sintetase sobre o ácido graxo.

Reação 2

Com a formação do acil-CoA graxo, este se liga à proteína de membrana, carnitina palmitoil transferase I (CPT I), que está inserida na membrana externa da mitocôndria. Essa ligação promove sua transesterificação em acilcarnitina, conseguindo atravessar a membrana externa da mitocôndria.

Reação 3

Após atravessar a membrana externa mitocondrial, o complexo carnitina acil graxo sofre ação da enzima carnitina acilcarnitina translocase (CACT). Ela o transfere para a carnitina palmitoil transferase II (CPT II), que se encontra inserida na face interna da membrana interna da mitocôndria, regenerando a carnitina e promovendo a ativação da molécula de acil em acil-CoA graxo.

Após uma possível entrada elevada de ácidos graxos na matriz mitocondrial, que permite um aumento abrupto na concentração de acil-CoA graxo, uma nova série de reações enzimáticas ocorrerá, sendo um fator limitante no transporte mediado pela CPT I e II, uma vez que, se houver concentrações elevadas de malonil-CoA no citosol, ocorrerá uma inibição da entrada de ácidos graxos para a matriz mitocondrial.

A Figura 2.46 ilustra resumidamente o transporte de ácido graxo do citosol para a matriz mitocondrial.

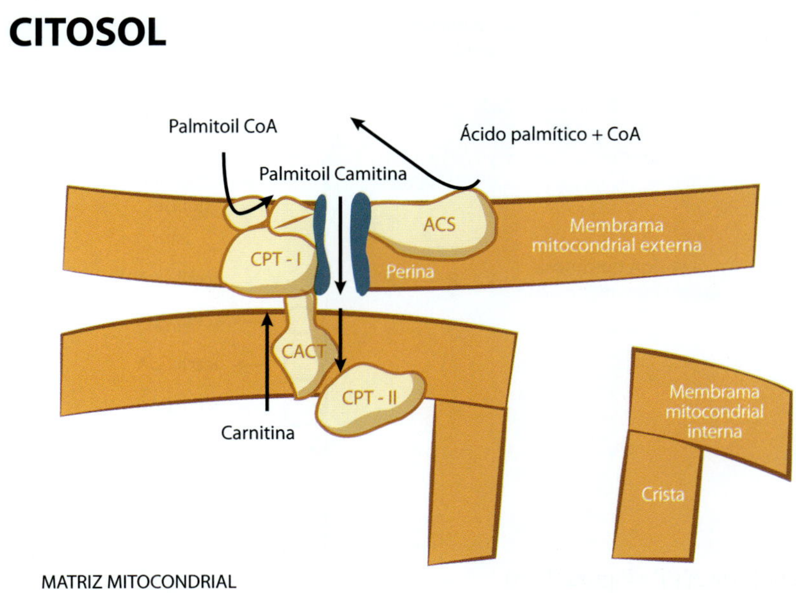

Figura 2.46 – Resumo esquemático do transporte de ácidos graxos do citosol para dentro da matriz mitocondrial. Adaptado de Williams, 2002.[4]

2.2.6 Oxidação dos ácidos graxos na mitocôndria (β-oxidação)

Uma vez na matriz mitocondrial, o ácido graxo sofrerá um processo denominado β-oxidação. A β-oxidação é um processo de redução/oxidação das cadeias carbônicas dos ácidos graxos em quatro etapas, liberando a cada reação uma molécula de acetil-CoA e produzindo moléculas de $FADH_2$ e $NADH+H^+$. Em ácidos graxos com número par de átomos de carbono, as quatro etapas são repetidas de acordo com o número de carbonos dividido por 2 (n/2), ressaltando-se que a cada ciclo é produzido um grupo acetila, além de um $FADH_2$ e $NADH+H^+$. Na última clivagem tiólica são liberados dois grupos acetilas (Figura 2.47).

A partir da β-oxidação até a cadeia respiratória, um ácido graxo é capaz de produzir uma grande quantidade de energia, como o ácido palmítico, que produz, no total, 131 ATPs.[1] Tanto o $NADH+H^+$ quanto o $FADH_2$ são direcionados para a cadeia respiratória na mitocôndria, e o acetil-CoA, a partir da ação da citrato sintase, é condensado junto com o oxaloacetato, formando citrato.

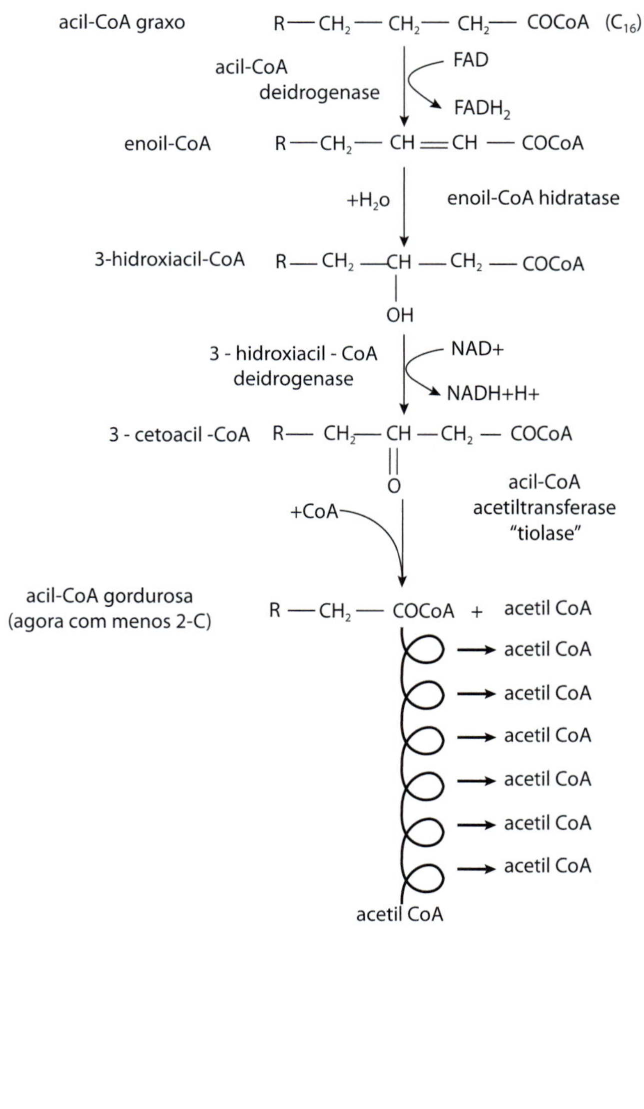

Figura 2.47 – Ciclo da β-oxidação dos ácidos graxos. Adaptado de Zanuto et al., 2011.[1]

Entretanto, além dos ácidos graxos com cadeia carbônica em número par, há também ácidos graxos com cadeia carbônica em número ímpar. Estes, por sua vez, sofrem a mesma oxidação dos ácidos graxos com número par de átomos de carbonos, mas no final existe a formação de um composto denominado proponil-CoA, formado por três carbonos, que é metabolizado em três reações distintas.

Reação 1

A proponil-CoA sofre carboxilação pela ação da proponil-CoA carboxilase, formando D-metilmalonil-CoA, reação dependente de biotina (Figura 2.48).

Proponil-CoA carboxilase
dependente de biotina

Proponil-CoA ⟶ D-metilmalonil-CoA

Figura 2.48 – Formação de D-metilmalonil-CoA.

Reação 2

Na reação seguinte, o D-metilmalonil-CoA é convertido em L-metilmalonil--CoA pela enzima metilmalonil-CoA racemase (Figura 2.49).

Metilmalonil-CoA
Racemase

D-metilmalonil-CoA ⟶ L-metilmalonil-CoA

Figura 2.49 – Formação de L-metilmalonil-CoA.

Reação 3

Por último, a enzima metilmalonil-CoA mutase rearranja os carbonos da L--metilmalonil-CoA, formando succinil-CoA, intermediário do ciclo de Krebs, reação que é dependente de vitamina B_{12} (Figura 2.50).

Metilmalonil-CoA mutase
dependente de vitamina B_{12}

L-metilmalonil-CoA ⟶ succinil-CoA

Figura 2.50 – Formação de succinil-CoA.

Além da β-oxidação mitocondrial, alguns ácidos graxos (os de cadeia muito longa) são direcionados, em um primeiro momento, para o peroxissomo, local em que também ocorre β-oxidação. Nesse processo oxidativo, há um encurtamento das cadeias carbônicas dos ácidos graxos de cadeia longa para, posteriormente, serem transportados para dentro das mitocôndrias e sofrerem a β-oxidação mitocondrial. No entanto, nos peroxissomos, a desidrogenação dos AG é catalisada pela acil-CoA oxidase dependente de FAD, o $FADH_2$ é convertido em peróxido de hidrogênio e reduzido a água pela catalase.[1] Além disso, a mitocôndria das células hepáticas tem a capacidade de converter acetil-CoA, proveniente da β-oxidação, em corpos cetônicos (acetoacetato, 3-hidroxibutirato ou β-hidroxibutirato e a acetona). Estes são transportados do fígado para os tecidos periféricos sem necessitar de proteínas transportadoras, por serem hidrofílicos, podendo ser novamente convertidos em acetil-CoA e oxidados posteriormente no ciclo de Krebs.

Uma vez liberadas as moléculas de acetil-CoA, inicia-se o ciclo de Krebs a partir da condensação da acetil-CoA com oxaloacetato, formando citrato.

2.2.7 Lipídios e exercício físico

O exercício físico é responsável por estimular a secreção dos hormônios contrarreguladores da insulina. Tais hormônios são dependentes da intensidade e/ou da duração do exercício. O hormônio GH, por exemplo, tem sua secreção estimulada em exercício de alta intensidade. Já a secreção do cortisol é estimulada em exercícios com longa duração e de alta intensidade (por exemplo, maratonas). No tocante aos exercícios de baixa a média intensidade, a secreção dos hormônios contrarreguladores da insulina será baixa. Nesses casos, o exercício deverá perdurar por um longo período de tempo para que o gasto energético seja condizente com a necessidade de utilização dos lipídios, caso contrário, os estoques de glicogênio serão suficientes.

Em exercícios de alta intensidade, mesmo que não perdurem por um longo período de tempo, a secreção dos hormônios contrarreguladores da insulina será maior, o que gerará maior possibilidade de, no pós-exercício, a utilização dos TAGs contidos no tecido adiposo ser maior.

De acordo com a literatura, exercício físicos com intensidade por volta de 65% do $\dot{V}O_2$máx ou 75% da FCmáx são responsáveis por gerar uma maior contribuição dos lipídios na produção energética durante o exercício.[38]

Esses valores vão de acordo com trabalhos realizados por Achten, Gleeson e Jeukendrup (2002),[39] que buscaram determinar a intensidade do exercício em que ocorre a maior taxa de oxidação de lipídios, denominada de FATmáx. Os autores citados propuseram uma curva de intensidade de exercício *versus* oxidação lipídica, e a maior taxa de oxidação de lipídios (FATmáx) encontrada é equivalente a 64% ± 4% do $\dot{V}O_2$máx e 74% ± 3% da FCmáx.

Já em exercício com intensidade elevada e de curta duração, a contribuição para a maior utilização dos lipídios pós-exercício na síntese energética vem pelo EPOC (sigla em inglês para consumo elevado de oxigênio pós-exercício). O EPOC é influenciado por fatores como frequência cardíaca, frequência respiratória, secreção hormonal e outras situações fisiológicas, como ressíntese dos substratos energéticos de reserva e reparo das microlesões. Os dois primeiros fatores tendem a retornar mais rápido às condições basais (componentes rápidos do EPOC), ao passo que os outros perduram por um período maior de tempo (componentes lentos do EPOC).[38]

Destacam-se, também, algumas adaptações moleculares que o exercício intenso promove no sentido da otimização do metabolismo lipídico. Sabe-se que um dos principais fatores de transcrição gênica de proteínas envolvidas no metabolismo de lipídios, o receptor ativado por proliferadores de peroxissomos (PPAR), aumenta sua expressão e sua atividade em exercícios intensos, facilitando os processos de lipólise e de oxidação lipídica. É importante ressaltar que os PPARs responsáveis por modular esses processos são os alfa (α) e beta (β), uma vez que o PPAR gama (γ) é lipogênico. Além disso, um coativador importante para que os PPARs α e β possam executar suas funções também aumenta sua atividade após o exercício intenso: PGC1α.[35,38]

2.3 Proteínas

As proteínas são consideradas os nutrientes essenciais mais importantes e determinam ações biológicas e fisiológicas fundamentais para o bom funcionamento do organismo.[1,4] Entre as suas funções, destacam-se transportadora; estrutural, estando presentes em diversos tecidos; enzimática; hormonal; de defesa (anticorpos); proteínas de membrana (proteínas de canal, receptores proteicos); além de auxiliarem no equilíbrio ácido base, no balanço hidroeletrolítico e de suas unidades estruturais (aminoácidos) servirem como precursores do ciclo de Krebs, auxiliando na produção energética. Entretanto, sua contribuição na geração de energia não é tão relevante quanto à dos carboidratos e lipídios. Estima-se que a contribuição máxima das proteínas na produção energética não seja maior que 5% a 15% do gasto energético total.[1-4]

As proteínas apresentam alta capacidade de constituição estrutural para o desenvolvimento e o funcionamento do tecido muscular. Esse fato é altamente significativo, uma vez que a maior parte das capacidades neuromotoras do desempenho físico humano envolve algum tipo de atividade muscular exaustiva.[4] Como exemplo, podemos citar o processo de hipertrofia muscular que, decorrente da sobrecarga mecânica imposta pelo treinamento de força, está amplamente correlacionado com o aumento de força e potência muscular e que depende, substancialmente, da otimização dos processos de síntese proteica local.[2,3]

Todas as proteínas do organismo são sintetizadas pela junção de, no máximo, 20 diferentes aminoácidos. O que difere cada um desses aminoácidos é a sua cadeia lateral (Figura 2.51).[1] Assim como os carboidratos e os lipídios, as proteínas possuem, em sua estrutura química, átomos de carbono, hidrogênio e oxigênio, diferenciando-se daqueles em virtude da presença de átomos de nitrogênio (N) na molécula.[1-4]

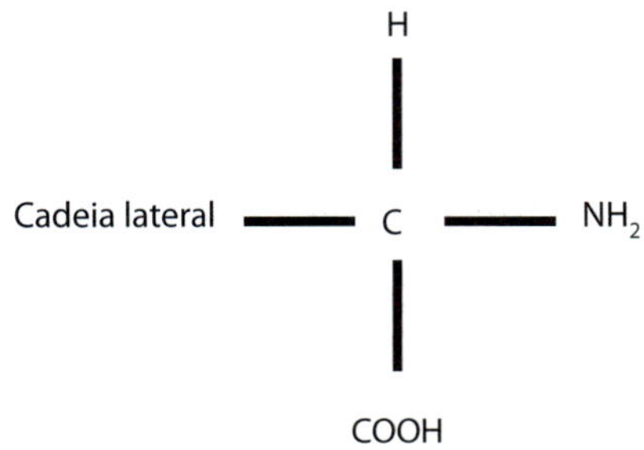

Figura 2.51 – Estrutura química básica dos aminoácidos, que são diferenciados apenas pela sua cadeia lateral. Um carbono central (C) ligado a um hidrogênio (H), a um grupo ácido (COOH) e a um grupo amino (NH_2). Adaptado de Zanuto et al., 2011.[1]

Os aminoácidos recebem diferentes classificações que levam em conta a configuração dos quatro componentes em torno do seu carbono central, da sua cadeia lateral e se são carregados eletricamente ou não. Contudo, uma importante classificação envolve a capacidade ou não de os aminoácidos serem sintetizados pelo organismo, sendo denominados *essenciais* ou *não essenciais*.[1]

Os aminoácidos essenciais são assim classificados pelo fato de o organismo não possuir a capacidade de sintetizá-los. São eles: valina, leucina, isoleucina, metionina, fenilalanina, triptofano, treonina, lisina e histidina. Já os aminoácidos não essenciais recebem esta classificação em razão do organismo conseguir sintetizá-los a partir dos aminoácidos essenciais. Glicina, alanina, prolina, tirosina, serina, cisteína, asparagina, glutamina, arginina, aspartato e glutamato compõem esse grupo (Quadro 2.3).[1]

Quadro 2.3 – Classificação dos aminoácidos em essenciais (devem ser ingeridos, pois o organismo não consegue sintetizá-los), não essenciais (o organismo consegue sintetizá-los, não necessitando, assim, serem ingeridos)

Aminoácidos	Abreviação	Essenciais ou não essenciais
Glicina	Gly	Não essencial
Alanina	Ala	Não essencial
Prolina	Pro	Não essencial
Valina	Val	Essencial
Leucina	Leu	Essencial
Isoleucina	Ile	Essencial
Metionina	Met	Essencial
Fenilalanina	Phe	Essencial
Tirosina	Try	Não essencial
Triptofano	Trp	Essencial
Serina	Ser	Não essencial
Treonina	Thr	Essencial
Cisteína	Cys	Não essencial
Asparagina	Asn	Não essencial
Glutamina	Gln	Não essencial
Lisina	Lys	Essencial
Histidina	His	Essencial
Arginina	Arg	Não essencial
Aspartato	Asp	Não essencial
Glutamato	Glu	Não essencial

Adaptado de Zanuto et al., 2011.[1]

É importante salientar que os termos *essencial* e *não essencial* referem-se à capacidade do organismo em sintetizar ou não esses aminoácidos, uma vez que todos são necessários para a síntese proteica no organismo e devem estar presentes simultaneamente para manutenção, desenvolvimento e funcionamento adequado de todos os processos fisiológicos e biológicos do organismo.[4]

Quando pensamos nos alimentos naturais de origem animal e vegetal, todos contêm os vinte aminoácidos existentes. O que varia é a quantidade de aminoácidos de um alimento para o outro. As proteínas presentes nos alimentos variam de acordo com a quantidade de aminoácidos essenciais e não essenciais que possuem. Esse aspecto, considerado um fator limitante, é denominado *valor biológico das proteínas*.[1-4]

A classificação como alto ou baixo valor biológico se refere à combinação de aminoácidos essenciais mais próximos dos aminoácidos presentes no organismo humano. A avaliação das proteínas é feita pela sua capacidade de manter o conteúdo de nitrogênio corporal. Essa avaliação é feita pela comparação entre a quantidade de nitrogênio ingerido e a quantidade de nitrogênio eliminado (urina, fezes e suor).[1,3,4]

As proteínas de origem animal, encontradas nas carnes, nos ovos e nos laticínios, são consideradas proteínas de alto valor biológico. Entretanto, as proteínas de origem vegetal, encontradas no feijão, na lentilha e na ervilha, por exemplo, são consideradas de baixo valor biológico. Essa distinção se faz pela quantidade de aminoácidos essenciais presentes em cada um desses alimentos e pela capacidade de o organismo reter o nitrogênio presente nas proteínas desses alimentos.[1-4]

Para cada estágio do ciclo de vida de um indivíduo, existe uma recomendação, segundo a RDA, para a ingestão de proteínas. Isso porque as proteínas, após serem digeridas e absorvidas pelas células intestinais, disponibilizarão os aminoácidos que atuarão em diversos processos fisiológicos e biológicos. Tais recomendações se baseiam na idade em conjunto com o peso corporal do indivíduo (Tabela 2.4)

Tabela 2.4 – Gramas de proteínas necessários por quilograma de peso corporal de acordo com a idade

Idade em anos	g/kg de peso corporal
0,0 – 0,5	2,2
0,5 – 1,0	1,6
1 – 3	1,2
4 – 6	1,2
7 – 14	1,0
15 – 18	0,9
19 e acima	0,9

Adaptado de Willians, 2002.[4]

Entretanto, os seres humanos não necessitam das proteínas em si, mas, sim, dos aminoácidos contidos nelas. Dessa forma, recomenda-se para um adulto o consumo de 10% a 15% de proteínas que contenham aminoácidos essenciais, o que, para uma pessoa de 70 quilogramas, representaria um consumo entre 6,405 e 6,685 gramas desses aminoácidos (Tabela 2.5).

Tabela 2.5 – Quantidade de aminoácidos essenciais necessária por quilograma de peso corporal e exemplo da quantidade necessária (mg) para um adulto de 70 quilogramas

Aminoácido	RDA (mg/kg)	Exemplo adulto de 70 kg
Histidina	8 a 12	560 a 840
Isoleucina	10	700
Leucina	14	980
Lisina	12	840
Metionina + cisteína	13	910
Fenilalanina + tirosina	14	980
Treonina	7	490
Triptofano	3,5	245
Valina	10	700
Total		6.405 a 6.685

Adaptado de Willians, 2002.[4]

Entre os aminoácidos essenciais, inserem-se os aminoácidos de cadeia ramificada (BCAAs – *branched chain amino acid*). Três aminoácidos fazem parte dessa categoria: leucina, isoleucina e valina, amplamente envolvidos na regulação do balanço proteico muscular (síntese e degradação). Desses três aminoácidos, destaca-se a leucina, que induz a estimulação da fosforilação de proteínas envolvidas no processo de iniciação da tradução do RNA mensageiro, contribuindo para a síntese proteica.

Os BCAAs são importantes fontes de nitrogênio para a síntese de alanina e glutamina. Além disso, esses aminoácidos exercem importante papel terapêutico, atenuando a perda de massa magra durante a redução de massa corporal. O papel dos aminoácidos como recursos ergogênicos será discutido em capítulos posteriores.

2.3.1 Digestão e absorção das proteínas

A digestão das proteínas tem início no estômago, pela ação da enzima pepsina. Em conjunto com o aumento da pepsina, ocorre a liberação de ácido clorídrico (HCL^-), responsável pela diminuição do pH estomacal. A diminuição do pH é essencial para:[1,4]

- ativação da pepsina;
- neutralização de organismos patogênicos;
- aumento da absorção de ferro e cálcio;
- inativação de hormônios de origem animal e vegetal;
- desnaturação das proteínas ingeridas, facilitando a ação enzimática.

Após a ação da pepsina, os peptídeos contidos no quimo penetram o intestino delgado, ocorrendo a inativação da pepsina decorrente do alto pH do duodeno.

No intestino, a digestão final dos peptídeos é feita pela ação das enzimas endopeptidases e exopeptidases (enzimas que atuam nas extremidades dos peptídeos). Essas enzimas se subdividem em dois tipos: as carboxipeptidases (secretadas pelo pâncreas, cuja função é hidrolisar os peptídeos nas extremidades carboxiladas) e as aminopeptidases (secretadas pelo enterócito, cuja função é hidrolisar os peptídeos nas extremidades amínicas).[1,4]

A absorção pelas células intestinais é feita de três formas (Figura 2.52):[1]

- *Transcitose*: processo de absorção de pequenos peptídeos pelas vesículas que farão a sua posterior secreção em direção aos vasos sanguíneos.
- *Simporter de* H^+: esse transportador é responsável pela absorção de di e tripeptídeos. Sua posterior liberação para os vasos sanguíneos é feita por *antiporter* de H^+.
- *Simporter de* Na^+: esse transportador é responsável pela absorção dos aminoácidos. Sua posterior liberação para os vasos sanguíneos é feita por *antiporter* de Na^+.

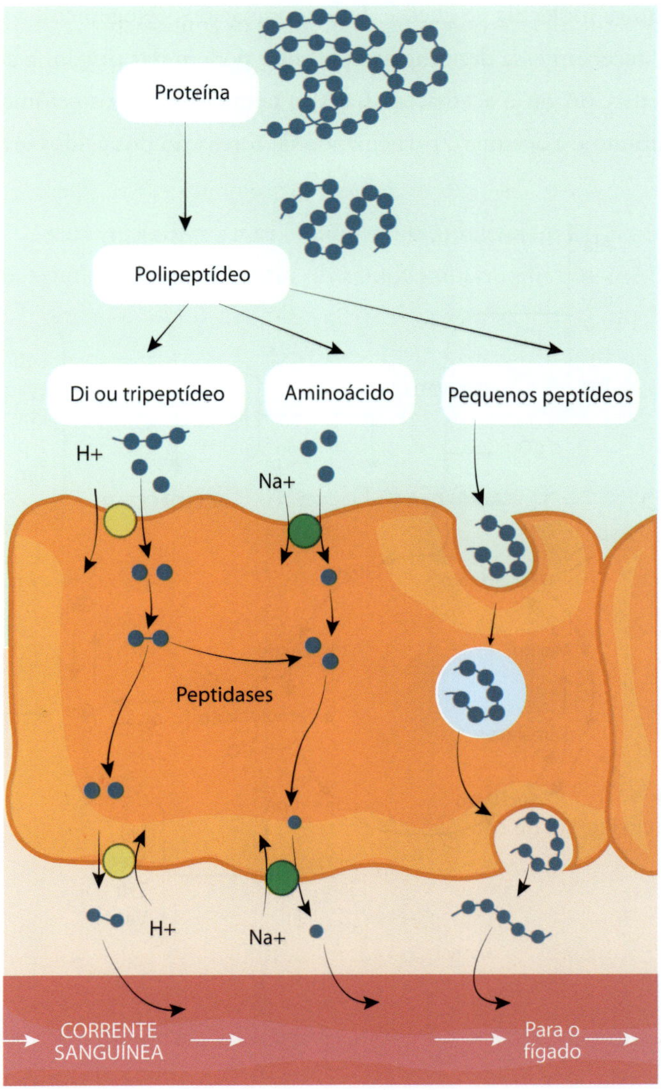

FIGURA 2.52 – Esquema representando a digestão e a absorção das proteínas. Adaptado de Zanuto et al., 2011.[1]

2.3.2 Metabolismo das proteínas

Em virtude do grande número de moléculas de aminoácidos e proteínas existentes, o metabolismo proteico é extremamente complexo.[1] Logo depois de ingeridos, os aminoácidos são utilizados para a formação de proteínas estruturais, hormônios, neurotransmissores e enzimas ou são metabolizados, podendo atuar como precursores ou intermediários do ciclo de Krebs, e parte de seus metabólitos é eliminada, como o nitrogênio no ciclo da ureia.[1,4]

No metabolismo energético, os aminoácidos são classificados em glicogênicos e cetogênicos.[1,40,41] Os aminoácidos glicogênicos são aqueles que, após seu catabolismo, resultam em piruvato ou em um dos intermediários do ciclo de Krebs (reações anapleróticas). A partir de um processo denominado gliconeogênese (que ocorre preferencialmente no fígado), os aminoácidos glicogênicos também podem dar origem a uma nova molécula de glicose. Já os aminoácidos cetogênicos, a partir de sua degradação, recebem essa denominação porque podem dar origem a acetoacetatos (como a acetil-CoA ou o acetoacetil-CoA) e também a corpos cetônicos (como o 3-hidroxibutirato e a acetona), participando da formação dos ácidos graxos (Figura 2.53).[1,40,41]

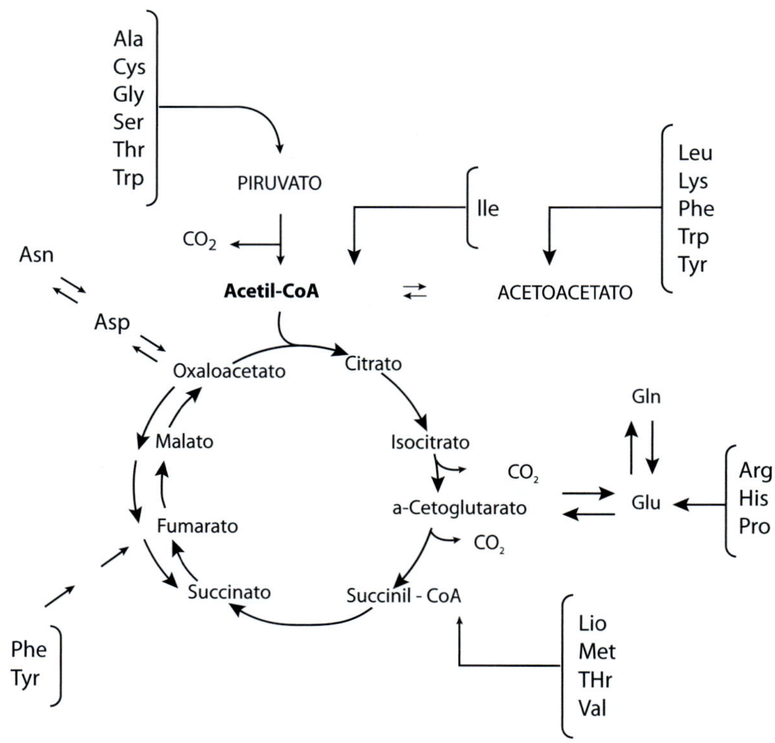

Figura 2.53 – Metabolismo dos aminoácidos. Os aminoácidos formando os intermediários do ciclo de Krebs. Adaptado de Zanuto et al., 2011.[1]

Para cada um dos vinte aminoácidos, há diferentes vias metabólicas, objetivando a liberação de energia.[1]

As proteínas ingeridas na dieta estão envolvidas no metabolismo do nitrogênio por meio do *pool* de aminoácidos no organismo. A taxa de renovação proteica ou balanço nitrogenado é estabelecido pela concentração de aminoácidos ingeridos na dieta, junto com os aminoácidos resultantes da oxidação de proteínas teciduais. Assim, os aminoácidos são direcionados para a síntese de diversas estruturas proteicas, como proteínas contráteis, porfirinas, purinas, proteínas transportadoras, hormônios proteicos, neurotransmissores, proteínas de membrana, além de ser utilizados para a síntese de glicose e glicogênio por meio da gliconeogênese, para a síntese de corpos cetônicos, ácidos graxos e esteroides, ou para a síntese de ATP quando de sua oxidação (Figura 2.54).[1]

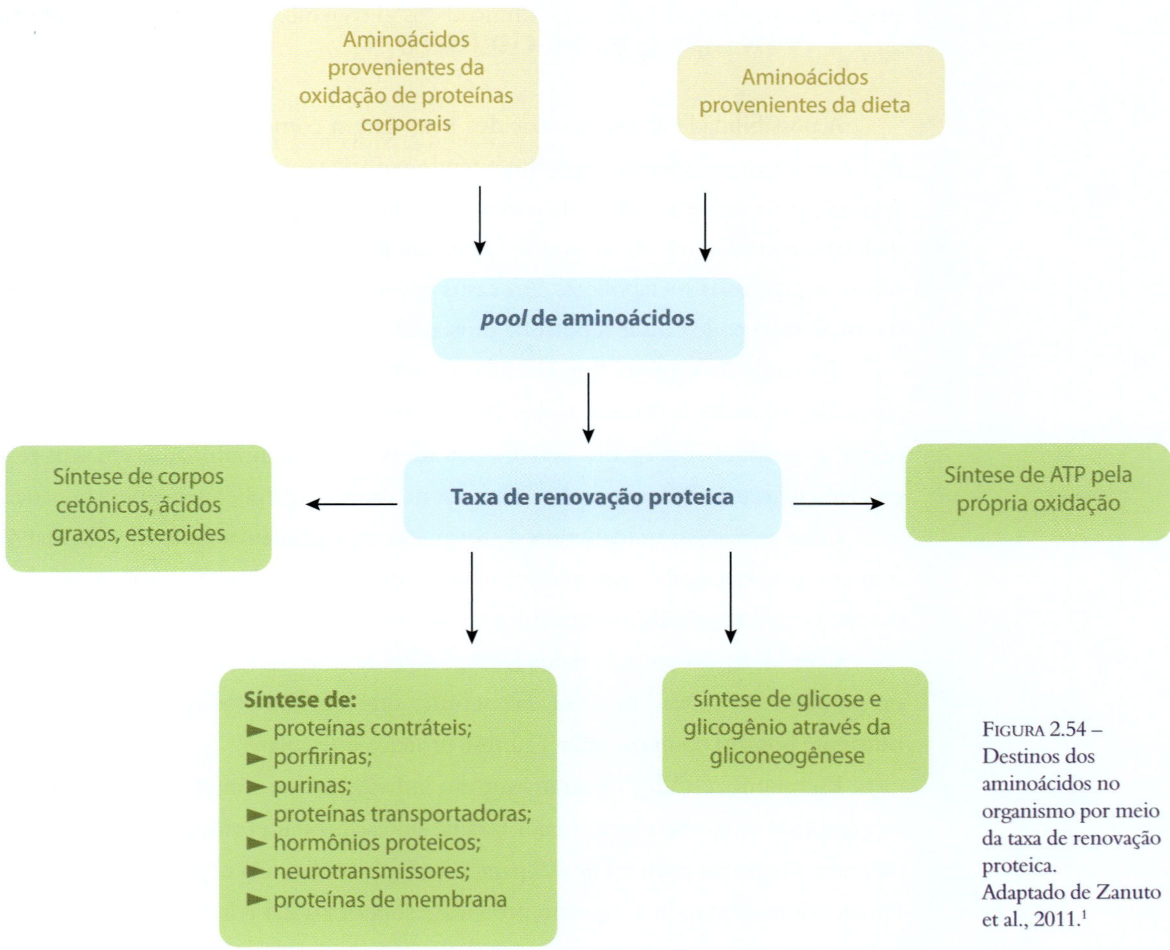

Figura 2.54 – Destinos dos aminoácidos no organismo por meio da taxa de renovação proteica. Adaptado de Zanuto et al., 2011.[1]

O balanço nitrogenado é caracterizado pela quantidade de nitrogênio ingerido na forma de aminoácidos e pela a quantidade de nitrogênio excretada na urina, nas fezes e no suor, sendo estabelecidas três condições para determiná-lo:[1]

- *Balanço nitrogenado positivo:* ocorre quando a quantidade de nitrogênio proveniente da dieta consegue suprir toda a demanda de aminoácidos do organismo, e a quantidade de nitrogênio ingerida é maior que a quantidade de nitrogênio excretada, gerando síntese proteica.
- *Balanço nitrogenado negativo*: ocorre quando a quantidade de nitrogênio proveniente da dieta não consegue suprir toda a demanda de aminoácidos do organismo; dessa forma, a quantidade de nitrogênio ingerida é menor que a quantidade de nitrogênio excretada, gerando degradação proteica.
- *Balanço nitrogenado neutro*: ocorre quando a quantidade de nitrogênio da dieta é igual à quantidade de nitrogênio excretada, suprindo, assim, as necessidades de aminoácidos do organismo, sem que haja aumento na síntese ou na degradação proteica.

2.3.3 Proteínas e exercício físico

A possibilidade de os aminoácidos interagirem como intermediários do ciclo de Krebs é extremamente importante, tendo em vista que, em períodos de estresse crônico, como em exercícios de *endurance* e em jejum prolongado, parte dos aminoácidos contidos no organismo é degradada para produzir energia, por meio de diversos processos metabólicos. Em casos extremos, a degradação de aminoácidos do organismo pode causar hipotrofia muscular.[1,4]

O estudo de Ohtani, Sugita e Maruyama (2006)[42] demonstrou que, em exercícios de *endurance*, a utilização dos BCAAs (leucina, isoleucina e valina) se torna maior na produção energética, sendo esses aminoácidos transaminados em seus respectivos alfacetoácidos, que serão utilizados no processo de gliconeogênese hepática.

Com relação ao treinamento de força, sua execução ativa tanto as vias catabólicas como as vias anabólicas proteicas, com predominância nas vias anabólicas, normalmente acompanhada por um aumento no número e no tamanho das miofibrilas.[2]

Considerando que a quantidade disponível de aminoácidos é um fator limitante no processo de síntese proteica, faz sentido que suprimentos inadequados desse nutriente possam comprometer a síntese proteica muscular.[2]

Entretanto, estudos mostram que em indivíduos que realizam treinamento de força, apesar de apresentarem maior taxa de síntese proteica evidenciada quando aumentam a ingestão proteica de 0,9 para 1,4 g/kg^{-1} por dia, não ocorre aumento nesta mesma síntese quando a ingestão proteica é superior a 2,4 g/kg^{-1} por dia. Esse caso mostra que o excesso de proteínas na dieta pode ser um fator limitante na síntese proteica muscular.[43]

Durante o exercício físico, dependendo de sua intensidade e duração, o nível de degradação proteica pode ser maior, menor ou estar inalterado, embora grande parte das pesquisas científicas relate aumento na degradação proteica durante o exercício físico. Entre essas proteínas degradadas estão as hepáticas e as musculares não contráteis.

Por consequência das dificuldades na mensuração da quantidade de degradação proteica hepática nos seres humanos, estudos com modelo animal apontam variação entre 10% e 30% na degradação total dessas proteínas. A degradação das proteínas hepáticas mobiliza grande parte dos aminoácidos para o metabolismo energético.[5]

Outra evidência que comprova a degradação proteica durante o exercício físico pode ser analisada por meio da mensuração nas concentrações do aminoácido tirosina no plasma, na urina, no músculo e no suor. Esse aminoácido é um importante marcador de degradação proteica, uma vez que não é oxidado, servindo apenas de base para a formação de diversas proteínas no organismo.

Durante o exercício físico, há um significativo impacto sobre o *pool* de aminoácidos livres, e as alterações nas concentrações de aminoácidos no músculo e no plasma são relacionadas a aminoácidos específicos.[5]

Entretanto, o *pool* de aminoácidos livres corporais é uma fonte relativamente pequena de energia durante o exercício físico. Em contrapartida, a proteína tecidual é mais contributiva na síntese energética por meio da gliconeogênese (via ciclo alanina-glicose, por exemplo). O aminoácido alanina é formado, entre outras, pela oxidação do aminoácido leucina. Além disso, os aminoácidos podem formar intermediários do ciclo de Krebs, atuando no processo de liberação de energia.

2.3.4 Ciclo alanina-glicose

O ciclo alanina-glicose (Figura 2.55) exerce importante papel, tanto no transporte de amônia para o fígado (posteriormente direcionada para o ciclo da ureia) como na ressíntese de ATP, por meio da gliconeogênese.

No músculo, o grupo amino dos aminoácidos degradados é direcionado para o glutamato, que poderá ter dois destinos distintos: ser convertido em glutamina e ser transportado pelo sangue até o fígado ou, por transaminação, transferir o seu grupo amino para o piruvato (a partir da ação da enzima alanina aminotransferase), formando alanina, também direcionada para o fígado.[1]

No citosol do hepatócito, a alanina é convertida novamente em piruvato e glutamato pela ação da enzima alanina aminotransferase, que transfere seu grupo amino para o α-cetoglutarato.

O glutamato, por sua vez, pode liberar NH_4^+ pela enzima glutamato desidrogenase ou pode ser transaminado com o oxaloacetato, formando aspartato, que participará do ciclo da ureia. Assim, o piruvato pode entrar na via da gliconeogênese para formar glicose e/ou glicogênio hepático, ou sofrer descarboxilação oxidativa, sendo convertido em acetil-CoA.

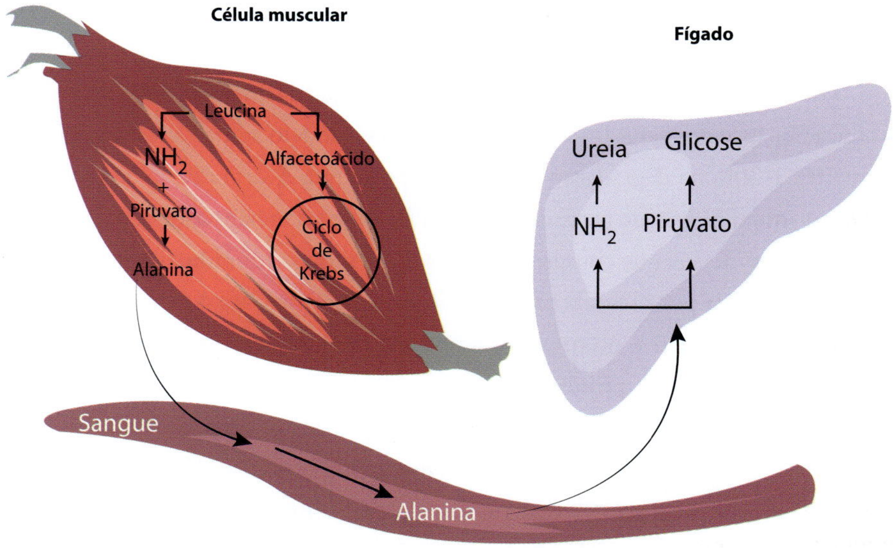

FIGURA 2.55 – Alanina--glicose é um importante ciclo presente no metabolismo energético, ele regula as concentrações de glicose sanguínea através da gliconeogênese.

Teste seus conhecimentos

1. Quais são os macronutrientes e quais as suas funções no organismo?
2. Em relação às fibras solúveis e às fibras insolúveis, descreva: diferenças, funções e fontes alimentares.
3. Descreva o processo de digestão e absorção dos carboidratos.
4. Quais são as ações da insulina no organismo?
5. Discorra a respeito das diferentes vias de produção de energia.
6. Descreva como ocorre a captação de glicose pelas células musculares nas condições pós-prandiais e com o exercício físico.
7. Descreva o processo de digestão e absorção dos lipídios.
8. Qual o papel dos lipídios durante o exercício físico? Descreva detalhadamente.
9. Qual o papel das proteínas para o organismo?
10. Explique os termos: aminoácidos essenciais, aminoácidos não essenciais, proteína de alto valor biológico, proteína de baixo valor biológico.
11. Descreva o processo de digestão e absorção das proteínas.
12. Qual o papel das proteínas durante o exercício físico? Descreva detalhadamente.

Referências

1. Zanuto R, Lorenzeti FM; Lima WP; Carnevali Jr LC. Biologia e bioquímica: bases aplicadas às ciências da saúde. São Paulo: Phorte; 2011.

2. Bacurau RF. Nutrição e suplementação esportiva. 3. ed. São Paulo: Phorte; 2005.

3. Lancha Junior AH. Nutrição e metabolismo aplicados à atividade motora. São Paulo: Atheneu; 2004.

4. Williams M. Nutrição para a saúde, condicionamento físico e desempenho esportivo. 5. ed. São Paulo: Manole; 2002.

5. Tirapegui J. Nutrição, metabolismo e suplementação na atividade física. São Paulo: Atheneu; 2005.

6. Rose AJ, Richter EA. Skeletal muscle glucose uptake during exercise: How is it regulated? Physiology. 2005 Aug;20:260-70.

7. McArdle WD, Katch FI, Katch VL. Fisiologia do exercício: energia, nutrição e desempenho humano. 6. ed. Rio de Janeiro: Guanabara Koogan; 2008.

8. Sobotta J. Atlas de anatomia humana. 20. ed. Rio de Janeiro: Guanabara Koogan; 1995. 397 p.

9. WHO-World Health Organization/FAO-Food and Agriculture Organization of the United Nations. Carbohydrates in human nutrition. FAO/WHO Consultation: Roma; 1998. 140 p.

10. Levy J; Hug V. Levy J; Hug V. Regulation of insulin receptor gene expression. The journal biological chemistry. J Biol Chem. 1992 Dec 15;267(35):25289-95.

11. Gualano B, Artioli GG, Lancha Junior AH. Efeitos da suplementação de creatina no metabolismo glicolipídico: possíveis aplicações terapêuticas. Rev Mackenzie Edu Fís Esportes. 2008;7(1):149-59.

12. Gualano B, Novaes RB, Artioli GG, Freire TO, Coelho DF, Scagliusi FB, et al. Effects of creatine supplementation on glucose tolerance and insulin sensitivity in sedentary healthy males undergoing aerobic training. Amino Acids. 2008 Feb;34(2):245-50.

13. Costanzo LS. Fisiologia endócrina. In: Costanzo LS. Fisiologia. Rio de Janeiro, RJ: Guanabara Koogan; 1999. p. 308-45.

14. Wilson JD, Foster DW, Kronenberg HM, Larsen PR. Williams Textbook of Endocrinology. 9. ed. Philadelphia: WB Saunders; 1999. 1350 p.

15. Viru A, Viru M. Cortisol – Essential Adaptation Hormone in Exercise. Int J Sports Med. 2004;25(6):461-4.

16. Berne RM, Levy MN, Koeppen BM, Stanton BA. Fisiologia. 5. ed. Rio de Janeiro: Elsevier; 2004.

17. Guyton AC, Hall JE. Tratado de fisiologia médica. 11. ed. Elsevier: Rio de Janeiro; 2003.

18. Bryant NJ, Govers R, James DE. Regulated transport of the glucose transporter GLUT4. Nat Rev Mol Cell Biol. 2002 Apr;3(4):267-77.

19. Watson RT, Pessin JE. Intracellular organization of insulin signaling and GLUT4 translocation. Recent Prog Horm Res. 2001;56:175-93.

20. Akimoto T, Ribar TJ, Williams RS, Yan Z. Skeletal muscle adaptation in response to voluntary running in Ca2+/calmodulin-dependent protein kinase IV-deficient mice. Am J Physiol Cell Physiol. 2004 Nov;287(5):C1311-9.

21. Balon TW, NadleR JL. Evidence that nitric oxide increases glucose transport in skeletal muscle. J Appl Physiol. 1997 Jan;82(1):359-63.

22. Barnes BR, Marklund S, Steiler TL, Walter M, Hjälm G, Amarger V, et al. The 5_-AMP-activated protein kinase gamma3 isoform has a key role in carbohydrate and lipid metabolism in glycolytic skeletal muscle. J Biol Chem. 2004 Sep 10;279(37):38441-7.

23. Bergeron R, Russell RR 3rd, Young LH, Ren JM, Marcucci M, Lee A, et al. Effect of AMPK activation on muscle glucose metabolism in conscious rats. Am J Physiol. 1999 May;276(5 Pt 1):E938-44.

24. Terada S, Muraoka I, Tabata I. Changes in [Ca2+]i induced by several glucose transportenhancing stimuli in rat epitrochlearis muscle. J Appl Physiol. 2003 May;94(5):1813-20.

25. Lee AD, Gulve EA, Chen M, Schluter J, Holloszy JO. Effects of Ca2+ ionophore ionomycin on insulin-stimulated and basal glucose transport in muscle. Am J Physiol. 1995 Apr;268(4 Pt 2):R997-1002

26. Tang W, Sencer S, Hamilton SL. Calmodulin modulation of proteins involved in excitation-contraction coupling. Front Biosci. 2002 Jun 1;7:d1583-9.

27. Rose AJ, Hargreaves M. Exercise increases Ca2+-calmodulin-dependent protein kinase II activity in human skeletal muscle. J Physiol. 2003 Nov 15;553(Pt 1):303-9.

28. Murgia M, Jensen TE, Cusinato M, Garcia M, Richter EA, Schiaffino S. Multiple signalling pathways redundantly control glucose transporter GLUT4 gene transcription in skeletal muscle. J Physiol. 2009 Sep 1;587(Pt 17):4319-27.

29. Ojuka EO, Jones TE, Nolte LA, Chen M, Wamhoff BR, Sturek M. Regulation of GLUT4 biogenesis in muscle: evidence for involvement of AMPK and Ca^{2+}. Am J Physiol Endocrinol Metab. 2002 May;282(5):E1008-13.

30. Richter EA, Cleland PJ, Rattigan S, Clark MG. Contraction-associated translocation of protein kinase C in rat skeletal muscle. FEBS Lett. 1987 Jun 15;217(2):232-6.

31. Cleland PJ, Appleby GJ, Rattigan S, Clark MG. Exercise-induced translocation of protein kinase C and production of diacylglycerol and phosphatidic acid in rat skeletal muscle in vivo. Relationship to changes in glucose transport. J Biol Chem. 1989 Oct 25;264(30):17704-11.

32. Rose AJ, Michell BJ, Kemp BE, Hargreaves M. Effect of exercise on protein kinase C activity and localization in human skeletal muscle. J Physiol. 2004 Dec 15;561(Pt 3):861-70.

33. Roberts CK, Barnard RJ, Jasman A, Balon TW. Acute exercise increases nitric oxide synthase activity in skeletal muscle. Am J Physiol. 1999 Aug;277(2 Pt 1):E390-4.

34. Rottman JN, Bracy D, Malabanan C, Yue Z, Clanton J, Wasserman DH. Contrasting effects of exercise and NOS inhibition on tissuespecific fatty acid and glucose uptake in mice. Am J Physiol Endocrinol Metab. 2002 Jul;283(1):E116-23.

35. Lima WP. Lipídios e exercício: aspectos fisiológicos e do treinamento. São Paulo: Phorte; 2009.

36. Nelson DL, Cox MM. Lehninger princípios de bioquímica. 3. ed. São Paulo: Sarvier; 2002.

37. Alberts B. Biologia molecular da célula. 4. ed. Porto Alegre: Artmed; 2004.

38. Carnevali Jr LC, Lima WP, Zanuto R. Exercício, emagrecimento e intensidade do treinamento: aspectos fisiológicos e metodológicos. São Paulo: Phorte; 2011.

39. Achten J, Gleeson M, Jeukendrup AE. Determination of the exercise intensity that elicits maximal fat oxidation. Med Sci Sports Exerc. 2002 Jan;34(1):92-7.

40. Ucko DA. Química para as ciências da saúde: uma introdução à química geral, orgânica e biológica. 2. ed. São Paulo: Manole; 1992.

41. Champe PC, Harvey RA, Ferrier DR. Bioquímica ilustrada. 3. ed. Porto Alegre: Artmed; 2006.

42. Ohtani M, Sugita M, Maruyama K. Amino acid mixture improves training efficiency in athletes. J Nutr. 2006 Feb;136(2):538S-543S.

43. Tarnopolsky MA, Atkinson SA, MacDougall JD, Chesley A, Phillips S, Schwarcz HP. Evaluation of protein requirements for trained strength athletes. J Appl Physiol. 1992.

44. Strasser B, Pesta D. Resistance training for diabetes prevention and therapy: experimental findings and molecular mechanisms. Biomed Res Int. 2013;2013:805217. doi: 10.1155/2013/805217. Epub 2013 Dec 22.

45. Kersten S. Physiological regulation of lipoprotein lipase. 2014 Jul;1841(7):919-33.

3

Os micronutrientes no organismo e no exercício

Ao contrário dos macronutrientes, os micronutrientes são necessários no organismo em pequenas quantidades. A concentração adequada dos micronutrientes exerce importante papel no controle e na manutenção do metabolismo energético, na síntese de hemoglobinas e tecidos e no estresse oxidativo, além de auxiliar no reparo do tecido muscular pós-exercício físico.

Fábio Medici Lorenzeti

Diferentemente dos macronutrientes, os micronutrientes são requeridos em pequenas quantidades, de miligramas a microgramas. Os micronutrientes são as vitaminas, os minerais e até mesmo a água.

Sua deficiência provoca doenças ou disfunções, ao passo que seu excesso pode resultar em intoxicações.[1] Além disso, é consenso que a regulação efetiva de todos os processos biológicos requer uma combinação adequada de nutrientes no meio aquoso das células. Os micronutrientes desempenham papéis extremamente específicos nesse sentido.[2]

Os micronutrientes exercem importante papel na produção energética, na síntese de hemoglobinas, na síntese tecidual e no estresse oxidativo. Além disso, auxiliam no reparo do tecido muscular pós-exercício físico.[3]

O exercício físico gera uma grande ativação das vias metabólicas que envolvem a utilização dos micronutrientes, provocando adaptações bioquímicas e aumentando as necessidades de ingestão dos micronutrientes. [3,4]

Neste capítulo vamos discorrer sobre o papel de cada micronutriente e os processos biológicos que estão envolvidos. Informações acerca da utilização de micronutrientes como recursos ergogênicos serão discutidas no Capítulo 5.

3.1 Vitaminas

As vitaminas perfazem uma classe composta por 13 nutrientes específicos, envolvidos em diversos processos metabólicos do organismo humano.[1, 5] Mesmo que a ingestão diária de vitaminas seja extremamente pequena, elas exercem importantes funções biológicas. Durante o exercício físico, os processos metabólicos em que há a interação de vitaminas aumenta exponencialmente, tornando essencial que sua ingestão seja adequada.[3-6]

Entre as diversas funções fisiológicas das vitaminas, destacam-se sua atuação como coenzimas e sua ação antioxidante.[1,4] É importante ressaltar que as diversas reações oxidativas do organismo produzem substâncias denominadas radicais livres. Os radicais livres são elementos químicos que contêm apenas um elétron não pareado na órbita externa e que geram grandes danos à estrutura da célula e de seus constituintes.[1,5] Os principais tipos de radicais livres incluem o ânion superóxido ($O_2^{\cdot}$-), o radical hidroxila (OH-), o peróxido de hidrogênio (H_2O_2) e o oxigênio singlete ($^1O_2$). Algumas vitaminas atuam como agentes antioxidantes, objetivando neutralizar a ação desses radicais.[1,5]

Em adição ao descrito, algumas vitaminas desempenham funções hormonais. A vitamina D, na sua forma ativa (1,25-$(OH)_2$-D), exerce importante ação regulando o metabolismo do cálcio.[5,7] As vitaminas A e K podem ser sintetizadas no fígado e nos intestinos, respectivamente, exercendo ações em diversas células do corpo, mesmo sem serem consideradas hormônios. Já a vitamina C atua na síntese da adrenalina.[1,5]

As vitaminas são classificadas em duas grandes classes: as lipossolúveis (A, D, E e K) e as hidrossolúveis (vitaminas do complexo B e C).[1,2,5]

3.1.1 Vitaminas lipossolúveis

As vitaminas lipossolúveis (A, D, E e K) são assim classificadas porque se dissolvem e permanecem no tecido adiposo do organismo. Não é necessário que sejam ingeridas diariamente. As vitaminas A, D e K são armazenadas no fígado, ao passo que os estoques da vitamina E estão presentes em todo o tecido adiposo.[2, 5]

Por sua característica lipossolúvel, essas vitaminas são transportadas pelas lipoproteínas através dos vasos linfáticos para o fígado e, posteriormente, para os demais tecidos corporais. A deficiência dessas vitaminas pode ocorrer em virtude das dietas com baixo teor lipídico. Em contrapartida, o excesso dessas vitaminas no organismo pode gerar reações tóxicas.[2,5,6]

Vitamina A

É um álcool insaturado lipossolúvel. Sua forma fisiologicamente ativa é o retinol. O retinol pode ser sintetizado pelo organismo por meio do betacaroteno que é ingerido na alimentação.[5] As suas fontes são alguns alimentos de origem animal como fígado, manteiga, queijo, gema de ovo, óleo de fígado de peixe e leite enriquecido, além das folhas verde-escuras, vegetais de cor amarelo-alaranjada e frutas como a laranja, limão-galego, abacaxi, ameixa e melão.[1,5]

Suas funções envolvem a manutenção das células epiteliais, a atuação na visão (noturna e periférica) e, no sistema imune, age como antioxidante. Sua deficiência gera perda gradual da visão noturna e, em casos graves, destruição da córnea (xeroftalmia), aumento da suscetibilidade a infecções e a lesões cutâneas, além de possível desenvolvimento de câncer de pele, pulmão, mama e prejuízos ao revestimento intestinal.[8]

A maioria dos tecidos são alvos potenciais dos retinoides, pois atuam por mecanismos de ativação gênica. Ao ter acesso ao citoplasma das células, o retinol se liga à proteína celular ligadora de retinol (CRBP – *cellular retinol-bindingproteins*). A CRBP auxilia na interação com a enzima retinol desidrogenase (RDH), que, por sua vez, faz a conversão do retinol para retinaldeído e, posteriormente, para ácido retinoico a partir da ação da enzima retinaldeído desidrogenase (Figura 3.1). Especula-se que a proteína celular ligadora de ácido retinoico (CRABP – *cellular retinoicacid-binding protein*) esteja ligada à transferência do ácido retinoico do citoplasma para o núcleo, em que fará a interação com dímeros do receptor (RARs) e do receptor de retinoide X (RXR), denominado, portanto, RAR/RXR, além de exercer a sua expressão gênica pela ligação com o gene-alvo.

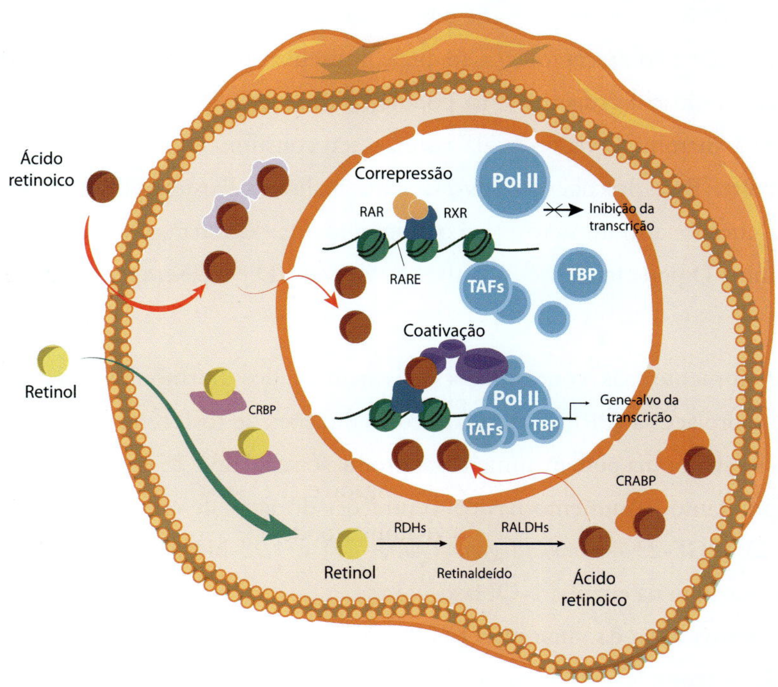

Figura 3.1 – Mecanismo de sinalização do retinol e do ácido retinoico. Adaptado de Rhinn e Dollé, 2012.[39]

Vitamina D

Está presente em humanos de duas formas:

- Sua síntese ocorre pela irradiação ultravioleta nas células da pele denominadas de queratinócitos, responsáveis pela conversão de 7-dehidrocolesterol em pré-vitamina D_3, que é imediatamente convertida a vitamina D_3.
- Por meio da dieta (D_3 e D_2) incorporada ao quilimícron.

Na circulação, a vitamina D é transportada pela proteína ligadora de vitamina D (DBP – *vitamin D-bindingprotein*) para o fígado, onde é convertida em 25-hidroxivitamina D pela enzima vitamina D-25-hidroxilase. Nos rins, a sua forma inativa 25-hidroxivitamina D pode ser convertida na forma ativa 1,25-hidroxivitamina D por ação da enzima 1-OHase (25-hidroxivitamina D3 1α-hidroxilase).

A vitamina D e o atleta: riscos, recomendações e benefícios[49]

A vitamina D é bem conhecida por seu papel na regulação do metabolismo do cálcio e na saúde óssea, mas a literatura emergente fala do papel central da vitamina D em outros processos vitais do corpo, como: resposta à sinalização gênica, síntese de proteínas, síntese hormonal, resposta imune, além da renovação e regeneração celular. A descoberta do receptor da vitamina D no interior do músculo sugeriu um papel importante para a vitamina D na regulação do tecido muscular. Essa descoberta levou os pesquisadores a questionar o impacto que a deficiência de vitamina D pode ter sobre o desempenho físico e no desenvolvimento de lesões nos atletas. Com mais de 77% da população em geral ingerindo quantidades insuficientes de vitamina D, é provável que muitos atletas também façam uma subingestão desse nutriente. Estudos têm sugerido que a vitamina D possa exercer um efeito significativo sobre a fraqueza muscular, dor, equilíbrio e fraturas na população durante o envelhecimento. Ainda assim, o seu consumo entre atletas deve ser amplamente analisado. Existem poucos estudos até o momento que examinaram a relação entre o nível de vitamina D e o desempenho físico.

O aumento nas concentrações plasmáticas dos hormônios paratormônio (PTH) e prolactina (PRL) e as baixas concentrações de fósforo/cálcio, hormônios sexuais e calcitonina podem aumentar a produção renal de 1,25-hidroxivitamina D.

Entretanto, o aumento nas concentrações do fator de crescimento de fibroblasto 23 (FGF-23 – *fibroblast growth factor 23*) e 1,25-hidroxivitamina D exerce *feedback* negativo na enzima 1-OHase.

A forma ativa da vitamina D (1,25-hidroxivitamina D) pode vincular-se ao VDR-RXR (complexo receptor ácido retinoico/vitamina D – do inglês *vitamin D receptor-retinoicacid x-receptor complex*) no intestino, nos ossos e nas glândulas paratireoides e depois exercer suas funções clássicas na homeostase e no metabolismo mineral. Além disso, a vitamina D ativa, quando associada ao VDR-RXR, exerce funções em estruturas como mama, cólon, próstata, pâncreas e rins ou em células do sistema imune (macrófagos e monócitos)[38] (Figura 3.2).

Apesar de não ser sintetizada por uma glândula específica, ela é classificada como tendo ações hormonais, já que sofre modificações atuando em células-alvo distantes e tem ações similares a hormônios tireoidianos e esteroidais.[7,9] As fontes alimentares de vitamina D são óleos de fígado de peixes, leite, manteiga e gema de ovo.

A vitamina D atua no metabolismo do cálcio e do fosfato; dessa forma, sua deficiência, mesmo que em casos raros, já que ela pode ser sintetizada por exposição aos raios ultravioleta, pode gerar raquitismo, cáries e descalcificação.[9]

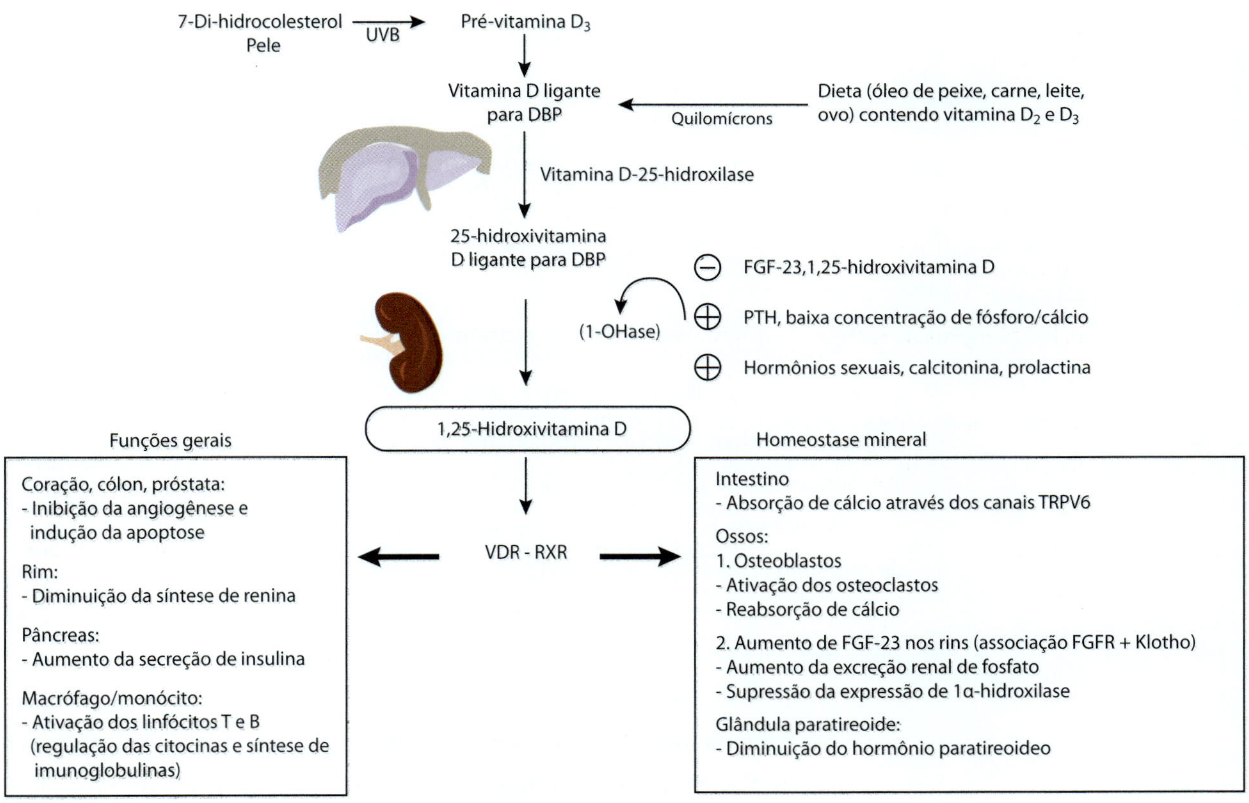

VDR-RXR: *vitamin D receptor-retinoic acid x-receptor complex.*
TRPV6: *transient receptor potential cation subfamily V, member 6.*
RANKL: *receptor activator of nuclear factor-κB ligand.*
RANK: *the receptor for RANKL on preosteoclasts.*

FIGURA 3.2 – Representação esquemática da síntese e metabolismo da vitamina D. Adaptado de Sung et al., 2012.[38]

Vitamina E

Sua forma fisiologicamente ativa é o alfatocoferol. Suas fontes alimentares são os óleos vegetais poli-insaturados (milho, soja, cártamo), além de germe de trigo, nozes, carnes, amendoim e gema de ovo.[1,5]

A vitamina E atua como antioxidante, prevenindo a oxidação de ácidos graxos poli-insaturados contidos nas membranas celulares, além de desempenhar importante papel na síntese de hemoglobina. Ela é encontrada abundantemente nos alimentos e armazenada no organismo.

O alfatocoferol é um nutriente essencial para o ser humano, já que sua deficiência provoca sintomas que incluem neuropatia periférica e anemia hemolítica. A forma natural do alfatocoferol é RRR-alfatocoferol. Essa nomenclatura significa que os carbonos quirais estão na configuração R em posições 2, 4' e 8'. A posição 2 do alfatocoferol determina a sua atividade biológica (Figura 3.3).[40]

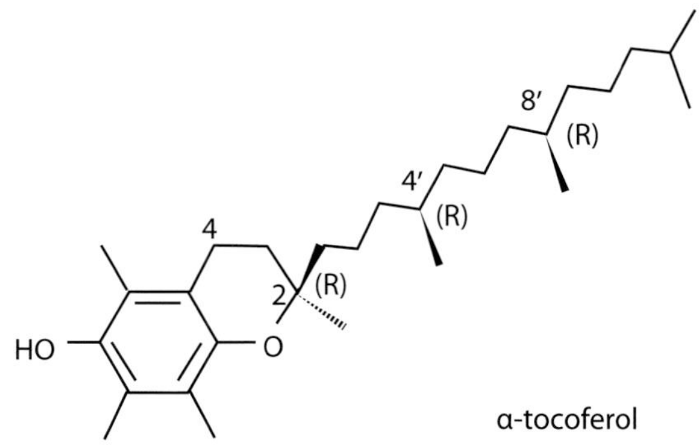

FIGURA 3.3 – Estrutura química da forma ativa do alfatocoferol, o RRR-alfatocoferol.

Existem diferentes formas sintéticas do alfatocoferol que se diferem apenas na sua cadeia lateral (RRR, RSR, RRS, RSS, SRR, SSR, SRS, SSS). Todos os estereoisômeros possuem atividade antioxidante, mas apenas aqueles que têm atividade 2R apresentam atividade biológica elevada.

A vitamina E é um potente captador de radical peroxila, sendo um antioxidante de quebra de cadeia que impede a propagação de radicais livres nas membranas e nas lipoproteínas plasmáticas. Quando o radical peroxila (LOO•) é formado, reage 1.000 vezes mais rápido com a vitamina E do que com os ácidos graxos poli-insaturados.[41,42]

O grupo hidroxila do tocoferol reage com o radical peroxila para formar o seu correspondente lipídico hidroperóxido e o radical tocoferil (Vit E-O•). O radical tocoferil (Vit E-O•) reage com a vitamina C ou com outros doadores de hidrogênio, retornando, assim, a vitamina E para o seu estado reduzido. Tais reações têm sido demonstradas em modelo *in vitro*, mas a sua importância *in vivo* é desconhecida.[43]

Vitamina K

Foi descoberta em 1929 pelo bioquímico Henrik Dam (1895-1976) durante a realização de experimentos envolvendo o metabolismo dos esteróis, sendo publicado em 1935 na revista *Nature* um *short communication* descrevendo a vitamina K como um fator anti-hemorrágico. Posteriormente, as principais formas ativas da vitamina K (filoquinonas e menaquinonas) foram isoladas e caracterizadas.[44]

Os compostos com atividade da vitamina K possuem em sua estrutura química um anel 2-metil-1,4-naftoquinona, mas diferem entre si na posição do carbono 3. A vitamina K_1, referida como filoquinona, é sintetizada em plantas e representa a principal fonte da dieta de vitamina K.[45] Já a vitamina K_2 é uma família de compostos (como as bactérias que são conhecidas por produzirem cadeias laterais insaturadas de isoprenilo) de vários comprimentos, que são comumente referidos como menaquinonas (*MK*, sigla em inglês), seguidos do número de unidades de isopreno em sua cadeia lateral.

As menaquinonas são sintetizadas no intestino grosso por bactérias anaerobióticas, mas a sua absorção é limitada. Uma das menaquinonas, a MK-4, não é sintetizada comumente pelas bactérias intestinais, mas é produzida como intermediário a partir da filoquinona para menadiona. Recentemente foi demonstrado que a enzima UbiA preniltransferase conteúdo 1 (UBIAD1) é responsável pela biossíntese de MK-4 em humanos.[46]

As diferentes formas químicas da vitamina K estão ilustradas na Figura 3.4.

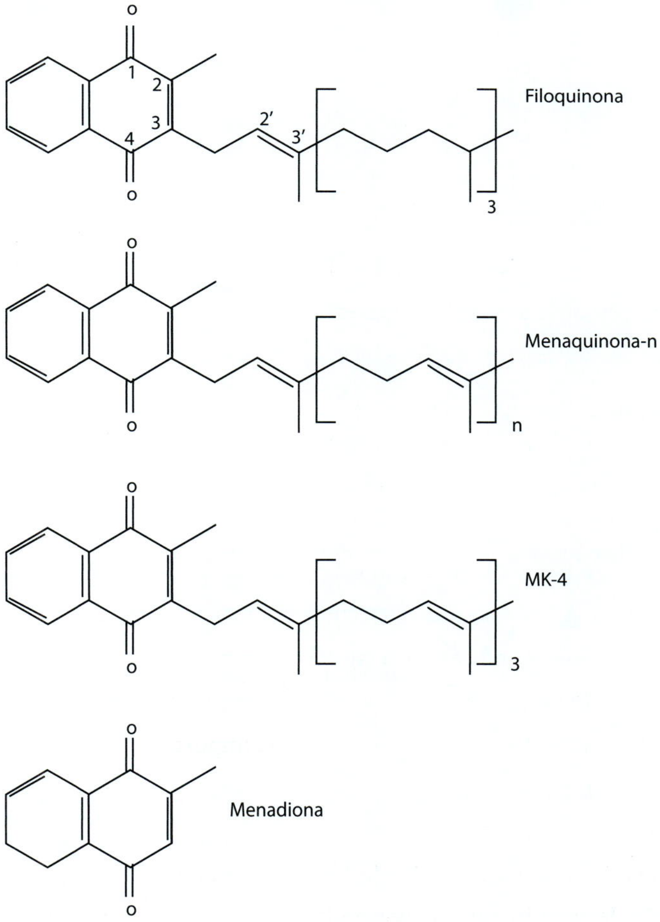

FIGURA 3.4 – Estrutura química da filoquinona, menaquinonas, MK-4 e menadiona.
Adaptado de Ferland, 2012.[44]

O mecanismo de ação da vitamina K foi elucidado em 1974, com a descoberta de um aminoácido gamacarboxiglutâmico (Gla),[47] que não só forneceu a base que explicou a presença de protrombina na ausência de vitamina K, mas levou também à descoberta das proteínas K dependentes (VKDPs –*vitamin K-dependent proteins*) envolvidas na homeostase. A Figura 3.5 ilustra a gamacarboxilação do glutamato (Glu) por uma enzima microssomal denominada de gamaglutamil carboxilase (GGCX) em uma reação que requer a forma reduzida da vitamina K, hidroquinona, bem como o dióxido de carbono e o oxigênio. Com isso, forma-se uma base forte capaz de retirar um próton do carbono gama do glutamato formando um intermediário, carbânion, que, em seguida, sofre carboxilação, formando gamacarboxiglutâmico. Uma vez formada a vitamina K_2, 3-*epoxide* é convertida em quinona e hidroquinona em reações sucessivas catalisadas pela enzima vitamina K oxidorredutase (VKOR).

A VKOR é dependente do ditiol como cofator e inibida por derivados 4-hidroxicumarina, como a warfarina. A ação de bloqueio de fármacos do tipo cumarina para essa enzima constitui a base farmacológica da sua ação como anticoagulante.

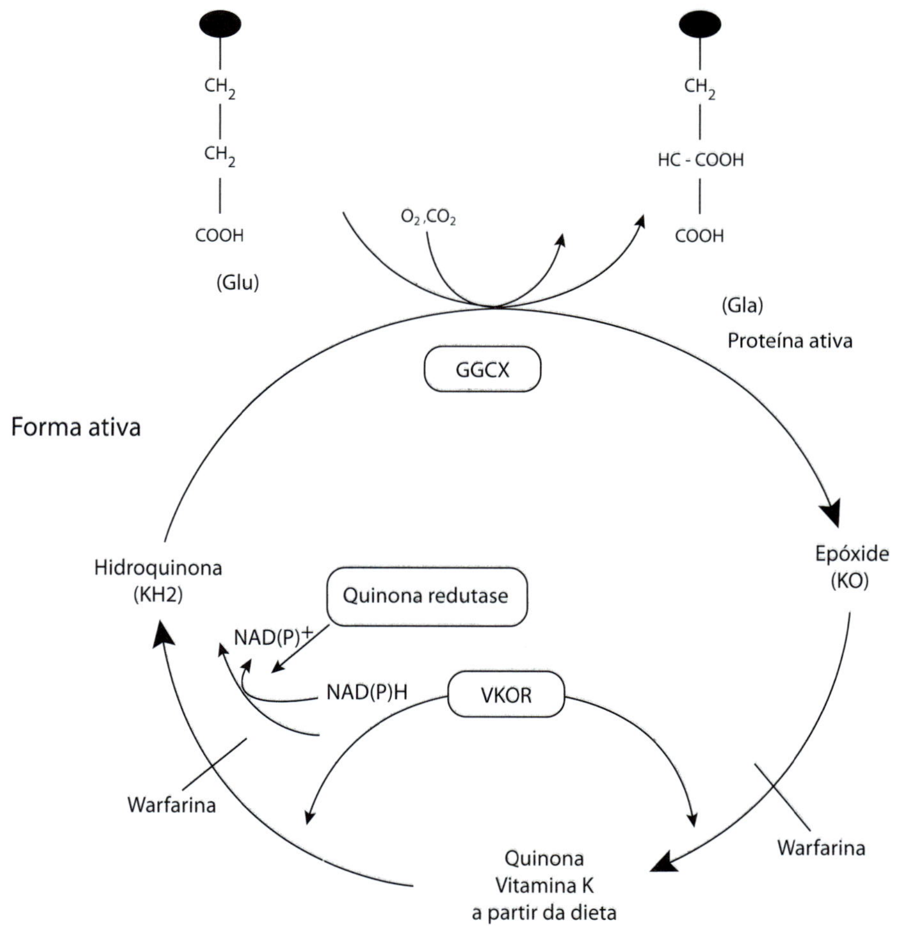

Figura 3.5 – Ciclo da vitamina K. Adaptado de Ferland, 2012.[44]

3.1.2 Vitaminas hidrossolúveis

A classe das vitaminas hidrossolúveis é composta por oito vitaminas do complexo B (tiamina, riboflavina, niacina, B_6, B_{12}, ácido fólico, biotina e ácido pantotênico), mais a vitamina C, que é o ácido ascórbico. Por possuírem a característica de serem solúveis em meio aquoso, elas não são armazenadas em grandes quantidades no organismo, tornando o efeito da deficiência dessas vitaminas visível de duas a quatro semanas. Não obstante, o excesso da maioria delas pode ser eliminado na urina, não acarretando nenhum problema à saúde.[1,2,5]

Tiamina, ou vitamina B_1

Auxilia no aproveitamento energético dos macronutrientes contidos na alimentação. Suas fontes alimentares são tanto de origem animal quanto de origem vegetal. É encontrada, principalmente, nos cereais integrais, feijões, sementes, castanhas, carne de porco, além de frutas e vegetais.

Atua no metabolismo dos carboidratos como coenzima (pirofosfato de tiamina), convertendo piruvato em acetil-CoA. Atua, também, no funcionamento do sistema nervoso e na obtenção de energia a partir do glicogênio muscular. Sua deficiência está associada com perda de apetite, confusão mental e fraqueza muscular. A deficiência crônica pode causar lesões no coração e sistema nervoso (beribéri).

Por exercer papel-chave no metabolismo dos carboidratos e das proteínas, a tiamina pode ser um nutriente potencialmente limitante no desempenho físico. A ingestão recomendada de tiamina é de 1,1 mg/dia para mulheres e de 1,2 mg/dia para homens, e a RDA sugerida de tiamina é de 0,5 mg/1.000 kcal. Indivíduos fisicamente ativos que consomem grandes quantidades energéticas devem aumentar a ingestão de tiamina proporcionalmente.

Estudos mostram que, embora a restrição aguda de tiamina possa não afetar negativamente o desempenho físico, a sua restrição crônica pode gerar acúmulo de piruvato e aumento de lactato circulante durante o exercício físico, tornando-se um importante fator de desenvolvimento da fadiga, prejudicando o treinamento e reduzindo o desempenho físico.[48]

Riboflavina, ou vitamina B_2

Auxilia no aproveitamento energético dos macronutrientes contidos na alimentação, na formação das hemácias e na estrutura da membrana mucosa da língua, da boca, dos olhos e do intestino. Suas fontes alimentares incluem leite e derivados, fígado, ovos, verduras de folhas verde-escuras, germe de trigo, levedura e cereais integrais.

A riboflavina atua na formação de enzimas oxidativas envolvidas no metabolismo dos carboidratos, dos lipídios e das proteínas. Sua deficiência, apesar de rara, está relacionada com inflamação da língua (glossite), rachaduras no canto da boca, escamação e desidratação da pele.

Niacina

Presente em todas as células do corpo, auxilia no aproveitamento energético dos macronutrientes contidos na alimentação, no desenvolvimento e na estrutura da pele e das membranas mucosas, e no funcionamento do sistema nervoso. É encontrada em diversos tipos de carnes, como miúdos, peixes e aves, além de cereais e leguminosas. A niacina atua como coenzima nos processos do metabolismo energético. Sua deficiência aguda inclui perda de apetite, rachaduras na pele, confusão mental, falta de energia e fraqueza muscular. Por sua vez, a sua deficiência crônica pode levar a quadros de dermatite grave, diarreia e doença mental.

Ácido pantotênico, ou vitamina B_5

É utilizado no metabolismo lipídico, na síntese hormonal e de neurotransmissores. Está presente em alimentos de origem animal e vegetal, que incluem miúdos bovinos, ovos, leguminosas, levedo de cerveja e grãos integrais.

O ácido pantotênico é um constituinte da coenzima A, responsável pela formação de acetil-CoA, que pode ser proveniente do metabolismo dos carboidratos, proteínas e lipídios. Atua na gliconeogênese, no metabolismo dos ácidos graxos e na síntese de acetilcolina (neurotransmissor). Sua deficiência é rara, em razão da sua ampla biodisponibilidade, porém, caso ocorra, pode gerar fadiga, cãibra muscular e coordenação motora prejudicada.

Vitamina B_6

É utilizada no funcionamento do sistema nervoso e na síntese de alguns hormônios. Suas fontes são carnes vermelhas, aves e peixes, germe de trigo, cereais integrais e ovos. Atua no metabolismo dos carboidratos, das proteínas e dos lipídios a partir da interação em diversos processos enzimáticos. Auxilia na síntese de neurotransmissores, hemoglobina, mioglobina e enzimas oxidativas. Sua deficiência é rara em virtude de sua ampla biodisponibilidade, mas, caso ocorra, os sintomas incluem náusea, deficiência imunológica, transtornos cutâneos, úlceras bucais, fraqueza, depressão bucal e anemia.

Ácido fólico, ou vitamina B_9

Auxilia na formação do sistema nervoso central. Suas fontes são miúdos bovinos, feijões, espinafre, cereais integrais, banana e laranja. Atua como coenzima na formação do DNA, na manutenção dos eritrócitos e na divisão celular, sendo de função vital durante a gravidez. Sua deficiência pode causar anemia, doenças vasculares e, em gestantes, pode ocorrer malformação do tubo neural do feto.

Vitamina B_{12}

Suas fontes incluem alimentos de origem animal como carnes, aves, peixes, ovos e laticínios. Atua como coenzima na síntese de DNA e RNA, no desenvolvimento de eritrócitos, na formação da bainha de mielina e previne o aparecimento de anemia. Sua deficiência é rara, em razão de sua ampla biodisponibilidade, além de ter a capacidade de ser estocada no fígado, mas os sintomas da falta dessa vitamina incluem anemia e lesão neuronal, que pode desenvolver-se em paralisia.

Vitamina C ou ácido ascórbico

Atua no processo de cicatrização, contribuindo na integridade das células epiteliais; auxilia no sistema imune contra agentes invasores e atua como agente antioxidante. Suas fontes são as frutas cítricas e os vegetais de folhas verdes. A vitamina C está envolvida na síntese de hormônios (adrenalina) e neurotransmissores que auxiliam na absorção do ferro pelas células intestinais, além de contribuir para a síntese de eritrócitos. Sua deficiência é rara, mas pode levar à desintegração do tecido conjuntivo das gengivas, da pele, dos tendões e das cartilagens (escorbuto). Os sintomas são sangramento da gengiva, ruptura dos vasos sanguíneos da pele, má cicatrização, cãibras musculares e fraqueza.

A Figura 3.6 ilustra algumas das funções biológicas das vitaminas e o Quadro 3.1 resume as funções, deficiências e principais fontes de cada vitamina.

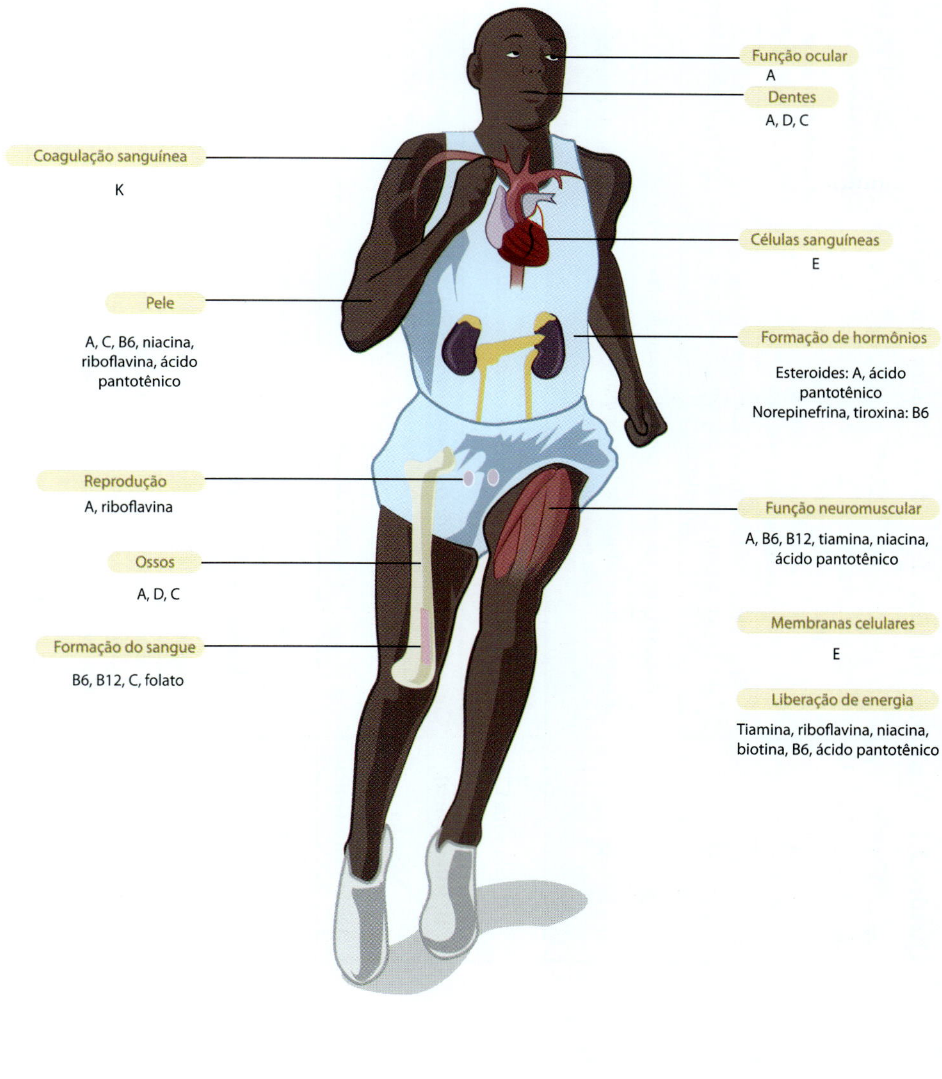

Figura 3.6 – Algumas das diversas funções biológicas das vitaminas. Adaptado de McArdle et al., 2008.[2]

Quadro 3.1 – Vitaminas: funções, deficiências e fontes alimentares

Vitamina	Funções	Deficiências	Fontes alimentares
Lipossolúveis			
A	Atua na pele, na retina e nas mucosas, aumenta a resistência contra agentes infecciosos	Problemas de pele, atraso no crescimento, perda de peso, problemas de visão	Manteiga, leite, gema de ovo, fígado, espinafre, chicória, tomate, mamão, batata, cará, abóbora
D	Fixa o cálcio e o fósforo nos dentes e nos ossos; fundamental para crianças, gestantes e mães que amamentam	Raquitismo, cáries, descalcificação	Óleo de fígado de peixes, leite, manteiga, gema de ovo
E	Antioxidante, favorece o metabolismo muscular	Raro	Germe de trigo, nozes, carnes, amendoim, óleo, gema de ovo
K	Essencial na produção de protrombina, responsável pela coagulação do sangue	Alteração da coagulação sanguínea, hemorragia	Fígado, verduras, ovo
Hidrossolúveis			
B_1 (tiamina)	Auxilia no metabolismo dos carboidratos, favorece a absorção de oxigênio pelo cérebro, equilibra o sistema nervoso e assegura o crescimento normal	Perda de peso, fraqueza muscular, distúrbios cardiovasculares	Carne de porco, cereais integrais, nozes, lentilha, soja, gema de ovo
B_2 (riboflavina)	Conserva os tecidos, principalmente os do globo ocular	Lesão nas mucosas, fotofobia	Fígado, rim, levedo de cerveja, espinafre, berinjela
Niacina	Atua como coenzima no metabolismo dos carboidratos, atua na síntese de lipídios, auxilia na manutenção da pele	Perda de apetite, fraqueza, lesões dermatológicas, problemas gastrointestinais, pelagra	Carnes magras, peixes, aves, cereais integrais e feijões
Ácido pantotênico	Estrutura da coenzima A	Raro	Fígado, carnes magras, leite, ovos, leguminosas e cereais integrais
Biotina	Ajuda no metabolismo dos carboidratos e das proteínas	Depressão, sonolência, dores musculares, anorexia, descamação da pele	Fígado e rim de boi, gema de ovo, batata, banana, amendoim
B_6(piridoxina)	Auxilia na síntese de proteínas e das gorduras	Inflamação na pele e nas mucosas	Carne de boi e de porco, fígado, cereais integrais, batata, banana
Ácido fólico	Responsável pela formação dos glóbulos vermelhos	Anemia, alteração na medula óssea, distúrbios intestinais, lesão nas mucosas	Carnes, fígado
B_{12} (cobalamina)	Colabora na formação dos glóbulos vermelhos (eritrócitos) e na síntese do ácido nucleico	Anemia, irritabilidade, distúrbio gástrico, depressão nervosa	Fígado e rim de boi, ostra, ovo, peixe, aveia
C (ácido ascórbico)	Conserva os vasos sanguíneos e os tecidos, ajuda na absorção do ferro, aumenta a resistência contra infecções, favorece a cicatrização e o crescimento normal dos ossos	Escorbuto, problemas nas gengivas e na pele	Limão, laranja, abacaxi, mamão, goiaba, caju, cenoura, pimentão, nabo, espinafre

Adaptado de Zanuto et al., 2011.[1]

3.2 Minerais

Os minerais são elementos inorgânicos presentes na natureza. Esses compostos desempenham algumas funções básicas no organismo.[1,4,5]

Entre as suas funções estão: atuar como constituintes de diversos tecidos corporais, como ossos, dentes e músculos; atuar como cofatores responsáveis pela ativação de determinadas reações enzimáticas.

Os efeitos fisiológicos ligados aos minerais estão relacionados à contração muscular, ao transporte de oxigênio, à condução do impulso nervoso, ao equilíbrio do pH sanguíneo, ao equilíbrio hidroeletrolítico, à coagulação sanguínea e à manutenção do ritmo cardíaco.[1,5]

A deficiência de minerais pode causar diversas alterações fisiológicas no organismo e danos à saúde. Os minerais recebem duas classificações de acordo com sua ingestão diária: os macrominerais e os minerais-traço. Os macrominerais têm uma recomendação de ingestão diária, segundo a RDA, superior a 100 miligramas, ao passo que os minerais-traço têm sua recomendação de ingestão diária, segundo a RDA, inferior a 100 miligramas.[1,4,5]

3.2.1 Macrominerais

O grupo dos macrominerais é formado por sete minerais: cálcio, fósforo, magnésio, potássio, sódio, cloreto e enxofre. Estes são assim classificados em razão de terem recomendação diária, segundo a RDA, superior a 100 miligramas.

O organismo humano mantém a concentração desses minerais por mecanismos precisos de controle hormonal, uma vez que a deficiência ou o excesso destes gera grandes distúrbios fisiológicos.[1,4-6]

Cálcio

É o mineral mais abundante do organismo, representando cerca de 2% do peso corporal. Suas fontes alimentares incluem leite e derivados, gema de ovo, feijões, ervilhas secas, vegetais de folhas verde-escuras e couve-flor.

Esse mineral merece uma discussão mais elaborada a respeito de seus mecanismos biológicos de ação, em virtude de sua grande importância. Grande parte do cálcio no organismo (98%) está presente nas estruturas ósseas, onde, com a formação de sais, como o fosfato de cálcio, atua na estruturação da matriz óssea. Além disso, o cálcio é um íon extremamente importante para diversos processos fisiológicos que envolvem a geração e a manutenção do potencial de ação, contração, motilidade, rearranjos do citoesqueleto, divisão celular, secreção e modulação da atividade enzimática.[7,11] As concentrações de cálcio em diversos compartimentos estão sob controle tanto endócrino quanto por retroalimentação. Em conjunto com o fosfato (íon), forma o metabolismo ósseo.

A massa óssea é denominada, segundo o aspecto morfológico, de duas maneiras: uma delas perfaz cerca de 75% a 80% de toda a massa óssea (osso cortical) e o restante, em torno de 20% a 25% (osso trabecular).[7,11] O osso cortical é constituído pelas camadas externas concêntricas densas do esqueleto apendicular (ossos longos) e pelas camadas externas finas dos ossos chatos. Já o osso trabecular compõe as partes internas maiores do esqueleto axial (crânio, costelas, vértebras e pélvis), o interior menor das colunas dos ossos longos,[7] além de ser considerado o principal contribuidor na taxa de renovação do cálcio.

Durante toda a vida, ocorre renovação da massa óssea pelo processo de formação e reabsorção óssea. Diversos hormônios e fatores de crescimento regulam o processo de formação óssea pela estimulação da proliferação dos precursores osteoblásticos (células responsáveis pela formação e pela manutenção da matriz óssea) ou pela modulação da formação da matriz óssea. Entre eles, destacam-se: fator de crescimento relacionado à insulina (IGF), fator de crescimento epidérmico (EGF), fator de crescimento dos fibroblastos (FGF), fator de crescimento plaquetário (PDGF), paratormônio (PTH), 1,25-(OH)2-D3 (forma biologicamente ativa da vitamina D), insulina, GH, esteroides sexuais, calcitonina, hormônios tireoidianos e glicocorticoides.[11]

Disfunções no metabolismo do cálcio decorrentes de distúrbios na glândula paratireoide (glândula que secreta o paratormônio/PTH, considerado um dos principais hormônios que controlam o metabolismo do cálcio) podem ocasionar hipocalcemia ou hipercalcemia (concentrações plasmáticas de cálcio abaixo ou acima dos valores dos limites normais, respectivamente).

A hipercalcemia gera aumento de mortalidade, principalmente por doenças cardiovasculares, além de associação com hipertensão, hiperuricemia e intolerância à glicose.[12-16] Já a hipocalcemia é marcada por anomalias no crescimento ósseo em crianças (raquitismo), além de defeitos na mineralização do osso (osteomalácia).[17] Os sintomas predominantes e os sinais clínicos da hipocalcemia são relacionados à irritabilidade neuromuscular, com formigamento de mãos e pés; tetania espontânea ou latente; espasmos dos músculos da laringe e, consequentemente, obstrução das vias aéreas; irritabilidade no sistema nervoso central, podendo resultar em convulsões.[7,17]

A ingestão inadequada de cálcio pode levar à deficiência desse mineral no organismo e a alterações no metabolismo do cálcio, ocasionando, principalmente, sintomas como câncer de cólon, pressão arterial elevada e osteoporose.

Fósforo

É o segundo mineral mais abundante no organismo.[5] Esse elemento está amplamente distribuído nos alimentos, principalmente na forma de sais de fosfato. Suas fontes incluem frutos do mar, carne bovina, ovos, leite e derivados, castanhas, ervilhas, feijões secos e cereais. O fósforo, por meio dos sais de fosfato, participa do metabolismo ósseo junto com o cálcio, sofrendo influências de controle hormonal e por retroalimentação (*feedback*). O fosfato de sódio, outra forma do fósforo presente no organismo, é responsável pelo equilíbrio ácido-base. Já outras formas de fósforo no organismo estão presentes nos fosfolipídios de membrana e no DNA. Sua deficiência é rara; entretanto, seus sintomas se assemelham aos da deficiência de cálcio.

Magnésio

Seu metabolismo relaciona-se com o do cálcio e do fósforo.[5] O magnésio está presente em alimentos como leite e derivados, castanhas, frutos do mar, feijões secos, produtos integrais, frutas e vegetais de folhas verdes. Em torno de 50% a 60% do magnésio do corpo estão presentes nas estruturas ósseas, participando do metabolismo ósseo para a formação dessas estruturas. O magnésio está presente também no plasma e, em maior quantidade, no músculo, atuando como coenzima de diversas reações biológicas. Sua deficiência é rara, mas seus sintomas incluem fraqueza muscular, apatia, contração muscular involuntária, cãibras musculares e arritmia cardíaca.

Sódio

É um dos principais íons positivos ou eletrólitos dos fluidos corporais.[5] Esse elemento é amplamente encontrado em diversos alimentos naturais, embora em quantidades muito pequenas. Comumente, o sódio é ingerido em maiores quantidades pelo sal de cozinha (NaCl – cloreto de sódio), que contém cerca de 40% de sódio, e também por alimentos industrializados.

Entre as funções desse mineral está o controle da pressão osmótica e arterial, sobretudo pelo fato de o sódio ser um dos elementos contidos no líquido extracelular, atuando basicamente no equilíbrio dos fluidos corporais. A ingestão elevada desse mineral promove o aumento da atividade de um sistema hormonal denominado de renina-angiotensina-aldosterona (RAA), responsável pela manutenção da pressão arterial e que, quando alterado, gera uma série de desordens fisiológicas, incluindo o metabolismo dos carboidratos (pela resistência da ação da insulina em diversos tecidos).[18] A deficiência de sódio pode representar um fator modulador do sistema RAA. Outras funções do sódio no organismo incluem propagação de potencial de ação (impulso nervoso) e equilíbrio ácido-base.

Cloreto

É o principal íon negativo dos líquidos extracelulares. Está presente em diversos alimentos, sobretudo no sal de cozinha (cloreto de sódio), que possui 60% de cloreto. Esse mineral atua em conjunto com o sódio no equilíbrio ácido-base, no equilíbrio osmótico e no potencial elétrico de membrana. Além disso, faz parte do ácido clorídrico do estômago, necessário durante o processo de digestão dos alimentos. A deficiência desse mineral é rara, mas, em caso de desidratação, inclui ativação do sistema RAA, assim como o sódio.[5]

Potássio

É um mineral que atua juntamente com o sódio e o cloreto na manutenção dos líquidos corporais e na geração de impulsos elétricos nos diversos tecidos excitáveis. Ele está presente em diversos alimentos, sobretudo na banana, nas frutas cítricas, nos vegetais frescos, no leite, nas carnes e nos peixes. Sua deficiência pode gerar hipocalcemia, perda de apetite, cãibra muscular, apatia e batimento cardíaco irregular.[5]

3.2.2 Minerais-traço

O grupo dos minerais-traço é formado por dez minerais: cobalto, flúor, iodo, manganês, molibdênio, ferro, cobre, zinco, cromo e selênio. São classificados dessa forma por uma recomendação diária, segundo a RDA, inferior a 100 miligramas. Nesse grupo, os minerais que exercem maiores ações fisiológicas são, sem dúvida, o iodo e o ferro.[1,4-6]

Ferro

É um elemento metálico que se apresenta de duas formas: a ferrosa (Fe^{2+}) e a férrica (Fe^{3+}).[5] O organismo apresenta cerca de 2,5 a 4,0 gramas desse elemento, e 70% a 80% estão na forma de elementos funcionalmente ativos, combinados à hemoglobina, gerando uma importante ligação ferro-proteína que é extremamente importante para o transporte de oxigênio no corpo. O ferro está presente na mioglobina, fazendo a ligação e o transporte do oxigênio nas células musculares e nos citocromos da cadeia respiratória pertencente à crista mitocondrial, responsável pela ligação do oxigênio com dois átomos de hidrogênio, formando água (H_2O) após a ressíntese energética na forma de ATP. Ocasionalmente, essas ligações ocorrem de maneira desordenada, momento em que são formados os radicais livres (superóxido, radical hidroxila, superóxido de hidrogênio e oxigênio singlete).

A forma inativa do ferro está presente no organismo como hemossiderina e ferritina, armazenadas no fígado, no baço e na medula óssea. Representam importantes reservas de ferro para o organismo durante períodos de escassez desse mineral.

A deficiência na ingestão de ferro pode resultar em uma patologia denominada anemia ferropriva, responsável por sinais como:

- fraqueza muscular;
- falta de apetite;
- pele pálida ou cinzenta (palidez);
- língua dolorida;
- fadiga;
- incapacidade de regular a temperatura corporal;
- redução da resistência a infecções;
- unhas quebradiças;
- cefaleias frontais;
- vertigens.

As populações com maior risco de carência de ferro e, consequentemente, maior chance de desenvolver anemia são as crianças, os adolescentes e as mulheres durante a gestação, praticantes de atividade física e durante o período fértil.

O ferro é absorvido pelo intestino delgado e está presente nos alimentos de duas maneiras:

- *Ferro heme*: essa forma do mineral está associada à hemoglobina e à mioglobina e, portanto, é encontrada apenas em alimentos de origem animal, como carne, frango e peixe. Excelentes fontes de ferro heme incluem fígado, coração, carnes magras, ostras, mariscos e carnes de frango escuras. Vinte e oito gramas de carne podem fornecer até 1 grama de ferro heme. A biodisponibilidade do ferro heme para o organismo é de 10% a 35% absorvidos pelas células intestinais.
- *Ferro não heme*: essa forma do mineral está presente tanto em alimentos de origem animal (20% a 70%) quanto de origem vegetal (100%), incluindo as frutas secas (damasco, ameixas, uvas-passas), feijões e cereais integrais. A biodisponibilidade desse tipo de ferro nos alimentos é muito menor que a do ferro heme, sendo em torno de 2% a 10%.

Iodo

É um dos minerais-traço mais importantes para o nosso organismo. Quando há carência desse mineral na ingestão diária mínima (Tabela 3.1), podem surgir diversas anormalidades funcionais.

Tabela 3.1 – Necessidades diárias de iodo de acordo com a população

População	Iodo (μg/dia)
Recém-nascidos, crianças pré-escolares	90
Crianças	120
Adolescentes	150
Adultos	150-200
Grávidas e lactantes	200-300

Adaptado de Knobel e Medeiros Neto, 2004.[19]

O iodo é utilizado pela glândula tireoidiana para a síntese de seus hormônios: T4 (tetraiodotironina ou tiroxina), T3 (tri-iodotironina) e o T3 reverso (rT3).[20-23]

Os hormônios tireoidianos exercem diversos efeitos biológicos, dependendo da célula-alvo em que atuam. Os tecidos-alvo dos hormônios tireoidianos incluem coração, músculo esquelético, fígado, rim, cérebro, ossos e tecido adiposo. Os hormônios tireoidianos T3 e T4 são conhecidos por realizar o chamado "ciclo fútil", já que atuam tanto no catabolismo quanto no anabolismo de substratos energéticos. Eles atuam de diversas maneiras sobre o metabolismo dos carboidratos, das proteínas e dos lipídios.

Relacionados ao metabolismo lipídico, os hormônios tireoidianos atuam como potentes estimuladores da lipogênese no fígado, nos tecidos adiposos marrom e branco e nas glândulas mamárias, pelo aumento na expressão de importantes enzimas envolvidas nessa via metabólica, como a ácido graxo sintetase e a acetil-CoA carboxilase. No metabolismo dos carboidratos, os hormônios tireoidianos atuam desde o aumento na absorção de glicose pelas células intestinais até a oxidação e síntese desse substrato.[27] Já no metabolismo das proteínas, são estimuladas tanto a via de síntese quanto de degradação proteica, promovendo um balanço nitrogenado neutro.[24]

Os hormônios tireoidianos são de importância vital para o desenvolvimento e a maturação do sistema nervoso central. Atuam no crescimento do córtex cerebral e cerebelar, na proliferação dos axônios, na ramificação dos dendritos, na sinapto gênese, na mielinização e na migração celular. Assim, se durante a gravidez o feto não receber quantidades suficientes de hormônios tireoidianos, em razão do processo de hipotireoidismo, todos esses efeitos dos hormônios tireoidianos serão minimizados, gerando um estado patológico denominado de cretinismo. Esse estado patológico também pode manifestar-se durante os primeiros anos da infância.[25,26]Além disso, os hormônios tireoidianos exercem importante papel sobre o metabolismo ósseo em humanos por meio da ossificação endocondral, crescimento linear do osso e amadurecimento dos centros ósseos epifisários.[24]

As anormalidades causadas na glândula tireoide levam a defeitos na secreção hormonal, resultando em hipotireoidismo ou em hipertireoidismo. A variedade de sinais e sintomas gerados por essas patologias é previsível, tendo como base suas ações biológicas e fisiológicas. Dessa maneira, esses distúrbios afetam o crescimento e o desenvolvimento do sistema nervoso central, a taxa metabólica basal, assim como a produção de calor, o metabolismo intermediário (dos carboidratos, proteínas e lipídios) e o sistema cardiovascular.[20-24,27]

Os alimentos ricos em iodo são, principalmente, os frutos do mar (camarão, ostras), peixes (atum, bacalhau) e algas, alguns legumes e verduras (vagem, rabanete, agrião, nabo e cebola). Além disso, desde 1953 o Brasil adota o processo de iodização do sal de cozinha como profilaxia para evitar a deficiência de iodo.

O Quadro 3.2 resume para cada mineral suas fontes, funções, deficiências e seu excesso, inclusive os minerais-traço que ainda não foram citados.

Quadro 3.2 – Minerais: fontes, funções, deficiências e excesso

Macrominerais	Fontes	Funções	Deficiências	Excesso
Cálcio (Ca)	Leite e derivados, gema de ovo, feijões e ervilhas secas, vegetais de folhas verde-escuras, couve-flor	Formação óssea, ativação enzimática, transmissão de impulso nervoso, contração muscular, potencial de membrana celular	Osteoporose, raquitismo, redução da contração muscular, câibras musculares	Constipação, inibição da absorção de minerais-traço, em alguns indivíduos, arritmia cardíaca, cálculos renais, calcificação dos tecidos moles
Fósforo (P)	Produtos fontes de proteínas	Formação óssea, equilíbrio hidroeletrolítico, estrutura da membrana celular, ativação da vitamina B, componente de compostos orgânicos	Rara, semelhantes às deficiências de cálcio	Raro, danos no metabolismo de Ca, distúrbios gastrointestinal causado por sais de fosfato
Magnésio (Mg)	Leite e iogurte, feijões secos, castanhas, produtos integrais, frutas, vegetais de folha verde	Síntese de proteínas, atuação como cofator, contração do músculo liso, componente ósseo	Rara, fraqueza muscular, apatia, contração muscular, câibras musculares, arritmia cardíaca	Náusea, vômito, diarreia
Minerais-traço	**Fontes**	**Funções**	**Deficiências**	**Excesso**
Cobalto (Co)	Carne, fígado, leite	Componente da vitamina B_{12}, promove desenvolvimento dos eritrócitos	Não existe	Náusea, vômito, morte
Flúor (F)	Leite, gema de ovo, água, frutos do mar	Formação de ossos e dentes	Alta incidência de cáries dentárias	Mancha nos dentes
Iodo (I)	Sal iodado, frutos do mar, vegetais	Formação de hormônios tireoidianos	Bócio, aumento da glândula da tireoide	Atividade deficiente da glândula tireoidiana
Manganês (Mn)	Produto de cereais integrais, feijões, vegetais folhosos	Cofator enzimático no metabolismo energético, formação de ossos, síntese de gorduras	Crescimento insuficiente	Fraqueza, problemas no sistema nervoso, confusão mental
Molibdênio (Mo)	Fígado, miúdos bovinos, cereais integrais, feijões e ervilhas	Cofator do metabolismo de carboidratos e lipídios	Nenhum caso relatado	Raro
Ferro (Fe)	Miúdos bovinos, mariscos, produtos cereais	Formação de hemoglobina e mioglobina, transferência de elétrons no processo oxidativo	Fadiga, anemia, incapacidade de regular a temperatura, redução da resistência a infecções	Hemocromatose, Danos ao fígado
Cobre (Cu)	Miúdos bovinos, mariscos, castanhas	Melhor utilização do ferro e da hemoglobina, atuação como cofator	Rara, anemia	Raro, náusea e vômitos
Zinco (Zn)	Miúdos bovinos, mariscos, derivados do leite	Cofator enzimático, síntese proteica, função imunológica	Redução da função imunológica, redução da capacidade de cicatrização, falta de apetite, problemas de crescimento	Aumento das LDL e redução das HDL, sistema imune deficiente, náusea, vômito, deficiência na absorção do cobre
Cromo (Cr)	Miúdos bovinos, ostras, cereais integrais	Melhora da função insulínica	Intolerância à glicose, problemas no metabolismo lipídico	Raro
Selênio (Se)	Carnes, miúdos bovinos, frutos do mar, cereais integrais	Cofator da ação enzimática antioxidante	Rara, danos no músculo cardíaco	Náusea, vômito, dores abdominais, perda de cabelo

Adaptado de Zanuto et al., 2011.[1]

3.3 Água

A água representa em torno de 70% da composição corporal total, de 65% a 75% do peso do músculo e 10% do peso do tecido adiposo. Consequentemente, as diferenças de água corporal total entre indivíduos resultam, em grande parte, de variações na composição corporal.[1,2]

A água está distribuída por todo o corpo, estando presente no compartimento intracelular (citosol), no compartimento extracelular (líquido intersticial), na linfa, na saliva, nos órgãos e no plasma sanguíneo. Um homem adulto tem cerca de 62% de toda a água corporal no compartimento intracelular, e os outros 38% distribuídos em todos os outros compartimentos extracelulares.[2]

A estrutura química da água é formada pela ligação de dois átomos de hidrogênio e um átomo de oxigênio, por meio de uma ligação covalente, em um ângulo entre as ligações de 104,5° (Figura 3.7). Essa ligação é facilmente rompida, facilitando os diversos processos químicos em que a água participa.[1]

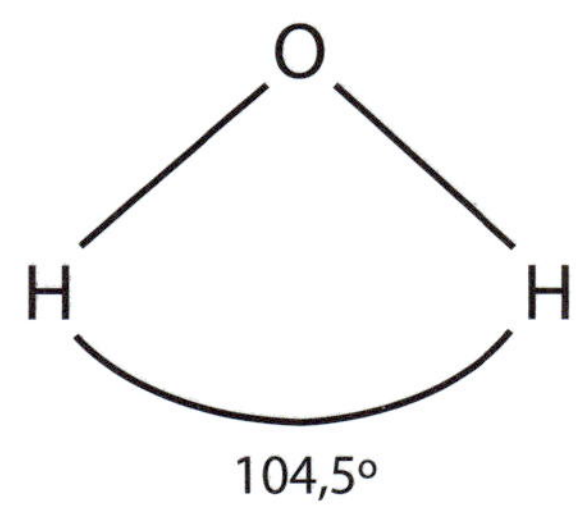

Figura 3.7 – Representação química da molécula de água. Adaptado de Zanuto et al., 2011.[1]

A água é considerada o elemento químico mais importante à vida. É essencial para o funcionamento dos seres vivos e desempenha diversas funções fisiológicas. Entre elas, destacam-se o controle de reações químicas nas células pelo processo de hidrólise e o controle da temperatura corporal. Sua importância é tão grande que casos de desidratação rápida podem ser fatais em um curto período de tempo, não somente pela perda da água, mas, também, pela perda de eletrólitos envolvidos em diversos processos fisiológicos. Condições anormais em suas concentrações podem influenciar negativamente o desempenho físico durante a prática esportiva, além de gerar diversos problemas de saúde.[2,5]

3.3.1 Necessidades diárias

As necessidades diárias de água no organismo variam de acordo com o peso do indivíduo, a fase da vida, a temperatura e a umidade do ambiente em que se encontra, e o nível de intensidade e volume da atividade física que está sendo praticada.[2,5]

Para indivíduos que vivem em clima temperado e que praticam pouca ou nenhuma atividade física, o consumo de água adequado é de, aproximadamente, 2,5 litros/dia. Contudo, para os indivíduos que vivem em clima quente e que praticam exercícios intensos e/ou prolongados, a necessidade de água pode girar em torno de 5 a 10 litros por dia.[2,5] A Figura 3.8 ilustra o equilíbrio hídrico no corpo.

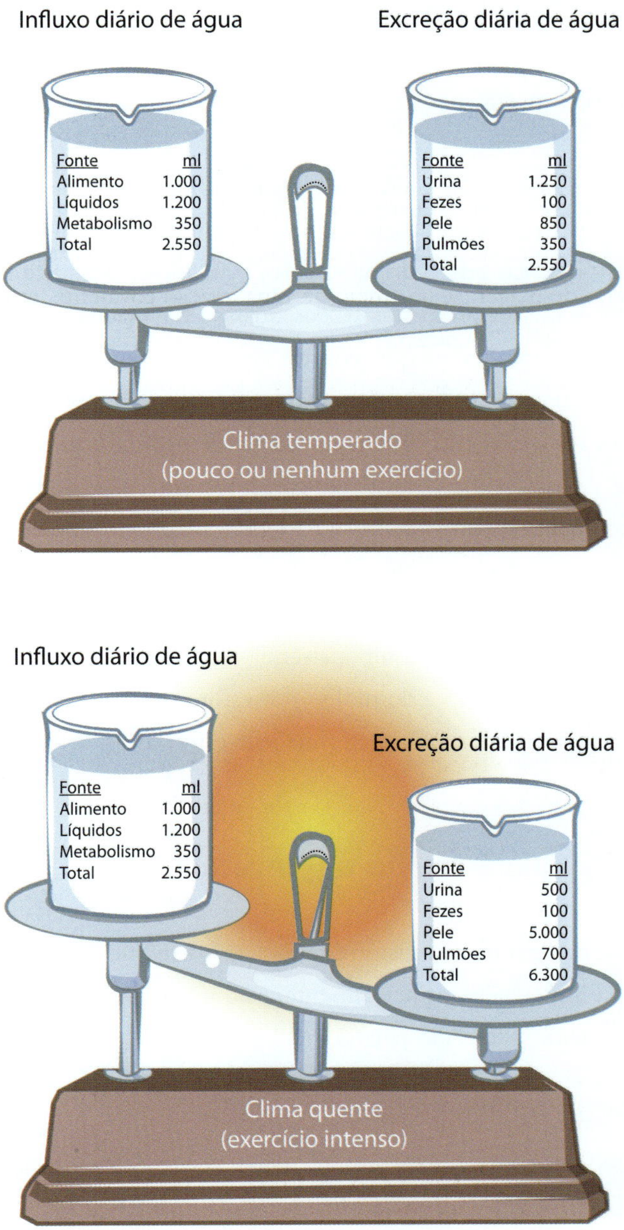

Figura 3.8 – Equilíbrio hídrico no corpo. Adaptado de McArdle et al., 2008.[2]

O equilíbrio hídrico no organismo é a diferença entre quantidade de água ingerida e a quantidade de água eliminada. Pequenas quantidades de água são eliminadas durante o dia pelo ar que expiramos e pelas fezes; a pele, por sua vez, é responsável por eliminar cerca de 30% de água por um processo denominado *perspiração insensível* (mecanismo imperceptível de eliminação de água pela pele). Em ambientes quentes, a perda de água através da pele pode ser ainda maior, por meio da transpiração (ilustrado na Figura 3.8). Substâncias que estimulam a diurese e inibem o hormônio antidiurético (ADH), como o álcool e a cafeína, aumentam mais ainda a eliminação de água com o aumento da diurese renal.[5,7]

Doenças relacionadas ao calor em esportes e exercícios[50]

A hipertermia pelo esforço é composta de vários estados que afligem as pessoas fisicamente ativas durante o exercício físico em condições de alto estresse térmico ambiental. Certas formas de hipertermia pelo esforço podem tornar-se fatais se não forem tratadas. A hipertermia pelo esforço caracteriza-se pelo aumento da temperatura corporal central acima de 40° C, modificando o estado mental, sendo potencialmente letal e, por isso, deve ser tratada com o imediato resfriamento corporal, a fim de reduzir a morbidade e a mortalidade. Muitos casos de hipertermia pelo esforço são evitáveis, seguindo-se diretrizes de aclimatação ao calor, alterando-se o horário de prática da sessão de treinamento, mantendo-se o nível adequado de hidratação, evitando-se a prática de exercícios físicos quando há a presença de doenças que possam alterar a temperatura corporal, e por meio da orientação de treinadores, atletas e seus responsáveis (quando o atleta for menor de idade) para o reconhecimento e a prevenção precoce da hipertermia pelo esforço. A exaustão pelo calor, o colapso associado ao exercício, as câibras musculares associadas ao exercício, a hiponatremia associada ao exercício e a rabdomiólise por esforço são fatores presentes na hipertermia pelo esforço.

3.3.2 Controle da água no organismo

O controle da água no organismo é feito pelo hormônio antidiurético (ADH). Esse hormônio é sintetizado, principalmente, pelo núcleo supraóptico do hipotálamo e, posteriormente, secretado pela neuro-hipófise para a corrente sanguínea. A detecção para a secreção do ADH é feita pelos níveis osmóticos e hídricos do corpo por neurônios osmorreceptores.[7,28,29]

A secreção desse hormônio promove maior reabsorção renal de água e, concomitantemente, do íon sódio. Assim, a quantidade normal de água no organismo (normo-hidratação ou euidratação) é mantida.

Substâncias diuréticas (café e álcool) inibem a secreção do ADH, aumentando a diurese, podendo ocasionar desidratação. Os exercícios físicos prolongados realizados em ambiente quente também podem provocar desidratação, não pela inibição do ADH, mas, sim, pela sudorese excessiva. A perda de água que leva à desidratação é denominada de *hipo-hidratação*, ao passo que a retenção de água pelo organismo gera a *hiper-hidratação*. Nesse último caso, os rins atuam eficientemente na eliminação da água em excesso.[5]

Outra importante substância que exerce controle sobre a concentração de água no organismo é o hormônio aldosterona, isolado e caracterizado quimicamente em 1953,[30,31] cuja síntese depende da presença de colesterol na zona glomerulosa do córtex da glândula adrenal.

A aldosterona sintetizada está presente no plasma de duas formas: 50% na forma livre, e os outros 50% ligados a proteínas transportadoras específicas: transcortina ou albumina.[32]

O principal efeito biológico da aldosterona é a manutenção do volume do líquido extracelular e a conservação do sódio no organismo. Dessa forma, quando o volume de líquidos corporais se altera, os rins iniciam o desencadeamento de um processo que culmina com o aumento na secreção desse hormônio.[33,34]Esse mecanismo é ativado pelos rins no momento em que há alterações, como queda no volume de líquidos extracelulares e no volume plasmático, que diminuiriam o fluxo e a pressão sanguínea.

A secreção de aldosterona é controlada pelo eixo renina-angiotensina-aldosterona, em que a diminuição do volume de líquidos e sódio corporais promove ativação do eixo, aumentando a reabsorção de sódio pelos rins. Contudo, quando o volume de líquidos e sódio está normal ou em excesso, o eixo é inibido por sistema de retroalimentação negativa.[35-37]

Teste seus conhecimentos

1. Quais são os micronutrientes e quais as suas funções no organismo?
2. Qual a diferença entre as vitaminas hidrossolúveis e as vitaminas lipossolúveis?
3. O escorbuto é uma condição clínica decorrente da deficiência de qual vitamina? Quais são seus sintomas?
4. Discorra sobre a importância das vitaminas do complexo B para o organismo.
5. O beribéri é uma condição clínica decorrente da deficiência de qual vitamina? Quais são os seus sintomas?
6. Qual a diferença entre macrominerais e os minerais-traço?
7. Discorra sobre a importância do cálcio para o organismo.
8. Discorra sobre a importância do ferro para o organismo.
9. Qual a importância do iodo para o organismo?
10. Discorra sobre a importância da água para o organismo e suas necessidades diárias.

Referências

1. Zanuto R, Lorenzeti FM, Lima WP, Carnevali Jr LC. Biologia e bioquímica: bases aplicadas às ciências da saúde. São Paulo: Phorte; 2011.

2. McArdle WD, Katch FI, Katch VL. Fisiologia do exercício: energia, nutrição e desempenho humano. 6. ed. Rio de Janeiro: Guanabara Koogan; 2008.

3. Positions of the American Dietetic Association, Dietitians of Canada, and the American College of Sports Medicine: Nutrition and Athletic Performance. J Am Diet Assoc. 2000 Dec;100(12):1543-56.

4. Lukaski HC. Vitamin and Mineral Status: Effects on Physical Performance. Nutrition. 2004 Jul-Aug;20(7-8):632-44.

5. Williams M. Nutrição para a saúde, condicionamento físico e desempenho esportivo. 5. ed. São Paulo: Manole; 2002.

6. Tirapegui J. Nutrição, metabolismo e suplementação na atividade física. São Paulo: Atheneu; 2005.

7. Berne RM, Levymn, Koeppen BM, Stanton BA. Fisiologia. 5. ed. Rio de Janeiro: Elsevier; 2004.

8. Ramalho RA, Anjos LA, Flores H. Valores séricos de vitamina A e teste terapêutico em pré-escolares atendidos em uma unidade de saúde do Rio de Janeiro, Brasil. Rev Nutr. 2001;14(1):5-12, 2001.

9. Grüdtner VS; Weingrill P; Fernandes AL. Aspectos da absorção no metabolismo do cálcio e vitamina D. Rev Bras Reumatol. 1997;37(3):143-51.

10. Dôres SMC; Paiva SAR; Campana AO. Vitamina K: metabolismo e nutrição. Rev Nutr. 2001; 14 (3):207-218.

11. Bianco AC; Lazaretti-Castro M. Fisiologia do metabolismo osteomineral. In: Aires MM. Fisiologia. Rio de Janeiro: Guanabara Koogan; 1999.

12. Walgenbach S, Hommel G, Junginger T. Outcome after surgery for primary hyperparathyroidism: ten-year prospective follow-up study. World J Surg. 2000 May;24(5):564-9; discussion 569-70.

13. Kleerekoper M, Bilezkian JP. A cure in search of a disease: parathyroidectomy for nontraditional features of primary hyperparathyroidism. Am J Med. 1994 Feb;96(2):99-100.

14. Palmér M, Adami HO, Bergström R, Akerström G, Ljunghall S. Mortality after surgery for primary hyperparathyroidism: a follow-up of 441 patients operated on from 1956 to 1979. Surgery. 1987 Jul;102(1):1-7.

15. Hedbäck G, Tisell LE, Bengtsson BA, Hedman I, Oden A. Premature death in patients operated on for primary hyperparathyroidism.World J Surg. 1990 Nov-Dec;14(6):829-35; discussion 836.

16. Silverberg SJ, Bilezikian JP, Bone HG, Talpos GB, Horwitz MJ, Stewart AF. Therapeutic controversies in primary hyperparathyroidism. J Clin Endocrinol Metab. 1999 Jul;84(7):2275-85.

17. Kronenberg HM , Williams RH. Williams textbook of endocrinology. 11. ed. Philadelphia: Saunders/Elsevier; 2008.

18. Whaley-Connell A, Johnson MS, Sowers JR. Aldosterone: role in the cardiometabolic syndrome and resistant hypertension. Prog Cardiovasc Dis. 2010 Mar-Apr;52(5):401-9.

19. Knobel M; Medeiros-Neto G. Moléstias associadas à carência crônica de iodo. Arq Bras Endocrinol Metab. 2004; 48(1):53-61.

20. Lacroix L, Pourcher T, Magnon C, Bellon N, Talbot M, Intaraphairot T, et al. Expression of the apical iodide transporter in human thyroid tissues: a comparison study with other iodide transporters. J Clin Endocrinol Metab. 2004 Mar;89(3):1423-8.

21. Gnidehou S, Caillou B, Talbot M, Ohayon R, Kaniewski J, Noël-Hudson MS, Iodotyrosine-dehalogenase 1 (DEHAL1) is a transmembrane protein involved in the recycling of iodide close to the thyroglobulin iodination site. FASEB J. 2004 Oct;18(13):1574-6. Epub 2004 Aug 2.

22. Larsen PR. Thyroidal triiodothyronine and thyroxine in Graves' disease: correlation with presurgical treatment, thyroid status, and iodine content. J Clin Endocrinol Metab. 1975 Dec;41(06):1098-104.

23. Yokoyama N, Taurog A.. Porcine thyroid peroxidase: relationship between the native enzyme and an active, highly purified tryptic fragment. Mol Endocrinol. 1988 Sep;2(9):838-44.

24. Bianco AC, Kimura ET. Fisiologia da glândula tiróide. In: Aires MM. Fisiologia. Rio de Janeiro: Guanabara Koogan; 1999.

25. Hernandez A, Martinez ME, Fiering S, Galton VA, St Germain D. Type 3 deiodinase is critical for the maturation and function of the thyroid axis. J Clin Invest. 2006 Feb;116(2):476-84.

26. Saberi M, Sterling FH, Utiger RD. Reduction in extrathyroidaltriiodothyronine production by propylthiouracil in man. J Clin Invest. 1975 Feb;55(2):218-23.

27. Schneider MJ, Fiering SN, Thai B, Wu SY, St Germain E, Parlow AF, et al.Targeted disruption of the type 1 selenodeiodinase gene (dio1) results in marked changes in thyroid hormone economy in mice. Endocrinology. 2006 Jan;147(1):580-9.

28. Hew-Butler T, Jordaan E, Stuempfle KJ, Speedy DB, Siegel AJ, NoakesTD,et al. Osmotic and non-osmotic regulation of arginine vasopressin during prolonged endurance exercise. J Clin Endocrinol Metab. 2008 Jun;93(6):2072-8.

29. Hew-Butler T, Dugas JP, Noakes TD, Verbalis JG. Changes in plasma vasopressin concentrations in cyclists participating in a 109 km cycle race. Br J Sports Med. 2010 Jun;44(8):594-7.

30. Simpson SA, Tait JF, Wettstein A, Neher R, Von Euw J, Reichstein T. Isolierungeinesneuenkristallisiertenhormonsausnebennierenmitbesondershoherwirksamkeit auf den mineralstoffwechsel. Experientia. 1953 Sep;9(9):333-5.

31. Simpson SA, Tait JF, Wettstein A, Neher R, Euw JV, Schindler O, et al. Konstitution des aldosterons, des neuen mineralocorticoids. Experientia 1954;10(3):132-3.

32. Migliorini RH, Ketelhut IC. As glândulas adrenais. In: Aires MM. Fisiologia. 2. ed. Rio de Janeiro: Guanabara Koogan; 1999.

33. Davis JO, Hartroft PM, Titus EO, Carpenter CCJ, Ayers CR, Spiegel HE. The role of the rennin angiotensin system in the control of aldosterone secretion. J Clin Invest. 1962 Feb; 41(2): 378–9.

34. Mangelsdorf DJ, Thummel C, Beato M, Herrlich P, Schütz G, Umesono K, et al. The nuclear receptor superfamily: the second decade. Cell. 1995 Dec 15;83(6):835-9.

35. Krozowski ZS, Funder JW. Renal mineralocorticoid receptors and hippocampal corticosterone-binding species have identical intrinsic steroid specificity. Proc Natl Acad Sci U S A 1983 Oct;80(19):6056-60.

36. Pearce P, Funder JW. High affinity aldosterone binding sites (type 1 receptors) in rat heart. ClinExpPharmacol Physiol. 1987 Nov--Dec;14(11-12):859-66.

37. Funder JW, Myles K. Exclusion of corticosterone from epithelial mineralocorticoid receptors is insufficient for selectivity of aldosterone action: in vivo binding studies. Endocrinology. 1996 Dec;137(12):5264-8.

38. Sung CC, Liao MT, Lu KC, Wu CC. Role of vitamin D in insulin resistance. J Biomed Biotechnol. 2012;2012:634195.

39. Rhinn M, Dollé P. Retinoic acid signalling during development. Development. 2012 Mar;139(5):843-58.

40. Food and Nutrition Board, Institute of Medicine. Dietary Reference Intakes for Vitamin C, Vitamin E, Selenium and Carotenoids. Washington, D.C.: National Academy Press; 2000. p. 95-185.

41. Traber MG, Atkinson J. Vitamin E, antioxidant and nothing more. Free RadicBiol Med. 2007 July 1;43(1):4-15.

42. Buettner GR. The pecking order of free radicals and antioxidants: lipid peroxidation, alpha-tocopherol, and ascorbate. Arch Biochem Biophys. 1993 Feb 1;300(2):535-43.

43. Brigelius-Flohé R, Traber MG. Vitamin E: function and metabolism. FASEB J. 1999 July;13(10):1145-55.

44. Ferland G. The discovery of vitamin K and its clinical applications. Ann Nutr Metab. 2012;61(3):213-8.

45. Trumbo P, Yates AA, Schlicker S, Poos M. Dietary Reference Intakes for Vitamin A, Vitamin K, Arsenic, Boron, Chromium, Copper, Iodine, Iron, Manganese, Molybdenum, Nickel, Silicon, Vanadium, and Zink. J Am Diet Assoc. 2001 Mar;101(3):294-301.

46. Nakagawa K, Hirota Y, Sawada N, Yuge N, Watanabe M, Uchino Y, et al. Identification of UBIAD1 as a novel human menaquinone-4 biosynthetic enzyme. Nature. 2010 Nov 4;468(7320):117-21.

47. Stenflo J, Fernlund P, Egan W, Roepstorff P. Vitamin K dependent modifications of glutamic acid residues in prothrombin. Proc Natl Acad Sci U S A. 1974 Jul;71(7):2730-3.

48. Williams MH. Vitamin supplementation and athletic performance. Int J Vitam Nutr Res Suppl. 1989;30:163-91.

49. Ogan D, Pritchett K. Vitamin D and the athlete: risks, recommendations, and benefits. Nutrients. 2013 May 28;5(6):1856-68.

50. Nichols AW. Heat-related illness in sports and exercise. Curr Rev Musculoskelet Med. 2014 Dec;7(4):355-65.

4

Nutrição e suplementação para aumento de força e massa muscular

"O músculo é um motor capaz de transformar energia química em energia mecânica. Ele é o único na natureza e, até hoje, não foi criado nenhum motor artificial que possuísse a grande versatilidade de um músculo vivo."

Stacy e Santolucito, 1966, p. 345
apud Silverthorn, 2003[1]

A utilização de suplementos nutricionais é um fenômeno que cresce a cada dia. Isso pode ser ilustrado pela grande quantidade de suplementos que existe no mercado com a promessa de aumentar a massa muscular e a força, diminuir o excesso de gordura corporal e/ou aumentar o desempenho físico.[2]

De acordo com Willians (2002),[3] à medida que os exames *antidoping* se tornam mais sofisticados, a utilização de recursos ergogênicos nutricionais por atletas se torna cada vez maior.

Este capítulo aborda a utilização de alguns recursos ergogênicos nutricionais que visam ao aumento de força e massa muscular. Inicialmente, abordaremos conceitos relacionados ao músculo esquelético, como estrutura, classificação das fibras musculares, adaptação ao treinamento e o papel das células-satélite. Discutiremos sobre os hormônios envolvidos nas adaptações musculares no treinamento de força e, finalmente, elucidaremos os principais recursos ergogênicos nutricionais.

4.1 O músculo esquelético e a adaptação ao treinamento de força

O músculo esquelético é considerado um tecido extremamente plástico por se adaptar a diversas condições e estímulos.[4] Além disso, o músculo esquelético é composto por fibras musculares especializadas, que permitem ao corpo manter a postura e executar uma boa amplitude de movimentos.[5]

Em grande parte dos mamíferos, o tecido muscular esquelético representa cerca de 55% da massa total, desempenhando papel vital na locomoção, na produção de calor e no metabolismo energético como um todo.[6-8]

Existem duas principais alterações promovidas pelo estímulo mecânico gerado pelo treinamento de força:[9]

- remodelação do tecido muscular por alterações na massa e no volume muscular;
- alterações moleculares geradas na expressão de diversas proteínas envolvidas na cascata de sinalização muscular.

A associação dessas duas alterações permite que o músculo esquelético possa adaptar as suas propriedades contráteis pelo incremento da carga imposta a ele.

Diversos estudos mostram que o estímulo mecânico gerado pelo treinamento de força é responsável por ativar uma importante via de sinalização no músculo esquelético, envolvendo uma proteína-chave na remodelação da massa muscular, denominada *proteína alvo de rapamicina em mamíferos* (*mTOR*).[10-13]

No entanto, para entendermos como isso ocorre, é necessário um aprofundamento na fisiologia do músculo esquelético.

4.1.1 Estruturas do músculo esquelético

O músculo esquelético é composto por diversas estruturas que se organizam hierarquicamente.[6] As células que formam o músculo esquelético são denominadas *fibras musculares*. Cada uma das fibras musculares está envolta por uma camada de tecido conectivo chamado de *endomísio*. Essas fibras musculares individuais estão agrupadas em uma estrutura denominada *feixe ou fascículo*. Cada um deles é envolto pelo perimísio, que também é uma camada de tecido conectivo. Por último, os feixes ou fascículos são agrupados formando o músculo (Figura 4.1).[6,14,15]

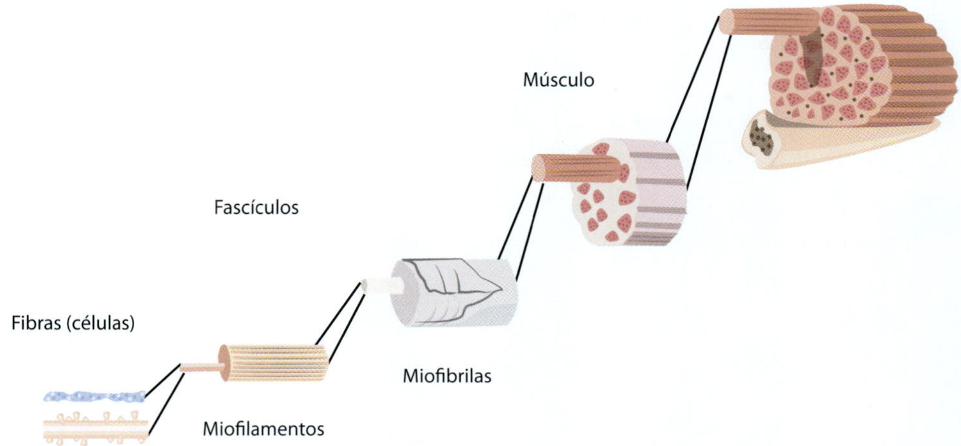

Figura 4.1 – Estruturas que compõem o músculo estriado esquelético. Adaptado de Ide et al., 2010.[6]

As fibras musculares são compostas, ainda, por feixes de filamentos proteicos denominados *miofibrilas*. As miofibrilas são divididas longitudinalmente por sarcômeros denominados *unidades funcionais do músculo esquelético* (Figura 4.2). Cada sarcômero é composto por diversas estruturas proteicas, destacando-se os filamentos de miosina e os filamentos de actina.[14]

Os filamentos de miosina, também classificados como filamentos espessos ou filamentos grossos da miofibrila, são uma estrutura composta por duas cadeias proteicas que se entrelaçam, formando uma longa cauda e um par de cabeças. Na cauda, pouco abaixo da cabeça, existe uma região de "dobra" responsável por gerar o encurtamento dos sarcômeros após a interação dos filamentos de miosina com os de actina.[6,14,15]

Já os filamentos de actina, ou filamentos finos da fibra muscular, são caracterizados por estruturas globulares formadas por longas cadeias de filamentos chamados de *actina F*. Dois filamentos dessa actina formam um giro helicoidal, enrolando-se, dando origem ao filamento de actina G.[6,14,15]

Os sarcômeros ainda apresentam outras estruturas: o disco Z, a banda I, a banda A, a zona H e a linha M. Os discos Z (do alemão *zwischen,* que significa *entre*) são estruturas proteicas que delimitam os sarcômeros e que servem como ponto de ancoragem dos filamentos finos. Nessa região, localiza-se a proteína alfa-actina (α-actina), extremamente importante na transmissão de força no músculo esquelético.[16-18]

A banda I, de *isotrópica,* é a região mais clara do sarcômero, em que só estão presentes os filamentos de actina. A banda A, de *anisotrópica*, é a região mais escura do sarcômero, onde há a sobreposição das fibras de actina e miosina no sarcômero. A zona H (do alemão *helles,* que significa *claro*) é a região central do sarcômero, onde há apenas os filamentos de miosina. E a linha M (do alemão *mittel*, que significa *centro*), assim como o disco Z, é uma estrutura proteica, entretanto, com duas peculiaridades: está no centro do sarcômero e serve como ponto de ancoragem para os filamentos grossos ou de miosina.[6,14,15]

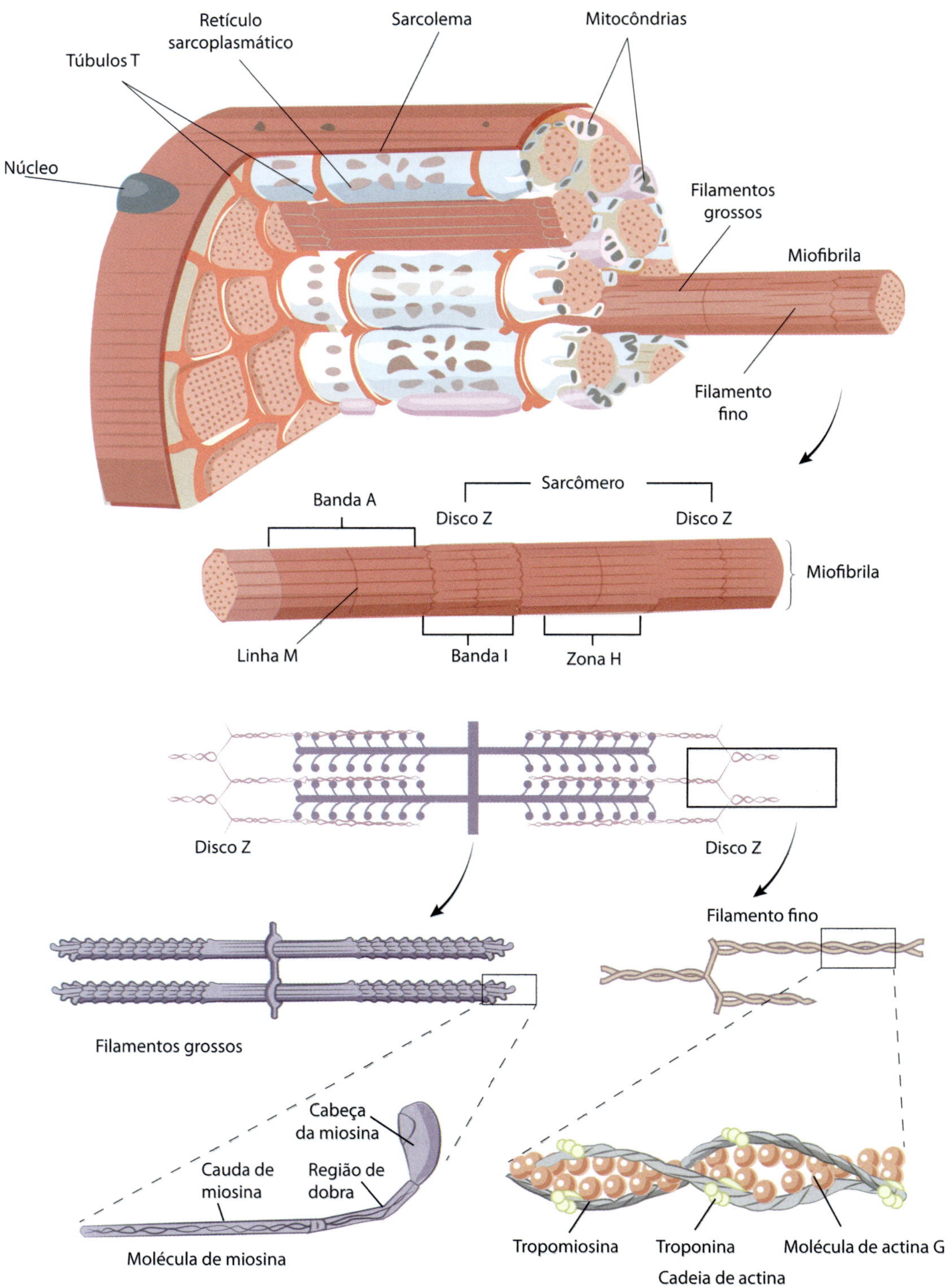

Figura 4.2 – Estruturação da fibra muscular pelas miofibrilas e seus filamentos. Adaptado de Silverthorn, 2003.[14]

O processo de encurtamento dos sarcômeros, que ocorre pela interação dos filamentos de miosina com os filamentos de actina, é responsável pela contração muscular. Esse notável processo nos permite mover ou resistir a uma carga. Na fisiologia do músculo, a força criada pela contração muscular é denominada tensão muscular. Já a carga é um peso ou uma força que se opõe à contração de um músculo.[14]

A contração muscular é um processo ativo que necessita do gasto de energia na forma de ATP. Como vimos no Capítulo 2, o ATP é considerado a "moeda energética corrente" do nosso organismo, pois diversos processos biológicos e fisiológicos necessitam de sua hidrólise para que possam ocorrer. Como já abordado, o ATP é sintetizado a partir da oxidação dos macronutrientes, principalmente os carboidratos e os lipídios. Além disso, a contração muscular é dependente da liberação do cálcio armazenado no retículo sarcoplasmático.[19]

4.1.2 Classificação das fibras musculares

As fibras do músculo esquelético são classificadas em três grandes grupos, de acordo com a velocidade de contração e a resistência à fadiga:

- *Fibras oxidativas (tipo I)*: fibras de contração lenta que possuem um número elevado de mitocôndrias e são responsáveis pela ressíntese de ATP a partir do metabolismo aeróbio.
- *Fibras mistas ou glicolíticas oxidativas (tipo IIa)*: consideradas mistas por possuírem uma alta concentração de mitocôndrias, desempenhando também, de maneira eficiente, funções das fibras de contração rápida.
- *Fibras glicolíticas (tipo IIb)*: fibras de contração rápida, capazes de desenvolver tensão de contração duas a três vezes maior que as fibras de contração lenta. A quantidade de proteínas presentes em sua estrutura é maior comparada às fibras de contração lenta.[18,20] Além disso, a velocidade de remoção do cálcio pelo retículo sarcoplasmático é maior, permitindo que as fibras IIb realizem mais contrações em um menor período de tempo.

Por análises histológicas, é possível identificar o tipo de fibra que um determinado músculo possui. Por apresentarem grande quantidade de mioglobina, necessária para transportar o oxigênio para as mitocôndrias, as fibras do tipo I são mais escuras em comparação com as fibras do tipo IIa e, principalmente, do tipo IIb (Figura 4.3).

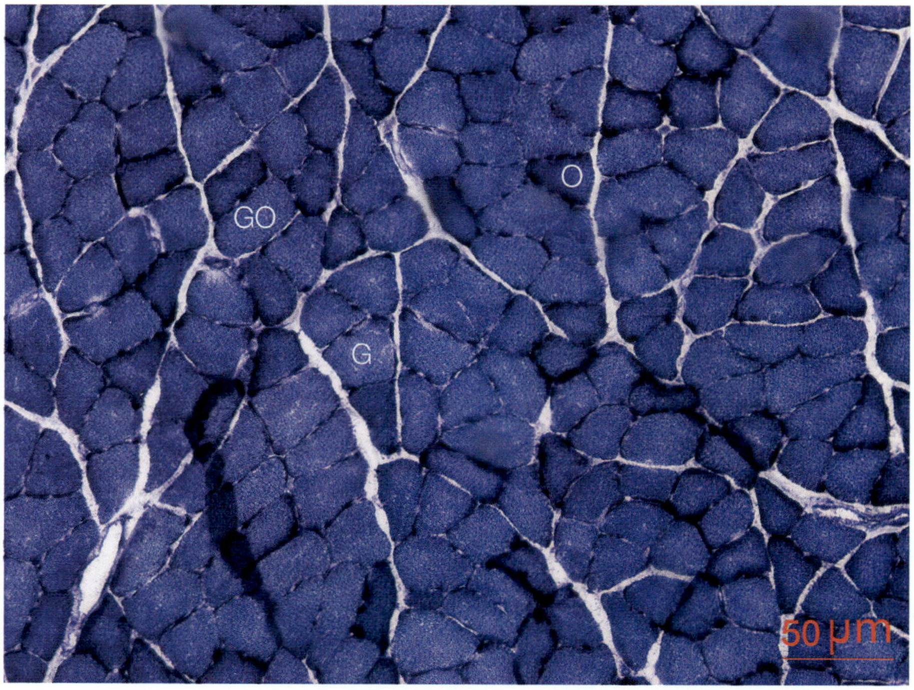

FIGURA 4.3 – Identificação do tipo de fibra muscular.

G: fibras glicolíticas (tipo IIb) – são fibras de coloração clara, pois possuem baixas quantidades de mioglobina, sendo estas as fibras de contração rápida.
GO: fibras mistas ou glicolíticas oxidativas (tipo IIa) – possuem quantidades maiores de mioglobina em razão do maior número de mitocôndrias em relação às fibras do tipo IIb.
O: fibras oxidativas. A coloração escura dessas fibras decorre do grande número de mitocôndrias e mioglobina necessárias no metabolismo aeróbio.

4.1.3 Adaptação ao treinamento de força

A geração de força e potência máxima, denominada *força explosiva*, envolve diversos componentes estruturais e funcionais. A produção de força envolve a geração de um comando, por meio do sistema nervoso central, que é transformado por controle em nível do tronco cerebral para os comandos que serão executados pelas unidades motoras ativas.[21]

O treinamento de força e potência, além do próprio tecido muscular, gera adaptações específicas em todos os componentes do sistema nervoso. Variáveis como tipo, intensidade e duração de treino determinam a natureza e a amplitude das adaptações funcionais e estruturais no sistema neuromuscular induzidas pelo treinamento. Além disso, o nível de hipertrofia muscular induzida pelo treinamento também é influenciado por fatores hormonais (Figura 4.4).[21,22]

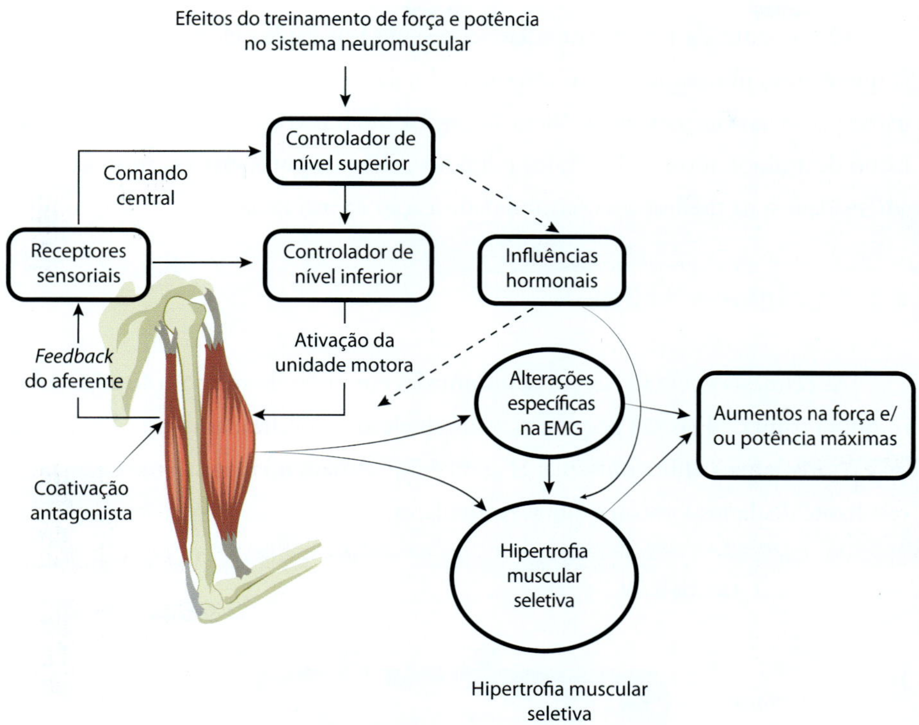

Figura 4.4 – Resumo esquemático das adaptações no sistema neuromuscular induzidas pelo treinamento de força e potência. Adaptado de Kraemer e Häkkinen, 2004.[21]

O treinamento de força em alta intensidade induz a diversas adaptações neuromusculares.[23-27] A intensidade desse tipo de treinamento é um fator dominante na geração de adaptações neurais durante as três primeiras semanas de treinamento.[22] Além disso, o treinamento de força pode alterar a composição das fibras musculares, fator que pode ser observado pela maior expressão da isoforma da miosina de cadeia pesada (MHC), já que a miosina é diretamente envolvida nos processos de produção de força e contração muscular, em conjunto com a titina, outra importante proteína do sarcômero, que atua como âncora entre o disco Z e a miosina, mantendo a estrutura deles.[22,28]

É bem estabelecido na literatura que o treinamento de força é capaz de aumentar a área da seção transversal da fibra, bem como trazer ganhos de força e potência.[29,30] Isso se deve ao fato de que o treinamento de força causa adaptações neuromusculares oriundas do estímulo mecânico por ele proporcionado. Tal processo tem como consequência um aumento no número de RNAs mensageiros (mRNA) envolvidos na síntese proteica no músculo esquelético.[31]

Trabalhos experimentais com modelo animal, como o de Zanchi et al. (2009),[31] demonstraram que o treinamento de força é responsável por diminuir a expressão de genes, como atrogina-1 e MuRF-1 (genes ligados ao processo de hipotrofia muscular), quando comparado a ratos sedentários, causando um aumento no ganho de força e na área da seção transversal da fibra muscular.

Outra relação com o treinamento de força é a capacidade de aumento da expressão de proteínas, como as proteínas cinase B/Akt e mTOR (alvo de rapamicina em mamíferos), responsáveis pelo controle positivo da síntese proteica.[32]

O aumento da massa muscular representa um ganho na qualidade de vida, já que o músculo esquelético é responsável pelas funções contráteis e tem grande participação nas funções metabólicas do organismo humano, sobretudo no metabolismo de aminoácidos, carboidratos e lipídios, além de participar na diminuição da adiposidade e na melhoria da sensibilidade à ação da insulina.[32]

4.1.4 Células-satélite

As células-satélite são assim denominadas em razão de sua posição adjacente à miofibra adulta.[33] Elas são pequenas, mononucleadas, localizadas entre a lâmina basal e o sarcolema da fibra muscular (Figura 4.5).[34] Atuam no reparo e na regeneração resultante de danos locais nas fibras musculares.[33]

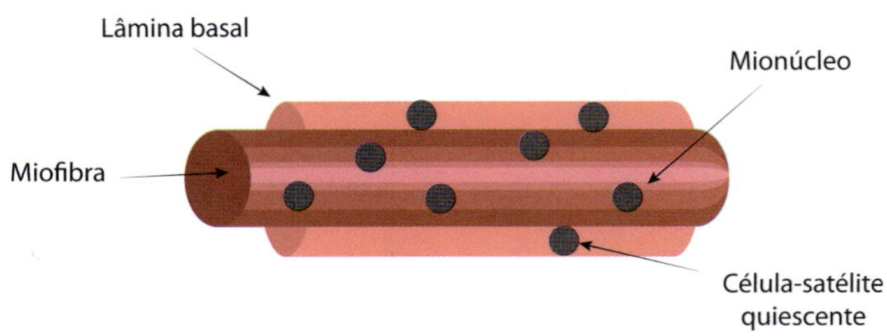

Figura 4.5 – Músculo esquelético composto por miofibras, sendo uma estrutura multinucleada. As células-satélite estão localizadas entre a lâmina basal e o sarcolema. Adaptado de Pavlath e Horsley, 2003.[35]

Essas células são estimuladas pela ativação de programas miogênicos, proliferando-se e permitindo, além do reparo, a hipertrofia das miofibrilas preexistentes.[33,36,37] A ação das células-satélite ocorre a fim de evitar a morte das células musculares, que resultaria na diminuição da massa muscular e consequente *deficit* funcional dos genes requeridos para a síntese proteica.[33,38]

4.1.5 Participação dos hormônios na adaptação muscular ao treinamento de força

Os mecanismos de hipertrofia muscular pelo treinamento de força envolvem múltiplos fatores, entre eles, estímulos mecânicos, metabólicos, endócrinos e fatores neurais.[29] Esses fatores estão relacionados com a secreção de hormônios como o hormônio do crescimento (GH), o fator de crescimento relacionado à insulina do tipo 1 (IGF-1) e o hormônio testosterona, responsáveis pela resposta hormonal anabólica.[39]

O IGF-1 exerce papel fundamental na regulação da homeostase energética, e tanto a alimentação quanto a prática de exercícios exercem influência sobre as concentrações plasmáticas de IGF-1.[40] O GH, por sua vez, é secretado pela adeno-hipófise em resposta à ação do hormônio hipotalâmico, que é o hormônio estimulador do hormônio de crescimento (GHRH). Alguns fatores são determinantes para o estímulo da secreção do GH, como:

- ciclo circadiano: o GH tem seu pico de secreção durante a fase do sono REM (movimento rápido dos olhos, do inglês *rapid eye movement*);
- exercício físico de alta intensidade;
- dietas com baixo teor de carboidratos e alto teor de proteínas. Nesse caso, o aminoácido arginina contido nas proteínas gera um cenário favorável para a síntese de GH, já que esse aminoácido é utilizado para a sua síntese;
- jejum prolongado, sabendo-se que o GH é um hormônio contrarregulador da glicemia. Contudo, nesse caso, outros hormônios, como o glucagon, a adrenalina e até mesmo o cortisol, poderão ser secretados, o que desfavorece um cenário anabólico.

O Gráfico 4.1 ilustra os dois principais estímulos para o pico de GH, que são o exercício físico de alta intensidade e o sono.

Gráfico 4.1 – Secreção do GH durante um período de 24 horas, sofrendo influência do exercício físico intenso e do sono

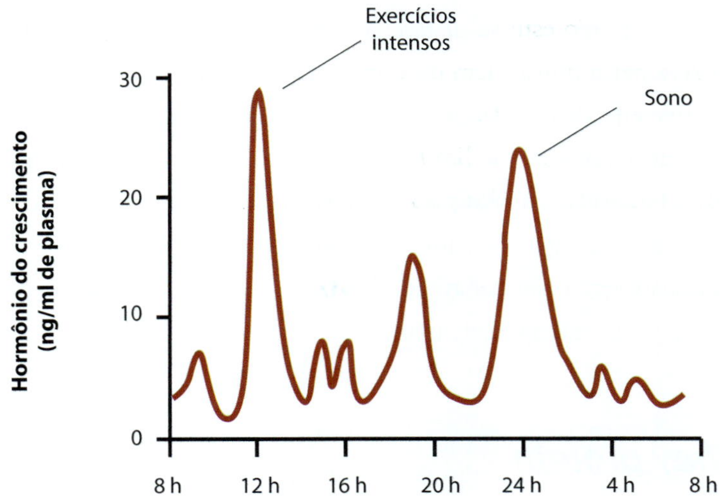

Adaptado de Guyton e Hall, 2011.[41]

Embora o GH exerça função biológica em diversos tecidos, seus efeitos são lentos, considerando que muitos dos efeitos biológicos do GH, para que se tornem efetivos, necessitam da formação de intermediários, como as somatomedinas e os fatores de crescimento relacionados à insulina (IGF). A família dos IGFs, principalmente o IGF-1, exerce efeito biológico pelo receptor de insulina, ativando uma série de reações químicas que envolvem:[42,43]

- captação de glicose e síntese de glicogênio muscular;
- síntese proteica e diminuição da degradação proteica;
- síntese de ácidos graxos e diminuição de sua degradação.

Todos esses fatores favorecem um cenário anabólico, ou seja, indivíduos que treinam com alta intensidade têm melhor estímulo para a secreção de GH/IGF-1 em comparação a indivíduos praticantes de exercícios moderados. Além do treinamento, o consumo adequado de macronutrientes representa uma importante estratégia para a potencialização dos efeitos anabólicos desses hormônios.

Outro importante hormônio anabólico secretado por influência do treinamento de força é a testosterona.[44-46] Nas células musculares estriadas esqueléticas, o hormônio testosterona estimula a síntese proteica, regulando o crescimento muscular pelo aumento das áreas da fibra muscular e da área seccional do músculo, além de aumentar o *turnover* (taxa de renovação) proteico.[47-51]

Nos anos 1990, estudos de Kraemer et al. (1990)[45] avaliaram a resposta da testosterona em diferentes protocolos de treinamento de força, um voltado para promoção da hipertrofia e outro para a resistência muscular. De fato, ambos aumentaram as concentrações séricas de testosterona; entretanto, o protocolo voltado para a hipertrofia apresentou maior magnitude na secreção desse hormônio. Diversos estudos científicos apontam, de forma contundente, uma correlação entre exercício de força e aumento na secreção de testosterona, indicando que quanto maior a intensidade do exercício, maior a secreção desse hormônio.[52-57]

Dessa maneira, de forma aguda, o exercício físico de força em alta intensidade é capaz de gerar maior secreção de testosterona se comparado ao exercício físico de força de baixa intensidade. Por sua vez, de forma crônica, o exercício físico de força, de um modo geral, é capaz de aumentar o número de receptores de andrógenos, possibilitando aumento na interação do hormônio com seu receptor, o que, como consequência, potencializa seu efeito biológico.[58-63]

4.2 *Whey protein*

Nos últimos anos, os constituintes do leite têm sido reconhecidos como alimentos funcionais, sugerindo que seu uso tem efeitos diretos e mensuráveis sobre a saúde. A *whey protein* (proteína do soro do leite) é extraída durante o processo de fabricação do queijo e possui alto valor nutricional, com alto teor de aminoácidos essenciais, especialmente os de cadeia ramificada. Também apresenta alto teor de cálcio e de peptídeos bioativos do soro.[64] No leite, 80% das proteínas correspondem à caseína e 20% à *whey protein*,[65] frações que podem variar de acordo com a raça do gado, a ração fornecida e o país de origem.[66]

Pesquisas recentes demonstram grande aplicabilidade da *whey protein* no esporte, com possíveis efeitos sobre a síntese proteica muscular esquelética, redução da gordura corporal e melhora do desempenho físico. Estudos sobre a análise dos compostos bioativos da *whey protein* evidenciam seus benefícios para a saúde humana. Entre esses possíveis benefícios, destacam-se seus efeitos hipotensivo, antioxidante e hipocolesterolêmico.[66-68]

Existem diferentes tipos de *whey protein*, e tais diferenças estão baseadas no seu processo de filtração. Os chamados "concentrados" são a forma mais simples e mais barata, ao passo que os isolados e os hidrolisados representam a forma mais cara.[69] Historicamente, apesar da diferença de preços, não há comprovação de melhora do desempenho em atletas quando essas formas são comparadas entre si.[70] Mais recentemente, porém, a ciência observou maior atuação na sinalização de vias proteogênicas com o uso da *whey protein* hidrolisada em conjunto com outros suplementos, como os carboidratos de alto índice glicêmico ou, ainda, os aminoácidos de cadeia ramificada, como a leucina. Contudo, embora existam evidências, os resultados ainda são inconclusivos para que se afirme categoricamente essa maior eficiência. Na sequência, trazemos a pesquisa realizada por Burke et al. (2001),[71] sugerindo a maior eficiência, na recuperação muscular (força), da suplementação com a forma hidrolisada de *whey protein* quando comparada à sua forma isolada (Gráfico 4.2).

Gráfico 4.2 – Porcentagem do pico de torque isométrico pela extensão do joelho antes e depois da suplementação com *whey protein* isolada, *whey protein* hidrolisada e placebo.

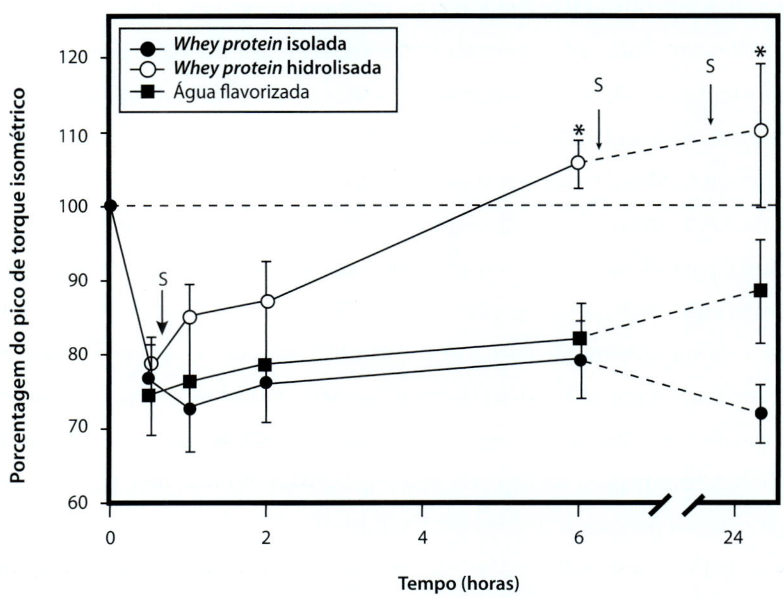

Adaptado de Burke et al. (2001).[71]

4.2.1 Componentes biológicos da *whey protein*

A *whey protein* é composta por diversas substâncias proteicas que variam de acordo com as suas características:[72-74]

- *BLG (betalactoglobulina)*: é o peptídeo mais encontrado na *whey protein* (45% a 57%) e o que apresenta maior teor de aminoácidos de cadeia ramificada (BCAAs) (cerca de 25,1%).[64]
- *ALA (alfalactoglobulina)*: é o segundo peptídeo mais encontrado (15% a 25%). Diferentemente do BLG, é de fácil digestão e possui a maior quantidade do aminoácido triptofano (6%), comparada a todas as fontes alimentares, além de ser rica em lisina, leucina, treonina e cisteína.[64,72,75]
- *BSA (albumina do soro bovino)*: corresponde a cerca de 10% das proteínas da *whey protein*, é rico em cisteína (em torno de 6%), que é um importante precursor de glutationa (enzima antioxidante).[64]
- *As imunoglobulinas (Ig) presentes na whey protein são*: IgG, IgA, IgM e IgE. Suas principais ações biológicas residem na imunidade passiva e na atividade antioxidante.[64]
- *GMP (glicomacropeptídeos)*: é um derivado da digestão da caseína kappa e está presente em um tipo de proteína do soro conhecida como *whey rennet*. É responsável por favorecer a absorção intestinal de minerais, além de possuir alto teor de aminoácidos essenciais (47%).[64,66,76]

A *whey protein* possui uma alta concentração de aminoácidos de cadeia ramificada, os chamados BCAAs (leucina, isoleucina e valina). Estes, em especial a leucina, exercem funções importantes no crescimento ou na reparação tecidual. A leucina tem sido identificada como um aminoácido-chave no metabolismo proteico durante o processo de tradução do RNA mensageiro para a síntese proteica. A *whey protein* também é rica em aminoácidos cisteína e metionina. As altas concentrações desses aminoácidos melhoram a função imunológica, a partir da conversão intracelular para glutationa. Com esses dados, coloca-se em questão se o uso de *whey protein* substitui o uso da suplementação de leucina. O Gráfico 4.3 apresenta os resultados da suplementação com *whey protein* hidrolisada em conjunto com carboidratos, imediatamente após e duas horas após o término de uma sessão de exercícios, em relação ao conteúdo de glicogênio muscular e à ativação da Akt, uma importante via anabólica responsável não apenas pela captação de glicose, mas também pela sinalização para os processos de hipertrofia muscular.[77]

Gráfico 4.3 – Conteúdo de glicogênio muscular imediatamente após e 120 minutos após o exercício, em diferentes grupos suplementados com diferentes bebidas.

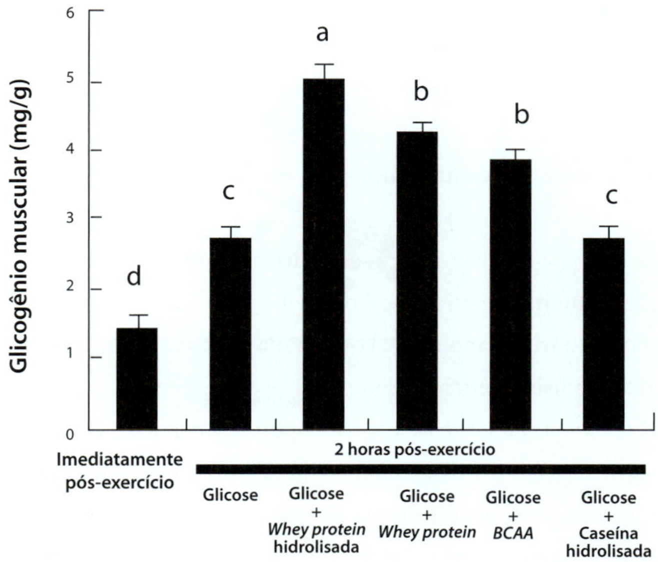

Adaptado de Morifuji et al., 2011.[77]

De fato, observa-se que, com base no Gráfico 4.3, a *whey protein* hidrolisada apresenta, entre os tipos de proteínas estudados, o maior efeito anabólico no que diz respeito ao conteúdo de glicogênio muscular pós-exercício. Além disso, os Gráficos 4.4 e 4.5 demonstram seu efeito na fosforilação da Akt.

Gráfico 4.4 – Fosforilação da proteína cinase B/Akt, imediatamente após e 120 minutos após o exercício, com a ingestão de diferentes soluções

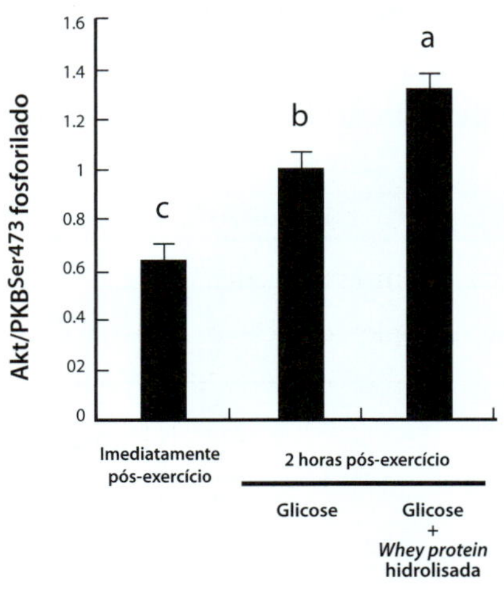

Adaptado de Morifuji et al., 2011.[77]

Gráfico 4.5 – Correlação entre a fosforilação da proteína cinase B/Akt e o conteúdo de glicogênio muscular

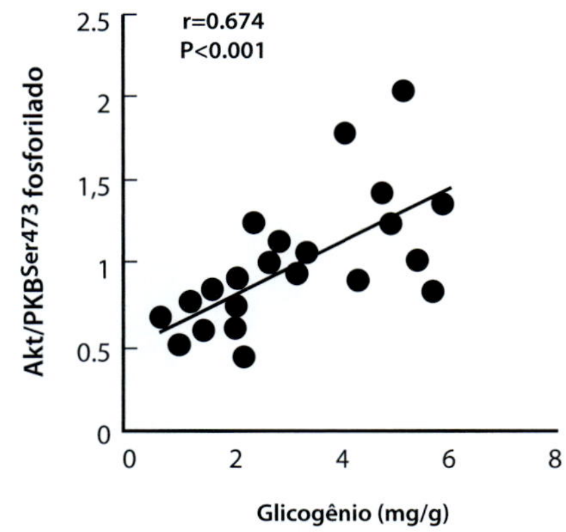

Adaptado de Morifuji et al., 2011.[77]

Lactoferrina

A lactoferrina, uma glicoproteína de ligação com o ferro, é um antioxidante não enzimático presente na *whey protein*, assim como no colostro. A lactoferrina bovina é uma proteína composta por 689 aminoácidos, que tem sítios de ligações para o íon férrico.

Antes de ser processada, a lactoferrina presente no leite bovino possui aproximadamente 15% a 20% de saturação com o ferro. No leite humano e no colostro, as concentrações de lactoferrina são de, respectivamente, por volta de 2 mg/ml e 7 mg/ml, ao passo que no leite bovino e no colostro é de aproximadamente 0,2 mg/ml e 1,5 mg/ml, respectivamente.[78]

Em leites em pó comerciais, a concentração de lactoferrina varia em torno de 0,35% a 2,0% da quantidade de proteínas totais. A Tabela 4.1 mostra a quantidade de cada aminoácido presente na lactoferrina bovina e na lactoferrina humana.

Tabela 4.1 – Quantidade de aminoácidos presentes na lactoferrina bovina e na lactoferrina humana

Aminoácidos	Lactoferrina bovina	Lactoferrina humana
Alanina	67	63
Prolina	30	35
Arginina	39	43
Lisina	54	46
Asparagina	29	33
Valina	47	48
Triptofano	13	10
Cisteína	34	32
Treonina	36	31

Continua

Continuação

Aminoácidos	Lactoferrina bovina	Lactoferrina humana
Isoleucina	15	16
Serina	45	50
Glutamina	29	27
Ácido glutâmico	40	42
Fenilalanina	27	30
Metionina	4	5
Leucina	65	58
Glicina	48	54
Tirosina	22	21
Ácido aspártico	36	38
Histidina	9	9
Número total de aminoácidos	689	691

Adaptado de Pierce et al., 1991.[78]

Imunoglobulinas

As imunoglobulinas (Ig), ou gamaglobulina, são anticorpos. As Ig são divididas em cinco classes: IgA, IgD, IgE, IgG e IgM. A IgG constitui aproximadamente 75% dos anticorpos de um adulto, sendo transferida da mãe para o filho no útero materno pelo sangue contido no cordão umbilical, e pelo aleitamento materno, atuando como primeira linha imunológica de defesa.

A imunoglobulina A (IgA) é transferida da mãe para o filho durante o aleitamento materno, e é uma importante linha imunológica de defesa. A *whey protein* possui uma quantidade significativa de imunoglobulinas, cerca de 10% a 15% do total de proteínas do soro.

Betalactoglobulina

A betalactoglobulina representa cerca da metade da quantidade total de proteínas da *whey protein* bovina, ao passo que o leite humano não contém betalactoglobulina. Além de ser uma fonte essencial de aminoácidos de cadeia ramificada, a betalactoglobulina tem uma proteína ligadora de retinol, importante sítio de ligação e transporte de moléculas hidrofóbicas, incluindo o ácido retinoico.

Alfalactoalbumina

A alfalactoalbumina é uma das principais proteínas encontradas nos leites humano e bovino. Compreende cerca de 15% a 25% das proteínas totais da *whey protein* e contém grande variedade de aminoácidos, incluindo os aminoácidos essenciais e especialmente os BCAAs.

A alfalactoalbumina é bastante utilizada na formulação de leites infantis, já que possui um perfil estrutural de aminoácidos semelhante ao leite materno. Entretanto, seu custo acaba encarecendo o produto.

Lactoperoxidase

A *whey protein* contém muitos tipos de enzimas, incluindo hidrolases, transferases, liases, proteases e lipases. A lactoperoxidase é uma importante enzima presente na *whey protein*, sendo a enzima mais abundante e a que permanece presente em maior quantidade após o processamento da *whey protein* (0,25% a 0,5% da quantidade de proteína total).

Essa enzima possui a capacidade de catalisar certas reações, incluindo a redução do peróxido de hidrogênio. Também catalisa a peroxidação de tiocianato e alguns halógenos, como iodo e bromo, inibindo o crescimento bacteriano.

Glicomacropeptídeo

O glicomacropeptídeo (GMP) é também referido como caseína macropeptídeo. O GMP é uma proteína presente na *whey protein* (10% a 15% da quantidade de proteínas totais) decorrente da ação da enzima quimosina, uma protease utilizada durante a fabricação de queijos. O queijo *cottage*, por exemplo, por não utilizar a quimosina no seu processo de fabricação, não tem GMP na sua constituição. O GMP é rico em aminoácidos de cadeia ramificada, mas possui baixas quantidades de aminoácidos aromáticos, entre eles, fenilalanina, triptofano e tirosina.

Albumina do soro bovino

A albumina é uma proteína presente na *whey protein* e que compreende cerca de 10% a 15% da quantidade de proteínas totais. Além disso, a albumina é uma importante fonte de aminoácidos essenciais. Entretanto, existem poucas informações acerca do seu potencial terapêutico.

A Tabela 4.2 resume os componentes encontrados na *whey protein*.

Tabela 4.2 – Componentes da *whey protein*

Componentes da *whey protein*	**%**	**Benefícios**
Betalactoglobulina	50-55	Fonte de aminoácidos essenciais e BCAAs
Alfalactoalbumina	15-25	Principais proteínas encontradas no leite bovino e materno. Fonte de aminoácidos essenciais e BCAAs
Imunoglobulinas	10-15	Principais proteínas presentes no colostro. Benefícios imunológicos
Lactoferrina	1-2	Antioxidante, antibacterial, antiviral
Lactoperoxidase	0,50	Inibe o crescimento de bactérias
Albumina do soro bovino	5-10	Fonte de aminoácidos essenciais e BCAAs
Glicomacropeptídeo	10-15	Fonte de aminoácidos essenciais e BCAAs. Deficiente em aminoácidos aromáticos (fenilalanina, triptofano e tirosina)

Adaptado de Marshall, 2004.[79]

4.2.2 Mecanismos de ação

A *whey protein* apresenta potente atividade antioxidante em virtude da presença dos aminoácidos cisteína, glutamato e glicina, que atuam na síntese de glutationa (GSH), prevenindo e reduzindo a oxidação e os danos teciduais.

A lactoferrina possui a capacidade de ativar as células do sistema imunológico denominadas de *natural killer* (NK), além dos neutrófilos, melhorando, também, a atividade dos macrófagos.[80-82] Além disso, a lactoferrina apresenta propriedades antiviral, antifúngica, antibacteriana e antibiótica.[83]

Estudos de Machinicki, Zimecki e Zagulski (1993)[84] demonstram a capacidade anti-inflamatória da lactoferrina, regulando os níveis do fator de necrose tumoral (TNF) e interleucina-6 (IL-6). Já a alfalactoalbumina possui a capacidade de quelar metais e reduzir o estresse oxidativo.[85,86]

4.2.3 Digestão e absorção das proteínas do leite

De acordo com o tipo de proteína presente no leite, suas ações no intestino variam. A *whey protein* compreende cerca de 20% das proteínas do leite, e os 80% restantes são compostos por caseína. Essas duas proteínas possuem propriedades muito distintas. A caseína forma coalhos no estômago, aumentando a hidrólise e a entrada para o retardamento no intestino delgado. Já as proteínas da *whey protein* não coagulam em pH ácido. Estas são consideradas "proteínas rápidas", por chegarem rapidamente no jejuno após a entrada no trato gastrointestinal.[87] Entretanto, após alcançar o intestino delgado, sua absorção é mais lenta que a da caseína, permitindo maior absorção ao longo do intestino delgado.

4.2.4 Os efeitos da *whey protein* sobre o anabolismo muscular

Em razão do grande número de aminoácidos, a *whey protein* pode atuar de diferentes formas no anabolismo muscular. Vale ressaltar que a *whey protein* possui, entre todos os aminoácidos que a compõe, uma grande concentração de leucina. A leucina é um aminoácido essencial que exerce importante papel na síntese proteica muscular pela ativação da via da mTOR, que será explanada posteriormente.[88-90]

Além disso, estudos realizados por van Loon et al. (2000)[90] mostram que a ingestão de *whey protein* com carboidratos gera aumento significativo nas concentrações plasmáticas de sete aminoácidos essenciais, inclusive os BCAAs.

Estudos demonstram que as proteínas do soro são absorvidas mais rapidamente que outras, por exemplo, a caseína. Essa rápida absorção faz que as concentrações plasmáticas de muitos aminoácidos, inclusive a leucina, atinjam altos valores logo após a sua ingestão.[64,91,147] Desse modo, os benefícios sobre o ganho de massa muscular estão relacionados:

- ao perfil de aminoácidos, principalmente da leucina (importante desencadeador da síntese proteica);
- à rápida absorção intestinal de seus aminoácidos e peptídeos;
- à sua ação sobre a liberação de hormônios anabólicos, por exemplo, a insulina.

Um estudo realizado por Burke et al. (2001),[71] que avaliou o efeito da suplementação de *whey protein*, creatina e placebo sobre a massa muscular e sobre a força de indivíduos de 18 a 31 anos, mostrou que a suplementação de 1,2 g/kg de massa corporal por dia é eficaz para os aumentos da massa muscular e da força após 12 semanas de suplementação.

A *whey protein* possui proteínas de alto valor biológico, oferecendo diversos benefícios para os praticantes do treinamento de força e para o aumento da massa muscular. Como já elucidado, é considerada uma proteína de rápida digestão e absorção, disponibilizando rapidamente os seus aminoácidos para a reparação dos músculos. Assim, a *whey protein* é ideal para ser consumida imediatamente após o exercício, pela sua rápida absorção. O Gráfico 4.6 apresenta as diferenças na eficiência do consumo de proteínas após o término da sessão de exercícios, no processo de síntese proteica.[93]

Gráfico 4.6 – Diferença na eficiência do consumo de proteínas após o término da sessão de exercício físico, no processo de síntese proteica

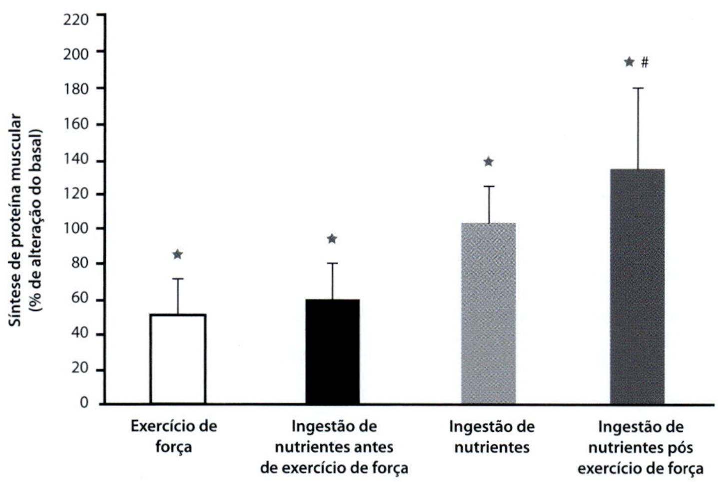

Adaptado de Dreyer et al., 2008.[93]

Além disso, melhores efeitos são obtidos quando a ingestão ocorre junto com carboidratos, uma vez que os carboidratos, principalmente aqueles de índice glicêmico elevado, aumentam a resposta insulinêmica, essencial para potencializar o efeito anabólico das proteínas.

4.3 Caseína

A caseína é uma das principais proteínas extraídas do leite. Contém, em sua composição, grandes quantidades do ácido glutâmico e tirosina, e apresenta baixas quantidades de arginina. É importante ressaltar que o caseinato hidrolisado possui maior valor biológico de aminoácidos que o caseinato de sódio.[69]

Como abordado anteriormente, a caseína representa 80% das proteínas contidas no leite, sendo os 20% restantes a *whey protein*.[70] A digestão e a absorção da caseína é mais lenta que a da *whey protein*, o que proporciona um estado de saciedade por um período de tempo maior. Quando comparada a outras proteínas, como as da soja e as da *whey protein*, a caseína micelar, nas primeiras três horas pós-suplementação, apresenta menor *pool* de aminoácidos essenciais como a leucina, bem como uma menor resposta insulinêmica no sangue. Entretanto, é capaz de manter constante essa concentração de aminoácidos por mais tempo em comparação aos demais suplementos, o que é bastante benéfico se ingerida, principalmente, entre as refeições, objetivando ofertar mais combustível para os músculos. Esse fato pode ser considerado determinante para manutenção de um estado anticatabólico significativo (Gráfico 4.7).[94]

Gráfico 4.7 – Concentração de insulina plasmática após a ingestão de *whey protein* hidrolisada, caseína e proteína de soja

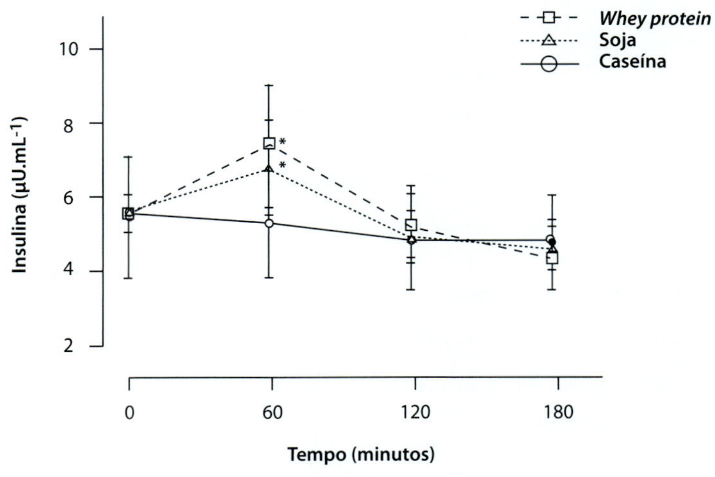

Adaptado de Little e Phillips, 2009.[94]

Além disso, essa baixa velocidade de biodisponibilidade possibilita à caseína micelar outras vantagens, como oferecer aos músculos maior quantidade de proteína por mais tempo, chegando a manter o balanço nitrogenado positivo por até 5 ou 6 horas após o uso.[147] Assim, a caseína é muito indicada para ser consumida antes de iniciar os exercícios físicos, em razão dessa capacidade de fornecimento gradual de aminoácidos aos músculos (Gráficos 4.8).

Gráfico 4.8 – Concentração plasmática de (a) aminoácidos essenciais e (b) leucina após a ingestão de *whey protein* hidrolisada, caseína e proteína de soja

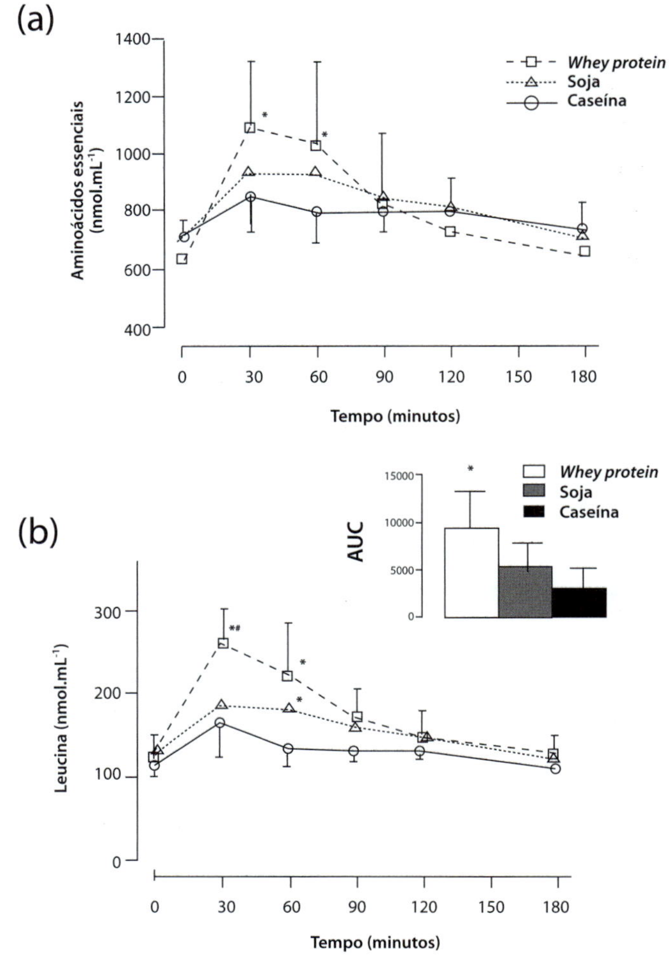

Adaptado de Little e Phillips, 2009.[94]

Tanto a *whey protein* quanto a caseína são ricas em glutamina, um importante aminoácido que contribui para o ganho de massa muscular e para o fortalecimento do sistema imunológico. Mais informações sobre a glutamina serão abordadas posteriormente neste capítulo.

4.4 Proteína do ovo: albumina

A albumina é uma proteína de alto valor biológico presente na clara do ovo e no leite. Antes da utilização da *whey protein*, a albumina era muito utilizada como recurso ergogênico, principalmente por indivíduos que treinam força,[69] e por ser de baixo custo, os suplementos de albumina são uma fonte proteica de fácil acesso.

Na área médica, a suplementação de albumina é utilizada em pacientes com queimaduras e hemorragias. Entretanto, nesses casos, a albumina usada tem um valor comercial muito elevado em virtude das exigências clínicas para a sua utilização.

Já o uso da albumina como suplemento pode provocar sintomas como flatulência, por sua alta capacidade fermentativa. As funções da albumina no organismo são:

- manutenção da pressão osmótica;
- transporte de hormônios tiroideais;
- transporte de hormônios lipossolúveis;
- transporte de ácidos graxos livres;
- transporte de bilirrubina não conjugada;
- união competitiva com íons de cálcio;
- controle do ph.

Contudo, é importante salientar que, ao se valer da suplementação de albumina como um recurso ergogênico, e por ela ser uma proteína, ou seja, composta por diversos aminoácidos, essa proteína passará, portanto, por processo de digestão e absorção intestinal, o que acarretará a sua degradação e a consequente liberação de seus aminoácidos livres ou como di/tripeptídeos. Após o processo absortivo, a formação da proteína albumina novamente pelo organismo não será totalmente garantida.

Assim sendo, apesar de muito bem estabelecidos os efeitos da proteína albumina no organismo, a sua utilização como recurso ergogênico não garantirá que haja qualquer um destes efeitos.

4.5 Proteína de soja

A proteína de soja é muito rica em arginina, possuindo 8 gramas de arginina a cada 100 gramas de proteína. No entanto, quando comparada com a proteína de origem animal, a proteína de soja é inferior, já que possui baixo valor biológico proteico. Quando comparada à caseína, a proteína de soja possui taxa de absorção maior, gerando um *pool* de aminoácidos mais rápido, embora o valor biológico desses aminoácidos seja menor. Assim, a suplementação com proteína de soja não seria a mais indicada para quem busca o anabolismo muscular.[69]

Brown et al. (2004)[95] suplementaram dois grupos que realizavam treinamento de força com *whey protein* e proteína de soja durante nove semanas. O grupo que recebeu proteína de soja obteve um ganho de 1,3 quilogramas de massa muscular, ao passo que o grupo que recebeu *whey protein* obteve um ganho de 2,1 quilogramas.

Complementando tais achados, Phillips, Hartman e Wilkinson (2005)[96] mostram que indivíduos que foram suplementados com proteína de soja e realizaram treinamento de força obtiveram menor ganho de massa muscular quando comparados com indivíduos que realizaram o mesmo treinamento e foram suplementados com proteínas do leite.

Preconiza-se, ainda, que o consumo diário de, no mínimo, 25 gramas de proteína de soja pode ajudar a reduzir o colesterol. Seu consumo deve estar associado a uma dieta equilibrada e a hábitos de vida saudáveis.

4.6 Aminoácidos isolados

Os aminoácidos são definidos como substâncias orgânicas que contêm um grupo amino e um grupo ácido. De acordo com as variações em sua cadeia lateral, cada aminoácido apresenta diferentes propriedades bioquímicas e funcionais.[98-100]

Apesar de haver mais de 300 aminoácidos diferentes na natureza, apenas 20 deles servem como blocos construtores para as proteínas (Capítulo 2), embora todos desempenhem importantes papéis no metabolismo celular.[101-104]

O músculo esquelético é o maior "reservatório" de aminoácidos do organismo. Nos últimos anos, diversos estudos têm buscado entender o metabolismo e as funções dos aminoácidos no organismo e, principalmente, no músculo esquelético.[105-109] Cada aminoácido apresenta uma via metabólica distinta, mas que, de um modo geral, relacionam-se entre si.[110] Durante a sua oxidação, derivam dos aminoácidos diversos metabólitos, que incluem a amônia, o CO_2, os corpos cetônicos e a ureia, entre outros. Além disso, os aminoácidos produzem intermediários do ciclo de Krebs e atuam no metabolismo energético (Capítulo 2), embora não sejam considerados uma fonte direta para a produção de energia, assim como os carboidratos e os lipídios.

Como visto no Capítulo 2, os aminoácidos são classificados em essenciais e não essenciais. Tal classificação é feita com base na capacidade de formação desses aminoácidos pelo organismo. Os aminoácidos essenciais não são sintetizados de forma endógena e, obrigatoriamente, devem ser ingeridos na dieta. Já os aminoácidos não essenciais são sintetizados a partir dos essenciais, dessa forma, não precisam ser ingeridos necessariamente na dieta.

A prática de exercícios de alta intensidade pode provocar a degradação das proteínas corporais, principalmente as proteínas estruturais contidas no músculo esquelético. Isso torna necessária a utilização de diversos aminoácidos na tentativa de diminuir os prejuízos causados no estado catabólico muscular, que poderiam levar à perda de rendimento.[3,111-114] Entretanto, é importante ressaltar que a ingestão de aminoácidos não obrigatoriamente precisa ser feita com suplementos de aminoácidos isolados, visto que tais aminoácidos estão presentes nos alimentos; em muitos casos, a readequação da dieta supre as demandas necessárias. Já em casos de elevada demanda metabólica, a suplementação tem se mostrado mais eficiente quando ingerida a proteína intacta, ou seja, suplementos proteicos em vez de suplementos de aminoácidos isolados.

Um inadequado metabolismo dos aminoácidos no organismo pode impactar a homeostase (tendência que todos os corpos têm de manter o equilíbrio) do corpo como um todo, prejudicando o crescimento e o desenvolvimento e podendo levar à morte.[115-117]

Crescentes evidências mostram que, além de atuarem como blocos construtores das proteínas e dos polipeptídeos, alguns aminoácidos são importantes reguladores das principais vias metabólicas que são necessárias para a manutenção do crescimento, da reprodução e da imunidade, além de maximizar a utilização dos alimentos ingeridos na síntese proteica, reduzindo a adiposidade e provocando melhoras na saúde.[118-121] Esses aminoácidos são denominados *aminoácidos funcionais* e nesse grupo incluem-se: arginina, glutamina, cisteína, leucina, prolina e triptofano.[110]

Os aminoácidos são mantidos no plasma em níveis relativamente constantes no estado pós-absortivo (pós-ingestão alimentar) de um adulto saudável. No entanto, os níveis circulantes da maioria dos aminoácidos podem sofrer marcadas alterações em condições catabólicas e patológicas.[122-124] Entre as condições catabólicas incluem-se os exercícios físicos, tanto de alta intensidade quanto de longa duração.

4.6.1 Síntese e secreção de hormônios

Os hormônios proteicos e amínicos são sintetizados a partir de aminoácidos específicos. Por exemplo, a tirosina ou a fenilalanina são precursores para a síntese de epinefrina, norepinefrina, dopamina e dos hormônios tireoidianos (T_3 e T_4). Altas concentrações de aminoácidos, sejam estas obtidas por administração oral ou intravenosa (sendo de dez a vinte vezes maiores que as concentrações obtidas na dieta), também podem estimular a secreção hormonal.[125] Entre os aminoácidos secretagogos (estimulantes na secreção), a arginina, a glutamina e a leucina estão à frente dos demais.[110]

Trabalhos de Wu et al. (2009)[126] mostram que doses farmacológicas de L-arginina (0,1 a 0,3 g/kg de peso corporal) estimulam a secreção de insulina, GH, prolactina, glucagon, progesterona e lactogênio placentário de seus respectivos órgãos endócrinos. Já a glutamina e a leucina estimulam a secreção de insulina pelas células β-pancreáticas (Newsholme et al., 2005).[125] Além disso, a suplementação com glutamina reduz a síntese de glicocorticoides (hormônios do estresse).[127] É importante ressaltar, porém, que o efeito dos aminoácidos na secreção hormonal depende da dose e do estado nutricional do indivíduo.[110]

4.6.2 Metabolismo dos nutrientes e defesas oxidativas

Evidências mostram que os aminoácidos participam diretamente da sinalização celular,[128,129] no metabolismo de nutrientes,[130] no estresse oxidativo[131,132] e na eficiência da utilização das proteínas da dieta.[133]

A arginina, por exemplo, é um ativador da enzima mitocondrial N-acetilglutamato sintase que converte glutamato e acetil-CoA em N-acetilglutamato. Assim, a arginina e o glutamato mantêm o ciclo da ureia hepática em um estado ativo para desintoxicação de amônia.[134] Sabe-se que concentrações elevadas de amônia na corrente sanguínea são extremamente letais para o sistema nervoso central.[19] Além disso, a arginina aumenta a expressão de proteínas e enzimas-chaves responsáveis pela biogênese mitocondrial e oxidação de lipídios, reduzindo a massa gorda.[136]A alanina, pelo ciclo alanina-glicose (via gliconeogênica que produz glicose a partir de um aminoácido), é responsável pela ressíntese de glicose hepática durante períodos de jejum prolongado ou durante exercícios físicos de longa duração e alta intensidade.[19,135]

A glutamina, por sua vez, regula a expressão de genes no intestino delgado, que estão relacionados à defesa do estresse oxidativo.[133]

Os aminoácidos metionina, glicina, serina e histidina participam ativamente da expressão gênica e da atividade biológica de proteínas,[110] ao passo que a cisteína, o glutamato e a glicina são responsáveis pela síntese de glutationa, principal antioxidante das células que regulam a atividade dos radicais livres.[137]

Por último, o coordenado metabolismo dos aminoácidos entre o fígado, o músculo esquelético, o intestino e as células do sistema imunológico maximiza a disponibilidade de glutamina para ser utilizada nos rins durante condições de acidose.[110]

4.6.3 *Turnover* proteico intracelular

A relação entre a síntese contínua e a degradação de proteínas nas células é denominada *turnover* de proteínas intracelular, e este determina o balanço proteico nos tecidos. O *turnover* proteico requer grandes quantidades de ATP (representando de 20% a 25% do gasto energético de todo o organismo de um adulto).[110]

Esse ciclo metabólico é necessário para homeostase proteica, renovação celular, renovação de proteínas envelhecidas ou danificadas, síntese de proteínas do choque térmico (HSP) (utilizadas pelo organismo em condições de estresse), síntese de proteínas imunológicas, gliconeogênese, reparação tecidual, respostas imunes e adaptação a alterações nutricionais e patológicas.[110]

A leucina é um importante inibidor da degradação proteica no músculo esquelético e no fígado, uma vez que estimula a síntese proteica muscular e garante um balanço proteico positivo.[138] Esse efeito é mediado pela ativação de proteínas como p70S6k e 4E-BP1, integrantes da via da mTOR e pela inibição de proteínas como FOXO, MuRF-1 e atrogina,[138] estas com função hipotrófica. Curiosamente, outros BCAAs (isoleucina e valina) parecem não exercer efeito sinalizador sobre a via da mTOR.[139,140]

4.6.4 Função imune

A deficiência de proteínas tem sido conhecida por prejudicar as funções imunológicas e aumentar a suscetibilidade a doenças.[110] No entanto, apenas nos últimos 30 anos a literatura evidencia relatos associados aos mecanismos celulares e moleculares envolvidos, embora mais achados sejam necessários para comprovar essa interação.

Segundo Bounous e Kongshavn (1982),[127] a deficiência dietética de proteínas reduz a disponibilidade da maioria dos aminoácidos no plasma, particularmente glutamina, arginina, triptofano, metionina e cisteína, aminoácidos envolvidos na síntese de óxido nítrico, e glutationa, que atua no estresse oxidativo.

4.6.5 BCAA (aminoácidos de cadeia ramificada)

Os aminoácidos de cadeia ramificada (BCAAs – sigla em inglês para *branched-chain amino acids*), leucina, isoleucina e valina, são aminoácidos essenciais, os quais estão envolvidos na regulação do *turnover*/balanço proteico muscular (síntese e degradação). Dentre esses aminoácidos, destaca-se a leucina, que induz a estimulação da fosforilação de proteínas envolvidas no processo de iniciação da tradução de RNA mensageiro, contribuindo substancialmente no controle da síntese proteica.[141]

Os BCAAs são extremamente relevantes na manutenção das proteínas corporais, além de servirem como precursores para a síntese da alanina e da glutamina. Esses aminoácidos apresentam, ainda, um grande potencial terapêutico, atenuando a perda de massa magra durante a redução de massa corporal, favorecendo o processo de cicatrização, melhorando o balanço proteico muscular em indivíduos idosos, além de propiciar efeitos terapêuticos no tratamento de patologias hepáticas e renais.[142-144]

Os BCAAs são amplamente utilizados por atletas e esportistas, com base na premissa de que esses aminoácidos estimulam/promovem o anabolismo proteico muscular e que diminuem o grau de lesão muscular induzido pelo exercício físico. Tais fatos são muito relevantes e estão envolvidos na regulação do *turnover* proteico muscular em indivíduos engajados em exercícios de força.[114]

Diferentemente dos outros aminoácidos, o metabolismo dos BCAAs ocorre primariamente no músculo esquelético, e não no fígado. Isso decorre do fato de o sistema enzimático necessário para a oxidação desses aminoácidos estar predominantemente presente nas fibras musculares.[114] Posteriormente, os cetoácidos formados são direcionados para o fígado para serem metabolizados.

A Figura 4.6 resume esquematicamente o metabolismo dos BCAAs (leucina, isoleucina e valina), os quais, durante a sua oxidação, são primeiramente transaminados e, então, convertidos aos seus respectivos cetoácidos: α-cetoisocaproato (KIC), α-ceto-β-metilvalerato (KMV) e α-cetoisovalerato (KIV). Tal reação libera nitrogênio que converte o cetoácido α-cetoglutarato em glutamato, precursor para a síntese de alanina e glutamina. Já os cetoácidos resultantes dos BCAAs podem sofrer descarboxilação oxidativa e prosseguir em vias metabólicas distintas, de acordo com o intermediário do ciclo de Krebs que formarem (Capítulo 2).[19,114]

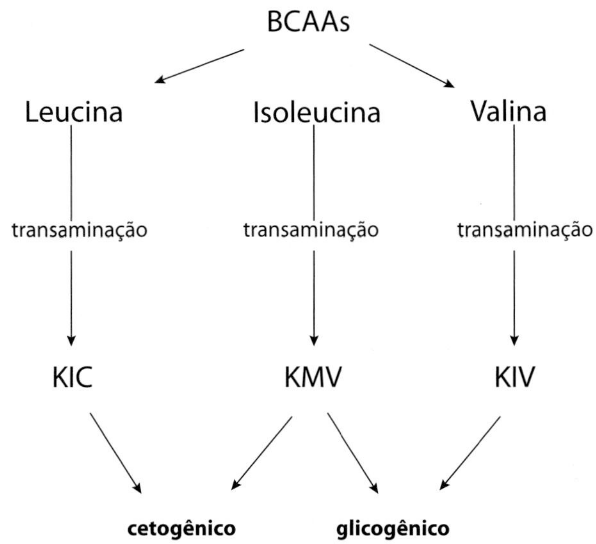

Figura 4.6 – Resumo esquemático do metabolismo dos BCAAs.

Na relação aminoácidos de cadeia ramificada e treinamento de força, a ingestão de BCAAs, após uma sessão de treinamento de força estimulará a síntese proteica muscular e promoverá o balanço proteico muscular positivo.[114] Isso ocorre por diferentes razões: a primeira refere-se ao *pool* de aminoácidos livres, que promoverá aumento na taxa de captação desses aminoácidos pelas células musculares e estimulará a síntese proteica.[19,145,146] A outra razão explica-se pela ação que esses aminoácidos, principalmente a leucina, exercem na ativação de proteínas envolvidas na regulação da síntese proteica, incluindo as proteínas ribossomais p70S6k e 4E-BP1. Dessa maneira, o aumento de massa muscular induzido pelo treinamento é facilitado quando associado à suplementação desses aminoácidos.[19,111-114]

Um estudo de Stein et al. (1999)[148] observou que a ingestão de 50 gramas de BCAAs permite manter a velocidade de síntese proteica estável em indivíduos saudáveis, que não realizaram nenhuma atividade física durante seis dias. Já em indivíduos que treinam força, um estudo realizado por Karlsson et al. (2004)[150] mostra que aquele que ingeriu BCAAs antes, durante e após o treino teve uma resposta anabólica 3,5 vezes maior em relação a quem ingeriu apenas placebo.

Isso se reflete, também, no estudo realizado por Candeloro et al. (1995),[149] no qual indivíduos que ingeriram diariamente 14 gramas de BCAAs pelo período de um mês, durante um protocolo de treinamento de força, aumentaram sua massa muscular na ordem de 800 gramas e diminuíram a massa gorda na ordem de 700 gramas.

Quando ingeridos, os BCAAs geram um *pool* de aminoácidos (leucina, isoleucina e valina) no sangue e, como esses aminoácidos são oxidados primariamente no músculo, sua captação e a ativação de vias metabólicas que favorecem o anabolismo muscular são facilitadas. Assim, estudos como o de Karlsson et al. (2004),[150] que mostra que a ingestão de 7,5 gramas de BCAAs duplicou as concentrações plasmáticas desses aminoácidos em um período de até duas horas e meia, e o de van Hall et al. (1996),[151] que observou que a ingestão de 308 miligramas de BCAAs por quilograma de peso corporal gera aumento na ordem de 65% da massa muscular, ratificam a importância do uso desse tipo de intervenção nutricional. Embora boa parte dos estudos sugira que os BCAAs podem ser ingeridos antes, durante e depois da sessão aguda de treinamento ou em qualquer outro horário do dia, as linhas de pesquisa mais recentes sugerem que a função dos BCAAs extrapola apenas a de matéria-prima para síntese proteica. Assim sendo, sua possível atividade sinalizadora (como a atribuída à leucina, por exemplo) preconiza seu uso nos momentos de sinalização anabólica que ocorrem geralmente pós-exercício, tanto na resposta celular de expressão gênica quanto proteica.

É muito importante salientar que ainda existem muitas controvérsias na literatura a respeito da relação entre suplementação de aminoácidos isolados e melhora do desempenho físico em atletas. Diferentemente de trabalhos que induzem quadros atróficos, que posteriormente utilizam a suplementação com aminoácidos isolados e que há muito já mostram melhoras na sinalização proteica, com aumento da ativação das vias de síntese e diminuição da ativação das vias de degradação, trabalhos que avaliam a suplementação com atletas ora mostram um possível efeito benéfico, ora que não houve qualquer alteração significativa no desempenho físico.

O boxe a seguir apresenta um recente artigo que mostra não haver possível benefício da suplementação de BCAAs sobre o desempenho físico quando realizada a suplementação aguda de BCAAs. É importante frizar que a apresentação deste artigo se faz necessária na busca de enriquecermos futuras discussões científicas, trazendo à luz as controvérsias quanto à utilização de suplementos alimentares.

Ingestão de aminoácidos de cadeia ramificada e de hidratos de carbono pré--exercício físico em homens não aumenta a resistência e não induz aumento em alvo fosfatidilinositol 3-cinase/proteína-cinase B, marcadores indicativos da via de rapamicina na síntese de proteínas do músculo[211]

Foram determinados os efeitos de uma única sessão de exercício de força (EF), em conjunto com a ingestão de aminoácidos de cadeia ramificada (BCAAs) e carboidratos (CHO) pré-exercício, na sinalização muscular esquelética em marcadores indicativos de síntese de proteína muscular. Postula-se que CHO + BCAA provocaria um efeito mais profundo sobre esses marcadores de sinalização em comparação com a ingestão apenas de CHO. Vinte e sete homens foram divididos aleatoriamente em três grupos: placebo (PLC), CHO e CHO + BCAA. Foram realizadas quatro séries com uma repetição a 80% da carga máxima no *leg press* e extensão de joelho. Os suplementos foram ingeridos em três momentos: 30 minutos antes, imediatamente antes e imediatamente após o EF. Foram coletados sangue venoso e biópsias musculares imediatamente antes da ingestão de suplemento, e 0,5, 2 e 6 horas após o EF. Analisaram-se os níveis de insulina e de glicose sanguínea e os níveis de substrato fosforilado de insulina muscular do receptor 1 (IRS-1), proteína cinase B, alvo da rapamicina em mamíferos (mTOR), proteína 70S6 cinase fosforilada e a proteína de ligação 4E muscular. Para a análise estatística foi utilizado o Anova 2-way para análise de variância de medidas repetidas. Observou-se diferença significativa entre grupo × tempo para os níveis de insulina e glicose plasmática ($p<0,05$), que mostra que os grupos suplementados com CHO e CHO + BCAA eram significativamente maiores do que o PLC. Efeitos também foram notados de acordo com o tempo para o IRS-1 ($P = 0,001$), proteína cinase B ($P = 0,031$), alvo da rapamicina em mamíferos (mTOR) ($P = 0,003$) e proteína 70S6 cinase fosforilada ($P = 0,001$). Ambos os grupos, CHO e CHO + BCAA, apresentaram aumento significativo de IRS-1 em comparação com PLC ($P = 0,002$). No entanto, a ingestão associada de CHO e BCAA não provocou aumentos induzidos pelo EF no músculo esquelético, na sinalização marcadores de síntese proteica muscular, quando comparada com CHO.

4.6.6 Glutamina

A glutamina, presente em muitas proteínas, pode ser sintetizada por todos os tecidos do organismo; portanto, não é considerada um aminoácido essencial. É o aminoácido mais abundante no plasma e nos tecidos. Em humanos, a glutamina perfaz cerca de 20% do total de aminoácidos livres do plasma. [152]

Entretanto, em algumas condições patológicas (por exemplo, o câncer) ou em exercícios físicos extremos, as concentrações de glutamina podem diminuir cerca de 50%, estabelecendo-se um quadro de deficiência de glutamina. Dessa maneira, a glutamina é considerada um aminoácido "condicionalmente essencial".[152]

Trabalhos relatam os diversos benefícios da glutamina à saúde em diferentes condições, que incluem cicatrização pós-cirúrgica ou de queimaduras, cicatrização intestinal em doenças inflamatórias intestinais e em casos de limitações por perda muscular em pacientes com AIDS.[154-155] Considerando tais efeitos da glutamina sobre o sistema imune, não é de se estranhar a sua utilização por atletas como recurso ergogênico visando à melhora no desempenho físico.[153,156]

São atribuídos os seguintes efeitos ergogênicos à glutamina:[152,153,156,157,110]

- aumento da força e da massa muscular magra;
- prolongamento do tempo de exercício;
- diminuição do tempo de recuperação;
- diminuição da proteólise;
- melhora da função imunológica;
- redução de infecções no trato respiratório;
- prevenção do estado de *overtraining* por parte do atleta.

A glutamina atua no sistema imune como o principal substrato utilizado pelos leucócitos. O maior sítio produtor de glutamina no organismo é o músculo esquelético. É importante ressaltar que a glutamina ingerida durante a dieta é, em grande parte, utilizada pelos enterócitos após ser absorvida.[152]

Exercícios de longa duração e com intensidade elevada são responsáveis por alterar diversos parâmetros imunológicos, que incluem a imunidade inata e adaptativa. Entre essas alterações, destacam-se as modificações na atividade das células *natural killer* citotóxicas, na função dos neutrófilos, na proliferação dos linfócitos, na secreção de imunoglobulina A e na concentração de citocinas circulantes,[152,158-160] além de ser demonstrada uma relação entre a diminuição das concentrações plasmáticas de glutamina e a suscetibilidade a infecções em atletas, principalmente após treinamentos intensos e de longa duração.[152]

Diversos estudos têm procurado abordar alternativas de suplementação de glutamina em atletas. Esses estudos evidenciam que a utilização de 5 gramas de glutamina imediatamente após a sessão de treinamento intenso ou competição é suficiente para diminuir a incidência de infecções nos sete dias posteriores à sessão de treino ou competição.[161,162]

A glutamina será abordada com maiores detalhes no Capítulo 5, por sua grande participação no sistema imunológico em exercícios de *endurance*. A dose recomendada de ingestão de glutamina varia de 5 a 15 g/dia, e deve ser suplementada, preferencialmente, pós-exercício.

4.6.7 Arginina

A arginina é um aminoácido não essencial que desempenha diversas ações fisiológicas. Isso se reflete nos diversos estudos envolvendo esse aminoácido. Destaca-se sua ação na estimulação do sistema imunológico, pela ativação da produção de linfócitos T, poliaminas, citocinas, interleucinas e óxido nítrico.[163,164]

A arginina tem um importante papel como reguladora da função cardiovascular por ser precursora do óxido nítrico, potente neurotransmissor que tem função vital na dilatação de pequenos vasos sanguíneos localizados no cérebro e em outros territórios corporais.[164,165] O óxido nítrico desempenha uma importante função na modulação da resposta imune, a partir da ativação de macrófagos e outros tipos celulares que podem induzir a formação de interferon gama (IFN-γ), fator de necrose tumoral (TNF-α) e lipopolissacarídeo bacteriano. O óxido nítrico também regula moléculas próprias do organismo, como citocinas e poliaminas, que previnem efeitos de deterioração potencial, como a sepse e o choque.[164,166]

Postula-se que o exercício físico, principalmente o de alta intensidade e/ou longa duração, seja responsável por diminuir as funções imunológicas.[152,158-60] A suplementação com arginina, entretanto, atua estimulando o sistema imunológico, melhorando os parâmetros preditos.

Com a preocupação de melhorar o desempenho físico, diversos recursos têm sido propostos nos últimos anos. Estudos apontam para a necessidade da redução de acúmulos dos metabólitos que diminuem e/ou induzem a fadiga durante o exercício físico, usando-se suplementação de aminoácidos conhecidos por induzir beneficamente mudanças metabólicas. Entre esses aminoácidos, a arginina tem papel importante na síntese de ureia, compostos de alta energia (creatina e creatina fosfato), poliamina e óxido nítrico.[168]

Inúmeras pesquisas são desenvolvidas para identificar substâncias ergogênicas mais efetivas na melhora do desempenho atlético, sempre focando na energia requerida dentro da variedade de esportes e controlando o consumo dietético. A suplementação oral de arginina tem mostrado resultados díspares. Entretanto, em estudo realizado por Sales et al. (2005),[167] a suplementação aguda de aspartato de arginina na dose de 4,5 gramas não foi capaz de aumentar o desempenho físico dos indivíduos submetidos ao protocolo de treinamento. A suplementação com arginina é feita visando à sua possível capacidade em estimular a síntese de GH.

Outra função da arginina é na síntese de óxido nítrico, importante vasodilatador, diminuindo a pressão arterial e aumentando o aporte sanguíneo para os tecidos periféricos, principalmente os músculos. Isso facilitaria a chegada de nutrientes e oxigênio para os músculos, possibilitando uma otimização do anabolismo muscular. Todavia, são poucos os estudos que suportam essas evidências.

A síntese de óxido nítrico ocorre por um precursor denominado L-arginina alfacetoglutarato. Esse composto é formado pela união de uma molécula de alfacetoglutarato ao aminoácido L-arginina. O óxido nítrico é um potente vasodilatador muscular, que promove aumento da massa muscular, melhora o metabolismo muscular e sua regeneração durante e pós-treinamento.

Por exercer ações vasodilatadoras, o fluxo sanguíneo no tecido muscular fica aumentado durante a sua ação, o que promove maior fluxo de nutrientes, oxigênio, mensageiros químicos, além de uma rápida eliminação de substâncias tóxicas, como lactato e amônia.

A dosagem recomendada de ingestão de arginina é de 3 gramas por dia. Pela sua capacidade na síntese de óxido nítrico, a ingestão de arginina é recomendada tanto antes quanto depois do treinamento. No pré-treino, a arginina potencializaria as ações vasodilatadoras geradas pelo treinamento, diminuindo a fadiga. Já no pós-treino, auxiliaria na recuperação muscular. A suplementação com arginina deve ser feita com cuidado, pois há relatos de que, em excesso, pode gerar pancreatite.[169]

4.6.8 Ornitina

A ornitina é um aminoácido que não é incorporado às proteínas. Está presente no fígado e participa do ciclo da ureia. A ornitina é um intermediário entre a arginina e a citrulina.

Atua na liberação do hormônio de crescimento pela hipófise. Aumenta o metabolismo das gorduras, juntamente com a arginina e a carnitina, e o transporte de aminoácidos na célula. Ademais, é um potente estimulador da produção hormonal da hipófise.

Por ser um intermediário da arginina, desempenha papéis fisiológicos semelhantes no organismo, que envolvem a estimulação hormonal e o estímulo do sistema imunológico.

Assim como a arginina, a ornitina é um aminoácido fundamental no metabolismo da amônia, formando ureia que será eliminada pelos rins. A ornitina é precursora das poliaminas, responsáveis pela síntese de GH e estimula a formação de colágeno, o que a torna um aminoácido muito utilizado por *bodybuilders*.

A dosagem recomendada de ingestão de ornitina varia de 0,5 a 2 gramas por dia. Da mesma maneira que a arginina, a ingestão de ornitina pode ser feita tanto pré quanto pós-treino, auxiliando na síntese de GH, favorecendo o anabolismo muscular.

4.6.9 HMB

O β-hidroxi-β-metilbutirato (HMB) é um recurso ergogênico muito popular, utilizado na busca da melhora do desempenho.[210] O HMB é formado pela transaminação do α-cetoisocaproato (α-KIC), um metabólito do aminoácido leucina. É estimado que em torno de 5% da leucina oxidada no organismo sejam convertidos a HMB, o que corresponderia de 200 a 400 miligramas por dia.[170] A Figura 4.7 ilustra o metabolismo do HMB.

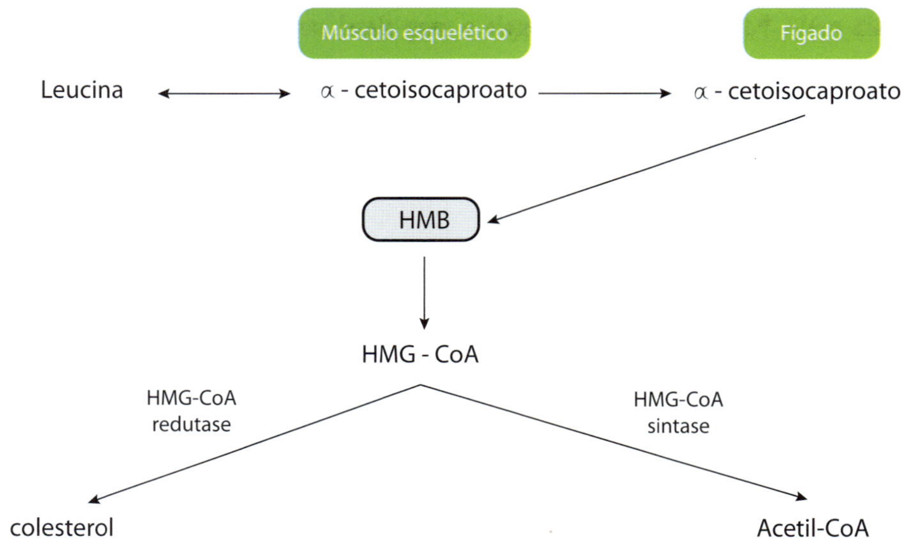

Figura 4.7 – Metabolismo do HMB. Adaptado de Nissen e Abumrad, 1997.[170]

O interesse na utilização do HMB como recurso ergogênico vem crescendo cada vez mais em virtude de estudos que mostram o seu efeito anticatabólico.[171,172,173] Investiga-se também uma possível modulação do HMB em diversos receptores de hormônios, como cortisol, testosterona e insulina, alterando a atividade de enzimas responsáveis pelo catabolismo muscular.[174] Atualmente, dois mecanismos de ação do HMB têm sido explorados para explicar sua ação anticatabólica: o primeiro envolve o aumento da síntese proteica pelo aumento da sinalização da via da mTOR, e o segundo relaciona o HMB com a supressão proteolítico ubiquitina-proteassoma.[175] Essa via é responsável pela degradação de proteínas em razão do seu reconhecimento pela proteína ubiquitina e degradação pelo proteassoma. O proteassoma é uma enzima proteolítica que sofre ativação por uma série de condições patológicas e hormonais.[19]

Pesquisas mostram que a suplementação de HMB reduz as concentrações plasmáticas de creatina cinase (CK) e lactato desidrogenase (LDH), importantes marcadores de danos na membrana da fibra muscular. Além disso, diminui a excreção urinária de 3-metil-histidina (3-MH) durante o treino, indicando menor taxa de proteólise.[176,177]

Um estudo realizado com mulheres indica que a suplementação com HMB não surte efeitos positivos em relação ao aumento da massa muscular se não houver paralelamente o estímulo mecânico gerado pelo treinamento de força.[178]

Estudos mostram que a ingestão de 1,5 a 3,0 gramas de HMB pode auxiliar na síntese proteica muscular. Em revisão realizada por Zanchi et al. (2010),[175] verificou-se que a maioria dos estudos tem utilizado doses diárias de 3 gramas de HMB, uma vez que há evidências de que essa dose produz melhores resultados que a dose diária de 1,5 grama e efeitos equivalentes à dose de 6 gramas por dia. Por sua vez, Slater et al. (2001)[214] mostra que a ingestão diária de 3 gramas de HMB durante 6 semanas, associada ao treinamento de força em indivíduos treinados, não promoveu nenhuma melhora na força e na composição corporal.

Dessa forma, a suplementação de HMB tem sido amplamente discutida na literatura, pois seus efeitos ergogênicos se mostram apenas em indivíduos não treinados. No caso de indivíduos treinados, tal suplementação tem se mostrado ineficaz na melhora da composição corporal e da força muscular.

4.7 Creatina

A creatina é um composto naturalmente encontrado em alimentos de origem animal, principalmente em carne bovina e peixes, e vem sendo muito pesquisada em virtude de seu potencial efeito no rendimento físico de atletas envolvidos em exercício de alta intensidade e curta duração, com limitados intervalos de repouso. Pode ser sintetizada, preferencialmente, no fígado, nos rins e no pâncreas, e é estocada no músculo esquelético, mantendo-se na forma livre ou fosforilada.[179,180]

O interesse pela creatina tem aumentado significativamente nos últimos anos. Grande parte desse interesse tem sido pelo uso da creatina como suplemento por atletas e *bodybuilders*. Dados indicam que o consumo de creatina (como creatina mono-hidratada) pelos humanos é de cerca de quatro milhões de quilos por ano, o que representa em torno de 400 milhões de dólares anuais.[181]

A creatina fosforilada é uma reserva de energia nas células musculares. Durante um exercício intenso, ela é utilizada para regenerar o trifosfato de adenosina (ATP). A suplementação parece aumentar os estoques musculares de creatina em 10% a 20%, provocando um aumento de massa magra e, consequentemente, maior acúmulo de água corporal.

Diversos estudos indicam que a creatina tem capacidade para aumentar o desempenho em atividades intermitentes de alta intensidade. Novas evidências têm indicado que a creatina também pode ser efetiva em modular o perfil glicolipídico. Alguns trabalhos têm demonstrado que a creatina potencializa melhoras na tolerância à glicose, no perfil lipídico e na sensibilidade à insulina promovida pelo exercício.

Embora não se saiba ao certo o mecanismo de tais adaptações, a aplicabilidade dessa estratégia parece ser muito promissora em quadros caracterizados por resistência à insulina, como diabetes tipo 2 e obesidade.[180,182,183]

No corpo humano, a creatina é encontrada nas formas livre (60% a 70%) e fosforilada (30% a 40%). Cerca de 95% do conteúdo total de creatina é armazenado no músculo esquelético, e o restante situa-se no coração, nos músculos lisos, no cérebro e nos testículos.[19,180,184,185]

Um estudo realizado por Harris et al. (1992)[195] mostrou que a suplementação de 20 gramas de creatina por dia promove aumento de 20% na concentração intramuscular de creatina.

Por sua importância no metabolismo energético, muitos pesquisadores se preocuparam em verificar os efeitos ergogênicos da suplementação de creatina.[180] Existem diversas evidências de que a creatina promove ganhos significativos de força e potência musculares,[182,186-189] além de promover o aumento da massa magra e da síntese de proteínas contráteis.[187,190] É inexorável que a creatina exerce um pronunciado efeito ergogênico, principalmente em atividades físicas intermitentes de alta intensidade e curta duração.[180,186]

Diversos estudos mostram que, ao contrário do que se especula, a suplementação de creatina não promove nenhum efeito colateral deletério à saúde, podendo ser ingerida antes, no decorrer e depois da sessão de treinamento.[182,191-193]

A síntese de creatina ocorre em virtude de reações simples que envolvem os aminoácidos glicina, arginina e metionina. Na primeira reação envolvida pela enzima L-arginina, glicina aminotransferase (AGAT) transfere um grupo amino da arginina para o grupo amino da glicina, formando guanidinoacetato e ornitina. Na segunda reação, catalisada pela enzima guanidinoacetato metiltransferase (GAMT), utiliza-se a S-adenosilmetionina na junção com guanidinoacetato para a síntese de creatina e S-adenosil-homocisteína (Figura 4.8).

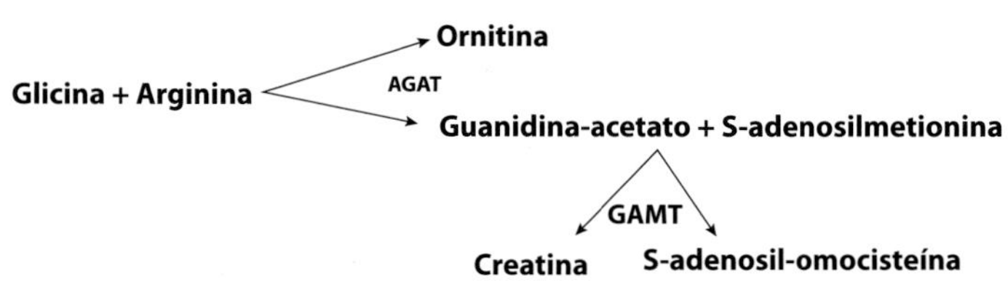

FIGURA 4.8 – Síntese de creatina envolvendo os aminoácidos glicina, arginina e metionina.

Esse conjunto de reações permite que o organismo sintetize 7,7 milimoles de creatina por dia (aproximadamente 1,0 grama).[194] Como já citado, a síntese de creatina ocorre em tecidos como fígado, rins, pâncreas, testículos, pulmão, baço e cérebro, sendo o eixo renal-hepático o mais importante na sua síntese endógena.[194] O mais contraditório é que os tecidos que contêm as maiores quantidades de creatina, como o músculo esquelético e o músculo cardíaco, não possuem a capacidade de sintetizá-la.

Será que a suplementação de creatina a longo prazo prejudica a função renal em indivíduos treinados em força submetidos a uma dieta de alta proteína?[212]

O objetivo deste estudo foi determinar os efeitos da suplementação de creatina sobre a função renal em indivíduos treinados em força associada à ingestão de uma dieta de alta proteína. O estudo é caracterizado como duplo-cego, randomizado, controlado por placebo. Os participantes foram distribuídos aleatoriamente para receber creatina (20 g/dia durante 5 dias seguido de 5 g/dia durante o restante do estudo) ou placebo durante 12 semanas. Todos os participantes estavam envolvidos em treinamento de força e consumiram uma dieta de alta proteína (ou seja, ≥ 1,2 g/kg/dia). Os indivíduos foram avaliados no início do estudo (pré) e após 12 semanas (pós). A taxa de filtração glomerular foi medida pela depuração de ^{51}Cr-EDTA. Além disso, amostras de sangue e coleta de urina de 24 horas foram obtidas para outras avaliações da função renal. Não foram observadas diferenças significativas na depuração de ^{51}Cr-EDTA durante todo o estudo (creatina: pré 101,42 ± 13,11, pós 108,78 ± 14,41 mL/ min/1,73m2; placebo: pré 103,29 ± 17,64, pós 106,68 ± 16,05 mL/min/1,73m2; interação grupo x tempo: $F = 0{,}21$, $p = 0{,}64$). O *clearance* de creatinina, ureia sérica e urinária, eletrólitos, proteinúria e albuminúria permaneceram praticamente inalterados. Conforme o estudo, um protocolo de suplementação de creatina de 12 semanas não afetou a função renal em indivíduos saudáveis treinados em força que consomem uma dieta rica em proteínas, reforçando, assim, a segurança desse suplemento dietético.

Tecidos como músculo esquelético, miocárdio, rins e cérebro possuem um transportador de creatina (CRT) que promove a captação dessa mesma creatina por um gradiente de concentração. Na forma fosforilada (PCr), a creatina atua como um "tampão" intracelular, mantendo as concentrações de ATP de forma rápida e curta, a partir da transferência do fosfato (Pi) de alta energia para as moléculas de ADP, mediada pela enzima CK. Importante ressaltar que esta é uma "via de mão dupla", ou seja, por meio da hidrólise de um ATP o fosfato liberado pode ligar-se à creatina, formando PCr também pela ação enzimática da mesma CK (Figura 4.9).[19,180] Essas reações ocorrem no citosol da célula, no espaço entre as membranas mitocondriais e o sarcômero.

$$\text{PCr} + \text{ADP} \xleftrightarrow{\text{creatina cinase}} \text{Cr} + \text{ATP}$$

Figura 4.9 – Formação do ATP a partir da transferência do fosfato inorgânico (Pi) de alta energia para o ADP, sendo uma via de mão dupla. Adaptado de Zanuto et al., 2011.[19]

Esse mecanismo de produção de energia pela PCr é extremamente utilizado em esportes de alta intensidade e curta duração, nos quais são requeridos fornecimentos rápidos de energia. Destacam-se, como exemplos, provas de atletismo de 100 metros rasos, lançamentos de peso e martelo, 25 e 50 metros, natação e algumas provas de ciclismo de pista, como 200 metros etc.

Por seu efeito tamponante, muitos estudos tratam da suplementação de creatina como uma estratégia ergogênica a fim de melhorar o rendimento de atletas em esportes de alta intensidade, aumentando, assim, a concentração de creatina no organismo e diminuindo os efeitos deletérios causados pelo exercício.[180]

Diversos estudos mostram o efeito ergogênico da suplementação de creatina em indivíduos treinados e não treinados.[180,186,189] Esses estudos mostram aumento na concentração intramuscular tanto de creatina livre quanto de creatina fosfato.[195-198]

Existem estudos controversos na literatura que apontam melhora na *performance* de atletas em esportes de alta intensidade,[196,199,200] ao passo que outros estudos não mostram melhoria no desempenho.[197,201,202] Mas é importante salientar que esses estudos seguiram protocolos distintos de testes e suplementação. Entretanto, em modalidades esportivas específicas, como em exercícios de curta duração e alta intensidade, a suplementação com creatina tem se mostrado eficiente para a melhora da *performance* de atletas, em razão do aumento intramuscular de seu conteúdo e também por retardar alterações metabólicas que levam à fadiga muscular, como o aumento do pH, do lactato e da amônia.[19]

Registra-se também que a creatina possui alta carga osmótica por utilizar um cotransporte ativo secundário por simporte de Na+, promovendo, assim, aumento intracelular de água concomitantemente ao aumento de peso, acarretando desvantagem para atletas de *endurance* e um maior gasto energético para a realização de atividades físicas.

Como já visto, o sistema ATP-CP age de maneira tamponante, mantendo os níveis de ATP constantes, por meio de um fosfato que é doado da creatina fosfato para o ADP, objetivando a ressíntese de ATP. Essa via é mediada pela ação da enzima CK, gerando como produtos finais o próprio ATP e a creatina. Parte dessa creatina é convertida em creatinina pelo fígado, filtrada pelos rins e excretada na urina.[19]

Em exercícios de alta intensidade, outra via metabólica a ser destacada ocorre pela ação aumentada da enzima adenilato cinase, que converte duas moléculas de ADP em uma molécula de ATP e outra de AMP. No entanto, conforme a concentração de AMP começa a aumentar na musculatura esquelética, alguns processos intracelulares podem ser desencadeados, entre eles, a desfosforilação e a desaminação do AMP. Quando a desfosforilação e a desaminação do AMP ocorrem, formam-se dois novos compostos: a adenosina e o inositol monofosfato (IMP); ambos resultam como produto final na molécula de inosina, que é degradada em hipoxantina.[19]

O músculo não possui a capacidade de reconverter hipoxantina novamente em inosina. Dessa forma, o fígado converte a hipoxantina em xantina e, posteriormente, em ácido úrico, que será excretado pelos rins. Por sua vez, o IMP formado sofre ação da enzima adenilsuccinato sintetase, sendo convertido em adenilsuccinato, que posteriormente sofre ação de outra enzima, a adenilsuccinato liase, sendo convertido agora em fumarato. Como o fumarato é um intermediário do ciclo de Krebs, essa pode ser uma maneira secundária de como o organismo forma ATP por intermédio da reaminação de compostos nitrogenados entrando na via do ciclo de Krebs de forma anaplerótica (por um intermediário) e mantendo a contração muscular durante a realização do exercício.[19] A Figura 4.10 ilustra o metabolismo da utilização da creatina fosfato (PCr) como doador de fosfato para a ressíntese de ATP, a excreção de creatina pelos rins e a desaminação do AMP, entrando de forma anaplerótica no ciclo de Krebs.

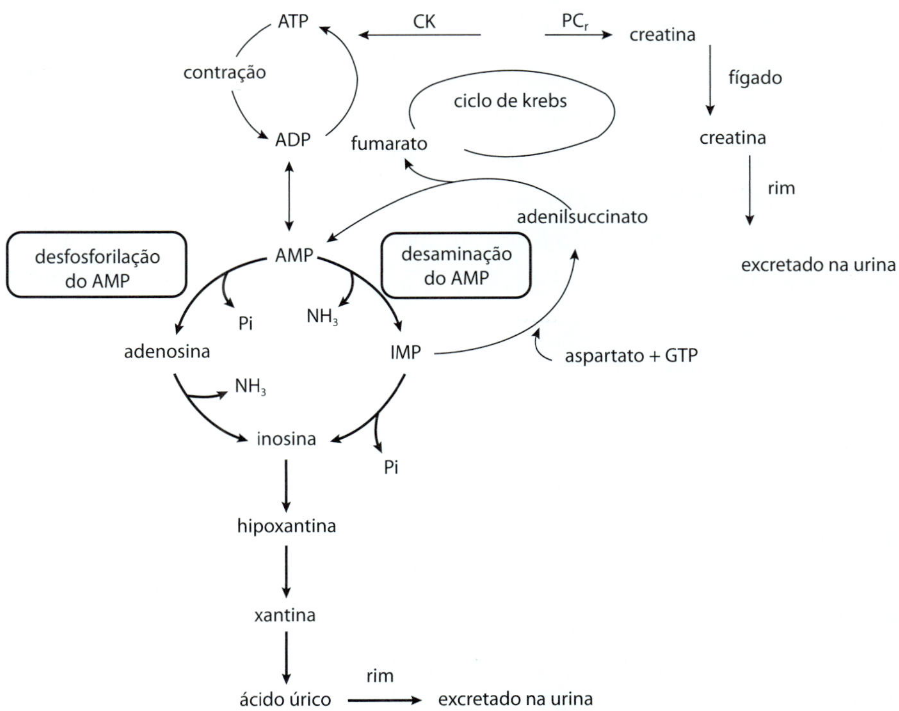

Figura 4.10 – Metabolismo envolvido na formação do ATP pela creatina e de maneira anaplerótica pela desaminação do AMP. Adaptado de Zanuto et al., 2011.[19]

A capacidade de formação do ATP pela PCr é extremamente curta, servindo apenas como sistema tamponante para manter as concentrações de ATP mais altas em relação à concentração de ADP na célula. Após a predominância desse sistema, outros sistemas energéticos começam a predominar na geração de energia disponível para trabalho, como a via glicolítica e o sistema oxidativo, cada um apresentando seus níveis de predominância de acordo com o tempo e a intensidade da atividade física.

A creatina mono-hidratada é um dos suplementos dietéticos mais utilizados, sendo ingerida especialmente por atletas e *bodybuilders*. A ingestão mais popular envolve uma fase de carga de 20 gramas diários por cinco dias, seguido por um período de manutenção de 2 a 5 gramas por dia.[194] Entretanto, além da sua utilização por atletas e *bodybuilders*, a creatina tem sido utilizada no tratamento de pacientes com doenças neurológicas e neuromusculares.[194] É frequentemente ingerida com carboidratos. Essa estratégia tende a aumentar a captação de creatina pelo músculo, em virtude da ação aumentada da insulina promovida pela presença dos carboidratos. Mais informações acerca da utilização de creatina associada aos carboidratos serão abordadas no Capítulo 5.

O exercício físico é um potente estímulo para a captação de creatina pelo músculo esquelético.[195] A suplementação de creatina aumenta as concentrações de creatina total muscular (livre e fosforilada) em cerca de 25%, e quando a suplementação é feita acompanhada pelo exercício/treinamento regular, a média aumenta para 37%. Entretanto, dois fatores devem ser considerados: a suplementação de creatina associada ao exercício não altera as concentrações de ATP intracelular e as concentrações musculares de creatina variam de indivíduo para indivíduo.[195]

Os efeitos ergogênicos da suplementação de creatina aumentam a capacidade de serem realizados alguns tipos de trabalhos musculares ou exercícios. Isso fica evidente em exercícios de alta intensidade e curta duração.

Em uma metanálise realizada por Branch (2003),[203] foi investigado o efeito da creatina na composição corporal e no desempenho. O estudo mostra efeito da creatina em exercícios de alta intensidade e curto período de tempo ($\leq$ 30 segundos) e, praticamente, nenhum efeito em exercícios com mais de 150 segundos.

O efeito da suplementação de creatina no desempenho físico e na massa corporal magra é mais pronunciado em vegetarianos do que em não vegetarianos, isso pela falta de ingestão de carne.[204]

Diversas pesquisas nos últimos anos vêm buscando elucidar os mecanismos responsáveis pela melhora no desempenho ocasionada pela suplementação de creatina. Os níveis de creatina fosfato contribuem muito, isso porque a enzima CK realiza a catálise desse substrato, doando o fosfato para o ADP, e a ressíntese de ATP. No entanto, outros mecanismos envolvendo os efeitos sobre a massa muscular, bem como a regulação metabólica, podem ser atribuídos aos efeitos da suplementação de creatina sobre o desempenho físico.

Pesquisas mostram que após 12 semanas de suplementação com creatina houve aumento de 2,2 quilogramas de massa corporal, juntamente com um aumento de 35% do diâmetro da área da fibra muscular.[189,203] Entretanto, a suplementação com ausência de exercícios físicos exerce pouco efeito sobre a massa muscular. Isso é exposto em um estudo realizado por Louis et al. (2003),[204] no qual se avaliou o nível de síntese e degradação de proteínas miofibrilares e não foi encontrado nenhum efeito anabólico da suplementação de creatina em indivíduos não treinados.

Como já abordado, os suplementos de creatina são apresentados, geralmente, em pó mono-hidratado. Estudos indicam que a ingestão de 20 g/dia (0,3 g/kg de peso) durante cinco dias é suficiente para aumentar os níveis de creatina muscular. Essa forma de suplementação é denominada *fase de sobrecarga*. Posteriormente, desenvolve-se a *fase de manutenção*, determinada pela ingestão de 2 a 5 gramas por dia (≈0,03 g/kg de peso) e que promove a saturação dos músculos. Importante ressaltar que a suplementação muito elevada de creatina não subirá linearmente sua concentração, já que há um nível máximo de estoque. Estoques de creatina se mantêm presentes no músculo por, aproximadamente, três semanas. Assim sendo, outra forma eficiente de suplementar creatina é por meio de ciclos, iniciando com 5 g/dia por seis semanas, interrompendo por três semanas e reiniciando novamente, gerando o mesmo resultado quando comparado ao método que preconiza as fases de sobrecarga e manutenção.

Os suplementos de creatina no mercado estão presentes de três modos: mono-hidratada, micronizada e liofilizada. Suas características básicas são:

- Creatina mono-hidratada: é a forma de creatina mais estudada no meio científico por seus efeitos ergogênicos sobre a massa muscular e o desempenho físico de atletas. É um pó branco, fino, que se mistura facilmente em água. Mas não é totalmente dissolvida, podendo ficar acumulada no fundo do recipiente, quando deixada em descanso.
- Creatina micronizada: refere-se ao processo tecnológico de micronização usado na creatina mono-hidratada, no qual o diâmetro das partículas de creatina é reduzido, melhorando sua absorção e sendo mais bem aproveitada pelo organismo.
- Liofilização: é um processo de congelamento de produtos alimentícios que, posteriormente, passa para a produção do produto a vácuo, ocorrendo um aumento gradativo da temperatura, desidratando e retirando todo o seu conteúdo de água sem alterar sua constituição química. Nesse caso, como a creatina é proveniente de alimentos de origem animal, esse processo é feito com a carne para a produção de suplementos de creatina liofilizada.

4.8 Hipercalóricos

Os hipercalóricos são compostos, em grande parte, por carboidratos e, em fração menor, por proteínas (20% a 30%). Em razão dessa constituição, tais suplementos são ricos em calorias e denominados hipercalóricos. Geralmente, a qualidade das proteínas presentes nesses produtos é de baixo valor biológico[69] e, por esse motivo, o custo pode apresentar grande variação.

Além do fornecimento energético, os hipercalóricos geram efeitos particulares, principalmente quando utilizados antes e imediatamente depois do treinamento. Antes da sessão de treinamento, eles fornecem energia e contribuem para a diminuição da fadiga. Após, favorecem a resposta anabólica e ajudam a refazer os estoques de glicogênio muscular e hepático.[69] Entretanto, tais respostas são possíveis apenas nos indivíduos que apresentam capacidade celular para o uso desses elementos, o que, do ponto de vista prático, limita bastante a funcionalidade desse suplemento.

Estudos realizados por Kraemer et al. (1998)[97] mostram que a utilização dos hipercalóricos pré e pós-treinamento favorece uma resposta hormonal na secreção de insulina e, em menor quantidade, de IGF-1. Isso se explica pelo carboidrato presente nesses produtos. Por ser um hormônio extremamente anabólico, a insulina favorece o aumento da síntese proteica muscular, além de favorecer a utilização dos carboidratos ingeridos no reestabelecimento dos estoques de glicogênio muscular e hepático. Contudo, se os hipercalóricos forem consumidos em excesso, a lipogênese também é favorecida, podendo levar à obesidade.

4.9 Vasodilatadores

O óxido nítrico (NO) é um gás solúvel que apresenta um tempo de meia-vida em torno de 5 segundos, com características altamente lipofílicas e que é sintetizado pelas células endoteliais, pelos macrófagos e por certos grupos de neurônios. É considerado, também, um importante sinalizador intra e extracelular, atuando, pela ativação da guanosina monofosfato cíclico (GMP), no relaxamento da musculatura lisa dos vasos sanguíneos.[205,206,207,208]

A síntese de NO ocorre pela ação da enzima óxido nítrico sintetase (NOS) a partir do aminoácido arginina, formando NO e citrulina. Esse processo é dependente de oxigênio e de um cofator denominado *fosfato de dinucleotídeo adenina nicotinamida* (NADPH).

O músculo esquelético tem habilidades extraordinárias para se adaptar às mudanças impostas a ele, incluindo a hipotrofia e a hipertrofia das suas células, denominadas fibras musculares. A hipertrofia das fibras musculares é um processo complexo, marcado por grande remodelação da arquitetura das fibras musculares. Esse processo envolve a ativação de células-satélite e o aumento da síntese de proteínas estruturais e contráteis.[205,206,207,208]

O NOS é um importante modulador do processo de hipertrofia muscular. Tanto o óxido nítrico endotelial (eNOS) quanto o neural (nNOS) são regulados pela atividade muscular gerada pela contração muscular e aumentada no exercício físico. Além disso, mudanças na expressão e na atividade do NOS são diretamente relacionadas com os padrões de carga impostos pelo treinamento.[206,207,208]

Por apresentar meia-vida curta, o NO, assim que formado, a exemplo das células endoteliais, ou realizará sua função de vasodilatador ou será rapidamente degradado. Por ser um gás instável, não é possível avaliá-lo diretamente e muito menos produzir suplementos que o contenham; por isso, a maioria dos suplementos comercializados como vasodilatadores apresentam o aminoácido arginina, importante precursor na síntese de NO, além de outros compostos, como a creatina, a glutamina (já descritos neste capítulo), a beta-alanina e a taurina, caracterizadas a seguir:

- Beta-alanina: importante aminoácido responsável na síntese de carnosina muscular, atuando como tampão intracelular e evitando a fadiga muscular.
- Taurina: é um dos aminoácidos não essenciais mais abundantes no organismo, atuando principalmente no sistema nervoso central e no músculo esquelético. É muito utilizado em bebidas energéticas por seu efeito desintoxicador, facilitando a excreção de substâncias tóxicas ao organismo; além disso, potencializa os efeitos insulínicos, aumentando o anabolismo.

Efeitos agudos de um suplemento pré-treino disponível no mercado em marcadores do treinamento: um estudo duplo-cego[213]

Suplementos pré-treino contendo diversos ingredientes são comercializados com a afirmação de aumentar o desempenho físico e a força. Pesquisas específicas dos produtos são importantes para identificação da eficácia dos ingredientes combinados. A finalidade deste estudo foi avaliar os efeitos de um suplemento dietético pré-treino patenteado contendo creatina, beta-alanina, L-tarurine, L-leucina e cafeína, em relação à potência anaeróbia, força muscular, composição corporal e estados de humor. O estudo é caracterizado como duplo-cego pareado, randomizado, em que se analisou 20 indivíduos do sexo masculino (média ± SD; 22,4 ± 9,5 anos, 76,9 ± 11,2 kg, 22,7 ± 9,5% de gordura corporal), que consumiram ou 30 gramas de um suplemento pré-treino (SPT) ou placebo maltodextrina (PLC) 30 minutos antes de um treino de resistência. A composição corporal foi determinada por meio de absormetria de raios X de dupla energia (DEXA). Os sujeitos realizaram 12 saltos verticais e 1 repetição máxima, seguidos de repetições até a falha de extensão de joelho e *leg press*. Por último foi realizado teste de potência *Wingate* em cicloergômetro [potência média (WMP) e potência de pico (WPP)]. Após os testes pré-suplementação, os participantes completaram oito dias de suplementação. Foram aplicados questionários de efeito colateral preenchidos diariamente. Os indivíduos realizaram o teste pós-suplementação no dia 8. Os dados foram analisados utilizando ANOVA 2-*way* de medidas repetidas [tratamento (PLC vs SUP) × tempo (T1 vs T2)] e intervalos de confiança 95%. De acordo com o estudo, não houve resultado significativo entre a interação tratamento x tempo ($p > 0,05$). Não houve mudanças significativas na porcentagem de gordura corporal (% GC; Δ-0,43 ± 0,58; $p = 0,920$), massa gorda (Δ-2,45 ± 5,72; $p = 0,988$) ou massa corporal magra (MCM; 10,9 ± 12,2; $p = 0,848$). IC 95% demonstraram aumentos MCM significativos para ambos os grupos. Houve um efeito significativo pré e pós-teste na WPP média (Δ100,5 ± 42,7W; $p = 0,001$), extensão de joelho (Δ8,0 ± 12,9 lbs; $p = 0,001$) e *leg press* (Δ80.0 ± 28,8 lbs; $p = 0,001$), mas sem diferenças significativas entre os tratamentos. Não houve diferença significativa nos estados de humor entre os grupos ou com o tempo. Não houve diferença estatística na melhora da composição corporal ou no desempenho físico após oito dias de ingestão do suplemento pré-treino. Novos estudos devem ser feitos buscando analisar o efeito mais crônico da ingestão de suplementos pré-treino combinada com diferentes volumes de treinamento.

Esses suplementos são comercializados como *pre-workout*, ou seja, para serem consumidos pré-exercício, a fim de potencializarem os efeitos do treinamento, aumentando a vasodilatação periférica e, consequentemente, o fluxo sanguíneo e de nutrientes para o músculo esquelético, o que favoreceria uma maior hipertrofia muscular. Contudo, em razão do grande número de substâncias não registradas no Brasil, a venda da maioria dos vasodilatadores é vetada pela Anvisa em território nacional.

4.10 Pré-hormonais

Este termo se refere a uma classe de substâncias hormonais que exerce ação em glândulas específicas, estimulando a síntese hormonal.[69] A indústria de suplementos tem utilizado diversas substâncias que aumentam a síntese dos pré-hormônios, a fim de estimular a secreção de hormônios como a testosterona.

A testosterona, além de aumentar a libido, atua nas células musculares, promovendo aumento na síntese proteica, otimizando o *turnover* (taxa de renovação) proteico, acarretando um crescimento muscular pelo aumento da área seccional do músculo.[69,206,207,208]

No organismo, os pré-hormônios são substâncias que agem de forma natural, sendo precursores da síntese hormonal. Entre essas substâncias, destacam-se o colesterol, necessário para a síntese de todos os hormônios esteroides, o hormônio luteinizante (LH), sintetizado e secretado pela adeno-hipófise e responsável pela síntese de testosterona após a sua ação nos testículos, e os hormônios andrógenos das adrenais, DHEA e DHEA-S (dehidropiandrosterona e dehidropiandrosterona sulfato), importantes estimuladores da síntese hormonal pelas gônadas (ovários e testículos).

As substâncias denominadas pré-hormônios são, em grande parte, importadas e são baseadas na ação dos hormônios anabólicos. Esse tipo de composto visa a uma maior síntese e secreção de hormônios, como a testosterona e o GH. Entretanto, nenhum desses produtos tem registro na Anvisa, sendo sua venda proibida no Brasil.

4.11 Recomendações gerais para a ingestão de suplementos proteicos visando ao anabolismo muscular

Os suplementos proteicos são muito populares, consumidos tanto por atletas quanto por pessoas fisicamente ativas. Sua ingestão aumenta o balanço nitrogenado, possibilitando o aumento da massa muscular e evitando o catabolismo proteico.

Outros efeitos da ingestão de suplementos proteicos se correlacionam com a promoção da ressíntese de glicogênio. Esta é potencializada quando a suplementação de proteínas é feita paralelamente com a suplementação de carboidratos. Ademais, a suplementação proteica promove a síntese de hemoglobina, mioglobina e enzimas oxidativas mitocondriais.[3]

É indiscutível que atletas necessitam de maior ingestão proteica em virtude do grande desgaste físico gerado pelo treinamento. Da mesma maneira, indivíduos fisicamente ativos que realizam treinamento de alto volume e intensidade também necessitam de ingestões proteicas aumentadas.[209]

Segundo as recomendações do ACSM (2000),[209] indivíduos que treinam força devem fazer uma ingestão diária de 1,6 a 1,7 grama de proteína por quilograma de peso corporal, ao passo que indivíduos que realizam treinamento de *endurance* devem fazer uma ingestão diária de 1,2 a 1,4 grama de proteína por quilograma de peso corporal. Esses valores representam cerca de 150% a 200% das recomendações referentes ao RDA.[3]

Postula-se que a ingestão de proteínas de 15 a 45 minutos antes da sessão de exercícios potencializa as ações do treinamento, diminuindo a fadiga.

No pós-treino, a ingestão de suplementos proteicos possibilita melhor recuperação celular, aumentando a síntese proteica. O exercício físico gera microlesões nas células musculares, resposta relacionada ao processo de hipertrofia muscular. Em grandes proporções, as microlesões podem ser responsáveis por gerar lesões celulares graves. A ingestão de suplementos proteicos possibilita maior recuperação celular, diminuindo as microlesões e gerando o anabolismo muscular.

Teste seus conhecimentos

1. Apresente detalhadamente as adaptações ocorridas no músculo esquelético decorrentes do treinamento de força.
2. Qual a importância do aumento da massa muscular para a qualidade de vida e quais as vias de sinalização envolvidas no aumento da massa muscular decorrente do treinamento de força?
3. Descreva os benefícios de cada um dos compostos bioativos da *whey protein*.
4. Descreva os benefícios dos aminoácidos para o organismo.
5. Discorra sobre o *turnover* proteico.
6. Discorra detalhadamente sobre o papel dos aminoácidos de cadeia ramificada no organismo.
7. Discorra detalhadamente sobre o papel da creatina no organismo.
8. Discorra sobre a utilização dos suplementos pré-treino.
9. Discorra sobre a utilização dos suplementos pré-hormonais.
10. Quais são as recomendações gerais para a ingestão de suplementos proteicos visando ao anabolismo muscular?

Referências

1. Silverthorn DU. Fisiologia humana: uma abordagem integrada. 2. ed. Manole; 2003.

2. Bacurau RF. Nutrição e suplementação esportiva. 3. ed. São Paulo: Phorte; 2005.

3. Williams M. Nutrição para a saúde, condicionamento físico e desempenho esportivo. 5. ed. São Paulo: Manole; 2002.

4. Hornberger TA, Stuppard R, Conley KE, Fedele MJ, Fiorotto ML, Chin ER, et al. Mechanical stimuli regulate rapamycin-sensitive signalling by a phosphoinositide 3-kinase-, protein kinase B- and growth factor-independent mechanism. Biochem J. 2004 Jun 15;380(Pt 3):795-804.

5. Bassel-Duby R, Olson EN. Signaling pathways in skeletal muscle remodeling. Annu Rev Biochem. 2006;75:19-37.

6. Ide BN; Lopes CR; Sarraipa MF. Fisiologia do treinamento esportivo: força, potência, velocidade, resistência, periodização e habilidades psicológicas. São Paulo: Phorte; 2010.

7. Nader GA. Molecular determinants of skeletal muscle mass: getting the "AKT" together. Int J Biochem Cell Biol. 2005 Oct;37(10):1985-96.

8. Santos PJM. Fisiologia do músculo esquelético. Faculdade de Educação Física da Universidade do Porto. v. 1, 1-32, 2004. Disponível em: http://www.fade.up.pt/rpcd/entradaPT.html

9. Zanchi NE, Lancha AH Jr. Mechanical stimuli of skeletal muscle: implications on mTOR/p70s6k and protein synthesis. Eur J Appl Physiol. 2008 Feb;102(3):253-63.

10. Bodine SC, et al. Akt/mTOR pathway is a crucial regulator of skeletal muscle hypertrophy and can prevent muscle atrophy in vivo. Nat Cell Biol. 2001 Nov;3(11):1014-9.

11. Reynolds TH 4th, Bodine SC, Lawrence JC Jr. Control of Ser 2448 phosphorylation in the mammalian target of rapamycin by insulin and skeletal muscle load. J Biol Chem. 2002 May 17;277(20):17657-62.

12. Pallafacchina G, Calabria E, Serrano AL, Kalhovde JM, Schiaffino S. A protein kinase B-dependent and rapamycin sensitive pathway controls skeletal muscle growth but not fiber type specification. Proc Natl Acad Sci USA. 2002 July 9;99(14):9213-8.

13. Hornberger TA, McLoughlin TJ, Leszczynski JK, Armstrong DD, Jameson RR, Bowen PE, et al. Selenoprotein-deWcient transgenic mice exhibit enhanced exercise-induced muscle growth. J Nutr. 2003 Oct;133(10):3091-7.

14. Silverthorn DU. Fisiologia humana uma abordagem integrada. Barueri: Manole, 2003.

15. Koeppen BM, Stanton BA. Berne & Levy: Fisiologia. Rio de Janerio: Elsevier, 2004.

16. Blanchard A, Ohanian V, Critchley D. The structure and function of alpha-actinin. J Muscle Res Cell Motil. 1989 Aug;10(4):280-9.

17. MacArthur DG, North KN. A gene for speed? The evolution and function of alpha-actinin-3. Bioessays. 2004 Jul;26(7):786-95.

18. Norman B, Esbjornsson M, Rundqvist H, Osterlund T, von Walden F, Tesch PA. Strength, power,

fiber types, and mRNA expression in trained men and women with different ACTN3 R577X genotypes. J Appl Physiol. 2009 Mar;106(3):959-65.

19. Zanuto R; Lorenzeti FM; Lima WP; Carnevali Jr LC. Biologia e bioquímica: bases aplicadas as ciências da saúde. São Paulo: Phorte; 2011.

20. North KN, Yang N, Wattanasirichaigoon D, Mills M, Easteal S, Beggs AH. A common nonsense mutation results in alpha-actinin-3 deficiency in the general population. Nat Genet. 1999 Apr;21(4):353-4.

21. Kraemer WJ, Häkkinen K. Treinamento de força para o esporte. Porto Alegre: Artmed, 2004.

22. Kyröläinen H, Avela J, McBride JM, Koskinen S, Andersen JL, Sipilä S, et al. Effects of power training on muscle structure and neuromuscular performance. Scand J Med Sci Sports. 2005 Feb;15(1):58-64.

23. Moritani T, deVries H. Neural factors versus hypertrophy in the time course of muscle strength gain. Am J Phys Med. 1979 Jun;58(3):115-30.

24. Häkkinen K, Komi PV, Tesch P. Effect of combined concentric and eccentric strength training and detraining on force-time, muscle fiber, and metabolic characteristics of leg extensor muscles. Scand J Med Sports Sci 1981;3:50-8.

25. Häkkinen K, Komi PV.Changes in neuromuscular performance in voluntary and reflex contraction during strength training in man. Int J Sports Med. 1983 Nov;4(4):282-8.

26. Staron RS, Malicky ES, Leonardi MJ, Falkel JE, Hagerman FC, Dudley GA. Muscle hypertrophy and fast fiber type conversions in heavy resistance-trained women. Eur J Appl Physiol Occup Physiol. 1990;60(1):71-9.

27. Sharman MJ, Newton RU, Triplett-McBride T, McGuigan MR, McBride JM, Häkkinen A, et al. Changes in myosin heavy chain composition with heavy resistance training in 60- to 75-year-old men and women. Eur J Appl Physiol. 2001 Jan-Feb;84(1-2):127-32.

28. Tskhovrebova L, Trinick J. Role of titin in vertebrate striated muscle. Philos Trans R Soc Lond B Biol Sci. 2002 February 28;357(1418):199-206.

29. Goto K, Ishii N, Kizuka T, Takamatsu K. The impact of metabolic stress on hormonal responses and muscular adaptations. Med Sci Sports Exerc. 2005 Jun;37(6):955-63.

30. Häkkinen K, Alen M, Kraemer WJ, Gorostiaga E, Izquierdo M, Rusko H, et al. Neuromuscular adaptations during concurrent strength and endurance training versus strength training. Eur J Appl Physiol. 2003 Mar;89(1):42-52.

31. Zanchi NE, Siqueira Filho MA, Lira FS, Rosa JC, Yamashita AS, Oliveira Carvalho CR, et al. Chronic resistance training decreases MuRF-1 and Atrogin-1 gene expression but does not modify Akt, GSK-3beta and p70S6K levels in rats. Eur J Appl Physiol. 2009 Jun;106(3):415-23.

32. Baar K, Nader G, Bodine S. Resistance exercise, muscle loading/unloading and the control of muscle mass. Essays Biochem. 2006;42:61-74.

33. Fernandes T, Soci UPR, Alves CR, Carmo EC, Barros JG, Oliveira EM. Determinantes moleculares da hipertrofia do músculo esquelético mediados pelo treinamento físico: estudo de vias de. REMEFE. 2008;7(1):169-88.

34. Hawke TJ, Garry DJ. Myogenic satellite cells: physiology tomolecular biology. J Appl Physiol. 2001 Aug;91(2):534-51.

35. Pavlath GK, Horsley V. Cell fusion in skeletal muscle--central role of NFATC2 in regulating muscle cell size. Cell Cycle. 2003 Sep-Oct;2(5):420-3..

36. Seale P, Rudnicki MA. A new look at the origin, function, and stem-cell status of muscle satellite cells. Dev Biol. 2000 Feb 15;218(2):115-24.

37. Allen DL, Roy RR, Edgerton VR. Myonuclear domains in muscle adaptation and disease. Muscle Nerve. 1999 Oct;22(10):1350-60.

38. Zammit PS. All muscle satellite cells are equal, but are some more equal than others? J Cell Sci. 2008 Sep 15;121:2975-82.

39. Holm L, Reitelseder S, Pedersen TG, Doessing S, Petersen SG, Flyvbjerg A, et al. Changes in muscle size and MHC composition in response to resistance exercise with heavy and light loading intensity. J Appl Physiol. 2008 Nov;105(5):1454-61.

40. Karl JP, Alemany JA, Koenig C, Kraemer WJ, Frystyk J, Flyvbjerg A, et al. Diet, body composition, and physical fitness influences on IGF-I bioactivity in women. Growth Horm IGF Res. 2009 Dec;19(6):491-6.

41. Guyton AC, Hall JE. Tratado de fisiologia médica. 12. ed. Rio de Janeiro: Elsevier; 2011.

42. Mathews LS, Norstedt G, Palmiter RD. Regulation of insulin-like growth factor I gene expression by growth hormone. Proc Natl Acad Sci USA. 1986 Dec; 83(24):9343-7.

43. Chen XL, et al. Adipocyte insensitivity to insulin in growth hormone-transgenic mice. Biochem Biophys Res Commun. 2001 May 18;283(4): 933-7.

44. Bosco C, Colli R, Bonomi R, von Duvillard SP, Viru A. Monitoring strength training: neuromuscular and hormonal profile. Med Sci Sports Exerc. 2000 Jan;32(1):202-8.

45. Kraemer WJ, Marchitelli L, Gordon SE, Harman E, Dziados JE, Mello R, et al. Hormonal and growth factor responses to heavy resistance exercise protocols. J Appl Physiol. 1990 Oct;69(4):1442-50.

46. McCall GE, Byrnes WC, Fleck SJ, Dickinson A, Kraemer WJ. Acute and chronic hormonal responses to resistance training disegned to promode muscle hypertrophy. Can J Appl Physiol. 1999 Feb;24(1):96-107.

47. Ferrando AA, Tipton KD, Doyle D, Phillips SM, Cortiella J, Wolfe RR. Testosterone injection stimulates net protein synthesis but not tissue amino acid transport. Am J Physiol. 1998 Nov;275 (5 Pt 1):E864-71.

48. Fryburg D.A.; Barret E.J. Growth hormone acutely stimulate skeletal muscle but not whole-body protein synthesis in humans. Metabolism 42: 1223-1227, 1993.

49. Silverman I, Kastuk D, Choi J, Phillips K Testosterone levels and spatial ability in men. Psychoneuroendocrinology. 1999 Nov;24(8):813-22.

50. Bhasin S, Storer TW, Berman N, Callegari C, Clevenger B, Phillips J, et al. The effects of supraphyssiologic doses of testosterone on muscle size and strength in normal men. N Engl J Med. 1996 Jul 4;335(1):1-7.

51. Kuipers H, Peeze Binkhorst FM, Hartgens F, Wijnen JA, Keizer HA. Muscle ultrastructure after strength training with placebo or anabolic steroids. Can J Appl Physiol. 1993 Jun;18(2):189-96.

52. Leader WG, Tsubaki T, Chandler MH. Creatinine-clearance estimates for predicting gentamicin pharmacokinetic values in obese patients. Am J Hosp Pharm. 1994 Sep 1;51(17):2125-30.

53. Fahey TD, Rolph R, Moungmee P, Nagel J, Mortara S.Serum testosterone, body composition, and strength of young adults. Med Sci Sports. 1976 Spring;8(1):31-4.

54. Fry RW, Grove JR, Morton AR, Zeroni PM, Gaudieri S, Keast D. Psychological and immunological correlates of acute overtraining. Br J Sports Med. 1994 Dec; 28(4):241-6.

55. Gotshalk LA, Loebel CC, Nindl BC, Putukian M, Sebastianelli WJ, Newton RU, Häkkinen K, Kraemer WJ. Hormonal responses of multiset versus single-set heavy-resistance exercise protocols. Can J Appl Physiol. 1997 Jun;22(3):244-55.

56. Jensen J, Oftebro H, Breigan B, Johnsson A, Ohlin K, Meen HD, et al. Comparison of changes in testosterone concentrations after strength and endurance exercise in well trained men. Eur J Appl Physiol Occup Physiol. 1991;63(6):467-71.

57. Volek JS, Duncan ND, Mazzetti SA, Staron RS, Putukian M, Gómez AL, et al. Performance and muscle fiber adaptations to creatine supplementation and heavy resistance training. Med Sci Sports Exerc. 1999 Aug;31(8):1147-56.

58. Hoffman JR, Kang J, Ratamess NA, Faigenbaum AD. Biochemical and hormonal responses during an intercollegiate football season. Med Sci Sports Exerc. 2005 Jul;37(7):1237-41.

59. Nindl BC, Kraemer WJ, Hymer WC. Immunofunctional vs immunoreactive growth hormone responses after resistance exercise in men and women. Growth Horm IGF Res. 2000 Apr;10(2):99-103.

60. Willoughby DS, Rosene JM. Effects of oral creatine and resistance training on myogenic regulatory factor expression. Med Sci Sports Exerc. 2003 Jun;35(6):923-9.

61. Brosnan JT. Amino acids, then and now – a reflection on Sir Hans Kreb's contribution to nitrogen metabolism. IUBMB Life. 2001 Dec;52(6):265-70.

62. Kvorning T, Andersen M, Brixen K, Schjerling P, Suetta C, Madsen K. Suppression of testosterone does not blunt mRNA expression of myoD, myogenin, IGF, myostatin or androgen receptor post strength training in humans. J Physiol. 2007 Jan 15;578(Pt 2): 579-93.

63. Spiering BA, Kraemer WJ, Vingren JL, Ratamess NA, Anderson JM, Armstrong LE, et al. Elevated endogenous testosterone concentrations potentiate muscle androgen receptor responses to resistance exercise. J Steroid Biochem Mol Biol. 2009 Apr;114(3-5):195-9.

64. Haraguchi FK; Abreu WC; Paula H. Proteínas do soro do leite: composição, propriedades nutricionais, aplicações no esporte e benefícios para a saúde humana. Rev. Nutr. 2006 jul/ago;19(4): 479-88.

65. Sindayikengera S, Xia Wen-shui. Nutritional evaluation of casein and whey proteins and their hydrolysates from Protamex. J Zhejiang Univ Sci B. 2006 February; 7(2): 90-8.

66. Salzano Jr I. Nutritional supplements: practical applications in sports, human performance and life extension. In: Symposium series 007; São Paulo; 1996-2002. p.75-202.

67. Groziak SM, Miller GD. Natural bioactive substances in milk and colostrum: effects on the arterial blood pressure system. Br J Nutr. 2000 Nov;84 Suppl 1:S119-25.

68. Lönnerdal B. Nutritional and physiologic significance of human milk proteins. Am J Clin Nutr. 2003 Jun;77(6):1537S-1543S.

69. Delavier F; Gundill M. Guia de suplementos alimentares para atletas. São Paulo: Manole; 2009.

70. Sindayikengera S, et al. Nutritional evaluation of casein and whey proteins and their hydrolysates from Protamex. J Zhejiang Univ Sci B 7(2) 90-98, 2006.

71. Burke DG, Chilibeck PD, Davidson KS, Candow DG, Farthing J, Smith-Palmer T. The effect of whey protein supplementation with and without creatine monohydrate combined with resistance training on lean tissue mass and muscle strength. Int J Sport Nutr Exerc Metab. 2001 Sep;11(3):349-64.

72. Kinsella JE, Whitehead DM. Proteins in whey: chemical, physical and functional properties. Adv Food Nutr Res. 1989;33:343-438.

73. de Wit JN. Nutritional and functional characteristics if whey proteins in foods products. J Dairy Sci. 1998 Mar; 81(3):597-608.

74. Aimutis WL. Bioactive properties of milk proteins with particular focus on anticariogenesis. J Nutr. 2004;134(4):989S-95S.

75. Markus CR, Oliver B, de Haan EH. Whey protein rich in alpha-lactoalbumin increases the ratio of plasma tryptophan to the sum of the other large neutral amino acids and improves cognitive performance in stress-vulnerable subjects. Am J Clin Nutr. 2002 Jun;75(6):1051-6.

76. Etzel MR. Manufacture and use of dairy protein fractions. J Nutr. 2004 April;134(4):996S-1002S.

77. Morifuji M, Kanda A, Koga J, Kawanaka K, Higuchi M. Preexercise ingestion of carbohydrate plus whey protein hydrolysates attenuates skeletal muscle glycogen depletion during exercise in rats. Nutrition. 2011 Jul-Aug;27(7-8):833-7.

78. Pierce A, Colavizza D, Benaissa M, Maes P, Tartar A, Montreuil J, et al. Molecular cloning and sequence analysis of bovine lactotransferrin. Eur J Biochem. 1991 Feb 26;196(1):177-84.

79. Marshall K. Therapeutic Applications of whey protein. Altern Med Rev. 2004 Jun;9(2):136-56.

80. Nishiya K, Horwitz DA. Contrasting effects of lactoferrin on human lymphocyte and monocyte natural killer activity and antibodydependent cell-mediated cytotoxicity. J Immunol. 1982 Dec;129(6):2519-23.

81. Gahr M, Speer CP, Damerau B, Sawatzki G. Influence of lactoferrin on the function of human polymorphonuclear leukocytes and monocytes. J Leukoc Biol. 1991 May;49(5):427-33.

82. Sawatzki G, Rich IN. Lactoferrin stimulates colony stimulating factor production in vitro and in vivo. Blood Cells. 1989;15(2):371-85.

83. Tomita M, Wakabayashi H, Yamauchi K, Teraguchi S, Hayasawa H. Bovine lactoferrin and lactoferricin derived from milk: production and applications. Biochem Cell Biol. 2002;80(1):109-12.

84. Machnicki M, Zimecki M, Zagulski T. Lactoferrin regulates the release of tumour necrosis factor alpha and interleukin 6 in vivo. Int J Exp Pathol. 1993 Oct;74(5):433-9

85. Sundberg J, Ersson B, Lönnerdal B, Oskarsson A. Protein binding of mercury in milk and plasma from mice and man – a comparison between methylmercury and inorganic mercury. Toxicology. 1999 Oct 1;137(3):169-84.

86. Ha E, Zemel MB. Functional properties of whey, whey components, and essential amino acids: mechanisms underlying health benefits for active people (review). J Nutr Biochem. 2003 May;14(5):251-8.

87. Boirie Y, Dangin M, Gachon P, Vasson MP, Maubois JL, Beaufrère B. Slow and fast dietary proteins differently modulate postprandial protein accretion. Proc Natl Acad Sci U S A. 1997 Dec 23;94(26):14930-5.

88. Kimball SR. Regulation of global and specific mRNA translation by amino acids. J Nutr. 2002;132(5):883-6.

89. Anthony JC, Anthony TG, Kimball SR, Jefferson LS. Signaling pathways involved in translation control of protein synthesis in skeletal muscle by leucine. J Nutr. 2001 Mar;131(3):856S-860S.

90. van Loon LJ, Saris WH, Verhagen H, Wagenmakers AJ. Plasma insulin responses after ingestion of different amino acid or protein mixtures with carbohydrate. Am J Clin Nutr. 2000 Jul;72(1):96-105.

91. Dangin M, Boirie Y, Garcia-Rodenas C, Gachon P, Fauquant J, Callier P, et al. The digestion rate of protein is an independent regulating factor of postprandial protein retention. Am J Physiol Endocrinol Metab. 2001 Feb;280(2):E340-8.

92. Burke DG, Chilibeck PD, Parise G, Candow DG, Mahoney D, Tarnopolsky M. Effect of creatine and weight training on muscle creatine and performance in vegetarians. Med Sci Sports Exerc. 2003 Nov;35(11):1946-55.

93. Dreyer HC, Drummond MJ, Glynn EL, Fujita S, Chinkes DL, Volpi E, et al. Resistance exercise increases human skeletal muscle AS160/TBC1D4 phosphorylation in association with enhanced leg glucose uptake during postexercise recovery. J Appl Physiol (1985). 2008 Dec;105(6):1967-74.

94. Little JP, Phillips SM. Resistance exercise and nutrition to counteract muscle wasting. Appl Physiol Nutr Metab. 2009 Oct;34(5):817-28.

95. Brown EC, DiSilvestro RA, Babaknia A, Devor ST. Soy versus whey protein bars: effects on exercise training impacto n lean body mass and antioxidant status. Nutr J. 2004 Dec 8;3:22.

96. Phillips SM, Hartman JW, Wilkinson SB. Dietary protein to support anabolism with resistance exercise in young men. J Am Coll Nutr. 2005 Apr;24(2):134S-139S.

97. Kraemer WJ, Volek JS, Bush JA, Putukian M, Sebastianelli WJ. Hormonal responses to consecutive days of heavy-resistence exercise with or without nutritional supplementation. J Appl Physiol. 1998 Oct;85(4):1544-55.

98. Brosnan JT, Brosnan ME. Creatine: endogenous metabolite, dietary, and therapeutic supplement. Annu Rev Nutr. 2007;27:241-61.

99. Suenaga R, Tomonaga S, Yamane H, Kurauchi I, Tsuneyoshi Y, Sato H, et al. Intracerebroventricular

injection of L-arginine induces sedative and hypnotic effects under an acute stress in neonatal chicks. Amino Acids. 2008 Jun;35(1):139-46.

100. Wu G, Bazer FW, Davis TA, Jaeger LA, Johnson GA, Kim SW, et al. Important roles for the arginine family of amino acids in swine nutrition and production. Livest Sci 2007;112:8-22.

101. Curis E, Crenn P, Cynober L. Citrulline and the gut. Curr Opin Clin Nutr Metab Care. 2007 Sep;10(5):620-6.

102. Hu CA, Khalil S, Zhaorigetu, Liu Z, Tyler M, Wan G, et al. Human D1-pyrroline-5- carboxylate synthase: function and regulation. Amino Acids 35:665-72

103. Manna P, Sinha M, Sil PC. Taurine plays a beneficial role against cadmium-induced oxidative renal dysfunction. Amino Acids. 2009 Nov;35(4):665-72.

104. Perła-Kaján J, Twardowski T, Jakubowski H. Mechanisms of homocysteine toxicity in humans. Amino Acids. 2007;32(4):561-72.

105. Nicastro, GG Artioli, A Dos Santos Costa, MY Solis, CR da Luz, F Blachier, and AH Lancha Jr. An overview of the therapeutic effects of leucine supplementation on skeletal muscle under atrophic conditions. Amino Acids. 2011 Feb;40(2):287-300.

106. Nicastro H, Artioli GG, Costa Ados S, Solis MY, da Luz CR, Blachier F, et al. An overview of the therapeutic effects of leucine supplementation on skeletal muscle under atrophic conditions. Amino Acids. 2011 Feb;40(2):287-300.

107. Artioli G, Gualano B, Smith A, Stout, and A Herbert Lancha Junior. The Role of beta-alanine Supplementation on Muscle Carnosine and Exercise Performance. Med Sci Sports Exerc. 2010 Jun;42(6):1162-73.

108. Artioli GG, Gualano B, Smith A, Stout J, Lancha AH Jr. Role of beta-alanine supplementation on muscle carnosine and exercise performance. Med Sci Sports Exerc. 2010 Jun;42(6):1162-73.

109. Ribeiro SM, Rogero MM, Bacurau RF, Campos PL, Luz SS, Lancha AH Jr, et al. Effects of different levels of protein intake and physical training on growth and nutritional status of young rats. J Nutr Sci Vitaminol (Tokyo), Jan 2010; 56(3): 177-84.

110. Wu G. Amino acids: metabolism, function, and nutrition. Amino Acids. 2009 May;37(1):1-17.

111. Norton LE, Layman DK. Leucine regulates translation initiation of protein synthesis in skeletal muscle after exercise. J Nutr. 2006;136(2):533S--537S.

112. Kimball SR, Jefferson LS. New functions for amino acids: effects on gene transcription and translation. Am J Clin Nutr. 2006 Feb;83(2):500S-507S.

113. Blomstrand E, Eliasson J, Karlsson HK, Köhnke R. Branched-chain amino acids activate key enzymes in protein synthesis after physical exercise. J Nutr. 2006;136(1):269S-273S.

114. Rogero MM, Tirapegui J. Aspectos atuais sobre aminoácidos de cadeia ramificada e exercício físico. Rev Bras Cienc Farm. 2008 out/dez;44(4):563-75.

115. Orlando GF, Wolf G, Engelmann M. Role of neuronal nitric oxide synthase in the regulation of the neuroendocrine stress response in rodents:

insights from mutant mice. Amino Acids. 2008 Jun;35(1):17-27.

116. Willis A, Beander HU, Steel G, Valle D. PRODH variants and risk for schizophrenia. Amino Acids. 2008 Nov;35(4):673-9.

117. Wu G, Knabe DA, Kim SW. Arginine nutrition in neonatal pigs. J Nutr. 2004 Oct;134(10 Suppl):2783S-2790S.

118. Wu G, Bazer FW, Davis TA, Kim SW, Li P, Marc Rhoads J, Carey Satterfield M, Smith SB, Spencer TE, Yin Y. Arginine metabolism and nutrition in growth, health and disease. Amino Acids. 2009 May;37(1):153-68..

119. Wu G, Bazer FW, Cudd TA, Jobgen WS, Kim SW, Lassala A, et al. Pharmacokinetics and safety of arginine supplementation in animals. J Nutr. 2007 Jun;137(6 Suppl 2):1673S-1680S.

120. Wu G, Collins JK, Perkins-Veazie P, Siddiq M, Dolan KD, Kelly KA. Dietary supplementation with watermelon pomace juice enhances arginine availability and ameliorates the metabolic syndrome in Zucker diabetic fatty rats. J Nutr. 2007 Dec;137(12):2680-5.

121. Wu G, Fang YZ, Yang S, Lupton JR, Turner ND. Glutathione metabolism and its implications for health. J Nutr. 2004 Mar;134(3):489-92.

122. Schaefer A, Piquard F, Geny B, Doutreleau S, Lampert E, Mettauer B, Lonsdorfer J. L-arginine reduces exercise-induced increase in plasma lactate and ammonia Int J Sports Med. 2002 Aug;23(6):403-7.

123. Petar J. Popovic, Herbert J. Zeh III, and Juan B. Ochoa Arginine and Immunity J Nutr. 2007 Jun;137(6 Suppl 2):1681S-1686S. Review.

124. Manso Filho HC, McKeever KH, Gordon ME, Manso HE, Lagakos WS, Wu G, et al. Developmental changes in the concentrations of glutamine and other amino acids in plasma and skeletal muscle of the Standardbred foal. J Anim Sci. 2009 Aug;87(8):2528-35.

125. Newsholme P, Brennnan L, Rubi B, Maechler P. New insights into amino acid metabolism, beta-cell function and diabetes. Clin Sci (Lond). 2005 Mar;108(3):185-94

126. Wu G, Bazer FW, Davis TA, Kim SW, Li P, Marc Rhoads J, et al. Arginine metabolism and nutrition in growth, health and disease. Amino Acids. 2009 May;37(1):153-68.

127. Bounous G; Kongshavn PA. Influence of dietary proteins on the immune system of mice. J Nutr 1982; 112:1747-1755

128. Ou D, Li D, Cao Y, Li X, Yin J, Qiao S, Wu G. Dietary supplementation with zinc oxide decreases expression of the stem cell factor in the small intestine of weanling pigs. J Nutr Biochem. 2007 Dec;18(12):820-6.

129. Marc Rhoads J, Wu G. Glutamine, arginine, and leucine signaling in the intestine. Amino Acids. 2009 May;37(1):111-22.

130. Jobgen WS, Fried SK, Fu WJ, Meininger CJ, Wu G. Regulatory role for the arginine-nitric oxide pathway in metabolism of energy substrates. J Nutr Biochem. 2006 Sep;17(9):571-88.

131. Li P, Yin YL, Li D, Kim SW, Wu G. Amino acids and immune function. Br J Nutr. 2007 Aug;98(2):237-52.

132. Galli F. Amino acid and protein modification by oxygen and nitrogen species. Amino Acids. 2012 Jan;42(1):1-4.

133. Mannick JB. Regulation of apoptosis by protein S-nitrosylation. Amino Acids. 2007;32(4): 523-6

134. Wang J, Chen L, Li P, Li X, Zhou H, Wang F, et al. Gene expression is altered in piglet small intestine by weaning and dietary glutamine supplementation. J Nutr. 2008 Jun;138(6):1025-32.

135. Wu G, Morris SM Jr. Arginine metabolism: nitric oxide and beyond. Biochem J. 1998 Nov 15;336 (Pt 1):1-17.

136. Meijer AJ. Amino acids as regulators and components of nonproteinogenic pathways. J Nutr. 2003 Jun;133(6 Suppl 1):2057S-2062S.

137. Fu WJ, Haynes TE, Kohli R, Hu J, Shi W, Spencer TE, et al. Dietary L-arginine supplementation reduces fat mass in Zucker diabetic fatty rats. J Nutr. 2005 Apr;135(4):714-21.

138. Wu G; Morris SM Jr. Arginine metabolism: nitric oxide and beyond. Biochem J. 1998 Nov 15;336 (Pt 1):1-17.

139. Zanchi NE, Nicastro H, Lancha AH Jr. Potential antiproteolytic effects of L-leucine: observations of in vitro and in vivo studies. Nutr Metab (Lond). 2008 Jul 17;5:20.

140. Escobar J, Frank JW, Suryawan A, Nguyen HV, Kimball SR, Jefferson LS, et al. Physiological rise in plasma leucine stimulates muscle protein synthesis in neonatal pigs by enhancing translation initiation factor activation. Am J Physiol Endocrinol Metab. 2005 May;288(5):E914-21.

141. Escobar J, Frank JW, Suryawan A, Nguyen HV, Kimball SR, Jefferson LS, et al. Regulation of cardiac and skeletal muscle protein synthesis by individual branchedchain amino acids in neonatal pigs. Am J Physiol Endocrinol Metab. 2006 Apr;290(4):E612-21.

142. Hutson SM, Sweatt AJ, Lanoue KF. Branched-chain amino acid metabolism: implications for establishing safe intakes. J Nutr. 2005 Jun;135(6 Suppl):1557S-64S.

143. Tom A, Nair KS.Assessment of branched-chain amino Acid status and potential for biomarkers. J Nutr. 2006 Jan;136(1 Suppl):324S-30S.

144. Shimomura Y, Harris RA. Metabolism and physiological function of branched-chain amino acids: discussion of session 1. J Nutr. 2006 Jan;136(1 Suppl):232S-3S.

145. Harper AE, Miller RH, Block, K.P. Branched-chain amino acid metabolism. Annu Rev Nutr.1984;4:409-54.

146. Rasmussen BB, Phillips SM. Contractile and nutritional regulation of human muscle growth. Exerc Sport Sci Rev. 2003 Jul;31(3):127-31.

147. Tipton KD, Elliott TA, Cree MG, Wolf SE, Sanford AP, Wolfe RR, et al. Ingestion of casein and whey proteins result in muscle anabolism after resistance exercise. Med. Sci. Sports Exerc., v. 36, p. 2073-2081, 2004.

148. Stein TP, Schluter MD, Leskiw MJ, Boden G. Attenuation of the protein wasting associated with bed rest by branced chain amino acids. Nutrition. 1999 Sep;15(9):656-60.

149. Candeloro N, Bertini I, Melchiorri G, De Lorenzo A. Effects of prolonged administration of branched chain amino acids on body composition and physical fitness. Minerva Endocrinol. 1995 Dec;20(4):217-23.

150. Karlsson HK, Nilsson PA, Nilsson J, Chibalin AV, Zierath JR, Blomstrand E. Branched chain amino acids increased p70S6k phosphorylation in human skeletal muscle after resistence training. Am J Physiol Endocrinol Metab. 2004 Jul;287(1):E1-7.

151. van Hall G, MacLean DA, Saltin B, Wagenmakers AJ. Mechanisms of activation of muscle branched chain alfa keto acid dehydrogenase during exercise in man. J Physiol. 1996 Aug 1;494 (Pt 3):899-905.

152. Curi R. Glutamina: metabolismo e aplicações clínicas e no esporte. Rio de Janeiro: Sprint; 2000.

153. Phillips GC. Glutamine: the nonessential amino acid for performance enhancement. Curr Sports Med Rep. 2007 Jul;6(4):265-8.

154. Phillips GC. Medicolegal issues and ergogenic aids: trade, tragedy, and public safety, the example of ephedra and the dietary supplement health and education Act. Curr Sports Med Rep. 2004 Aug;3(4):224-8.

155. Minet-Quinard R, Moinard C, Villie F, Vasson MP, Cynober L. Metabolic pathways implicated in the kinetic impairment of muscle glutamine homeostasis in adult and old glucocorticoid-treated rats. Am J Physiol Endocrinol Metab. 2004 Oct;287(4):E671-6.

156. Petibois C, Cazorla G, Poortmans JR, Déléris G. Biochemical aspects of overtaining in endurance sports. Sports Med. 2002;32(13):867-78.

157. Froiland K, Koszewski W, Hingst J, Kopecky L. Nutritional supplement use among college athletes and their sources of information. Int J Sport Nutr Exerc Metab. 2004 Feb;14(1):104-20.

158. Robson PJ, Blannin AK, Walsh NP, Castell LM, Gleeson M. Effects of exercise intensity, duration and recovery on in vitro neutrophil function in male athletes. Int J Sports Med. 1999 Feb;20(2):128-35.

159. Parry-Billings M, Budgett R, Koutedakis Y, Blomstrand E, Brooks S, Williams C, et al. Plasma amino acid concentrations in the overtraining syndrome: possible effects on the immune system. Med Sci Sports Exerc. 1992 Dec;24(12):1353-8.

160. Newsholme EA. Biochemical mechanisms to explain immunosuppression in well-trained and overtrained athletes. Int J Sports Med. 1994 Oct;15 Suppl 3:S142-7.

161. Castell LM, Poortmans JR, Newsholme EA. Does glutamine have a role in reducing infections in athletes? Eur J Appl Physiol Occup Physiol. 1996;73(5):488-90.

162. Castell LM, Newsholme EA. The effects of oral glutamine supplementation on athletes after prolonged, exhaustive exercise. Nutrition. 1997 Jul-Aug;13(7-8):738-42.

163. Novaes MRG. Efeitos da suplementação nutricional com L-arginina no tumor de Walker 256 [tese]. Brasília: Universidade de Brasília; 1999.

164. Novaes MRCG; Beal FLR. Farmacologia da l-arginina em pacientes com câncer. Rev Bras Cancerol. 2004 abril 04;50(4):321-5.

165. Barbul A. Arginine: biochemistry, physiology, and therapeutic implications. JPEN J Parenter Enteral Nutr. 1986;10:227-38.

166. Robson B. Beyond proteins. Trends Biotechnol. 1999 Aug;17(8):311-5.

167. Sales RP, Miné CEC, Franco AD, Rodrigues ÉL, Pelógia NCC, Silva RS, et al. Efeitos da suplementação aguda de aspartato de arginina na fadiga muscular em voluntários treinados. Rev Bras Med Esporte. 2005;11(6):347-51.

168. Braun H, Koehler K, Geyer H, Kleiner J, Mester J, Schanzer W. Dietary supplement use among elite young German athletes. Int J Sport Nutr Exerc Metab. 2009 Feb;19(1):97-109.

169. Wilson GJ, Wilson JM, Manninen AH. Effects of beta-hydroxy-beta-methylbutyrate (HMB) on exercise performance and body composition across varying levels of age, sex, and training experience: A review. Nutr Metab (Lond). 2008 Jan 3;5:1.

170. Nissen SL, Abumrad NN. Nutritional role of the leucine metabolite h-hydroxy-h-methylbutyrate (HMB). J Nutr Bioch. 1997;8:300-11.

171. Smith HJ, Mukerji P, Tisdale MJ. Attenuation of proteasome-induced proteolysis in skeletal muscle by {beta}-hydroxy-{beta}-methylbutyrate in cancer-induced muscle loss. Cancer Res. 2005 Jan 1;65(1):277-83.

172. Slater GJ, Jenkins D. Beta-hydroxy-beta-methylbutyrate (HMB) supplementation and the promotion of muscle growth and strength. Sports Med. 2000 Aug;30(2):105-16.

173. Zanchi NE, Gerlinger-Romero F, Guimarães-Ferreira L, de Siqueira Filho MA, Felitti V, Lira FS, et al. HMB supplementation: clinical and athletic performance-related effects and mechanisms of action. Amino Acids. 2011 Apr;40(4):1015-25.

174. Panton LB, Rathmacher JA, Baier S, Nissen S. Nutritional supplementation of the leucine metabolite beta-hydroxy-beta-methylbutyrate (hmb) during resistance training. Nutrition. 2000 Sep;16(9):734-9.

175. Zanchi NE, Gerlinger-Romero F, Guimarães-Ferreira L, de Siqueira Filho MA, Felitti V, Lira FS, et al. HMB supplementation: clinical and athletic performance-related effects and mechanisms of action. Amino Acids. 2011 Apr;40(4):1015-25.

176. Nissen S, Sharp R, Ray M, Rathmacher JA, Rice D, Fuller JC Jr, et al. Effect of leucine metabolite beta-hydroxy-beta-methylbutyrate on muscle metabolism during resistance-exercise training. J Appl Physiol. 1996 Nov;81(5):2095-104.

177. Peralta J, Amancio OMS. A creatina como suplemento ergogênico para atletas. Rev Nutr. 2002;15(1):83-93.

178. Gualano B, Artioli GG, Lancha AH Jr. Efeitos da suplementação de creatina no metabolismo glico-lipídico: possíveis aplicações terapêuticas. RMEFE. 2008;7(1):149-59.

179. Edison EE, Brosnan ME, Meyer C, Brosnan JT. Creatine synthesis: production of guanidinoacetate by the rat and human kidney in vivo. Am J Physiol Renal Physiol. 2007 Dec;293(6):F1799-804.

180. Gualano B, Artioli GG, Poortmans JR, Lancha Junior AH. Exploring the therapeutic role of creatine supplementation. Amino Acids. 2010 Jan;38(1):31-44

181. Gualano B, Salles Painelli V, Roschel H, Artioli GG, Neves M Jr, Sá Pinto AL, al et. Creatine in type 2 diabetes: a randomized, double-blind, placebo-controlled trial. Med Sci Sports Exerc. 2011 May;43(5):770-8.

182. Terjung RL, Clarkson P, Eichner ER, Greenhaff PL, Hespel PJ, Israel RG, et al. American college of sports medicine roundtable. The physiological and health effects of oral creatine supplementation. Med Sci Sports Exerc. 2000 Mar;32(3):706-17.

183. Wyss M, Kaddurah-Daouk R. Creatine and creatinine metabolism. Physiol Rev. 2000 Jul;80(3):1107-213.

184. Bemben MG, Lamont HS. Creatine supplementation and exercise performance: Recent findings. Sports Med. 2005;35(2):107-25.

185. Hoffman JR, Stout JR, Falvo MJ, Kang J, Ratamess NA. Effect of low-dose, short-duration creatine supplementation on anaerobic exercise performance. J Strength Cond Res. 2005 May;19(2):260-4..

186. Maganaris CN, Maughan RJ. Creatine supplementation enhances maximum voluntary isometric force and endurance capacity in resistance trained men. Acta Physiol Scand. 1998 Jul;163(3):279-87.

187. Volek JS, Duncan ND, Mazzetti SA, Staron RS, Putukian M, Gómez AL, et al. Performance and muscle fiber adaptations to creatine supplementation and heavy resistance training. Med Sci Sports Exerc. 1999 Aug;31(8):1147-56.

188. Willoughby DS, Rosene JM. Effects of oral creatine and resistance training on myogenic regulatory factor expression. Med Sci Sports Exerc. 2003 Jun;35(6):923-9.

189. Gualano B, Acquesta FM, Ugrinowitsch C, Tricoli V, Serrão JC, Lancha AH Jr. Efeitos da suplementação de creatina sobre força e hipetrofia: atualizações. Rev Bras Med Esporte. 2010;16(3):219-23.

190. Gualano B, de Salles Painelli V, Roschel H, Lugaresi R, Dorea E, Artioli GG, et al. Creatine supplementation does not impair kidney function in type 2 diabetic patients: A randomized, double-blind, placebo-controlled, clinical trial. Eur J Appl Physiol. 2011 May;111(5):749-56.

191. Gualano B, Ferreira DC, Sapienza MT, Seguro AC, Lancha AH Jr. Effect of short-term, high-dose creatine supplementation on measured GFR in a Young man with a single kidney. Am J Kidney Dis. 2010 Mar;55(3):e7-9.

192. Gualano B, Novaes RB, Artioli GG, Freire TO, Coelho DF, Scagliusi FB, et al. Effects of creatine supplementation on glucose tolerance and insulin sensitivity in sedentary healthy males undergoing aerobic training. Amino Acids. 2008 Feb;34(2):245-50.

193. Gualano B, Ugrinowitsch C, Novaes RB, Artioli GG, Shimizu MH, Seguro AC, et al. Effects of creatine supplementation on renal function: a randomized, double-blind, placebo-controlled clinical trial. Eur J Appl Physiol. 2008 May;103(1):33-40.

194. Gualano B, Ugrinowitsch C, Seguro AC, A.H. LJ. A suplementação de creatina prejudica a função renal? Rev Bras Med Esporte 2008 jan./fev.;14(1):68-73.

195. Harris RC, Söderlund K, Hultman E. Elevation of creatine in resting and exercised muscle of normal subjects by creatine supplementation. Clin Sci (Lond). 1992 Sep;83(3):367-74.

196. Casey A, Constantin-Teodosiu D, Howell S, Hultman E, Greenhaff PL. Creatine ingestion favorably affects performance and muscle metabolism during maximal exercise in humans. Am J Physiol. 1996 Jul;271(1 Pt 1):E31-7.

197. McKenna MJ, Morton J, Selig SE, Snow RJ.Creatine Supplementation increases muscle total creatine but not maximal intermittent exercise performance. J Strength Cond Res.1999;87(6):2244-52.

198. Mihic S, MacDonald JR, McKenzie S, Tarnopolsky MA. Acute creatine loading increases fat-free mass, but does not affect blood pressure, plasma creatinine, or ck activity in men and women. Med Sci Sports Exerc. 2000 Feb;32(2):291-6.

199. Persky AM, Brazeau GA. Clinical pharmacology of the dietary supplement creatine monohydrate. Pharmacol Rev. 2001 Jun;53(2):161-76.

200. Bogdanis GC, Nevill ME, Lakomy HKA, Boobis, LH. Power output and muscle metabolism during and following recovery from 10 and 20 s of maximal sprint exercise in humans. Acta Physiol Scand. 1998 Jul;163(3):261-72.

201. Mujika I, Padilla S, Ibañez J, Izquierdo M, Gorostiaga E.Creatine supplementation and sprint performance in soccer players. Med Sci Sports Exerc. 2000 Feb;32(2):518-25.

202. Snow RJ, Mckenna MJ, Selig SE, Kemp J, Stathis CG, Zhao S. Effects of creatine supplementation on sprint exercise performance and muscle metabolism. J Appl Physiol. 1998 May;84(5):1667-73.

203. Branch JD. Effect of creatine supplementation on body composition and performance: a meta-analysis. Int J Sport Nutr Exerc Metab. 2003 Jun;13(2):198-226.

204. Louis M, Poortmans JR, Francaux M, Hultman E, Berre J, Boisseau N, et al. Creatine supplementation has no effect on human muscle protein turnover at rest in the postabsorptive or fed states. Am J Physiol Endocrinol Metab. 2003 Apr;284(4):E764-70.

205. Smith LW, Smith JD, Criswell DS. Involvement of nitric oxide synthase in skeletal muscle adaptation to chronic overload. J Appl Physiol. 2002 May;92(5):2005-11.

206. Maréchal G, Gailly P. Effects of nitric oxide on the contraction of skeletal muscle. Cell Mol Life Sci. 1999 Jul;55(8-9):1088-102.

207. Schrage WG, Joyner MJ, Dinenno FA. Local inhibition of nitric oxide and prostaglandins independently reduces forearm exercise hyperaemia in humans. J Physiol. 2004 Jun 1;557(Pt 2):599-611.

208. Rådegran G, Saltin B. Nitric oxide in the regulation of vasomotor tone in human skeletal muscle. Am J Physiol. 1999 Jun;276(6 Pt 2):H1951-60.

209. Mudd LM, Rafferty AP, Reeves MJ, Pivarnik JM. Physical activity recommendations: an alternative approach using energy expenditure. Med Sci Sports Exerc. 2008 Oct;40(10):1757-63.

210. Palisin T, Stacy JJ. Beta-hydroxy-beta-Methylbutyrate and its use in athletics. Curr Sports Med Rep. 2005 Aug;4(4):220-3.

211. Ferreira MP, Li R, Cooke M, Kreider RB, Willoughby DS. Periexercise coingestion of branched-chain amino acids and carbohydrate in men does not preferentially augment resistance exercise-induced increases in phosphatidylinositol 3 kinase/protein kinase B-mammalian target of rapamycin pathway markers indicative of muscle protein synthesis. Nutr Res. 2014 Mar;34(3):191-8.

212. Lugaresi R, Leme M, de Salles Painelli V, Murai IH, Roschel H, Sapienza MT, Lancha Junior AH, Gualano B. Does long-term creatine supplementation impair kidney function in resistance-trained individuals consuming a high-protein diet? J Int Soc Sports Nutr, 2013 May 16;10(1):26.

213. Outlaw JJ, Wilborn CD, Smith-Ryan AE, Hayward SE, Urbina SL, Taylor LW, Foster CA. Acute effects of a commercially-available pre-workout supplement on markers of training: a double-blind study. J Int Soc Sports Nutr. 2014 Aug 15;11:40.

214. Slater G, Jenkins D, Logan P, Lee H, Vukovich M, Rathmacher J A, Hahn AG. Beta-hydroxy-beta-methylbutyrate (HMB) supplementation does not affect changes in strength or body composition during resistance training in trained men. Int J Sport Nutr Exerc Metab. 2001 Sep;11(3): 384-96.

5

Nutrição e suplementação em exercícios aeróbios (*endurance*)

"Um aspecto fascinante da fisiologia do ser humano durante o exercício é que ela nos dá informações básicas sobre a natureza e os limites da capacidade funcional dos diferentes sistemas orgânicos."

Per-Olof e Kaare (1977)[1]

O exercício físico de *endurance* é responsável por gerar diversas alterações no metabolismo dos carboidratos, dos lipídios e das proteínas. O exercício físico aumenta a lipólise no tecido adiposo,[2] principalmente pelo aumento nas concentrações plasmáticas dos hormônios adrenalina e noradrenalina, associado à diminuição nas concentrações de insulina, liberando ácidos graxos livres que são captados pelo músculo durante o exercício. Assim, o exercício físico é um importante modulador da secreção hormonal e da produção e consumo de energia.[3]

A lipólise e a mobilização de ácidos graxos livres durante o exercício são influenciadas pelo estado nutricional, pela intensidade do exercício e pelo nível de condicionamento físico.[3-5] A contribuição total dos ácidos graxos livres para a produção energética é dependente do volume do exercício.[5]

Neste capítulo, são abordados os hormônios, as adaptações ao treinamento de *endurance* e os recursos ergogênicos nutricionais utilizados nesse tipo de exercício físico.

5.1 Hormônios e adaptação ao treinamento de *endurance*

O exercício físico é responsável por:

- gerar adaptações no organismo que se refletem na utilização de diversos substratos energéticos pelo corpo, particularmente pelos músculos esqueléticos durante o exercício físico;
- alterações no sistema cardiorrespiratório, o qual é responsável pela captação e pelo transporte de oxigênio para os tecidos periféricos, em especial para os músculos esqueléticos, que utilizam o oxigênio na produção energética pela cadeia respiratória nas mitocôndrias;
- alterações provocadas na secreção de diversos hormônios responsáveis pelas duas adaptações supracitadas.

Durante o exercício físico de *endurance*, a secreção hormonal sofre alteração. Alguns hormônios têm sua síntese e sua secreção estimuladas, ao passo que outros são modulados negativamente. Esse fator é totalmente dependente da intensidade e da duração do exercício físico.

Uma importante relação hormonal durante o exercício físico é a relação insulina/glucagon. No repouso e, principalmente, em situações pós-prandiais (depois de realizar uma refeição), a quantidade de insulina no organismo é maior que a de glucagon. Isso ocorre em virtude de a insulina ser responsável pela captação de glicose. Quando há o aumento da secreção de insulina pelas células β-pancreáticas, a secreção de glucagon pelas células α-pancreáticas diminui e vice-versa.

A relação insulina/glucagon é responsável por manter constantes os níveis de glicose no sangue (glicemia) . Um indivíduo saudável possui a glicemia em torno de 70 a 100 mg/dl de sangue. Valores acima ou abaixo, dependendo do grau, são considerados condições patológicas.

Durante o exercício físico, a tendência da glicemia é baixar, mas isso não ocorre por ação da insulina, e sim pela ação mecânica do movimento sobre o músculo esquelético, que provoca a liberação de cálcio (Ca^{2+}) do retículo sarcoplasmático, fazendo que o transportador de glicose nas células execute a sua captação.[6] Com isso, a secreção do glucagon é estimulada pelas células α-pancreáticas. O glucagon tem ação em diversos tecidos, em especial no fígado, onde ativa a liberação de glicose para a corrente sanguínea pela hidrólise do glicogênio estocado.

Outra maneira de o glucagon estimular a liberação de glicose pelo fígado para a corrente sanguínea é com o estímulo provocado na via gliconeogênica, que faz a síntese de glicose por moléculas que não são carboidratos (glicerol e aminoácidos).

O glucagon também age no tecido adiposo (aumentando a lipólise e diminuindo a lipogênese) e no músculo esquelético (aumentando a proteólise e diminuindo a síntese proteica). Essas ações são antagônicas às da insulina.

Outra importante relação hormonal estabelecida em exercícios de *endurance*, mas que é totalmente dependente da intensidade e da duração do exercício, é a relação testosterona-cortisol. A testosterona, com funções anabólicas (Capítulo 4), e o cortisol, com funções catabólicas, regulam o metabolismo energético de diferentes modos.

Durante o exercício físico de *endurance,* a secreção de testosterona é diminuída, por causa de alterações que esse tipo de exercício provoca no eixo hipotálamo-hipófise-gônadas.[7-11]

Estudos envolvendo exercícios de *endurance* mostram uma diminuição nas concentrações plasmáticas de testosterona, tanto em níveis totais quanto em sua concentração livre, em comparação ao repouso ou a indivíduos sedentários. Entretanto, mesmo com a redução nos níveis de testosterona, estudos apontam que essa diminuição ainda está dentro do intervalo fisiológico normal das concentrações plasmáticas desse hormônio.[12-15]

O cortisol é um hormônio totalmente catabólico no organismo; contudo, suas funções são necessárias para a manutenção das funções vitais durante situações de estresse.[16] As funções do cortisol são:

- aumento da proteólise e diminuição da síntese proteica muscular;
- aumento da lipólise e diminuição da lipogênese nos adipócitos;
- aumento da glicólise e da glicogenólise no músculo e no fígado;
- aumento da gliconeogênese no fígado;
- diminuição da captação de glicose pelo músculo e pelo tecido adiposo;
- imunossupressor;
- anti-inflamatório.

Como se pode notar, o cortisol age no metabolismo energético, provocando catabolismo, além de atuar no sistema imunológico, modificando a atividade das células *natural killer* citotóxicas, a função dos neutrófilos, a proliferação dos linfócitos, a secreção de imunoglobulina A e a concentração de citocinas circulantes.[17-20]

Além da secreção dos hormônios insulina, glucagon, testosterona e cortisol, o exercício de *endurance* é responsável por estimular a secreção dos hormônios catecolaminérgicos (adrenalina e noradrenalina). Ambos exercem efeitos similares no metabolismo energético e no sistema cardiovascular, conforme o tipo de receptor a que se ligarem.

Ao ativar os receptores β-adrenérgicos, as catecolaminas são responsáveis por:

- aumento da proteólise e diminuição da síntese proteica muscular;
- aumento da lipólise e diminuição da lipogênese nos adipócitos;
- aumento da glicólise e da glicogenólise no músculo e no fígado;
- aumento da gliconeogênese no fígado;
- diminuição da captação de glicose pelo músculo e pelo tecido adiposo;
- aumento da cronotropia e da inotropia;
- aumento da frequência e da força de propulsão cardíaca.

Todas essas alterações hormonais provocam diversas modificações no metabolismo energético e nos sistemas fisiológicos. Diferentemente do treinamento de força, o exercício de *endurance* não gera aumento de miofibrilas musculares (actina e miosina), mas, sim, aumento da densidade mitocondrial, dependendo da intensidade em que for realizado.

As mitocôndrias são consideradas fábricas produtoras de energia no organismo, por realizarem a ressíntese de ATP. Nelas ocorre o ciclo de Krebs, em que acontece a maior produção de energia pelo organismo por meio da utilização dos substratos energéticos (carboidratos, lipídios e, em menor escala, as proteínas). O ciclo é responsável pela formação dos já discutidos $NADH+H^+$ e $FADH_2$ (Capítulo 2), que atuam na cadeia respiratória na ressíntese de ATP, local onde também é utilizado o oxigênio.

O exercício físico de *endurance* é um grande responsável pela formação de radicais livres, que são moléculas instáveis por possuírem um elétron não pareado na última camada de valência. O organismo possui diversas enzimas antioxidantes responsáveis por inibir a ação desses radicais livres, que, em excesso, podem gerar efeitos nocivos às células. Assim, a ciência da suplementação esportiva prevê, em alguns casos específicos (e não em todos os casos, como se pensa), a ingestão de certas substâncias consideradas antioxidantes que inibem a ação dos radicais livres.

De fato, quando em excesso, os radicais livres são responsáveis por gerar diversos efeitos nocivos às células, que se correlacionam com o aumento da degradação proteica e de estruturas de DNA, levando à apoptose e à morte celular. Entretanto, a formação de radicais livres também desempenha papel fisiológico importante no organismo, sendo necessária para a promoção de diversas adaptações ao treinamento.

Nesse sentido, a utilização de recursos ergogênicos nutricionais com o intuito de diminuir a formação de radicais livres ainda é muito controversa, e será discutida ainda neste capítulo.

5.2 O papel dos carboidratos no exercício de *endurance*

Durante o exercício físico, os carboidratos representam a principal fonte de energia. Essa vantagem se dá pelos estoques de glicogênio presentes no músculo e pela sua rápida captação e oxidação pelas células musculares em relação aos lipídios.[21] Entretanto, diferentemente dos lipídios, os estoques de glicogênio são limitados, além do que, cada molécula de glicose "produz" menos energia quando metabolizada, em comparação aos lipídios.[21]

Mesmo assim, sabe-se que a possibilidade de sustentar exercícios prolongados com intensidade entre 65% e 85% do $\dot{V}O_2$máx relaciona-se à concentração de glicogênio muscular antes do exercício.[22]

Como discutido anteriormente, durante o exercício físico de *endurance* ocorrem diversas adaptações hormonais responsáveis por modular o metabolismo pela utilização dos substratos energéticos, tornando-se a utilização dos estoques de glicogênio muscular e hepático necessária para a transferência energética nas células. Além disso, a utilização do glicogênio hepático é a grande responsável por manter constante a glicemia plasmática. Caso haja depleção excessiva dos estoques de glicose/glicogênio, instaura-se a fadiga, a interrupção do exercício físico e/ou graves quedas no desempenho.

Nesse tipo de exercício físico, o uso de lipídios como fonte energética se torna maior. Sabe-se ainda que o carboidrato exerce o papel de ativador metabólico para a oxidação dos lipídios durante o esforço, e principalmente, após o término do esforço. Sendo assim, quando os níveis de carboidratos estão baixos, a participação das proteínas se torna maior, fato pouco desejável, já que a utilização de proteínas na transferência de energia ocorre ao custo da degradação de proteínas estruturais do músculo esquelético, gerando um *turnover* proteico negativo, uma vez que a degradação de proteínas será maior que a sua síntese.

Assim, diversas são as estratégias de suplementação nutricional utilizadas visando evitar a depleção exacerbada da glicemia, possibilitando melhor utilização dos lipídios e evitando a degradação das proteínas no processo de produção de energia.

Carboidratos e exercício: sua importância para atletas[291]

Glicogênio muscular é a forma predominante de glicose armazenada no corpo. Tanto a glicose plasmática quanto o glicogênio muscular são os principais substratos energéticos na contração muscular durante o exercício físico. Por sua vez, a sacarose é um importante dissacarídeo, pois fornece glicose e frutose. É essencial que os atletas monitorem sua dieta para manter e aumentar os depósitos de glicogênio muscular, uma vez que esse é um importante fator limitante do desempenho do exercício prolongado. Dietas ricas em carboidratos também são recomendadas para a resistência e os exercícios de ultrarresistência, porque o seu consumo está associado com o aumento das reservas de glicogênio muscular e com o atraso no início da fadiga. Além disso, dietas ricas em carboidratos e a ingestão de carboidratos antes e durante o exercício têm se mostrado benéficas em virtude do aumento das concentrações de glicogênio e da manutenção da glicose sanguínea e hepática. O efeito da ingestão de hidratos de carbono sobre o desempenho atlético depende principalmente das características do exercício, do tipo e da quantidade dos hidratos de carbono ingeridos e do tempo de ingestão. A combinação desses fatores deve ser levada em conta quando se analisa o desempenho atlético individual.

5.2.1 Maltodextrina, dextrose, géis e *waxy maize*

Alguns recursos ergogênicos nutricionais utilizados especialmente pelos praticantes de exercício físico de *endurance* possuem grandes quantidades de carboidratos de alto índice glicêmico. Entre eles destacam-se a maltodextrina, a dextrose e os géis.

Estudos como o de Arkinstall et al. (2001)[23] mostram que a ingestão de carboidratos diluídos ou não em água, pode diminuir a fadiga durante o exercício prolongado, ao passo que outros estudos mostram que a administração de bebidas com carboidratos em maratonistas durante o exercício reduziu a utilização do glicogênio do músculo vastolateral em torno de 25%.[24,25]

A utilização de bebidas com carboidratos por ciclistas durante uma sessão de treinos suprime a utilização do glicogênio hepático, mantendo o atleta em estado euglicêmico (glicemia em níveis normais), o que disponibiliza altas quantidades de glicose para ser oxidada durante o exercício, sem diminuir a glicogenólise muscular.[26-32]

O estudo realizado por McConell et al. (1999)[33] comprovou que a ingestão de carboidratos permite prolongar o tempo de atividade física paralelamente ao aumento da glicemia (Gráfico 5.1).

Gráfico 5.1 – Análise do tempo para a fadiga em relação à glicose plasmática, em um grupo que recebeu placebo e outro que recebeu uma bebida com carboidratos

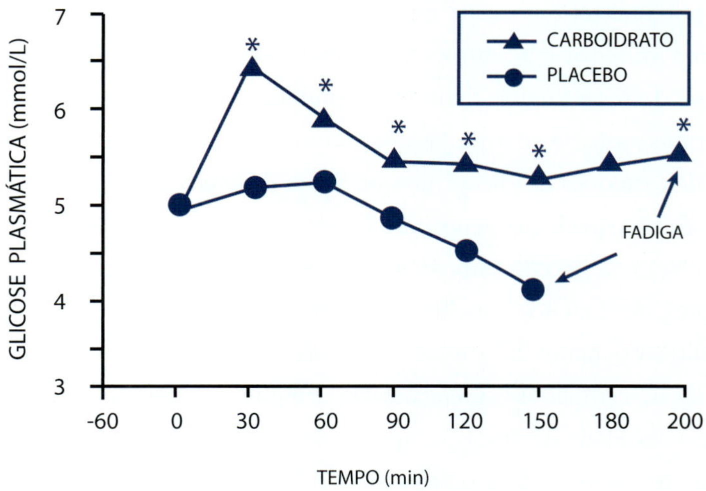

Adaptado de McConell et al., 1999.[33]

De acordo com Burke et al. (2001),[34] recomenda-se consumir diariamente de 5 a 7 gramas de carboidratos por quilograma corporal quando há realização de exercícios de *endurance* com duração inferior a uma hora ou que são de intensidade leve. Já para exercícios de *endurance* com intensidade de média a alta e duração de uma a três horas, recomenda-se a ingestão de 7 a 10 gramas de carboidratos por quilograma corporal. Entretanto, nesse tipo de exercício, a utilização de carboidratos deve ser planejada, ocorrendo antes, durante e depois do exercício. O consumo de carboidratos antes do exercício favorece os aportes de glicogênio muscular e hepático, disponibilizando glicose na corrente sanguínea.[22]

Algumas manobras podem ser feitas para possibilitar o maior aporte de glicogênio muscular e hepático. Uma delas é por meio da supercompensação. Nessa estratégia, o atleta realiza uma série de treinos em alta intensidade com baixa ingestão de carboidratos, a fim de depletar ao máximo os estoques de glicogênio, e alguns dias antes de uma competição, diminui-se a intensidade do treinamento e aumenta-se o consumo de carboidratos. A tendência é que seja gerada uma supercompensação e uma quantidade maior de carboidratos na forma de glicogênio seja estocada. O problema dessa manobra é a possibilidade de um desgaste muscular muito intenso, contribuindo até mesmo para o aparecimento de lesões.[35]

Outra possibilidade é o aumento na ingestão de carboidratos alguns dias pré-competição ou treino intenso, sem que se tenha feito restrição prévia. E, por fim, uma terceira manobra seria a ingestão pré, durante e pós-treino intenso e/ou competição.

É importante ter em mente que toda a ingestão pré-treino visa ao acúmulo de glicogênio muscular e hepático, e que o consumo durante o exercício objetiva a não depleção desses estoques, além de disponibilizar glicose para ser utilizada pelo músculo como fonte de energia. Já o consumo pós-treino e competição visa à recuperação dos estoques de glicogênio que foram depletados. Inevitavelmente esses estoques sofreram quedas, dependendo da intensidade do exercício.[24-32]

Em relação ao tipo de carboidrato, a ingestão de glicose, sacarose ou maltodextrina apresentará efeitos semelhantes no metabolismo durante a prática de exercícios,[36-39] diferentemente da frutose, que, isoladamente, não é tão eficaz como as outras fontes de carboidratos mencionadas, durante a sua oxidação.[37] Isso se deve à sua baixa velocidade de absorção, que pode causar mal-estar gastrointestinal e, consequentemente, prejudicar o desempenho.[38] Quando consumida em pequenas quantidades com outros carboidratos, como a glicose e a maltodextrina, a frutose não gera grandes problemas. A galactose, por sua vez, também possui uma absorção lenta e, assim como a frutose, pode gerar desconforto gastrointestinal.[40]

Não se tem estabelecido claramente quanto de carboidratos deve ser ingerido durante um treino ou uma competição. O que se sabe é que a ingestão de 13 gramas de carboidratos por hora foi insuficiente para alterar a resposta hormonal glicorreguladora em exercícios prolongados ou no tempo de fadiga,[41] e a ingestão de 26 a 78 g/h aumentou em 4,8 quilômetros o desempenho em 2 horas de exercícios entre 65% a 75% $\dot{V}O_2$ pico.[42]

O que se deve ter em mente é que a ingestão de carboidratos durante o exercício físico tem como objetivo fornecer energia para o músculo e manter a glicemia nos parâmetros normais, e que isso depende da duração e da intensidade em que o exercício é realizado.

A dextrose, ou simplesmente glicose, é um monossacarídeo, o carboidrato simples mais importante na biologia da célula para a produção de energia. Ela é rapidamente absorvida pelas células intestinais em comparação a outros carboidratos, e apresenta alto índice glicêmico.

A maltodextrina (em pó), apesar de fornecer carboidratos de alto índice glicêmico, tem a sua absorção mais lenta em relação aos suplementos de dextrose/glicose, já que é um oligossacarídeo composto de cinco a dez moléculas de glicose/dextrose que necessitam ser hidrolisadas por enzimas digestivas para então ser absorvidas pelas células intestinais na forma de glicose/dextrose.

Sabe-se que a maioria dos géis de carboidrato são formulados a partir de moléculas de maltodextrina e frutose, que retardam a sua absorção, principalmente pela presença de frutose.

Outro produto encontrado no mercado é o *waxy maize*, que possui em sua composição amido de milho modificado. De rápida absorção pelas células intestinais, rapidamente se torna disponível na corrente sanguínea. Sua proposta é proporcionar maior e mais rápida manutenção dos estoques de glicogênio pós-treinamento, em razão de sua mais eficiente absorção em comparação a outras fontes de carboidrato.

5.2.2 Carboidratos de alto, médio e baixo índice glicêmico

Os carboidratos são classificados de acordo com o seu índice glicêmico (Capítulo 2), ou seja, a velocidade com que a glicose/dextrose desses carboidratos está disponível na corrente sanguínea:[43]

- alto índice glicêmico (> 85);
- moderado índice glicêmico (60 – 85);
- baixo índice glicêmico (< 60).

Quando se trata de carboidratos e exercício físico, é interessante mesclar diferentes tipos de carboidratos, que contenham alto, médio ou baixo índice glicêmico e se utilizem de diferentes transportadores para sua entrada no organismo. Nesse caso, antes do exercício físico, é interessante a utilização de carboidratos de baixo e médio índice glicêmico, para que não ocorra o chamado *efeito rebote da insulina*, que, embora não seja frequente, pode prejudicar a *performance* na realização de esforço.

O efeito "rebote" da insulina ocorre pela ingestão de carboidratos de alto índice glicêmico (responsáveis por gerar um pico na glicemia) e, paralelamente, estimula-se a secreção do hormônio insulina (responsável pela captação da glicose presente na corrente sanguínea). Nesse panorama, a diminuição da ação da insulina não ocorre na mesma velocidade que a queda da glicemia, levando esta abaixo dos seus valores basais e, consequentemente, gerando o efeito "rebote" da insulina. Esse efeito pode gerar letargia e diminuir o desempenho no início do treino ou da competição.[44]

Já durante e logo após o exercício, a utilização de carboidratos de alto índice glicêmico é uma excelente estratégia, visto que, durante o exercício, o organismo precisa de fontes rápidas de glicose na corrente sanguínea para manutenção da atividade física e para que não ocorra queda no desempenho. Logo após o exercício, a utilização de carboidratos de alto índice glicêmico é importante para restaurar os estoques de glicogênio depletados.[22,45,46]

Contudo, não se deve restringir o consumo meramente a carboidratos de alto índice glicêmico após o exercício. Esse é um momento de busca por anabolismo que não necessariamente possa ser muscular, mas, sim, de reposição de todos os estoques energéticos do organismo. Sendo assim, uma mescla de carboidratos de alto, médio e baixo índice glicêmico que se utilizam de múltiplos transportadores parece ser a estratégia mais adequada.

A Tabela 5.1 apresenta as quantidades de carboidratos que devem ser ingeridas de acordo com o tipo de exercício, ou situação (pré, durante ou pós-exercício).

Tabela 5.1 – Recomendações de ingestão de carboidratos em diferentes situações de exercício físico

Situação (ótima reposição diária de glicogênio muscular)	Recomendação de ingestão de carboidrato
Treinamento leve (por exemplo: 1 hora/dia ou exercícios de baixa intensidade)	5-7 g/kg/dia
Treinamento típico (por exemplo: 1-4 horas/dia de exercícios de moderada a alta intensidade)	7-12 g/kg/dia
Treinamento extremo (> que 4 horas/dia de exercícios de moderada a alta intensidade)	10-12 g/kg/dia
Reposição rápida de glicogênio (pós-exercício)	1,2 g/kg/dia por até 5 horas pós-evento
Refeição pré-evento (aumentar a disponibilidade de carboidratos antes de um evento prolongado)	1-4 g/kg ingerido de 1 a 4 horas antes do evento
Carboidratos durante o exercício físico	0,5-1,0 g/kg/h

Adaptado de Burke, 2001.[34]

5.2.3 Ribose

A ribose é um açúcar simples presente em todas as células do corpo e nas estruturas de DNA e RNA. Além disso, a ribose participa da síntese de ATP nas células.

Em certas situações, como isquemia (ausência de aporte sanguíneo para os tecidos) e em exercícios físicos extenuantes, o organismo não consegue realizar a ressíntese de ATP adequadamente. Dessa maneira, as células acabam perdendo substâncias produtoras de energia, denominadas nucleotídeos de adenosina, perda que afeta o funcionamento muscular, gerando perda de força.

Estudos com animais mostram que a suplementação com ribose aumenta de 3 a 4 vezes a capacidade de síntese de nucleotídeos. Além disso, restaura os níveis normais de nucleotídeos em períodos que variam entre 12 e 24 horas pós-exercício físico intenso.[281-286]

Outro estudo mostra que a ingestão de 2 a 10 gramas de ribose manteve níveis normais de glicemia durante 120 minutos de exercício físico.[287]

As doses recomendadas de suplementação com ribose variam entre 3 e 5g/dia, com doses de manutenção de 5 a 10 g/dia para atletas de elite.[287]

5.2.4 Carboidratos e proteínas/aminoácidos

Há uma grande variedade de suplementos alimentares disponíveis comercialmente para serem consumidos antes, durante e após os treinos e/ou competições. Esses suplementos são comumente utilizados em conjunto com o treinamento e a competição, contendo uma variedade de nutrientes, que incluem carboidratos, proteínas, gorduras, aminoácidos e, em certos casos, vitaminas e minerais.

Diversos estudos têm mostrado que parece haver respostas fisiológicas sinérgicas à associação de carboidratos, proteínas e aminoácidos, embora as respostas fisiológicas à ingestão apenas de carboidratos incluam elevados níveis de insulina, síntese proteica e aumento de massa muscular.[52-56] A administração de bebidas contendo carboidratos associados a proteínas e/ou aminoácidos comprovadamente eleva ainda mais os níveis de insulina, aumenta a captação de aminoácidos para dentro das células, aumenta o anabolismo proteico muscular, a captação de glicose nas células e, consequentemente, a taxa de ressíntese de glicogênio,[51,57,59,60,61] tornando a ingestão de suplementos que contêm carboidratos mais proteínas/aminoácidos plausível na recuperação pós-treino ou pós-competição.

Um estudo que avaliou a ingestão de uma solução contendo proteína e carboidrato mostrou que a ingestão de 0,3 grama de carboidrato por quilograma de peso + 0,2 grama de proteína por quilograma de peso é eficaz no aumento da síntese proteica e na otimização do balanço proteico no pós-exercício.[62] Outro estudo, realizado por Green et al. (2008),[52] mostrou que a ingestão de bebidas contendo carboidratos e proteínas não acelerou o tempo de recuperação de uma sessão aguda de exercício, mas diminuiu a dor tardia pós-exercício e os níveis séricos da enzima creatina cinase (CK), que é um importante marcador de estresse muscular.

Knechtle et al. (2011)[294] avaliaram a ingestão de 52,5 gramas de aminoácidos em ultramaratonistas (100 quilômetros), dos quais 20 gramas eram de aminoácidos de cadeia ramificada (BCAAs). Os resultados mostraram que a suplementação somente de aminoácidos, antes e no decorrer da competição, não diminui os marcadores séricos de estresse muscular, CK, ureia e mioglobina, como a combinação entre carboidratos e aminoácidos.

Além disso, tais pesquisas têm investigado se o consumo de bebidas que contêm carboidratos e proteínas melhora o desempenho e reduz a propensão a lesões musculares, de maneira mais eficiente que apenas a ingestão de bebidas com carboidratos durante o exercício.[47-52] A ideia geral desses estudos é que, isoladamente, a ingestão desses suplementos é responsável por estimular a secreção do hormônio insulina e estimular a síntese proteica no músculo esquelético, respectivamente.[53-56] Dessa maneira, especula-se que a administração combinada desses suplementos poderia acentuar ambas as respostas e criar um cenário anabólico favorável.[52,57]

Estudos mostram que o consumo de bebidas que contêm carboidratos e proteínas durante exercícios prolongados aumenta significativamente a resistência e o desempenho, mais que bebidas contendo somente carboidratos.[47,50,51] Entretanto, os resultados de pesquisas que envolvem a suplementação de carboidratos associados a proteínas ainda são muito controversos. Inúmeros trabalhos científicos contestam o referido aumento significativo da resistência e do desempenho, e alguns estudos apresentam conflito de interesse entre os pesquisadores e os financiadores do estudo.[48-50] Resumidamente, os estudos parecem mostrar que a ingestão de suplementos que contenham a associação de carboidratos e proteínas/aminoácidos se torna interessante quando realizada no pós-treino ou pós-competição, visando à recuperação e ao anabolismo musculares. Isso se deve, em parte, ao efeito sinérgico da secreção de insulina por ambos os nutrientes e, consequentemente, mais secreção e ações insulínicas resultam em maior resposta anabólica.

A suplementação durante 7 dias com os aminoácidos de cadeia ramificada foi ineficaz para evitar danos musculares durante uma maratona[292]

O objetivo deste estudo foi determinar a eficácia da suplementação durante 7 dias com aminoácidos de cadeia ramificada (BCAAs) para evitar dano muscular durante uma maratona. Quarenta e seis corredores experientes foram divididos aleatoriamente em dois grupos, um com a suplementação de BCAAs (n = 25, suplementados com 5 gramas por dia com a seguinte proporção de aminoácidos: 1:0,5:0,5 leucina: isoleucina: valina, durante os 7 dias antes da competição), e outro como grupo de controle (n = 21, suplementado com um placebo isocalórico). Antes e imediatamente após a corrida de maratona foi medida a força muscular da perna através do teste de impulsão vertical e coletada amostra de urina. Durante a competição foi avaliado o *pace* de corrida. A concentração de mioglobina foi determinada nas amostras de urina como um marcador indireto do dano muscular. A escala visual analógica (0-10 pontos) foi utilizada para avaliar a dor muscular durante a corrida. No grupo de BCAAs, a média do *pace* durante a corrida foi semelhante à do grupo de controle (3,3 ± 0,4 *versus* 3,3 ± 0,5 ms, respectivamente). A redução na potência muscular pré ao pós-corrida foi similar em ambos os grupos, de BCAA e controle (-23,0 ± 16,1 *versus* -17,3 ± 13,8%, P = 0,13). Pós-corrida concentração de mioglobina na urina foi semelhante em ambos os grupos, de BCAA e controle (5,4 ± 7,5 vs 4,5 ± 8,6 μg mL, P = 0,70). Finalmente, não houve diferenças entre os grupos na dor muscular percebida durante a corrida (6 ± 1 *versus* 5 ± 1 pontos, P = 0,80). A suplementação de 7 dias de BCAAs (5 g/dia) não aumentou o desempenho em execução durante uma maratona. Além disso, a suplementação de BCAAs foi ineficaz para impedir perda de força muscular, lesão muscular ou dor muscular percebida durante uma corrida de maratona.

5.2.5 Carboidratos e creatina

A creatina fosfato é uma das principais fontes de ressíntese de ATP no músculo durante o exercício, sendo extremamente utilizada em exercícios de curta duração e alta intensidade (*sprints*). Sabe-se que a suplementação de creatina pode aumentar o conteúdo de creatina fosfato no músculo e as taxas de ressíntese de creatina fosfato, melhorando o desempenho em exercícios intermitentes de alta intensidade.[73-75]

Há dados controversos em relação à suplementação de creatina em exercícios prolongados (*endurance*).[76-80] Existem dados plausíveis que corroboram a ideia de que a suplementação de 20 gramas de creatina durante cinco dias aumenta a creatina muscular, conteúdo de fosfato e aumenta o desempenho de contínuos *sprints*, em exercícios intermitentes.[81,82,83] Entretanto, a ingestão de 3 gramas de creatina durante 28 dias em ciclistas, em fase de sobrecarga, mostra resultados similares, colocando em dúvida a necessidade desta para aumento no desempenho. De maneira similar à ingestão de carboidratos associados a proteínas e/ou aminoácidos, a suplementação de carboidratos associados à creatina tem sido amplamente investigada, principalmente pelos diversos relatos de a creatina exercer importantes funções no metabolismo dos carboidratos.[63-66]

A suplementação de creatina é capaz de aumentar o conteúdo de glicogênio nas células e, quando associada a carboidratos, resulta em maiores ressínteses de glicogênio muscular pós-treinamento.[67-69] De fato, diversos estudos têm mostrado que a suplementação de creatina resulta em aumento dos níveis plasmáticos de insulina e da expressão de GLUT-4 muscular, criando um cenário anabólico favorável pós-treino pelo aumento na captação de glicose.[68,70,71,72]

5.3 O papel dos lipídios no exercício de *endurance*

Os lipídios são uma importante fonte de energia do organismo. Quando oxidados, fornecem muito mais energia que os carboidratos e as proteínas, já que cada molécula de lipídio é capaz de gerar aproximadamente 9 quilocalorias, ao passo que cada molécula de carboidrato ou de proteína consegue gerar aproximadamente 4 quilocalorias.[21,46,85,86]

Dessa forma, um quilograma de tecido adiposo é capaz de produzir energia suficiente para manter um indivíduo correndo por cerca de 10 a 20 horas a uma intensidade de dois terços da sua capacidade aeróbia máxima.[86]

A principal fonte de lipídios no organismo encontra-se na forma de triacilgliceróis (TAGs) (Capítulo 2), perfazendo em torno de 95% de toda a gordura corporal.[21,85] O TAG é formado por três moléculas de ácidos graxos, mais uma molécula de glicerol.

Esses estoques são formados no tecido adiposo por ação do hormônio insulina, enquanto sua utilização é feita por ação dos hormônios contrarreguladores desse hormônio: glucagon, adrenalina, GH e cortisol. O exercício físico de *endurance* é um grande estimulador da síntese e da secreção desses hormônios, assim como a intensidade do exercício é um fator importante para o estímulo da síntese e secreção desses hormônios.

Os hormônios contrarreguladores agem no adipócito pela ligação com o seu receptor de membrana, ativando uma cascata de sinalização intracelular que é responsável pela ativação da enzima lipase hormônio sensível (LHS). A ativação da LHS é responsável pela quebra dos TAGs, liberando os ácidos graxos e o glicerol.

Por possuir alta solubilidade, o glicerol se difunde facilmente pelo plasma, sendo oxidado pelo fígado por meio da via da gliconeogênese, formando uma molécula de glicose que é utilizada para manutenção da glicemia. Já os ácidos graxos, por possuírem baixa afinidade com a água, dependem de um transportador específico (albumina) que os leva para as células musculares. Na mitocôndria, após o transporte pelo complexo CPT (Capítulo 2), os ácidos graxos sofrem o processo de β-oxidação, formando moléculas de acetil-CoA, precursoras do ciclo de Krebs.[22] O consumo recomendado de lipídios é de 25% da dieta. Para isso, existe a possibilidade de se adotar estratégias para manter o desempenho durante o exercício físico prolongado. A seguir, descrevem-se algumas dessas estratégias.

5.3.1 Triglicerídeos de cadeia média (TCMs)

Na natureza são encontrados diversos tipos de ácidos graxos que são classificados de acordo com as suas propriedades físicas, seu grau de saturação (saturados, monoinsaturados ou poli-insaturados) e o tamanho de sua cadeia carbônica (curta, média ou longa).[87] Os TCMs compreendem ácidos graxos saturados com comprimento de cadeia de seis, oito, dez e doze carbonos.[88]

Em uma dieta típica, grande parte dos lipídios ingeridos está na forma de triacilgliceróis de cadeia longa (TCLs), que são compostos por ácidos graxos saturados ou insaturados.[87] Já os TCMs formados por ácidos graxos de cadeia média (AGCMs), estão presentes em uma pequena parcela dos lipídios ingeridos, dada a sua inexpressão nos alimentos.[87]

As principais fontes de TCMs são o leite humano, o óleo de coco e o óleo de palmeira. Esses compostos possuem alto valor energético (8,3 kcal/g).[88] E, mais recentemente, sua ingestão por meio da suplementação de TCMs semissintéticos ou com AGCMs obtidos dos óleos de coco e de palma tem sido muito utilizada.[87]

A grande vantagem ergogênica atribuída à utilização dos TCMs refere-se à sua velocidade de absorção, já que, em virtude do tamanho da molécula, esses ácidos graxos alcançam diretamente a circulação portal transportados pela albumina e são facilmente direcionados para as mitocôndrias sem necessitar do complexo CPT, o que permite maior velocidade de oxidação quando comparados com os ácidos graxos de cadeia longa.[88,89]

Em resumo, segundo Goldberg e Katz (2001),[102] essa molécula tem, no mínimo, quatro propriedades de interesse para o desempenho físico:

- fonte de energia facilmente disponível;
- mobilizar estoques de gordura corporal;
- aumentar a taxa metabólica;
- poupar a massa muscular.

Um estudo realizado por Van Zyl et al. (1996)[90] procurou avaliar o efeito da suplementação de TCMs em ciclistas. Os atletas foram avaliados em três condições diferentes de suplementação: somente carboidratos; somente TCMs; e, por último, carboidratos somados a TCMs. Os atletas foram submetidos ao teste em cicloergômetro durante 2 horas a 60% do $\dot{V}O_2$máx. A pesquisa mostra que o desempenho causado pela suplementação de uma bebida contendo 10% de carboidratos é 7% superior quando comparado à suplementação de uma bebida contendo 4,3% de TCMs. Entretanto, quando há associação de 10% de carboidratos com 4,3% de TCMs, o desempenho dos atletas aumenta em 2,5%, quando comparado somente à ingestão de carboidratos.

Outros estudos mostram que a ingestão de aproximadamente 85 gramas de TCMs durante o exercício resulta em melhora do desempenho de atletas de *endurance*.[91-93] Contudo, a ingestão de grandes quantidades de TCMs não é comum e pode causar efeitos adversos relacionados principalmente a problemas gastrointestinais.[94]

Estudo realizado por Nosaka et al. (2009)[94] avaliou o efeito da ingestão de 6 gramas de TCMs durante duas semanas em ciclistas. Como resultado, apresentou menor concentração de lactato sanguíneo após exercício em cicloergômetro durante 40 minutos a 80% do $\dot{V}O_2$máx, provavelmente pelo efeito poupador de glicogênio, o que, sem dúvida, precisa de mais estudos para ser comprovado. O fato é que, além do efeito metabólico, propriedades epigenéticas (Capítulo 8) parecem ser relevantes.

5.3.2 Ômega-3 (Ω-3) e ômega-6 (Ω-6)

Entre os ácidos graxos, existem aqueles que são essenciais para o organismo por realizarem diversas funções imprescindíveis à vida. Incluem-se os ácidos linoleicos (Ω-6) e os α-linolênicos (Ω-3). Os primeiros estão presentes na maioria dos óleos vegetais, especialmente açafrão, milho, soja e algodão. Já os segundos estão presentes no óleo de soja, de canola, no germe de trigo, na linhaça e nas nozes.[95]

Eles são necessários para manter as membranas celulares sob condições normais, as funções cerebrais e a transmissão de impulsos nervosos, além de participar na transferência do oxigênio para o plasma sanguíneo, na síntese de hemoglobina e na divisão celular.[95]

O exercício físico de *endurance* promove alterações metabólicas na mobilização, no transporte e uso de ácidos graxos como substrato energético, [96,97] principalmente os ácidos graxos poli-insaturados (PUFA – sigla em inglês de *polyunsaturated fatty acids*) do tecido adiposo, do músculo esquelético e do coração.[97,98] Dessa maneira, uma alta demanda de PUFA em atletas altamente treinados é necessária, e a suplementação destes pode ser uma boa estratégia.[99]

De fato, estudos mostram que a suplementação com óleo de peixe, ácido eicosapentaenoico (EPA) e ácido docosahexaenoico (DHA) em cápsulas aumenta a incorporação dos PUFAs Ω-3 nos fosfolipídios[100,101] e apresenta ação anti-inflamatória.

Especificamente em relação ao efeito anti-inflamatório, especula-se que o EPA e o DHA estejam envolvidos na inibição da ativação do fator nuclear de transcrição, fator kβ (NF-kβ), e da liberação da interleucina 1 beta (IL-1β), bem como do tumor de necrose fator alfa (TNF-α),[102] que podem ser estimulados pelos Ω-6[103-105] (Figura 5.1), representando claramente uma ação epigenética desse tipo de ácido graxo, a ser abordada com mais detalhes no Capítulo 8.

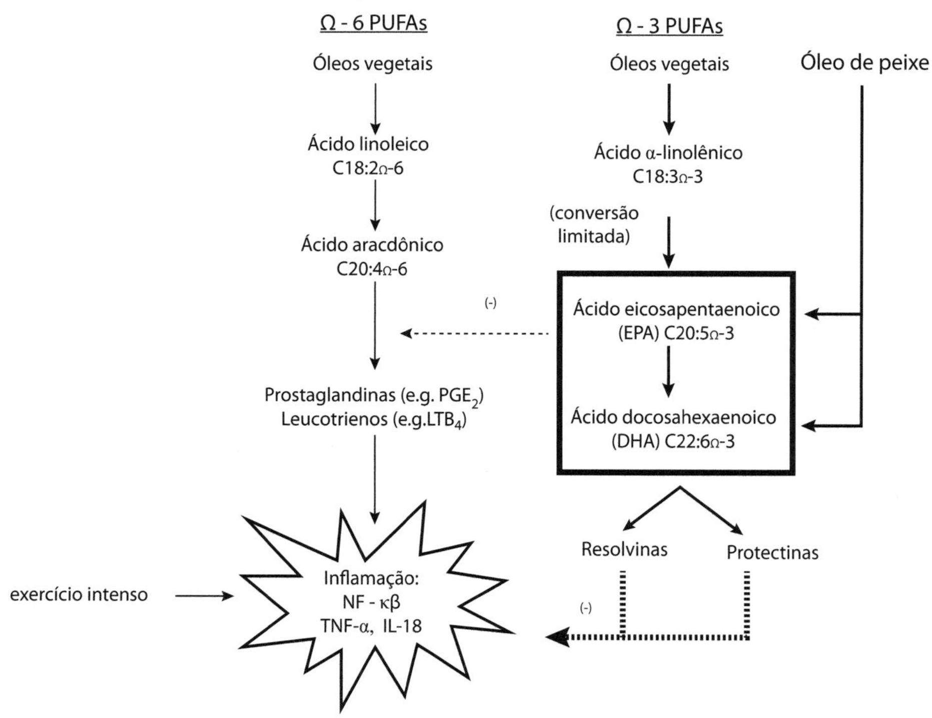

Figura 5.1 – Metabolismo inflamatório dos PUFAs Ω-3 e Ω-6 e do exercício. Adaptado de Goldberg e Katz, 2007.[102]

Os PUFAs Ω-3 suprimem a produção do ácido araquidônico, derivados da série prostaglandinas 2 e os leucotrienos da série 4, modulando a produção de citocinas pró-inflamatórias.[106-108] Assim, estudos com os PUFAs Ω-3 indicam que eles reduzem a resposta a endotoxinas e a citocinas pró-inflamatórias.[109]

A dosagem recomendada de Ω-3 é de 0,5 a 1,0 g/dia, o que equivale a uma porção de peixe (que não seja frito) ou uma dosagem de suplementação.[45,110]

5.4 O papel das proteínas no exercício de *endurance*

Durante o exercício físico, o gasto energético aumenta no organismo como um todo. Isso se deve à maior quantidade de trabalho realizado pelo músculo esquelético durante a contração muscular. Em 1800, o fisiologista alemão Von Liebig Surmised sugeriu que a principal fonte de energia para o trabalho muscular eram as proteínas contidas no músculo esquelético e que deveríamos consumir uma grande quantidade de carne para a boa manutenção desse processo.[111]

Diferentemente do que Von Liebig Surmised dizia, sabe-se hoje que o catabolismo proteico contribui pouco para a produção de energia no organismo, papel atribuído aos carboidratos e aos lipídios.[6,21] No entanto, deve-se notar que, embora em baixa proporção, os aminoácidos contribuem com metabolismo oxidativo no músculo esquelético durante o exercício físico, dependendo da sua duração e intensidade, do nível de treinamento e, obviamente, da dieta.

5.4.1 *Turnover* proteico durante o exercício físico

O *turnover* proteico é a relação entre síntese e degradação de proteínas no organismo. Essa relação é influenciada pela quantidade de aminoácidos ingeridos na dieta, por situações patológicas nas quais ocorre degradação de proteínas corporais e pelo exercício físico, que influencia tanto na síntese quanto na degradação proteica. No que diz respeito ao exercício de *endurance*, ele tende à degradação de proteínas, principalmente musculares, que ocorre quando a demanda de carboidratos é insuficiente através de vias metabólicas denominadas de gliconeogênese.

Uma das vias gliconeogênicas é o ciclo alanina-glicose, no qual aminoácidos essenciais (principalmente a leucina) são convertidos a alanina no músculo, que é direcionada para o fígado a fim de formar glicose na via da gliconeogênese (Figura 5.2).[21]

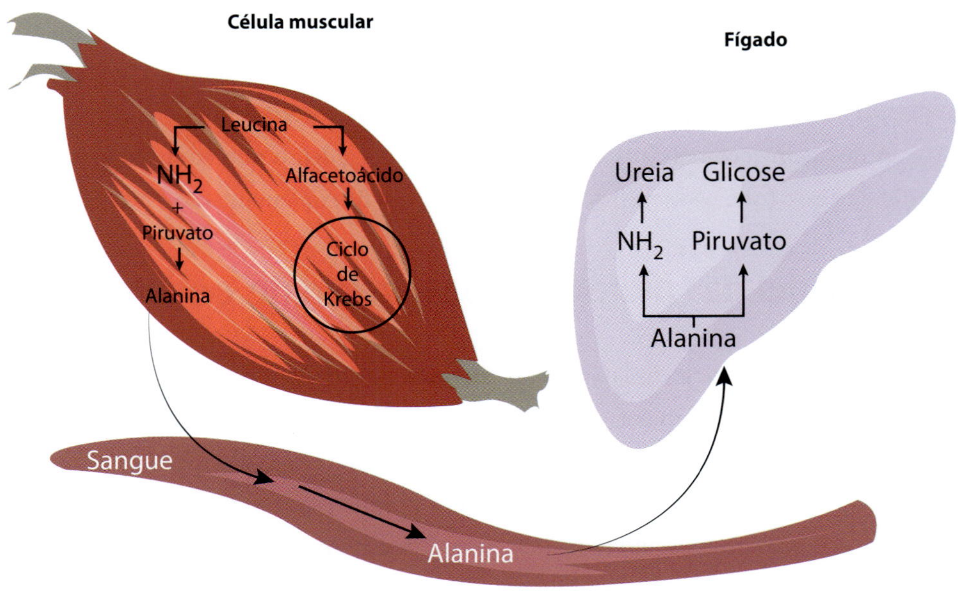

Figura 5.2 – Ciclo alanina-glicose gera precursores tanto para a gliconeogênese quanto para o ciclo de Krebs e para o ciclo da ureia. Adaptado de Zanuto et al., 2011.[21]

Fatores hormonais durante o exercício físico são importantes contribuintes para o *turnover* (taxa de síntese e degradação) proteico. Isso porque o exercício físico é um importante estimulador da síntese e da secreção dos hormônios contrarreguladores da insulina (GH, adrenalina, glucagon e cortisol). Destes, somente o GH atua na síntese proteica, com efeitos mais prolongados pelo IGF-1. Já os outros, adrenalina, glucagon e cortisol, são responsáveis pelo catabolismo muscular e dependentes da intensidade e da duração do esforço, bem como do estado nutricional do indivíduo.

Como já discutido anteriormente, níveis baixos de glicemia aumentam a secreção desses hormônios que agem aumentando a gliconeogênese hepática. Dessa forma, durante o exercício de *endurance*, é interessante suplementar com carboidratos para que não haja aumento expressivo desses hormônios e, consequentemente, degradação proteica.

5.4.2 Creatina e exercício de *endurance*

A creatina é uma amina natural encontrada em peixes e carnes. Ela é sintetizada endogenamente, principalmente nos rins e pâncreas.[66] A maioria dos estudos existentes relatam o efeito ergogênico da creatina em relação ao aumento da massa muscular.[112] Contudo, o aumento do glicogênio muscular pela suplementação de creatina também é relatado, o que pode ser fundamental para melhora no desempenho em exercícios aeróbios, dependendo do volume e intensidade destes.[71,84,113]

De fato, é bem documentado que a creatina pode melhorar a tolerância à glicose e aumentar a sensibilidade à insulina no músculo esquelético.[114,115] De acordo com Gualano et al. (2008),[66] a suplementação de creatina associada ao exercício aeróbio pode produzir um efeito aditivo na captação de glicose.

No entanto, não podemos ser enfáticos quanto à ação ergogênica da creatina em exercícios aeróbios, já que diversos estudos relatam também a não eficiência da creatina no que diz respeito à secreção de insulina em humanos.[71,84,113,116,117]

Vale reforçar o que já foi anteriormente citado, já que, em relação à sua suplementação, estudos mostram que a ingestão de 5 g/dia (0,3 g/kg de peso) durante 5 dias é suficiente para aumentar os níveis de creatina muscular em vez dos tradicionais 20 g/dia. Essa forma de suplementação é denominada de *fase de sobrecarga*.

Posteriormente, pode-se ter uma fase de manutenção que varia entre 2 e 5 g/dia (0,03 g/kg de peso), ajudando os músculos a se manterem saturados com creatina. Sendo assim, concentrações muito elevadas de creatina não fazem subir linearmente os níveis de creatina, já que há um nível máximo de estoque.

Com relação à construção de ciclos de suplementação, sabe-se que os estoques de creatina ficam presentes no músculo por três semanas. Desse modo, outra forma de suplementar é por meio de ciclos: iniciar com 5 g/dia por seis semanas, interromper por três semanas e reiniciar novamente, gerando assim o mesmo resultado que na maneira de sobrecarga e manutenção.

A suplementação de creatina é muito indicada no pós-treino a fim de fornecer um cenário anabólico favorável para o anabolismo muscular, e, ao contrário do que se especula, se consumida corretamente, a creatina não gera nenhum problema renal.[118-120]

5.4.3 Carnosina

A carnosina é um dipeptídio abundante no músculo esquelético, presente em cerca de 20 a 25 mmol/kg de músculo.[121] Com relação a tipagem de fibras, a concentração de carnosina em fibras musculares do tipo II é 1,5 vezes maior que em fibras musculares do tipo I,[122,123] e por isso é considerada também um importante tampão intramuscular.

A carnosina é sintetizada no músculo pela ação da enzima carnosina sintase a partir da β-alanina. Essa síntese é limitada pela quantidade disponível de β-alanina produzida por meio da degradação do uracil no fígado. A ingestão de β-alanina é feita pelo consumo de carne. Indivíduos vegetarianos têm concentrações musculares de carnosina baixas, entre 10 e 14 mmol/kg de músculo aproximadamente.[124]

É amplamente documentado o efeito da carnosina na manutenção do equilíbrio ácido-base intracelular.[125] Evidências mostram que, por estar presente em diversos tecidos, como o cérebro e o coração, a carnosina exerce outras ações fisiológicas, como neuroproteção pela interação com a via GABA homocarnosina no tecido nervoso, funções antioxidantes, bem como aumento da sensibilidade do cálcio do aparato contrátil muscular.[126-128]

Estudos indicam que atletas de modalidades com predominância anaeróbia (por exemplo, corredores de 800 metros e remadores) possuem maior conteúdo intracelular de carnosina, quando comparados a atletas de modalidades com predominância aeróbia e a indivíduos sedentários. Essa é considerada uma adaptação ao treinamento na busca por um controle da acidose gerada durante o exercício físico.[129-130]

Sendo assim, a suplementação com beta-alanina (β-alanina) pode aumentar a quantidade intracelular de carnosina no músculo, melhorando o desempenho esportivo, principalmente em esportes com predominância anaeróbia, já para exercícios aeróbios, diminui a acidose e favorece a manutenção na realização do esforço.

5.4.4 Suplementação de beta-alanina (β-alanina) visando ao aumento das concentrações intracelulares de carnosina

O aminoácido β-alanina é precursor da síntese intramuscular de carnosina. Harris et al. (2006)[124] mostraram que a suplementação durante quatro semanas de β-alanina aumenta as concentrações de carnosina no músculo esquelético de 40% a 60%.

Já Hill et al. (2007)[122] mostraram aumento de 80% nas concentrações de carnosina muscular após suplementação de β-alanina a 40 mmol/kg de peso corporal durante 10 semanas. O aumento ocorreu tanto nas fibras do tipo I quanto do tipo II, mas os maiores níveis foram nas fibras do tipo II.

Um estudo realizado por Baguet et al. (2009)[131] mostrou que a interrupção na suplementação de β-alanina faz que as concentrações de carnosina musculares voltem aos valores iniciais.

Outro estudo, realizado por Baguet et al. (2010),[132] mostrou que a suplementação de β-alanina atenua a queda do pH sanguíneo durante o exercício de alta intensidade. Isso mostra os efeitos ergogênicos da suplementação com β-alanina e de sua ação como tampão, assim como da carnosina.

Em estudos realizados por Harris et al. (2006)[125] investigaram o efeito de diferentes doses de ingestão de β-alanina, mostrando que a ingestão adequada é de 10 mg/kg de peso corporal. O pico de ação da β-alanina varia de 30 a 40 minutos após a sua ingestão, perdurando por até 25 minutos após o pico. Além disso, os autores relataram que as concentrações de β-alanina voltam ao seu estado basal após 3 horas de sua ingestão.

O mesmo estudo propõe que a suplementação de β-alanina a 10 mg/kg de peso corporal, que pode variar de 4 a 8 doses diárias com intervalos de 3 horas entre as doses, pode ocasionar um aumento no conteúdo de carnosina muscular.[125]

Deve-se tomar cuidado com doses muito elevadas de β-alanina, já que estas estão relacionadas com sintomas de parestesia, que são sensações cutâneas subjetivas (por exemplo, frio, calor, formigamento, pressão etc.), sendo dependentes de uma grande ingestão aguda de β-alanina e perduram por cerca de 1 hora após ingestão do suplemento.[125]

5.4.5 Glutamina e exercício físico de *endurance*

A glutamina é um suplemento dietético amplamente consumido em razão de seus supostos benefícios ergogênicos nutricionais em relação a ganho de força, diminuição no tempo de recuperação pós-treino, diminuição da frequência de doenças respiratórias, infecções e prevenção do *overtraining*. A glutamina realmente desempenha importante papel fisiológico em cada uma dessas áreas, mas continua sendo apenas um de vários fatores envolvidos.[133]

A glutamina tem sido amplamente utilizada em razão dos efeitos benéficos à saúde em inúmeras condições clínicas, incluindo cicatrizações pós-cirúrgicas, queimaduras, cicatrizações intestinais em doenças inflamatórias intestinais e diminuição da perda de massa muscular em pacientes com AIDS.[134] Considerando esses benefícios, embora todos estejam associados ao uso clínico, não é de se estranhar a disseminação do uso da glutamina entre os atletas.[135, 136, 137]

Dos seus efeitos ergogênicos nutricionais, pode-se atribuir o aumento da força e da massa muscular magra; prolongamento do tempo de realização do exercício físico e da promoção da recuperação muscular, (inibindo a proteólise); melhora da função imunológica e da redução de infecções do trato respiratório e prevenção do *overtraining*.[138]

A glutamina é um aminoácido não essencial, ou seja, o organismo é capaz de sintetizá-lo e está presente em muitos alimentos, incluindo carnes, queijos, iogurte, espinafre e repolho. Ela é um precursor de glutamato, que exerce um importante papel na síntese energética no ciclo de Krebs e no ciclo das purinas.[287] A glutamina também fornece substratos necessários para a função dos linfócitos.[139]

A relação da glutamina no exercício físico é muito complexa. Durante o exercício físico, principalmente em se tratando de exercício físico de *endurance*, as concentrações de glutamina caem, refletindo a conversão de glutamina em glutamato.

Diversas pesquisas relatam aumento nas concentrações plasmáticas de glutamina em atletas de *endurance* durante o repouso, como resultado de uma adaptação do organismo a esse tipo de exercício.[140-142]

Tem sido demonstrado que a suplementação de glutamina pode potencializar os ganhos de desempenho obtidos com o treinamento.[138,140-142]

Exercícios de longa duração e com intensidade elevada são responsáveis por alterar diversos parâmetros imunológicos, incluindo a imunidade inata e adaptativa. Eles modificam a atividade das células *natural killer* citotóxicas, a função dos neutrófilos, a proliferação dos linfócitos, a secreção de imunoglobulina A e a concentração de citocinas circulantes,[17-20] além de ser demonstrada a relação entre a diminuição das concentrações plasmáticas de glutamina e a suscetibilidade a infecções em atletas, sobretudo, após treinamentos intensos e de longa duração.[20]

Diversos estudos têm procurado abordar alternativas de suplementação de glutamina em atletas. Entretanto, demonstrou-se que a utilização de 5 gramas de glutamina, imediatamente após a sessão de treinamento intenso ou competição, é suficiente para diminuir a incidência de infecções nos sete dias posteriores à realização do esforço.[143,144] As doses recomendadas de ingestão de glutamina variam de 5 a 15 g/dia, a serem tomadas preferencialmente pós-exercício.

5.5 Hidratação e exercício de *endurance*

A desidratação (perda de água no organismo) ocorre por uma hipo-hidratação, que pode ocorrer durante o exercício físico, sendo caracterizada por uma hipovolemia hiperosmótica, diminuição do volume do plasma sanguíneo por maior fluxo de água para ser eliminado pelo suor.[145]

O exercício físico expõe os indivíduos a uma série de fatores que influenciam o equilíbrio hidroeletrolítico, como a duração e a intensidade do esforço, as condições ambientais, o tipo de roupa e o equipamento utilizado. Às vezes, esses fatores são padronizados para um determinado esporte. Por exemplo, a temperatura de um estádio ou o uniforme utilizado pelos atletas. No entanto, na maioria dos esportes, há uma variabilidade considerável na exposição aos fatores que contribuem para as taxas de sudorese entre os participantes.[145,148]

Características individuais (peso corporal, predisposição genética, estado de aclimatação ao calor e eficiência metabólica) também influenciam os níveis de sudorese durante a realização de uma determinada atividade física.[150,151] Dessa forma, ao se comparar atletas maratonistas de elite e indivíduos que correm por lazer, o nível de suor deles será completamente diferente, mesmo que para uma mesma atividade realizada nas mesmas condições. Assim como em uma partida de futebol, o nível de suor de cada atleta varia de acordo com a posição, o estilo de jogo e o tempo que cada um permanece em campo.[152]

Contrações musculares produzem calor metabólico, que é transferido dos músculos ativos para o sangue e para o restante do corpo. Subsequentemente, elevações na temperatura corporal provocam ajustes fisiológicos que facilitam a transferência de calor do núcleo do corpo para a pele que é dissipada para o ambiente. A troca de calor entre o corpo e o ambiente é influenciada pela temperatura ambiental, pela umidade relativa do ar, pelo vento, pelas radiações solares e pelas roupas que o indivíduo está utilizando.[153]

Em ambientes de clima temperado e frio, a capacidade de perda de calor para o ambiente por convecção é pequena, diminuindo a sudorese. À medida que a temperatura aumenta, há maior sudorese ocasionada pela maior perda de calor para o ambiente. Assim como a utilização de vestimentas mais pesadas e que impedem a dissipação do calor também provocam estresse térmico e aumento da sudorese.[145]

O balanço hídrico diário depende da diferença entre o ganho e a perda de água. O ganho de água ocorre pela ingestão de alimentos e líquidos ao longo do dia e pela água produzida pelo organismo em diversas reações químicas. A perda ocorre por meio dos sistemas respiratório, gastrointestinal, renal e pelo suor.[149]

Desses fatores, a menos que o indivíduo esteja em uma condição patológica, a perda pelo suor é a mais expressiva durante o exercício físico. Isso porque, os rins (importantes contribuidores para a perda de água) têm filtração glomerular e o fluxo sanguíneo reduzidos durante o exercício físico, diminuindo a produção de urina.[154] O objetivo da hidratação pré-exercício é iniciar a atividade física com níveis normais de eletrólitos, ao passo que a hidratação durante o exercício físico evita a desidratação, já que esta pode comprometer o desempenho físico e gerar diversos problemas à saúde.[145]

A prática de exercícios físicos pode ser feita com diferentes condições ambientais, como temperatura e umidade. Estas, se correlacionadas com fatores fisiológicos prévios e até mesmo o tipo de vestimenta utilizada, podem induzir a elevações significativas na temperatura corporal.[146,147]

Uma das maneiras de controle da temperatura corporal é o suor. Ele contém água e também eletrólitos, e, no caso de não reposição adequada de ambos (para mais ou para menos), ocorrerá um desequilíbrio (desidratação e/ou hiponatremia) que impactam negativamente sobre a saúde e o desempenho físico do indivíduo.[48,49]

O American College of Sports Medicine (ACSM) faz recomendações para a hidratação, antes, no decorrer e depois do exercício, a fim de se evitar problemas à saúde e queda de desempenho físico. Entretanto, o ACSM compreende que existem variabilidades entre indivíduos, entre atividades realizadas e ambientes, por isso aconselha que cada indivíduo personalize essas recomendações de acordo com as suas necessidades.[145]

Sendo assim, é interessante salientar alguns termos:

- *Euidratação*: refere-se à quantidade normal de água do corpo.
- *Hiper-hidratação*: refere-se ao excesso de água no corpo.
- *Hipo-hidratação*: refere-se ao *deficit* de água no corpo.

5.5.1 Efeitos da desidratação

A ingestão adequada de água é importante para o sistema cardiovascular, para a termorregulação e para o desempenho durante a prática de exercícios físicos. Cerca de 60% da massa corporal é constituída por água, o que representa 42 litros em um indivíduo de 70 quilogramas, e a presença dessa água é crítica para o funcionamento normal do sistema cardiovascular, para a regulação térmica do organismo e para as diversas reações químicas que ocorrem nas células.

Durante a prática esportiva, um indivíduo pode desidratar-se, já que a velocidade de eliminação de suor pelo organismo pode atingir quantidades de dois ou mais litros por hora, principalmente nos indivíduos que participam de atividades muito intensas em ambiente quente e úmido. Entretanto, em muitos casos, já começam um exercício físico desidratados. Por exemplo, quando o intervalo entre sessões de exercício é inadequado e não há devida hidratação nesse período ou, ainda, quando o atleta necessita perder peso rapidamente e induz uma desidratação como estratégia para tal. Obviamente, isso acarreta efeitos não apenas no desempenho, mas também pode contribuir para o desenvolvimento de algumas patologias.[155] Além disso, existem atletas que, de acordo com as características da modalidade esportiva, treinam por muitas horas e estão expostos a diversas condições climáticas, podendo ter um *deficit* na ingestão de líquidos, entre uma sessão e outra de treino, e já iniciarem o treinamento desidratados.[156]

A desidratação aumenta a tensão fisiológica medida pela temperatura central, frequência cardíaca e percepção subjetiva do esforço durante o exercício físico. Quanto maior o *deficit* de água corporal, maior é o aumento da tensão fisiológica durante determinado exercício físico.[157-159]

Os fatores fisiológicos que estão envolvidos com a desidratação são: o aumento da temperatura corporal, aumento da pressão arterial, aumento da utilização do glicogênio, funções metabólicas alteradas e as funções neuronais alteradas.[158,160,161]

A contribuição relativa de cada fator pode variar, dependendo da atividade física, das condições ambientais, do estado de aclimatação ao calor e do condicionamento do indivíduo. Mas a hipertermia (elevação da temperatura corporal central) elevada, atua acentuando a diminuição do desempenho esportivo, além de prejudicar o desempenho cognitivo e mental.[162]

A hipertermia é caracterizada como a manifestação mais grave das síndromes induzidas pelo calor, ocorrendo por um aumento drástico na temperatura corporal central acima de 40 °C, acarretando dano aos tecidos corporais e o comprometimento de múltiplos órgãos.[163]

A hipertermia pode ocorrer de duas maneiras:

- *Hipertermia clássica*: ocorre em crianças e idosos pela exposição prolongada a ambientes com temperaturas elevadas, havendo uma falha dos mecanismos responsáveis pela regulação térmica.
- *Hipertermia induzida pelo esforço físico*: ocorre em indivíduos fisicamente ativos, quando há o aumento da temperatura interna pela atividade prolongada da musculatura somada à temperatura ambiente e umidade elevada.

Tanto a hipertermia clássica quanto a hipertermia induzida pelo esforço físico, geram sinais como ansiedade, confusão mental, perda de coordenação, alucinações, agitação, apreensão e, muitas vezes, coma. Além disso, ambos os casos de hipertermia acarretam disfunções de vários órgãos, como insuficiência renal aguda, insuficiência hepática, lesão cerebral, insuficiência respiratória, lesão intestinal isquêmica, pancreatite, hemorragia gastrointestinal, trombocitopenia e coagulação intravascular disseminada.[163]

Já a hiper-hidratação pode ser alcançada por meio da ingestão de bebidas que contenham substâncias que se liguem à água no corpo. Essas substâncias podem ser glicerol ou eletrólitos.[164,165] A ingestão elevada de bebidas com tais substâncias aumenta a produção de urina, estimulando a água corporal a voltar para um estado de euidratação (quantidade normal de água no organismo) em algumas horas.[149,164,165]

No entanto, esse mecanismo compensatório durante o exercício de produção de urina é pouco eficaz e não elimina completamente o risco de hiponatremia.[154] Um estudo de Latzka et al. (1997)[166] mostrou que a hiper-hidratação não fornece nenhuma vantagem à termorregulação, mas pode retardar o aparecimento da desidratação.

A desidratação pode comprometer o desempenho físico e contribuir para o aparecimento de doenças provocadas pelo calor, como a rabdomiólise (degradação do tecido muscular, com liberação de seu conteúdo para a corrente sanguínea) e a hiponatremia (perda excessiva de sódio) que pode levar à morte.[145]

5.5.2 Efeitos da hidratação

A manutenção do estado euidratado deve ser uma meta para minimizar os efeitos danosos aos sistemas cardiovascular e termorregulador, diminuindo os riscos maléficos do calor e evitando perdas no desempenho físico durante o exercício.[167,168,181]

No entanto, se o espaço de tempo entre as sessões de exercícios for curto, é quase impossível atingir um estado de euidratado. Mesmo consumindo cerca de 2 litros de água 45 minutos antes dos exercícios, somente 60% dos fluidos perdidos previamente são repostos.[167]

Ao consumir líquidos em excesso, com o intuito de aumentar o volume de água no corpo, grande parte é eliminada pela urina. Trabalhos realizados por Shirreffs et al. (1996)[169] mostraram que, se o objetivo for atingir o estado de euidratação, é importante ingerir o equivalente a 150% ou mais do peso corporal perdido durante o exercício, além da adição de eletrólitos, principalmente sódio, a esses líquidos para diminuir as perdas urinárias.

As vantagens da reidratação, com uma solução contendo carboidratos e eletrólitos no desempenho atlético, foram demonstradas por Fallowfield et al. (1995),[170] quando submeteram indivíduos a um teste de esteira a 70% do $\dot{V}O_2$máx por 90 minutos ou até a fadiga. Imediatamente após a corrida, os indivíduos beberam 1 litro de água como placebo ou então uma solução contendo eletrólitos e 6,9% de carboidratos. Um segundo litro das mesmas soluções foi consumido 2 horas depois. Esse volume corresponde cerca de 110% a 116% do volume de suor evaporado na primeira corrida e foi suficiente para repor 63% a 66% do suor perdido. Após 4 horas de recuperação da primeira corrida, os sujeitos repetiram a corrida até a exaustão. O grupo parcialmente reidratado com a solução de carboidratos e eletrólitos alcançou a exaustão após 62 minutos, ao passo que aqueles que beberam água permaneceram em atividade por somente 39,8 minutos, o que comprova a importância do consumo de repositores hidroeletrolíticos, dependendo da intensidade, do volume e do ambiente em que o esforço foi realizado.[171]

Segundo Lamb e Shehata (1999),[171] quando se inicia um exercício em condições de desidratação, são elevadas as probabilidades de ocorrer efeitos adversos nas funções fisiológicas, assim como no desempenho; e a hidratação, mesmo parcial, atenua esses efeitos indesejáveis. Se o objetivo é restaurar o estado euidratado, deve ser ingerida uma quantidade substancialmente superior de fluidos que aquela perdida durante os exercícios.

5.5.3 Repositores hidroeletrolíticos e o papel da reidratação no exercício físico

Diversos trabalhos analisaram o desempenho físico, a ingestão de água e outras bebidas antes dos exercícios. Porém, a maioria desses trabalhos procura verificar a influência da reposição energética, e não os efeitos da hiperidratação, não havendo o controle do nível de hidratação pré-exercício desses participantes.[171]

Contudo, a comparação entre a ingestão de água e outras bebidas antes de um evento esportivo pode fornecer algumas informações que permitam a formulação de uma bebida eficaz para ser ingerida antes de uma competição.[171]

Em estudos de Sherman (1991),[174] observou-se que bebidas contendo carboidratos apresentam uma grande vantagem se comparadas ao consumo de água, já que auxiliam no fornecimento de energia e, consequentemente, na melhora do desempenho.

Na última década, muitos estudos testaram a eficácia do glicerol como um agente hiperidratante. Quando o glicerol é ingerido, ele se distribui entre os líquidos corporais; se for ingerida água adicional, ela pode ser temporariamente retida pelo organismo em razão do efeito osmótico do glicerol, portanto, expandindo o volume de líquidos do corpo.[171]

A suposta vantagem das soluções contendo glicerol reside na diminuição da eliminação de água pela urina. Assim, a água extra ingerida fica retida por mais tempo do que quando não é usado o glicerol.[164,176]

Em um estudo realizado por Lyons et al. (1990)[177] com base na suplementação com 1 g/kg de peso corporal de glicerol diluído em 2 litros de água, verificou-se uma diminuição na produção de urina, aumento da sudorese, aumento da quantidade de água no organismo antes do exercício (aproximadamente 700 mililitros) e diminuição da temperatura corporal interna, sem alterações na frequência cardíaca.

Não obstante, trabalhos realizados por Greenleaf et al. (1998)[174] e Latzca et al. (1997, 1998)[166,178] não observaram qualquer benefício que pudesse ser atribuído à utilização do glicerol nas bebidas ingeridas pré-exercício. Já os estudos realizados por Inder et al. (1998)[288] analisaram o efeito da suplementação com glicerol (1 g/kg de peso corporal) em triatletas, não mostrando nenhuma vantagem da suplementação de glicerol em relação à hidratação dos indivíduos. Apenas foi notado desconforto gastrointestinal pelos participantes. Embora Montner et al. (1996)[180] tenham observado efeitos positivos no desempenho após suplementação com glicerol pré-exercício (os sujeitos ingeriram 1,2 g/kg de peso corporal de glicerol diluído em 1,8 litros de água e realizaram exercício em cicloergômetro a 75% do $\dot{V}O_2$máx), há de se notar a falta de evidências conclusivas em relação aos benefícios da utilização do glicerol como recurso ergogênico nutricional para manutenção do estado de euidratação. Entretanto, é importante salientar a variabilidade dos protocolos utilizados, que envolvem a quantidade de glicerol, a quantidade de água, o tempo de ingestão pré-exercício e o tipo de exercício que será executado, não havendo consenso na literatura sobre seus possíveis efeitos ergogênicos.

A dose recomendada de glicerol encontrada na literatura é de 1g/kg de peso, e cada 1 grama de glicerol deve ser diluído em 20 a 25 mililitros de líquido.

5.6 Papel da cafeína no exercício aeróbio

A cafeína tem sido utilizada como um recurso ergogênico na busca pelo desempenho esportivo por mais de um século. Há 40 anos ela vem sendo estudada por diversos pesquisadores de forma mais veemente. Em 1980, foram estabelecidos pelo Comitê Olímpico Internacional (COI) limites urinários permitidos de cafeína, sendo valores acima destes limites considerados *doping*.[182,183]

Esses níveis tinham a intenção de discriminar a ingestão de grandes quantidades de cafeína, normalmente, acima de 6 a 9 mg/kg de massa corporal de um atleta. Em 2004, porém, a cafeína foi removida da lista de substâncias e métodos proibidos da Agência Mundial Antidoping, assim, a partir de então, os atletas que competem nos termos desse código podem consumir cafeína tanto na dieta quanto como recurso ergogênico no esporte.

Vários aspectos da relação entre cafeína e exercícios são intrigantes e diferem da situação com outras substâncias ergogênicas. Primeiro, a cafeína parece exercer efeitos positivos na capacidade de exercício (prolongar a duração para o qual o exercício de uma dada intensidade pode ser mantida) sobre uma variada gama de protocolos, incluindo o exercício submáximo prolongado (> 90 min), sustentado de alta intensidade de trabalho (20 a 60 min) e de curta duração com intensidade supramáxima (1-5 min).[184-186]

A suplementação tradicional envolve uma dose única de aproximadamente 6 mg/kg, 1 hora antes do exercício. Todavia, recentes trabalhos mostram que efeitos ergogênicos da ingestão de cafeína podem ocorrer em níveis muito menores de consumo (1-3 mg/kg ou 70-200 mg de cafeína).[186,187] Na verdade, vários estudos sugerem que não há uma relação dose-resposta entre ingestão de cafeína e tais benefícios para exercícios ou, se existir, há um platô entre aproximadamente 3 mg/kg ou 200 mg (composição da maioria dos suplementos ofertados no mercado).[185-187] Das tradicionais fontes disponíveis (café, chá e refrigerantes), a ingestão de cafeína fica em torno de 50 a 150 miligramas por porção (Tabela 5.2). No entanto, há produtos que chegam a fornecer 300 a 500 miligramas de cafeína por porção.

Tabela 5.2 – Conteúdo de cafeína em bebidas e alimentos

Alimento ou bebida	Quantidade	Cafeína (mg)
Café instantâneo	250 ml	60
Café	250 ml	80
Café expresso	80-100 ml	107
Capuccino	375 ml	90
Chá	250 ml	27
Chocolate	60 g	10-50
Coca-Cola	375 ml	49
Red Bull	250 ml	80
PowerBar gel com cafeína	1 sachê (40 g)	25
PowerBar gel com cafeína duplo	1 sachê (40 g)	50

Adaptado de Burke, 2008.[185]

Em relação ao tempo de variação da ingestão da cafeína com a sua resposta, estudos mostram que ela pode ser ingerida na fase pré-exercício em uma única dose, em diversas doses durante o exercício ou até mesmo antes de iniciar a fadiga sem que haja perda de sua dose/resposta.[185,186] Aparentemente, dado o período de meia-vida da cafeína no organismo, os seus efeitos no organismo são prolongados por algumas horas.[188]

O grande problema da cafeína é o não conhecimento dos seus reais mecanismos sobre o desempenho esportivo, já que os diversos tecidos corporais sofrem diferentes efeitos quando de seu uso. Além disso, existem diferenças interindividuais de resposta à cafeína (como acontece com muitas drogas), tornando-se alguns tecidos tolerantes à cafeína quando seu uso é frequente e exagerado; ao passo que outros, não.

Os principais efeitos ergogênicos da cafeína incluem:[187]

- mobilização de gordura do tecido adiposo e células musculares;
- estimulação da liberação e da atividade da adrenalina;
- efeitos sobre o músculo cardíaco;
- modificação direta da contratilidade muscular;
- alterações no sistema nervoso central, mudando a percepção de esforço ou fadiga.

A maioria dos estudos coloca o último fator como o mais importante e consistente em explicar a melhora no desempenho pela ação da cafeína.[185,186,189] Evidências mostram que os efeitos da cafeína sobre a baixa quantidade de glicogênio durante o exercício submáximo são curtos e inconsistentes.[190]

Há uma clara evidência de que a cafeína é um auxílio ergogênico para uma variedade de esportes, embora mais estudos envolvendo atletas em situações reais sejam necessários. Tais efeitos no desempenho são notados com doses entre 2 e 3 mg/kg de peso corporal, valores esses abaixo da composição de alguns suplementos vendidos no mercado.[191]

Por fim, além dos seus efeitos ergogênicos sobre o desempenho esportivo, a cafeína é muito utilizada na perda de peso e emagrecimento (Capítulo 6).

5.7 Bicarbonato de sódio, citrato de sódio e exercício físico

Atletas utilizam diferentes estratégias para melhorar o desempenho. Entre as mais populares substâncias ergogênicas estão o bicarbonato de sódio e o citrato de sódio, popularmente conhecidos como *tampões*. Essas substâncias, permitidas para uso pelo COI, potencialmente fornecem ao corpo maior resistência à fadiga causada por mudanças no equilíbrio ácido-base.

O pH do sangue arterial humano em repouso é de aproximadamente 7,4. Entretanto, depois de exercícios extenuantes, o pH pode cair para 7,1. Já o pH muscular pode diminuir para 6,8. Substâncias como bicarbonato de sódio e citrato de sódio aumentam a capacidade de tamponamento, regulando o pH e diminuindo a fadiga.

Estudos na década de 1980 sugeriram que a ingestão de bicarbonato de sódio poderia melhorar o desempenho de atletismo (400 a 800 metros).[192] Mais recentemente, foi demonstrada a melhora no desempenho de nadadores em provas de 200 metros livres com a ingestão de bicarbonato de sódio.[193]

Um recente estudo sugeriu que, a fim de superar o desconforto gastrointestinal associado frequentemente com essas substâncias, uma ingestão progressiva de 600 mg/kg de peso corporal, dividido em várias doses durante o dia, pode ser usada como uma boa alternativa.[194]

Bishop et al. (2004)[195] observaram menor quantidade de hidrogênio livre no plasma e maior quantidade de bicarbonato após a suplementação com 0,3 g/kg de peso corporal de bicarbonato de sódio, ou seja, um ambiente menos ácido e favorável à manutenção das funções metabólicas das células.

De fato, McNaughton, Dalton e Palmer (1999)[196] já haviam observado que a ingestão de 0,3 g/kg de peso corporal de bicarbonato de sódio em ciclistas melhorou o desempenho desses indivíduos de 13% a 14%. [197]

De forma complementar, mas tendo como estímulo o exercício intermitente em cicloergômetro durante 30 minutos, Price, Moss e Rance (2003)[198] mostraram melhora no pH, no lactato sanguíneo e no desempenho desses indivíduos quando da ingestão de bicarbonato de sódio.

Embora não haja uma conclusão plena sobre o assunto, a ingestão tanto de bicarbonato de sódio quanto de citrato de sódio, a 0,3 g/kg de peso corporal, tem se mostrado eficaz na melhora do desempenho competitivo, antes de qualquer evento competitivo, já que ambos podem contribuir para o efeito tamponante.[195,196,198]

5.8 Antioxidantes e exercício

O exercício físico aumenta as espécies reativas de oxigênio (EROS) que, em excesso, podem resultar na destruição da célula.[199,200] O exercício resulta também no aumento de malondialdeído no sangue, que é um indicador da peroxidação lipídica.

Estudos mostram que a suplementação com vitaminas (A, C e E) e outros antioxidantes isolados, ou combinações de antioxidantes, podem reduzir o estresse oxidativo resultante do exercício físico.[201-204] Indivíduos treinados apresentam sistemas de defesa endógenos mais evidentes em relação ao estresse oxidativo quando comparados a indivíduos não treinados.

Sendo assim, algumas perguntas são frequentemente feitas em relação aos suplementos antioxidantes: São necessários para os indivíduos que praticam exercícios físicos regularmente? Suplementos antioxidantes devem fazer parte da dieta de um atleta?

Tais perguntas surgem em razão do aumento das espécies reativas de oxigênio durante o exercício físico. Um radical livre é definido como uma molécula contendo um elétron não pareado na sua órbita externa. Durante o exercício físico, o oxigênio, que é utilizado pela cadeia transportadora de elétrons para a ressíntese de ATP, junta-se a duas moléculas de hidrogênio, formando água. Entretanto, estima-se que 4% a 5% do oxigênio consumido durante a respiração formam radicais livres. Dessa maneira, como o consumo de oxigênio aumenta durante o exercício, a produção de radicais livres também se eleva.[205-208]

Além disso, o exercício físico forma radicais livres por outros meios:[209-212]

- pelo aumento das catecolaminas, que pode produzir radicais livres quando são metabolicamente inativas;
- pela produção de ácido lático, que converte superóxido em hidroxila;
- por respostas inflamatórias musculares secundárias.

O organismo possui sistemas de defesa antioxidantes endógenos e exógenos.[21] As defesas endógenas incluem as enzimas glutationa, catalase e superóxido dismutase. Já as defesas exógenas são realizadas por vitaminas (A, C e E) e minerais (selênio, cobre, zinco e manganês).[21,213]

5.8.1 Radicais livres

Os radicais livres são moléculas que contêm um elétron não pareado em sua órbita externa e que pode existir de forma independente. O oxigênio molecular é um dirradical que contém dois elétrons em sua órbita externa que estão paralelos. A redução completa do oxigênio para água é feita na cadeia transportadora de elétrons, que utiliza o oxigênio para a ressíntese de ATPs na crista mitocondrial.[21]

Entretanto, durante esse processo, cerca de 4% a 5% do oxigênio utilizado recebe um elétron não pareado na sua órbita, formando assim, os radicais livres. Estes são responsáveis por causar danos estruturais nas células mas, quando presentes em baixas concentrações, exercem importantes funções fisiológicas em células musculares, que vão desde o aumento da permeabilidade do Ca^{2+} e aumento da força durante a contração muscular, até a regulação da expressão gênica. Além disso, a prática de exercícios físicos pode aumentar as concentrações de óxido nítrico (NO), que estão relacionadas com a regulação do fluxo sanguíneo, expressão gênica e modulação da contração muscular.[21]

As formas mais comumente encontradas de radicais livres são o ânion superóxido (O_{2-}), o peróxido de hidrogênio (H_2O_2), o radical hidroxila (OH-) e o oxigênio singlete (ΔGO_2).[21]

5.8.2 Antioxidantes

As defesas antioxidantes nas células podem atuar negativamente sobre os radicais livres e nas reações em que eles estão envolvidos, na tentativa de manter as funções normais das células.[214-216]

A vitamina E é um antioxidante lipossolúvel que atua nas membranas das células. Protege contra a peroxidação lipídica, por atuar diretamente em diversos radicais livres, que incluem o oxigênio singlete, o peróxido de hidrogênio e o ânion superóxido, formando o tocoferol.[214]

A vitamina C pode interagir com o radical tocoferol, reduzindo-o. Pela sua solubilidade em água, a vitamina C pode reagir diretamente com o ânion superóxido, radical hidroxila e o oxigênio singlete.[217] Já o β-caroteno, precursor da vitamina A, é o principal antioxidante do oxigênio singlete.[218]

Além disso, as células são capazes de formar enzimas que protegem contra a formação de radicais livres e EROS. Essas enzimas são consideradas antioxidantes, que incluem a superóxido dismutase (SOD), a glutationa peroxidase (GSH-PX), a glutationa redutase (GSSG-GR) e a catalase (CAT), responsáveis pela remoção do ânion superóxido, hidroperóxidos orgânicos e peróxidos de hidrogênio.[21] Entre os minerais, o selênio é um componente essencial da enzima glutationa peroxidase.[199]

Diversos estudos mostram os efeitos do exercício agudo sobre a quantidade de antioxidantes no sangue e os indicadores indiretos de peroxidação lipídica para fornecer informações sobre o estresse oxidativo induzido por este.[63,201,203-208] Alterações sanguíneas das vitaminas C e E, assim como de glutationa, têm sido utilizadas como marcadores para a medição do estresse oxidativo.

Estudos realizados por Gleeson, Robertson e Maughan (1987)[220] mostraram que as concentrações plasmáticas de ácido ascórbico aumentaram de 52,7 mmol/l para 67,0 mmol/l imediatamente após uma corrida de 21 quilômetros. Entretanto, após 24 horas, as concentrações de ácido ascórbico diminuíram 20% em relação ao valor basal, permanecendo assim por 48 horas. Segundo os autores, o aumento de ácido ascórbico se deu em razão do aumento de cortisol, que liberou o ácido ascórbico das suprarrenais.

No entanto, um estudo feito por Duthie et al. (1990)[221] mostrou que, apesar do aumento da concentração de ácido ascórbico, depois da realização de uma meia maratona, ela retornou ao normal após o período de 24 horas.

Em relação à vitamina E (tocoferol), mesmo relatado o aumento nas suas concentrações plasmáticas no período pós-exercício, não se tem claro os possíveis mecanismos envolvidos nesse processo.[221-223]

Diversos estudos relatam também alterações nas concentrações plasmáticas das enzimas GSH-PX e GSSG-GR no período pós-exercício, sugerindo uma resposta ao estresse oxidativo gerado pela simples prática de exercício físico.[224-227]

Sendo assim, o grande ponto em discussão é a necessidade ou não do uso desses compostos supracitados como estratégia para melhora no desempenho e principalmente em qual condição fisiológica (antes, no decorrer ou depois do exercício) e por quem devem ser consumidos (praticantes de exercícios ou atletas), já que embora deletérios em alguns casos, os radicais livres apresentam importante função no controle da homeostasia celular e por consequência do organismo. Para isso, trataremos estes e outros aspectos a seguir.

5.8.3 Efeitos da suplementação

Vitamina C

A vitamina C (ácido ascórbico) apresenta certas funções biológicas que podem influenciar a *performance* física.[228] Entre suas funções estão a participação na síntese de carnitina, o transporte de ácidos graxos de cadeia longa para dentro das mitocôndrias e a síntese das catecolaminas, da epinefrina e da norepinefrina. Além de atuar como um potente antioxidante, facilita também o transporte e a absorção de ferro não heme na mucosa, a redução de intermediários de ácido fólico e a síntese de cortisol.

A diminuição nos níveis de vitamina C pode afetar negativamente vários aspectos da *performance* física. Tais efeitos podem ser respostas inespecíficas, como fadiga e fraqueza muscular.[229] O exercício físico é um grande fator estressante que gera diminuição nos níveis de vitamina C, o que torna necessária a sua suplementação.

Maxwell et al. (1993)[231] testaram o efeito da suplementação de 400 miligramas de vitamina C por três semanas, na tentativa de aumentar as concentrações de ácido ascórbico e de enzimas antioxidantes no plasma. No entanto, não houve alterações significativas nesse panorama. Os autores sugerem que a suplementação com vitamina C resultou em maiores estoques nos tecidos, que são liberados durante o exercício.

Já Jakeman e Maxwell (1993),[232] utilizando a mesma dose de vitamina C, mostraram maior recuperação muscular após protocolo de exercícios de força, assim como Kaminski e Boal (1992)[233] obtiveram resultados semelhantes para o treinamento de força. Ambos os estudos mostraram que os indivíduos suplementados com vitamina C apresentaram menor nível de dor pós-exercício, o que indica uma não comprovada, mas possível estratégia no uso de vitamina C. Não se pode afirmar esse resultado categoricamente, já que estudos como o realizado por Van der Beek et al. (1990)[234] analisaram o efeito da restrição de vitamina C em exercício de *endurance* e não encontraram alterações significativas em relação ao desempenho físico.

O treinamento de alta intensidade pode diminuir as funções imunológicas, o que pode levar a resfriados ou infecções respiratórias. A suplementação com 500 miligramas diários de vitamina C diminui os riscos a infecções respiratórias do trato superior, sendo este um benefício comprovado dos efeitos antioxidantes da vitamina C no organismo humano.

Vitamina E

A vitamina E é uma denominação genérica para designar oito compostos que ocorrem naturalmente em duas classes designadas como α-tocoferóis e γ-tocoferóis.[234] O mais ativo e conhecido desses compostos é RRR-α-tocoferol, conhecido no passado como d-α-tocoferol.

Os suplementos de vitamina E contêm a forma natural ou sintética de α-tocoferol. A forma natural da vitamina E (RRR-α-tocoferol) ou sua forma esterificada com acetato ou succinato são comprovadamente mais biodisponíveis que a sua forma sintética.[235]

As principais fontes de vitamina E na dieta incluem vegetais, óleos de sementes, semente de girassol, nozes e todos os grãos. Já os produtos de origem animal são geralmente pobres nessa vitamina.[236]

A vitamina E na dieta é composta principalmente de α-tocoferóis e γ-tocoferóis, dos quais 20% a 50% são absorvidos normalmente. Sua absorção é feita junto com os lipídios da dieta. Assim, qualquer prejuízo na produção, na secreção de bile e no metabolismo dos quilomícrons pode prejudicar a absorção de vitamina E.[237]

A vitamina E atua como um antioxidante de ácidos graxos poli-insaturados presentes nas membranas celulares, influenciando a resposta celular ao estresse oxidativo por meio da transdução de sinal intracelular. Além disso, a sua deficiência está associada a danos neurológicos e hemólise das hemácias.[238,239]

Dillard et al. (1978)[241] testaram o efeito da suplementação de 1.200 UI de α-tocoferol por dia, durante duas semanas e observaram redução significativa do estresse oxidativo, tanto durante o exercício quanto no período de repouso. Sumida et al. (1989)[241] analisaram o efeito da suplementação de 300 miligramas de vitamina E, durante quatro semanas, e notaram menor peroxidação lipídica em indivíduos treinados. Por sua vez, Rokitzki et al. (1994)[244] analisaram o efeito da suplementação com α-tocoferol (forma ativa da vitamina E) em ciclistas, durante cinco meses, e notaram menores níveis plasmáticos de CK e malonaldeído, mostrando que a suplementação com vitamina E é eficaz na redução do estresse oxidativo gerado pelo exercício.

Vale ressaltar que a análise de CK plasmática é um marcador de dano muscular, já que esta atua nas células musculares, e níveis elevados no plasma são resultantes de danos na membrana das células.[21]

Sendo o exercício físico um grande desencadeador do estresse oxidativo, estudos buscam avaliar o efeito da suplementação de vitamina E sobre as vias de estresse oxidativo. Entre os benefícios da suplementação com vitamina E estão:[244]

- a suplementação diária de 800 miligramas de vitamina E diminui os riscos de lesões musculares geradas pelos radicais livres;
- a prevenção contra a destruição das hemácias, células vermelhas do sangue responsáveis pelo transporte de oxigênio;
- a melhora do desempenho de exercícios em grandes altitudes, entretanto, esse efeito não é notado ao nível do mar.

A RDA para vitamina E é de 15 mg/dia de α-tocoferol, tanto para homens quanto para mulheres. Essa é uma estimativa baseada na manutenção de reações fisiológicas normais e na proteção contra a peroxidação dos lipídios de membrana,[236] e a sua suplementação em até 800 mg/dia não é considerada tóxica ao organismo.

Contudo, existem algumas controvérsias sobre a eficácia da vitamina E no desempenho esportivo, exemplificadas por estudos como o realizado por Helgheim et al. (1979),[242] nos quais a suplementação com 300 miligramas de vitamina E, durante seis semanas, não foi suficiente para alterar as concentrações plasmáticas das enzimas CK e lactato desidrogenase. Além disso, Francis e Hoobler (1986)[291] relataram que a suplementação com 600 UI por dia, durante duas semanas, não foi capaz de reduzir a dor muscular induzida pelo exercício físico. Uma vez que a pesquisa científica é algo abrangente e gerenciado por diversas variáveis que podem, dessa maneira, prover diferentes respostas no organismo, embora os resultados aqui informados sejam uma negativa ao uso da vitamina E, a maioria dos estudos aponta benefícios na sua utilização e, por esse motivo, torna-se viável sua prescrição como recurso ergogênico não apenas no esporte, mas também em algumas situações da prática clínica.

Zinco

O zinco é um mineral necessário para a estrutura e para a atividade de mais de 300 enzimas. A importância do zinco se reflete por inúmeras funções e atividades sobre as quais ele exerce ações regulatórias.[245]

Entres as suas ações estão a síntese de ácidos nucleicos e proteínas, a diferenciação e a replicação celular, a utilização da glicose pelas células e a secreção de insulina. O zinco atua na regulação do metabolismo hormonal em vários aspectos, incluindo produção, armazenamento, secreção de hormônios e as interações entre estes e seus receptores.[237]

As concentrações adequadas de zinco no organismo são necessárias para o bom funcionamento de diversos processos fisiológicos, como imunidade, reprodução, cicatrização de feridas, desenvolvimento do esqueleto e da função gastrointestinal. Dessa maneira, sugere-se uma possível relação com o desempenho esportivo.

Os atletas normalmente consomem menos zinco que o recomendado (8 mg/dia para mulheres e 11 mg/dia para homens).[246] A atenção ao consumo inadequado de zinco por atletas se deve a diversos estudos realizados com maratonistas, já que, em estudo realizado por Dressendorfer e Sockolov na década de 1980, aproximadamente 25% dos maratonistas do sexo masculino apresentavam valores séricos de zinco menores que o limite mínimo designado para a faixa deles.[280] O mesmo aplica-se para atletas mulheres (22% menos zinco que o limite mínimo designado).[247] Em ambos os casos, os estudos realizados não apresentaram qualquer diminuição nos níveis séricos em indivíduos não treinados, sugerindo um efeito ocasionado pelo exercício físico de *endurance* sobre a diminuição nos níveis séricos de zinco.[247,248]

A suplementação com 30 mg/dia de zinco aparentemente aumenta a força e a resistência musculares.[249]

Magnésio

Assim como o zinco, o magnésio é requerido em uma ampla variedade de atividades celulares que suportam diversos sistemas fisiológicos. O magnésio está envolvido em mais de 300 reações enzimáticas. Essas reações incluem o metabolismo da glicose, dos lipídios e das proteínas na hidrólise do ATP e no sistema de segundo mensageiro intracelular.

O magnésio atua também como um regulador fisiológico da estabilidade da membrana celular e nas funções neuromuscular, cardiovascular, imunológica e hormonal. Dessa maneira, esse mineral é considerado um elemento importante para a manutenção e melhora no desempenho esportivo.

A RDA para o magnésio é de 320 mg/dia para mulheres e 420 mg/dia para homens.[250] Suas fontes dietéticas são os legumes verdes e os grãos não processados.

Além do prejuízo no desempenho físico, a deficiência de magnésio pode gerar uma série de espasmos musculares em atletas.[251]

Combinação de antioxidantes

Kanter, Nolte e Holloszy (1993)[253] analisaram o efeito da suplementação de 148 miligramas de α-tocoferol associada a 250 miligramas de ácido ascórbico e 7,5 miligramas β-caroteno (vitamina A), quatro vezes ao dia, durante seis semanas, sobre a peroxidação lipídica induzida pelo exercício físico de *endurance*. Os resultados mostraram que houve maior concentração das três vitaminas na corrente sanguínea, menor peroxidação lipídica e menor quantidade de malonaldeído no plasma, minimizando os danos gerados pelo estresse oxidativo induzido pelo exercício.

Sastre et al. (1992)[254] notaram menor atividade da enzima glutationa redutase após a suplementação de 2 gramas de vitamina C e 1 grama de glutationa durante 7 dias após teste de esforço máximo, mostrando menor estresse oxidativo gerado pelo exercício físico.

Rokitzki et al. (1994)[244] examinaram o efeito de 400 UI de vitamina E associado a 200 miligramas de vitamina C durante quatro semanas e meia em maratonistas. Os autores mostraram que a suplementação com essas vitaminas diminuiu as concentrações de malonaldeído após 24 horas da maratona, diminuindo o estresse oxidativo resultante do exercício físico de *endurance*.

No mercado, existe uma gama de produtos contendo vitaminas e minerais, muito utilizada por atletas visando ao aumento de hormônios anabólicos e força.

5.8.4 Melatonina

A melatonina é sintetizada e secretada pela glândula pineal em um ritmo circadiano. A produção de melatonina ocorre exclusivamente à noite, por meio de uma via neural que tem início em neurônios localizados na retina. Esses neurônios são responsáveis por enviar informações da luminosidade ambiental por projeções diretas para núcleos hipotalâmicos, que enviam posteriormente essas informações para a glândula pineal.[254-257]

A melatonina age como um transdutor neuroendócrino de informações sobre o fotoperíodo sazonal e ritmo circadiano. Em mamíferos, as funções fisiológicas da melatonina estão relacionadas à regulação do relógio circadiano no núcleo hipotalâmico supraquiasmático, a reprodução sazonal e a inibição da liberação de dopamina pela retina.[258,259]

Alguns trabalhos científicos demonstram que a melatonina exerce função no gasto energético, no ritmo circadiano da glicemia, na regulação da massa corporal e sobre a secreção e a ação da insulina periférica.[260-265] Também atua na termorregulação, no controle do sistema cardiovascular (por meio do controle da pressão arterial) e na regulação do sistema imunológico.[266,267]

No processo fisiológico de envelhecimento, a biossíntese de melatonina pela glândula pineal diminui, bem como os níveis noturnos do hormônio são significativamente menores na meia-idade.[268] Dessa maneira, a diminuição dos níveis circulantes de melatonina podem induzir a uma variedade de mudanças fisiológicas associadas com a idade.[269,270] A diminuição nas concentrações plasmáticas de melatonina apresenta relação direta com o acúmulo de gordura visceral associado ao envelhecimento.

O aumento da idade cursa com o aumento da adiposidade, especialmente visceral e dos níveis plasmáticos de insulina e leptina,[271] e essas mudanças são frequentemente associadas com alterações metabólicas como intolerância à glicose, resistência insulínica, diabetes, dislipidemia e hipertensão.[271-273]

Estudos que avaliaram a suplementação de melatonina associada ao exercício mostram que o hormônio é capaz de aumentar a secreção de GH e IGF-1 e diminuir os níveis plasmáticos de somatostatina (inibidor direto da secreção do GH).[274-279]

Além disso, pesquisas sugerem que a suplementação com melatonina associada ao treinamento providencia aumento nas capacidades aeróbia e anaeróbia. De fato, a ingestão de 5,0 miligramas de melatonina associados com exercício em cicloergômetro a 70% do $\dot{V}O_2$máx foi capaz de aumentar as concentrações plasmáticas de GH, IGF-1, da proteína ligante ao IGF-1 (IGFBP-1) e diminuir os níveis de somatostatina,[279] assim como estudo realizado com humanos mostrou que 6 miligramas de melatonina associados com uma sessão de treino de força de 70% a 85% de 1 RM não é capaz de alterar as concentrações plasmáticas de GH, IGF-1 e somatostatina.[280] Ainda relacionado a treinamento de força, diferentes doses de melatonina associadas a um protocolo de treino composto por sete séries, com sete repetições cada, a 85% de 1 RM, mostrou que, em homens, os níveis de GH pré-exercício são maiores na dose de 5,0 miligramas de melatonina; ao passo que no pós-exercício, os níveis de GH entre as doses de 0,5 e 5,0 miligramas de melatonina não apresentam diferença estatística. Já nas mulheres, os resultados são semelhantes, entretanto, não são maiores quando comparados com o grupo placebo.

Teste seus conhecimentos

1. Discorra detalhadamente sobre as alterações promovidas pelo exercício físico sobre o sistema endócrino.
2. Discorra sobre qual é o papel dos carboidratos no exercício de *endurance*.
3. Quais os tipos de suplementos de carboidrato utilizados?
4. Quais são as recomendações de ingestão de carboidratos?
5. O que é o método de supercompensação de carboidratos? Descreva como ele pode ser feito, qual é o seu intuito e quais seriam seus benefícios/malefícios.
6. Discorra sobre a utilização de carboidratos e proteínas para atletas de *endurance*, apresentando se há ou não vantagens.
7. Discorra detalhadamente sobre a suplementação de carboidrato com creatina para atletas de *endurance*, qual é o seu intuito e quais seriam seus benefícios/malefícios.
8. Qual é o papel dos lipídios no exercício de *endurance*?
9. Porque atletas de *endurance* utilizam/utilizavam TCM? Quais são as suas recomendações segundo os estudos apresentados? A sua utilização gerava algum tipo de efeito colateral?
10. Qual o papel das proteínas no exercício de *endurance*?

Referências

1. Per-Olof A, Kaare R. Textbook of Work Physiology, 1977. In: Silverthorn DU. Fisiologia humana: uma abordagem integrada. 2. ed. Barueri: Manole; 2003.

2. Stich V, de Glisezinski I, Berlan M, Bulow J, Galitzky J, Harant I, et al. Adipose tissue lipolysis is increased during a repeated bout of aerobic exercise. J Appl Physiol. 2000;88:1277-83.

3. McMurray RG, Hackney AC. Interaction of metabolic hormones, adipose tissue and exercise. Sports Med. 2005;35:393-412.

4. De Glisezinski I, Harant I, Crampes F, Trudeau F, Felez A, Cottet-Emard JM, et al. Effect of carbohydrate ingestion on adipose tissue lipolysis during long exercise in trained men. J Appl Physiol. 1998;84:1627-32.

5. Kempen KP, Saris WH, Senden JM, Menheere PP, Blaak EE, van Baak MA. Effect of energy restriction on acute adrenoreceptor and metabolic responses to exercise in obese subjects. Am J Physiol Endocrinol Metab. 1994;267:E694-E701.

6. Rose AJ, Richter EA. Skeletal Muscle Glucose Uptake During Exercise: How is it Regulated? Physiology 2005;20:260-70.

7. Boyden TW, Pamenter RW, Stanforth PR, Rotkis TC, Wilmore JH. Impaired gonadotropin responses to gonadotropin-releasing hormone stimulation in endurance-trained women. Fertil Steril. 1984;41:359-63.

8. Cumming DC, Vickovic MM, Wall SR, Fluker MR, Belcastro AN. The effect of acute exercise on pulsatile release of luteinizing hormone in women runners. Am J Obstet Gynecol. 1985;153:182-5.

9. Cumming DC, Wheeler GD, McColl EM. The effects of exercise on reproductive function in men. Sports Med. 1989;7:1-17.

10. De Souza MJ, Maguire MS, Maresh CM, Kraemer WJ, Rubin KR, Loucks AB. Adrenal activation and the prolactin response to exercise in eumenorrheic and amenorrheic runners. J Appl Physiol. 1991;70:2378-87.

11. Loucks AB. Physical health of the female athlete: observations, effects, and causes of reproductive disorders. Can J Appl Physiol. 2001;26: S176-S185.

12. De Souza MJ, Miller BE. The effect of endurance training on reproductive function in male runners. A "volume threshold" hypothesis. Sports Med. 1997;23:357-73.

13. Hackney AC. Endurance training and testosterone levels. Sports Med. 1989;8:117-27.

14. Hackney AC, Sinning WE, Bruot BC. Hypothalamic-pituitary-testicular axis function in endurance-trained males. Int J Sports Med. 1990;11:298-303.

15. Vaamonde D, Da Silva ME, Poblador MS, Lancho JL. Reproductive profile of physically active men after exhaustive endurance exercise. Int J Sports Med. 2006;27:680-89.

16. Zanchi NE, Filho MA, Felitti V, Nicastro H, Lorenzeti FM, Lancha AH Jr. Glucocorticoids: extensive physiological actions modulated through multiple mechanisms of gene regulation.J Cell Physiol. 2010 Aug;224(2):311-5.

17. Robson PJ, Blannin AK, Walsh NP, Castell LM, Gleeson M. Effects of exercise intensity, duration and recovery on in vitro neutrophil function in male athletes. Int J Sports Med. 1999 Feb;20(2):128-35.

18. Parry-Billings M, Budgett R, Koutedakis Y, Blomstrand E, Brooks S, Williams C, et al. Plasma amino acid concentrations in the overtraining syndrome: possible effects on the immune system Med Sci Sports Exerc. 1992 Dec;24(12):1353-8.

19. Newsholme EA. Biochemical mechanisms to explain immunosuppression in well-trained and overtrained athletes. Int J Sports Med.1994 Oct;15 Suppl 3:S142-7.

20. Curi R. Glutamina: metabolismo e aplicações clínicas e no esporte. Rio de Janeiro: Sprint; 2000.

21. Zanuto R, Lorenzeti FM, Lima WP, Carnevali Jr LC. Biologia e bioquímica: bases aplicadas às ciências da saúde. São Paulo: Phorte; 2011.

22. Bacurau RF. Nutrição e suplementação esportiva. 3. ed. São Paulo: Phorte; 2005.

23. Arkinstall MJ, Bruce CR, Nikolopoulos V, Garnham AP, Hawley JA. Effects of carbohydrate ingestion on metabolism during running and cycling. J Appl Physiol. 2001 Nov;91(5):2125-34.

24. Tsintzas OK, Williams C, Boobis L, Greenhaff P. Carbohydrate ingestion and glycogen utilization in different muscle fibre types in man. J Physiol. 1995 Nov 15;489(Pt 1):243-50.

25. Tsintzas OK, Williams C, Boobis L, Greenhaff P. Carbohydrate ingestion and single muscle fiber glycogen metabolism during prolonged running in man. J Appl Physiol. 1996;81(2):801-9, .

26. Bosch AN, Dennis SC, Noakes TD. Influence of carbohydrate ingestion on fuel substrate turnover and oxidation during prolonged exercise. J Appl Physiol. 1994 Jun;76(6):2364-72.

27. Coyle EF, Coggan AR, Hemmert MK, Ivy JL. Muscle glycogen utilization during prolonged strenuous exercise when fed carbohydrate. J Appl Physiol. 1986 Jul;61(1):165-72.

28. Febbraio MA, Chiu A, Angus DJ, Arkinstall MJ, Hawley JA. Effects of carbohydrate ingestion before and during exercise on glucose kinetics and performance. J Appl Physiol. 2000 Dec;89(6):2220-6.

29. Fielding RA, Costill DL, Fink WJ, King DS, Hargreaves M, Kovaleski JE. Effect of carbohydrate feeding frequencies and dosage on muscle glycogen use during exercise. Med Sci Sports Exerc. 1985 Aug;17(4):472-6.

30. Flynn MG, Costill DL, Hawley JA, Fink WJ, Neufer PD, Fielding RA, et al. Influence of selected carbohydrate drinks on cycling performance and glycogen use. Med Sci Sports Exerc. 1987 Feb; 19(1):37-40.

31. Hargreaves M, Briggs CA. Effect of carbohydrate ingestion on exercise metabolism. J Appl Physiol.1988 Oct;65(4):1553-5.

32. Jeukendrup AE, Wagenmakers AJ, Stegen JH, Gijsen AP, Brouns F, Saris WH. Carbohydrate ingestion can completely suppress endogenous glucose production during exercise. Am J Physiol. 1999 Apr;276(4 Pt 1):E672-83.

33. McConell, G, Snow RJ, Proietto J, Hargreaves M. Muscle metabolism during prolonged exercise in humans: influence of carbohydrate availability. J Appl Physiol. 1999;87:1083-6.

34. Burke LM, Cox GR, Culmmings NK, Desbrow B. Gudelines for daily carbohydrate intake: do athletes achieve them? Sports Med 2001;31(4):267-99.

35. Sherman, WM. Carbohydrates, muscle glycogen, and muscle glycogen super-compensation. In: Williams MH, editor. Ergogenic Aids in Sports. Champaign, Illinois: Human Kinetics Publishers; 1983. p. 3-26.

36. Hawley JA, Dennis SC, Noakes TD. Oxidation of carbohydrate ingested during prolonged endurance exercise. Sports Med. 1992;14:27-42.

37. Massicotte D, Péronnet F, Brisson G, Bakkouch K, Hillaire- Marcel C. Oxidation of a glucose polymer during exercise: comparison with glucose and fructose. J Appl Physiol. 1989;66:179-83.

38. Murray R, Paul GL, Seifert JG, Eddy DE, Halaby GA. The effects of glucose, fructose, and sucrose ingestion during exercise. Med Sci Sports Exerc. 1989;21:275-282.

39. Wagenmakers AJM, Brouns F, Saris WHM, Halliday D. Oxidation rates of orally ingested carbohydrates during prolonged exercise in men. J Appl Physiol. 1993;75:2774-80.

40. Leijssen DPC, Saris WHM, Jeukendrup AE, Wagenmakers AJM. Oxidation of exogenous [13C]galactose and [13C]glucose during exercise. J. Appl. Physiol. 1995;79:720-5.

41. Burgess WA, Davis JM, Bartoli WP, Woods JA. Failure of low dose carbohydrate feeding to attenuate glucoregulatory hormone responses and improve endurance performance. Int J Sport Nutr. 1991;1:338-52.

42. Murray R, Paul GL, Seifert JG,Eddy DE. Responses to varying rates of carbohydrate ingestion during exercise. Med Sci Sports Exerc. 1991;23:713-18.

43. FAO/OMS. Carbohydrates in Human Nutrition, 1998. [20 jan 2014]. Disponivel em: http://www.fao.org/docrep/W8079E/W8079E00.htm.

44. McArdle WD, Katch FI, Katch VL. Fisiologia do exercício: energia, nutrição e desempenho físico. São Paulo: Guanabara Koogan; 2008.

45. Fett C. Ciência da suplementação alimentar. Rio de Janeiro: Sprint; 2000.

46. Williams M. Nutrição para a saúde, condicionamento físico e desempenho esportivo. 5. ed. Barueri: Manole; 2002.

47. Ivy JL, Res PT, Sprague RC, Widzer MO. Effect of a carbohydrate-protein supplement on endurance performance during exercise of varying intensity. Int J Sport Nutr Exerc Metab. 2003;13(3),382-95.

48. Millard-Stafford M, Warren GL, Thomas LM, Doyle JA, Snow T, Hitchcock K. Recovery from run training: efficacy of a carbohydrate-protein beverage? Int J Sport Nutr Exerc Metab. 2005;15,610-24.

49. Romano-Ely BC, Todd MK, Saunders MJ, Laurent TS. Effect of an isocaloric carbohydrate-protein-antioxidant drink on cycling performance. Med Sci Sports Exerc. 2006;38,1608-16.

50. Saunders MJ, Kane MD, Todd MK. Effects of a carbohydrate-protein beverage on cycling endurance and muscle damage. Med Sci Sports Exerc. 2004;36,1233-8.

51. Williams MB, Raven PB, Fogt DL, Ivy JL. Effects of recovery beverages on glycogen restoration and endurance exercise performance. J Strength Condit Res. 2003;17,12-19.

52. Green MS, Corona BT, Doyle JA, Ingalls C. Carbohydrate-Protein Drinks Do Not Enhance Recovery From Exercise-Induced Muscle Injury. Int J Sport Nutr Exerc Metabol. 2008 Feb;18(1),1-18.

53. van Loon LJ, Kruijshoop M, Verhagen H, Saris WH, Wagenmakers AJ. Ingestion of protein hydrolysate and amino acid-carbohydrate mixtures increases postexercise plasma insulin responses in men. J Nutr. 2000 Oct;130(10),2508-13.

54. van Loon LJ, Saris WH, Verhagen H, Wagenmakers AJ. Plasma insulin responses after ingestion of different amino acid or protein mixtures with carbohydrate. Am J Clin Nutr. 2000; Jul;72(1), 96-105.

55. Biolo G, Tipton KD, Klein S, Wolfe RR. An abundant supply of amino acids enhances the metabolic effect of exercise on muscle protein. Am J Physiol. 1997;273,E122-E129.

56. Roy BD, Tarnopolsky MA, MacDougall JD, Fowles J, Yarasheski KE. Effect of glucose supplement timing on protein metabolism after resistance training. J Applied Physiol. 1997;82(6),1882-8.

57. Levenhagen DK, Carr C, Carlson MG, Maron DJ, Borel MJ, Flakoll PJ. Postexercise protein intake enhances whole-body and leg protein accretion in humans. Med Sci Sports Exerc. 2002 May;34(5),828-37.

58. Freund BJ, Montain SJ, Young AJ, Sawka MN, DeLuca JP, Pandolf KB, et al. Glycerol hyperhydration: hormonal, renal and vascular fluid responses. J Appl Physiol. 1995;79:2069-77.

59. Miller SL, Tipton KD, Chinkes DL, Wolf SE, Wolfe RR. Independent and combined effects of amino acids and glucose after resistance exercise. Med Sci Sports Exerc. 2003 Mar;35(3),449-55.

60. Rasmussen BB, Tipton KD, Miller SL, Wolf SE, Wolfe RR. An oral essential amino acid-carbohydrate supplement enhances muscle protein anabolism after resistance exercise. J Applied Physiol. 2000 Feb;88(2),386-92.

61. Zawadzki KM, Yaspelkis BB III, Ivy JL. Carbohydrate-protein complex increases the rate of muscle glycogen storage after exercise. J. Applied Physiol. 1992 May;72(5),1854-9.

62. Ju JS, Smith JL, Oppelt PJ, Fisher JS. Creatine feeding increases GLUT4 expression in rat skeletal muscle. Am J Physiol Endocrinol Metab 2005;288:E347-E352.

63. Sumitani S, Goya K, Testa JR, Kouhara H, Kasayama S. Akt1 and Akt2 Differently Regulate Muscle Creatine Kinase and Myogenin Gene Transcription in Insulin-Induced Differentiation of C2C12 Myoblasts. Endocrinology 2002 Mar;143(3):820-8.

64. Bemben MG, Lamont HS. Creatine Supplementation and Exercise Performance Recent Findings. Sports Med. 2005;35(2):107-25.

65. Hendricks EJ, Rothman RB, Greenway FL. How physician obesity specialists use drugs to treat obesity. Obesity 2009 Sep;17(9),1730-5.

66. Gualano B, Novaes RB, Artioli GG, Freire TO, Coelho DF, Scagliusi FB, et al. Effects of creatine supplementation on glucose tolerance and insulin sensitivity in sedentary healthy males undergoing aerobic training. Amino Acids 2008 Feb;34(2):245-50.

67. Ferrante RJ, Andreassen OA, Jenkins BG, Dedeoglu A, Kuemmerle S, Kubilus JK, et al. Neuroprotective effects of creatine in a transgenic mouse model of Huntington's disease. J Neurosci. 2000 Jun;20(12):4389-97.

68. Op't Eijnde B, Ursø B, Richter EA, Greenhaff PL, Hespel P. Effect of oral creatine supplementation on human muscle GLUT4 protein content after immobilization. Diabetes 2001;50(1):18-23.

69. Robinson TM, Sewell DA, Hultman E, Greenhaff PL. Role of submaximal exercise in promoting creatine and glycogen accumulation in human skeletal muscle. J Appl Physiol. 1999 Aug;87(2):598-604.

70. van Loon LJ, Murphy R, Oosterlaar AM, Cameron-Smith D, Hargreaves M, Wagenmakers AJ, et al. Creatine supplementation increases glycogen storage but not GLUT-4 expression in human skeletal muscle. Clin Sci. 2004;106(1):99-106.

71. van Loon LJ, Murphy R, Oosterlaar AM, Cameron-Smith D, Hargreaves M, Wagenmakers AJ, et al. Creatine supplementation increases glycogen storage but not GLUT-4 expression in human skeletal muscle. Clin Sci. 2004;106(1):99-106.

72. Hickner RC, Dyck DJ, Sklar J, Hatley H, Byrd PR. Effect of 28 days of creatine ingestion on muscle metabolism and performance of a simulated cycling road race. J Int Soc Sports Nutr. 2010,7:26.

73. Balsom P, Ekblom B, Sjödin B, Hultman E. Creatine supplementation and dynamic high-intensity intermittent exercise. Scand J Med Sci Sports 1993;3:143-9.

74. Kraemer WJ, Volek JS. Creatine supplementation.Its role in human performance.Clin Sports Med. 1999,18(3):651-66.

75. Greenhaff PL, Bodin K, Söderlund K, Hultman E. Effect of oral creatine supplementation on skeletal muscle phosphocreatine resynthesis. Am J Physiol. 1994;266:E725-E730.

76. Engelhardt M, Neumann G, Berbalk A, Reuter I. Creatine supplementation in endurance sports. Med Sci Sports Exerc. 1998;7:1123-9.

77. Rico-Sanz J, Marco MTM. Creatine enhances oxygen uptake and performance during alternating intensity exercise. Med Sci Sports Exerc. 2000;32(2):379-85.

78. Vandebuerie F, Vanden Eynde B, Vandenberghe K, Hespel P. Effect of creatine loading on endurance capacity and sprint power in cyclists. Int J Sports Med. 1998;19:490-5.

79. Godly A. Effects of creatine supplementation on endurance cycling combined with short, high-intensity bouts. Med Sci Sports Exerc. 1994,26(S5).

80. Myburgh KH, Bold A, Bellinger B, Wilson G, Noakes T. Creatine supplementation and sprint training in cyclists. Med Sci Sports Exerc. 1996;28:S81.

81. Balsom PD, Söderlund K, Sjödin B, Ekblom B. Skeletal muscle metabolism during short duration high-intensity exercise: influence of creatine supplementation. Acta Physiol Scand. 1995;154(3):303-310.

82. Casey A, Constantin-Teodosiu D, Howell S, Hultman E, Greenhaff PL. Creatine ingestion favorably affects performance and muscle metabolism during maximal exercise in humans. Am J Physiol. 1996,271:E31-E37.

83. Rooney K, Bryson J, Phuyal J, Denyer G, Caterson I, Thompson C. Creatine supplementation alters insulin secretion and glucose homeostasis in vivo. Metabolism 2002;51:518-22.

84. Green AL, Hultman E, Macdonald IA, Sewell DA, Greenhaff PL. Carbohydrate ingestion augments skeletal muscle creatine accumulation during creatine supplementation in humans. Am J Physiol 1996;271:E821-E826.

85. Lima WP. Lipídios e exercício: aspectos fisiológicos e do treinamento. São Paulo: Phorte; 2009.

86. Lancha Jr AH. Nutrição e metabolismo aplicados à atividade motora. São Paulo: Atheneu; 2004.

87. Dacar M, Lima WP. Recursos ergogênicos nutricionais, lipídios e exercício. In: Lima WP. Lipídios e exercício: aspectos fisiológicos e do treinamento. São Paulo: Phorte; 2009.

88. Coelho, CF, Mota JF, Ravagnani FCP, Burini RC. A suplementação de L-carnitina não promove alterações na taxa metabólica de repouso e na utilização dos substratos energéticos em indivíduos ativos. Arq Bras Endocrinol Metab. 2010 fev;54(1):37:44.

89. Sawka MN, Young AJ. Physiological Systems and Their Responses to Conditions of Heat and Cold. In: ACSM's Advanced Exercise Physiology. Baltimore, MD: Lippincott, Williams & Wilkins; 2005. p. 535-63.

90. Van Zyl CG, Lambert EV, Hawley JA, Noakes TD, Dennis SC. Effects of medium-chain trygliceride ingestion on fuel metabolism and cycling performance. J Appl Physiol. 1996 Jun;80(6):2217-25.

91. Jeukendrup AE, Thielen JJ, Wagenmakers AJ, Brouns F, Saris WH. Effect of medium-chain triacylglycerol and carbohydrate ingestion during exercise on substrate utilization and subsequent cycling performance. Am J Clin Nutr. 1998;67:397-404,.

92. Jeukendrup AE, Saris WH, Schrauwen P, Brouns F, Wagenmakers AJ.Metabolic availability of medium-chain triglycerides coingested with carbohydrates during prolonged exercise. J Appl Physiol. 1995 Sep;79(3):756-62.

93. Vistisen B, Nybo L, Xu X, Hoy CE, Kiens B. Minor amounts of plasma medium-chain fatty acids and the improve time trial performance after consumimg lipids. J Appl Physiol. 2003;95:2434-2443.

94. Nosaka N, Suzuki Y, Nagatoishi A, Kasai M, Wu J, Taguchi M. Effect of ingestion of medium-chain triacylglycerols on moderate- and high-intensity exercise in recreational athletes.J Nutr Sci Vitaminol (Tokyo) 2009 Apr;55(2):120-5.

95. Noda S, Lima WP. Estrutura, classificação e função dos lipídios. In: Lima WP. Lipídios e exercício: aspectos fisiológicos e do treinamento. São Paulo: Phorte; 2009.

96. Holloszy JO, Kohrt WM. Regulation of carbohydrate and fat metabolism during and after exercise. Ann Rev Nutr. 1996;16:121-38.

97. Nikolaidis MG, Mougios V. Effects of exercise on the fatty-acid composition of blood and tissue lipids. Sports Med. 2004;34:1051-76.

98. Jones PJH, Kubow S. Lipids, sterols and their metabolites. In: Shills ME, Olson JA, Shike M, Ross AC, editors. Modern nutrition in health and disease. 9. ed. Pennsylvania: Lippincott Williams & Wilkins; 1999. p. 67-92.

99. Ney JG, Koury JC, Azeredo VB, Casimiro-Lopes G, Trugo NM, Torres AG.. Associations of n-6 and n-3 polyunsaturated fatty acids and tocopherols with proxies of membrane stability and subcutaneous fat sites in male elite swimmers. Nutr Res. 2009 Sep;29(9):623-30.

100. Stamp LK, James MJ, Cleland LG. Diet and rheumatoid arthritis: a review of the literature. Semin Arthritis Rheum. 2005;35:77-94.

101. Calder PC. n-3 polyunsaturated fatty acids and cytokine production in health and disease. Ann Nutr Metab. 1997;41(4):203-34.

102. Goldberg RJ, Katz J. A meta-analysis of the analgesic effects of omega-3 polyunsaturated fatty acid supplementation for inflammatory joint pain. Pain 2007 May;129(1-2):210-23.

103. Ropelle ER, Fernandes MF, Flores MB, Ueno M, Rocco S, Marin R, et al. Central exercise action increases the AMPK and mTOR response to leptin. PloS ONE 2008;3(12):e3856.

104. Izquierdo M, Ibañez J, Calbet JA, Navarro--Amezqueta I, González-Izal M, Idoate F, et al. Cytokine and hormone responses to resistance training. Eur J Appl Physiol. 2009 Nov;107(4):397-409.

105. Robinson TM, Sewell DA, Hultman E, Greenhaff PL. Role of submaximal exercise in promoting creatine and glycogen accumulation in human skeletal muscle. J Appl Physiol. 1999;87:598-604.

106. Calder PC. n-3 polyunsaturated fatty acids, inflammation, and inflammatory diseases. Am J Clin Nutr. 2006;83:1505S-19S.

107. Fritsche KL, Alexander DW, Cassity NA, Huang SC. Maternally-supplied fish oil alters piglet immune cell fatty acid profile and eicosanoid production. Lipids. 1993 Aug;28(8):677-82.

108. Toft AD, Thorn M, Ostrowski K, Asp S, Moller K, Iversen S, et al. N-3 polyunsaturated fatty acids do not affect cytokine response to strenuous exercise. J Appl Physiol. 2000 Dec;89(6):2401-6.

109. Green AL, Hultman E, Macdonald IA, Sewell DA, Greenhaff PL. Carbohydrate ingestion augments skeletal muscle creatine accumulation during creatine supplementation in humans. Am J Physiol. 1996;271:E821-E826.

110. Kleiner SM. Nutrição para o treinamento de força. Barueri: Manole; 2009.

111. Liebig J. Animal Chemistry on organic chemistry in its applications to physiology and pathology. London: Taylor and Walton; 1842.

112. Harris RC, Soderlund K, Hultman E. Elevation of creatine in resting and exercised muscle of normal subjects by creatine supplementation. Clin Sci Sep. 1992;83(3):367-74.

113. Ju JS, Smith JL, Oppelt PJ, Fisher JS. Creatine feeding increases GLUT4 expression in rat skeletal muscle. Am J Physiol Endocrinol Metab. 2005 Feb;288(2):E347-52.

114. Pereira LO, Lancha Jr AH.Effect of insulin and contraction up on glucose transport in skeletal muscle. Prog Biophys Mol Biol. 2004;84:1-27.

115. Sriwijitkamol A, Christ-Roberts C, Berria R, Eagan P, Pratipanawatr T, DeFronzo RA, et al. Reduced skeletal muscle inhibitor of kappaB beta content is associated with insulin resistance in subjects with type 2 diabetes: reversal by exercise training. Diabetes 2006 Mar;55(3):760-7.

116. Rooney KB, Bryson JM, Digney AL, Rae CD, Thompson CH. Creatine supplementation affects glucose homeostasis but not insulin secretion in humans. Ann Nutr Metab. 2003;47:11-15.

117. Newman JE, Hargreaves M, Garnham A, Snow RJ. Effect of creatine ingestion on glucose tolererance and insulin sensitivity in men. Med Sci Sports Exerc. 2003;35:69-74.

118. Gualano B, Novaes RB, Artioli GG, Freire TO, Coelho DF, Scagliusi FB, et al. Effects of creatine supplementation on glucose tolerance and insulin sensitivity in sedentary healthy males undergoing aerobic training. Amino Acids. 2008 Feb;34(2):245-50.

119. Deldicque L, Theisen D, Bertrand L, Hespel P, Hue L, Francaux M. Creatine enhances differentiation of myogenic C2C12 cells by activating both p38 and Akt/PKB pathways. Am J Physiol Cell Physiol. 2007;293:C1263-C1271.

120. Derave W, Eijnde BO, Verbessem P, Ramaekers M, Van Leemputte M, Richter EA, et al. Combined creatine and protein supplementation in conjunction with resistance training promotes muscle GLUT-4 content and glucose tolerance in humans. J Appl Physiol. 2003;94:1910-16.

121. Mannion AF, Jakeman PM, Dunnett M, Harris RC, Willan PL. Carnosine and anserine concentrations in the quadriceps femoris muscle of healthy humans. Eur J Appl Physiol. 1992;64(1):47-50.

122. Hill CA, Harris RC, Kim HJ, Harris BD, Sale C, Boobis LH, et al. Influence of b-alanine supplementation on skeletal muscle carnosine concentrations and high intensity cycling capacity. Amino Acids 2007;32:225-33.

123. Kendrick IP, Kim HJ, Harris RC, Kim CK, Dang VH, Lam TQ, et al.The effect of 4 weeks beta-alanine supplementation and isokinetic training on carnosine concentrations in type I and II human skeletal muscle fibres. Eur J Appl Physiol. 2009;106:131–8.

124. Harris RC, Jones G, Hill CH, Kendrick IP, Boobis L, Kim CK, et al. The carnosine content of V Lateralis in vegetarians and omnivores. FASEB J 2007;21(769):20.

125. Harris RC, Tallon MJ, Dunnett M, Boobis LH, Coakley J, Kim HJ, et al. The absorption of orally supplied beta-alanine and its effect on muscle carnosine synthesis in human vastus lateralis. Amino Acids 2006;30:279–89.

126. Chez MG, Buchanan CP, Aimonovitch MC, Becker M, Schaefer K, Black C, et al. Double-blind, placebo-controlled study of L-carnosine supplementation in children with autistic spectrum disorders. J Child Neurol. 2002 Nov;17(11):833-7.

127. Boldyrev AA. Does carnosine possess direct antioxidant activity? Int J Biochem. 1993;25:1101-7.

128. Dutka TL, Lamb GD. Effect of carnosine on excitation-contraction coupling in mechanically-skinned rat skeletal muscle. J Muscle Res Cell Motil. 2004;25:203-13.

129. Parkhouse WS, McKenzie DC, Hochachka PW, Ovalle WK. Buffering capacity of deproteinized human vastus lateralis muscle. J Appl Physiol. 1985 Jan;58(1):14-7.

130. Suzuki Y, Ito O, Mukai N, Takahashi H, Takamatsu K. High level of skeletal muscle carnosine contributes to the latter half of exercise performance during 30-s maximal cycle ergometer sprinting. Jpn J Physiol. 2002 Apr;52(2):199-205.

131. Baguet A, Reyngoudt H, Pottier A, Everaert I, Callens S, Achten E, et al. Carnosine loading and washout in human skeletal muscles. J Appl Physiol. 2009 Mar;106(3):837-42.

132. Baguet A, Koppo K, Pottier A, Derave W. Beta-alanine supplementation reduces acidosis but not oxygen uptake response during high-intensity cycling exercise. Eur J Appl Physiol. 2010 Feb;108(3):495-503.

133. Petibois C, Carzola G, Poortmans J, Deleris G. Biochemical aspects of overtaining in endurance sports. Sports Med. 2002;32:867-78.

134. Phillips GC. Medicolegal issues and ergogenic aids: trade, tragedy, and public safety, the example of ephedra and the Dietary Supplement Health and Education Act Curr Sports Med Rep. 2004;3:224-8.

135. Froiland K, Koszewski W, Hingst J, Kopecky L. Nutritional supplement use among college athletes and their sources of information. Int J Sport Nutr Exerc Metab.2004 Feb;14(1):104-20.

136. Phillips GC. Glutamine: the nonessential amino acid for performance enhancement. Curr Sports Med Rep. 2007 Jul;6(4):265-8.

137. Nieman DC, Bishop NC. Nutritional strategies to counter stress to the immune system in athletes, with special reference to football.J Sports Sci. 2006;24:763-72.

138. Hiscock N, Mackinnon LT. A comparison of plasma glutamine concentration in athletes from different sports.Med Sci Sports Exerc 1998 Dec;30(12):1693-6.

139. Kargotich S, Keast D, Goodman C, Bhagat CI, Joske DJ, Dawson B, et al. Monitoring 6 weeks of progressive endurance training with plasma glutamine. Int J Sports Med 2007 Mar;28(3):211-6.

140. Kargotich S, Goodman C, Dawson B, Morton AR, Keast D, Joske DJ. Plasma glutamine responses to high-intensity exercise before and after endurance training.Res Sports Med. 2005 Oct-Dec;13(4):287-300.

141. Borgenvik M, Nordin M, Mikael Mattsson C, Enqvist JK, Blomstrand E, Ekblom B. Alterations in amino acid concentrations in the plasma and muscle in human subjects during 24 h of simulated adventure racing.Eur J Appl Physiol. 2012 Oct;112(10):3679-88.

142. Resende NM, de Magalhães Neto AM, Bachini F, de Castro LE, Bassini A, Cameron LC. Metabolic changes during a field experiment in a world-class windsurfing athlete: a trial with multivariate analyses. OMICS. 2011 Oct;15(10):695-704.

143. Weitzel LR, Sandoval PA, Mayles WJ, Wischmeyer PE. Performance-enhancing sports supplements: role in critical care. Crit Care Med. 2009 Oct;37(10 Suppl):S400-9.

144. Yan B AJ, Wang G, Lu H, Huang X, Liu Y, Zha W, et al. Metabolomic investigation into variation of endogenous metabolites in professional athletes subject to strength-endurance training. J Appl Physiol. 2009 Feb;106(2):531-8.

145. American College of Sports Medicine – ACSM. Exercise and Fluid Replacement. Special communications, 2007.

146. Sawka MN, Young AJ, Rock PB, Lyons TP, Boushel R, Freund BJ, et al. Altitude acclimatization and blood volume: effects of exogenous erythrocyte volume expansion. J Appl Physiol. 1996 Aug;81(2):636-42.

147. Shirreffs SM, Sawka MN. Fluid and electrolyte needs for training, competition, and recovery. J Sports Sci. 2011;29 Suppl 1:S39-46.

148. Casa DJ, Clarkson PM, Roberts WO. American College of Sports Medicine roundtable on hydration and physical activity: consensus statements. Curr Sports Med Rep. 2005;4:115-27.

149. Institute of Medicine. Water. In: Dietary Reference Intakes for Water, Sodium, Cholride, Potassium and Sulfate. Washington, D.C: National Academy Press; 2005. p. 73-185.

150. Barr SI, Costill DL. Water: can the endurance athlete get too much of a good thing. J Am Diet Assoc. 1989 Nov;89(11):1629-32, 1635,.

151. Sawka MN, Wenger CB, Pandolf KB. Thermoregulatory responses to acute exercise- heat stress and heat acclimation. In: Blatteis CM, Fregly MJ. Handbook of Physiology, Section 4: Environmental Physiology. New York: Oxford University Press for the American Physiological Society; 1996. p. 157-86.

152. Shirreffs SM, Ragon-Vargas LF, Chamorro M, Maughan RJ, Serratosa L, Zachwieja JJ. The sweating response of elite professional soccer players to training in the heat. Int J Sports Med. 2005;26:90-95.

153. Gagge AP, Gonzalez RR. Mechanisms of heat exchange: Biophysics and Physiology. In: Fregly MJ, Blatteis CM. Handbook of Physiology, Section 4, Environmental Physiology. New York: Oxford University Press, 1996. p. 45-84.

154. Zambraski EJ. The renal system. In: Tipton CM, Sawka MN, Tate CA, Terjung RL. ACSM's Advanced Exercise Physiology. Baltimore, MD: Lippincott, Williams & Wilkins; 2005. p. 521-32.

155. Clark RR, Bartok C, Sullivan JC, Schoeller DA. Minimum weight prediction methods cross-validated by the four-component model.Med Sci Sports Exerc. 2004;36:639-47.

156. Godek SF, Bartolozzi AR,Godek JJ. Sweat rate and fluid turnover in American football players compared with runners in a hot and humid environment. Br J Sports Med. 2005;39:205-11.

157. Montain SJ, Coyle EF. Influence of graded dehydration on hyperthermia and cardiovascular drift during exercise. J Appl Physiol. 1992;73:1340-50.

158. Sawka MN, Coyle EF. Influence of body water and blood volume on thermoregulation and exercise performance in the heat. Exerc Sport Sci Rev. 1999;27:167-218.

159. Sawka MN, Young AJ, Francesconi RP, Muza SR, Pandolf KB. Thermoregulatory and blood responses during exercise at graded hypohydration levels. J Appl Physiol. 1985;59:1394-1401.

160. Nybo L., Nielsen B. Hyperthermia and central fatigue during prolonged exercise in humans. J Appl Physiol. 2001;91:1055-60.

161. Sawka MN, Coyle EF. Influence of body water and blood volume on thermoregulation and exercise performance in the heat. Exerc Sport Sci Rev. 1999;27:167-218.

162. Rodahl, K. Occupational health conditions in extreme environments. Ann Occup Hyg. 2003;47:241-52.

163. Tarini VAF, Vilas L, Zanuto R, Silva HCA, Oliveira ASB. Calor, exercício físico e hipertermia: epidemiologia, etiopatogenia, complicações, fatores de risco, intervenções e prevenção. Rev Neurocienc. 2006;14(3):144-52.

164. Freund, BJ, Montain SJ, Young AJ, Sawka MN, DeLuca JP, Pandolf KB, et al. Glycerol hyperhydration: hormonal, renal, and vascular fluid responses. J. Appl. Physiol. 1995 Dec;79(6):2069-77.

165. Greenleaf JE, Looft-Wilson R, Wisherd JL, Jackson CG, Fung PP, Ertl AC, et al. Hypervolemia in men from fluid ingestion at rest and during exercise. Aviat Space Environ Med. 1998;69:374-86.

166. Latzka WA, Sawka MN, Montain SJ, Skrinar GS, Fielding RA, Matott RP, et al. Hyperhydration: thermoregulatory effects during compensable exercise-heat stress. J Appl Physiol. 1997;83(3):860-6.

167. Castellani JW, Maresh CM, Armstrong LE, Kenefick RW, Riebe D, Echegaray M, et al. Intravenous vs. oral rehydration: effects on subsequent exercise-heat stress. J Appl Physiol. 1997;82:799-806.

168. Melin B, Cure M, Jimenez C, Koulmann N, Savourey G, Bittel J. Effect of ingestion pattern on rehydration and exercise performance subsequent to passive dehydration. Eur J Appl Physiol. 1994;68:281-4.

169. Shirreffs SM, Taylor AJ, Leiper JB, Maughan RJ. Post-exercise rehydration in man: effects of volume consumed and drink sodium content. Med Sci Sports Exerc.1996;28:1260-71.

170. Fallowfield JL, Williams C, Singh R The influence of ingesting a carbohydrate-electrolyte beverage during 4 hours of recovery on subsequent endurance capacity. Int J Sport Nutr. 1995;5:285-99.

171. Lamb DR, Shehata AH. Benefícios e limitações da pré-hidratação. Sports Sci Exch 1999 out/nov/dez;24.

172. Morof SV, Bass DE. Effects of overhydration on man's physiological responses to work in the heat.J. Appl. Physiol. 1965;20:267-70.

173. Gisolfi CV, Copping JR. Thermal effects of prolonged treadmill exercise in the heat. Med Sci Sports. 1974 Summer;6(2):108-13.

174. Greenleaf JE, Looft-Wilson R, Wisherd JL, Jackson CGR, Fung PP, Ertl AC, et al. Hypervolemia in men from fluid ingestion at rest and during exercise. Aviat Space Environ Med. 1998;69:374-86.

175. Sherman WM. Carbohydrate feedings before and after exercise. In: Lamb DR, Williams M, editos. Perspectives in Exercise Science and Sports Medicine. v. 4. Ergogenics: Enhancement of Performance in Exercise and Sport. Carmel, IN: Benchmark Press; 1991. p. 1-34.

176. Riedesel ML, Allen DY, Peake GT, Al-Qattan K. Hyperhydration with glycerol solutions. J Appl Physiol. 1987;63:2262-8.

177. Lyons TP, Riedesel ML, Meuli LE, Chick TW. Effects of glycerol-induced hyperhydration prior to exercise in the heat on sweating and core temperature.Med Sci Sports Exerc.1990;22:477-83.

178. Latzka WA, Sawka MN, Montain SJ, Skrinar GS, Fielding RA, Matott RP, et al. Hyperhydration: tolerance and cardiovascular effects during uncompensable exercise-heat stress. J Appl Physiol. 1998 Jun;84(6):1858-64.

179. Montain SJ, Sawka MN, Latzka WA, Valeri CR. Thermal and cardiovascular strain from hypohydration: influence of exercise intensity. Int J Sports Med. 1998 Feb;19(2):87-91.

180. Montner P, Stark DM, Riedesel ML, Murata G, Robergs R, Timms M, Chick TW. Pre-exercise glycerol hydration improves cycling endurance time.Int J Sports Med. 1996 Jan;17(1):27-33.

181. Sawka MN, Latzka WA, Matott RP, Montain SJ. Hydration effects on temperature regulation. Int J Sports Med. 1998 Jun;19 Suppl 2:S108-10. Review.

182. Buller MJ, Latzka WA, Yokota M, Tharion WJ, Moran DS. A real-time heat strain risk classi-

fier using heart rate and skin temperature. Physiol Meas. 2008 Dec;29(12):N79-85.

183. Graham TE. Caffeine and exercise: metabolism, endurance and performance. Sports Med. 2001;31:785-807.

184. Spriet LL. Ergogenic aids: recent advances and retreats. In: Lamb DR, Murray R, editors. Perspectives in exercise science and sports medicine. Carmel, Indiana, USA: Cooper; 1997. p. 185-238.

185. Burke LM. Caffeine and sports performance. Appl Physiol Nutr Metab. 2008;33:1319-34.

186. Cox GR, Desbrow B, Montgomery PG, Anderson ME, Bruce CR, Macrides TA, et al. Effect of different protocols of caffeine intake on metabolism and endurance performance. J Appl Physiol. 2002;93:990-9.

187. Kovacs EM, Stegen JHCH, Brouns F. Effect of caffeinated drinks on substrate metabolism, caffeine excretion, and performance. J Appl Physiol. 1998;85:709-15.

188. Graham TE, Spriet LL. Metabolic, catecholamine, and exercise performance responses to various doses of caffeine. J Appl Physiol. 1995;78:867-74.

189. Bell DG, McLellan TM. Effect of repeated caffeine ingestion on repeated exhaustive exercise endurance. Med Sci Sports Exerc 2003;35:1348-54.

190. James JE, Rogers PJ. Effects of caffeine on performance and mood: withdrawal reversal is the most plausible explanation. Psychopharmacology 2005;182:1-8.

191. Chesley A, Howlett RA, Heigenhauser GJ, Hultman E, Spriet LL.. Regulation of muscle glycogenolytic flux during intense aerobic exercise after caffeine ingestion. Am J Physiol. 1998; 275:R596-603.

192. Armstrong LE. Caffeine, body fluid-electrolyte balance, and exercise performance. Int J Sport Nutr Exerc Metab. 2002;12:189-206.

193. Goldfinch J, McNaughton LR, Davies P. Bicarbonate ingestion and its effects upon 400-m. Eur J Appl Physiol Occup Physiol. 1988;57:45-8.

194. Lindh AM, Peyrebrune MC, Ingham SA, Bailey DM, Folland JP. Sodium bicarbonate improves swimming performance. Int J Sports Med. 2008 Jun;29(6):519-23.

195. Rossi A, Hawkins S, Cornwell A, DiCaprio P, Chou CY, Khodiguian N. The effects of modified chronic sodium bicarbonate ingestion on short-duration, high-intensity performance in elite middle-distance runners.Med Sci Sport Exerc. 2006;38:402S.

196. Bishop D, Edge J, Davis C, Goodman C. Induced metabolic alkalosis affects muscle metabolism and repeated-sprint ability. Med Sci Sports Exerc. 2004 May;36(5):807-13.

197. McNaughton LR, Dalton B, Palmer. Sodium bicarbonate can be used as an ergogenic aid in high-intensity, competitive cycle ergometry of 1 h duration. Eur J Appl Physiol Occup Physiol. 1999 Jun;80(1):64-9.

198. Stephens TJ, McKenna MJ, Canny BJ, Snow RJ, McConell GK.Effect of sodium bicarbonate on muscle metabolism during intense endurance cycling. Med Sci Sports Exerc. 2002 Apr;34(4): 614-21.

199. Price M, Moss P, Rance S. Effects of sodium bicarbonate ingestion on prolonged intermittent exercise. Med Sci Sports Exerc. 2003 Aug;35(8):1303-8.

200. Clarkson PM, Thompson HS. Antioxidants: what role do they play in physical activity and health. Am J Clin Nutr. 2000;72(Suppl):637S-46S.

201. Williams SL, Strobel NA, Lexis LA, Coombes JS. Antioxidant Requirements of Endurance Athletes: Implications for Health. Nutr Rev. 2006 Mar;64(3):93-108.

202. Aruoma OI. Free radicals and antioxidant strategies in sport. J Nutr Biochem. 1994;5:370-81.

203. Ji LL. Oxidative stress during exercise: implication of antioxidant nutrients. Free Radic Biol Med. 1995;18:1079-86.

204. Tiidus PM, Houston ME. Vitamin E status and response to exercise training. Sports Med. 1995;20:12-23.

205. Clarkson PM. Antioxidants and physical performance. Clin Rev Food Sci Nutr 1995;35:131-41.

206. Maxwell SRJ. Prospects for the use of antioxidant therapies. Drugs 1995;49:345-61.

207. Sen CK. Oxidants and antioxidants in exercise. J Appl Physiol. 1995;79:675-86.

208. Dekkers JC, van Doornen LJP, Kemper HCG. The role of antioxidant vitamins and enzymes in the prevention of exercise-induced muscle damage. Sports Med. 1996;21:213-38.

209. Alessio HM. Exercise-induced oxidative stress. Med Sci Sports Exerc. 1993;25:218-24.

210. Packer L. Oxidants, antioxidant nutrients and the athlete. J Sports Sci. 1997;15:353-63.

211. Ji LL, Leeuwenburgh C, Leichtweis S, Gore M, Fiebig R, Hollander J, et al. Oxidative stress and aging. Role of exercise and its influences on antioxidant systems. Ann N Y Acad Sci. 1998 Nov;854:102-7.

212. Ashton T, Rowlands CC, Jones E, Young IS, Jackson SK, Davies B, et al. Electron spin resonance spectroscopic detection of oxygen-centered radicals in human serum following exhaustive exercise. Eur J Appl Physiol. 1998;77:498-502.

213. Kanter M. Free radicals, exercise and antioxidant supplementation. Proc Nutr Soc. 1998; 57:9-13.

214. Clarkson PM, Thompson HS. Antioxidants: what role do they play in physical activity and health?Am J Clin Nutr. 2000 Aug;72(2 Suppl):637S-46S.

215. Bieri JG. Vitamin E. In: Brown ML, editor. Present knowledge in nutrition. Washington, DC: International Life Sciences Institute; 1990. p. 117-21.

216. Goldfarb AH. Antioxidants: role of supplementation to prevent exercise-induced oxidative stress. Med Sci Sports Exerc. 1993;25:232-6.

217. Machlin LJ, Bendich A. Free radical tissue damage: protective role of antioxidant nutrients. FASEB J 1987;1:441-5.

218. Sauberlich HE. Ascorbic acid. In: Brown ML, editor. Present knowledge in nutrition. Washington, DC: International Life Sciences Institute; 1990. p. 132-41.

219. Olson JA. Vitamin A. In: Brown ML, ed. Present knowledge in nutrition. Washington, DC: International Life Sciences Institute; 1990:96-107.

220. Gleeson M, Robertson JD, Maughan RJ. Influence of exercise on ascorbic acid status in man. Clin Sci 1987;73:501-5.

221. Duthie GG, Robertson JD, Maughan RJ, Morrice PC.Blood antioxidant status and erythrocyte lipid peroxidation following distance running. Arch Biochem Biophys. 1990;82:78-83.

222. Pincemail J, Deby C, Camus G, Pirnay F, Bouchez R, Massaux L, et al. Tocopherol mobilization during intensive exercise. Eur J Appl Physiol. 1988;57:189-91.

223. Camus G, Pincemail J, Roesgen A, Dreezen E, Sluse FE, Deby C. Tocopherol mobilization during dynamic exercise after beta-adrenergic blockade. Arch Int Physiol Biochim Biophys. 1990;98:121-6.

224. Hübner-Wo´zniak E, Panczenko-Kresowska B, Lerczak K, Po´snik J. Effects of graded treadmill exercise on the activity of blood antioxidant enzymes, lipid peroxides and nonenzymatic anti-oxidants in long-distance skiers. Biol Sport. 1994;11:217-26.

225. Laires MJ, Madeira F, Sergio J, et al. Preliminary study of the relationship between plasma and erythrocyte magnesium variations and some circulating pro-oxidant and antioxidant indices in a standardized physical effort. Magnes Res. 1993;6:233-8.

226. Viguie CA, Frei B, Shigenaga MK, Ames BN, Packer L, Brooks GA. Antioxidant status and indexes of oxidative stress during consecutive days of exercise. J Appl Physiol. 1993;75:566-72.

227. Kretzschmar M, Muller D. Aging, training and exercise. A review of effects on plasma glutathione and lipid peroxides. Sports Med. 1993;15:196-209.

228. Marin E, Hanninen O, Muller D, Klinger W. Influence of acute physical exercise on glutathione and lipid peroxides in blood in rat and man. Acta Physiol Hung. 1990;76:71-6.

229. Davies MB, Austin J, Pantridge DA. Vitamin C: its chemistry and biochemistry. Cambridge: Royal Society of Chemistry; 1991.

230. Keith RE. Ascorbic acid. In: Wolinsky I, Driskell JA, editors. Sports nutrition: vitamins and trace elements. Boca Raton, FL: CRC Press; 1997. p. 29.

231. Maxwell SRJ, Jakeman P, Thomason H, Leguen C, Thorpe GH. Changes in plasma antioxidant status during eccentric exercise and the effect of vitamin supplementation. Free Radic Res Commun. 1993;19(3):191-202.

232. Jakeman P, Maxwell SRJ. Effect of antioxidant vitamin supplementation on muscle function after eccentric exercise. Eur J Appl Physiol. 1993;67:426-30.

233. Kaminski M, Boal R. An effect of ascorbic acid on delayed-onset muscle soreness. Pain 1992;50:317-21.

234. Van der Beek EJ, van Dokkum W, Schrijver J, Wesstra A, Kistemaker C, Hermus RJJ. Controlled vitamin C restriction and physical performance in volunteers. J Am Coll Nutr. 1990;9:332-9.

235. Meydani M. Antioxidant vitamins. Front Clin Nutr. 1995;4:7.

236. Acuff RV, Thedford SS, Hidiroglou NN, Papas AM, Odom TAJ. Relative bioavailability of RRR- and all-rac-alpha-tocopherol acetate in humans: studies using deuterated compounds. Am J Clin Nutr. 1994 Sep;60(3):397-402.

237. Food and Nutrition Board, Institute of Medicine. Dietary reference intakes for vitamin C, vitamin E, selenium, and carotenoids. Washington, DC: National Academy Press; 2000.

238. Lukaski HC. Vitamin and Mineral Status: Effects on Physical Performance. Nutrition 2004;20:632-44.

239. Machlin LJ, Bendich A. Free radical tissue damage: protective role of antioxidant nutrients. FASEB J 1987;1:441

240. Azzi A, Boscobonik D, Hensey C. The protein kinase C family. Eur J Biochem. 1992;208:547.

241. Dillard CJ, Litov RE, Savin WM, Dumelin EE, Tappel AL. Effects of exercise, vitamin E, and ozone on pulmonary function and lipid peroxidation. J Appl Physiol. 1978;45:927-32.

242. Sumida S, Tanaka K, Kitao H, Nakadomo F. Exercise-induced lipid peroxidation and leakage of enzymes before and after vitamin E supplementation. Int J Biochem. 1989;21:835-8.

243. Helgheim I, Hetland Q, Nilsson S, Ingjer F, Stromme, SB. The effects of vitamin E on serum enzyme levels following heavy exercise. Eur J Appl Physiol. 1979;40:283-9.

244. Rokitzki L, Logemann E, Huber G, Keck E, Keul J. α-Tocopherol supplementation in racing cyclists during extreme endurance training. Int J Sport Nutr. 1994;4:253-64.

245. Urso ML, Clarkson PM. Oxidative stress, exercise, and antioxidant supplementation. Toxicology, 2003 Jul 15;189(1-2):41-54.

246. Vallee BL, Falchuk KH. The biochemical basis of zinc physiology. Physiol Rev. 1993;73:79.

247. Lukaski HC. Zinc. In: Wolinsky I, Driskell JA, editors. Sports nutrition: vitamins and trace elements. Boca Raton, FL: CRC Press; 1997. p. 157.

248. Deuster PA, Day BA, Singh A, Douglass L, Moser-Vellon PB. Zinc status of highly trained women runners and untrained women. Am J Clin Nutr. 1989;49:1295.

249. Dressendorfer RH, Sockolov R. Hypozincemia in runners. Phys Sports Med. 1980;8:97.

250. Richardson JH, Drake PD. The effect of zinc on fatigue of striated muscle. J Sports Med Phys Fitness. 1979;19:133.

251. Food and Nutrition Board, Institute of Medicine. Dietary reference intakes for calcium, magnesium, phosphorus, vitamin D, and fluorine. Washington, DC:National Academy Press; 1998.

252. Golf SW, Bohmer D, Nowacki PE. Is magnesium a limiting factor in competitive exercise? A summary of relevant scientific data. In: Golf S, Dralle D, Vecchiet L, editors. Magnesium. London: John Libbey & Co; 1993. p. 209.

253. Kanter MM, Nolte LA, Holloszy JO. Effects of an antioxidant vitamin mixture on lipid peroxidation at rest and postexercise. J Appl Physiol. 1993;74:965-9.

254. Sastre J, Aseni M, Gasco E, Pallardó FV, Ferrero JA, Furukawa T, et al. Exhaustive physical exercise causes oxidation of glutathione status in blood: prevention by antioxidant administration. Am J Physiol. 1992 Nov;263(5 Pt 2):R992-5.

255. Speh JC; Moore RY. Retinohypothalamic tract development in the hamster and rat.Brain Res Dev Brain Res. 1993;76(2):171-81.

256. Vollrath L. The pineal organ. Berlin: Springer; 1981. p. 83-9.

257. Cipolla-Neto J, Afeche SC. Glândula pineal. In: Aires MM editor. Fisiologia.Rio de Janeiro: Guanabara-Koogan; 1999. p. 805-11.

258. Cipolla-Neto J, Skorupa AL, Ribeiro-Barbosa ER, Bartol I, Mota SR, Afeche SC, et al. The role of the retrochiasmatic area in the control of pineal metabolism. Neuroendocrinology. 1999 Feb;69(2): 97-104.

259. Vanecek J. cellular mechanisms of melatonin action. Physiol Rev. 1998;78(3):687-721.

260. Morgan P, Barret P, Howell H, Helliwel R. Melatonin receptors: localization, molecular pharmacology and physiological significance. Neurochem Int. 1994;24(2):101-46.

261. Margraf RR, Lynch GR. Melatonin injection affect circadian behavior and SCN neurophysiology in Djungarian rats. Am J Physiol. 1993;264: R615-21.

262. Lima FB, Machado UF, Bartol I, Seraphin PM, Sumida DH, Moraes SM, et al. Pinealectomy causes glucose intolerance and decreases adipose cell responsiveness to insulin in rats. Am J Physiol. 1998;275:E934-41.

263. Lima FB, Matsushita DH, Hell NS, Dolnikoff MS, Okamoto MM, Cipolla-Neto. The regulation of insulin action in isolated adipocytes.Role of the periodicity of food intake, time pf the day and melatonin. Baz J Med Biol Res. 1994;27(4):995-1000.

264. La Fleur SE, Klasbeek A, Wortel J, Buijs SR. A suprachiasmatic nucleus generated rhythm in basal glucose concentrations. Neuroendocrinology. 1999;11(8):643-52.

265. La Fleur SE, Klasbeek A, Wortel J, Fekks ML, Buijs SR. A daily rhythm in glucose tolerance.A role for the suprachiasmatic nucleus. Diabetes 2001;50(6):1237-43.

266. Picinato MC, Haber EP, Carpinelli AR, Cipolla-Neto J. Daily rhythm of glucose-induce insulin secretion by isolated islets from intact and pinealectomized rats. J Pineal Res. 2002;33(3):172-7.

267. Maestroni GJ. The immunoendocrine role of melatonin. J Pineal Res 1993;14:1-10.

268. Scalbert E, Guardiola-Lemaître B, Delagrange P. Melatonin and regulation of the cardiovascular system. Therapie 1998 Spt-Oct;53(5):459-65.

269. Pang SF, Tsang CW, Hong GX, Vip PC, Tang PL, Brown GM. Fluctuation of blood melatonin concentrations with age: result of changes in pineal melatonin secretion, body growth and aging. J Pineal Res. 1990;8(2):179-92.

270. Grad BR, Rozencwaig R. The role of melatonin in mediating seasonal emergetic and immunological adaptations. Brain Res Bull. 1997;44(4):423-30.

271. Rasmussen DD, Boldt BM, Wilkinson CW, Yellon SM, Matsumoto AM. Daily melatonin administration at middle age suppresses male rat visceral fat, plasma leptin, and insulin to youth levels. Endocrinology 1999;140(2):1009-12.

272. Bjorntorp P. Neuroendocrine aging. J Intern Med. 1995;238(5): 401-4.

273. Bodkin NL, Nelson M, Ortmeyer HK, Hansen BC. Hyperleptinemia: relationship to adiposity and insulin resistence in the spontaneously obese rhesus monkey. Horm Metab Res 1996;28(12):674-8.

274. Buemann B, Tremblay A. Effects of exercise training on abdominal obesity and related metabolic complications. Sport Med. 1996;21(3):191-212.

275. Izquierdo-Claros R, Boyano-Adanez, M, Torrecillas G, Rodriquez-Puyol M, Arilla-Ferreiro E.

Actue modulation of somatostatin receptor function by melatonin in the rat frontoparietal cortex. J Pineal Res. 2001;31:46-56.

276. Valcavi R, Dieguez C, Azzarito C, Edwards C, Dotti C, Page M, et al. Effect of oral administration of melatonin on GH responses to GRF 1-44 in normal subjects. Clin Endocrinol (Oxf). 1987 Apr;26(4):453-8.

277. Coiro V, Volpi L, Capretti N, Giuliani G, Caffarri R, Colla C, et al. Different effects of naloxone on the growth hormone response to melatonin and pyridostigmine in normal men. Metabolism. 1998;47:814-6.

278. Molinari E, North P, Dubocovich M. 2-[125I] iodo-5-methoxycarbonylamino-Nacetyltryptamine: a selective radioligand for the characterization of melatonin ML2 binding sites. Eur J Pharmacol. 1996;301:159-68.

279. Valcavi R, Zini M, Maestroni G, Conti A, Portioli I. Melatonin stimulates growth hormone secretion through pathways other than the growth hormone-releasing hormone. Clin Endocrinol 1993 Aug;39(2):193-9.

280. Meeking D, Wallace J, Cuneo R, Forsling M, Russell-Jones D. Exercise-induced GH secretion is enhance by the oral ingestion of melatonin in health adult male subjects. Eur J Endocrinol. 1999;141:22-6.

281. Mero A, Vahalummukka M, Hulmi J, Kallio P, von Wright A. Effects of resistance exercise session after oral ingestion of melatonin on physiological and performance responses of adult men. Eur J Appl Physiol. 2006 Apr;96(6):729-39.

282. Lamberts RR, Caldenhoven E, Lansink M, Witte G, Vaessen RJ, St Cyr JA, et al. Preservation of diastolic function in monocrotaline-induced right ventricularhypertrophy in rats. Am J Physiol Heart Circ Physiol. 2007 Sep;293(3):H1869-76.

283. Zimmer HG. Normalization of depressed heart function in rats by ribose. Science. 1983 Apr 1;220(4592):81-2.

284. Zimmer HG, Ibel H, Steinkopff G, Korb G. Reduction of the isoproterenol-induced alterations in cardiac adenine nucleotides and morphologyby ribose. Science. 1980 Jan 18;207(4428):319-21.

285. Zimmer HG, Ibel H. Ribose accelerates the repletion of the ATP poolduring recovery from reversible ischemia of the rat myocardium. J Mol Cell Cardiol. 1984 Sep;16(9):863-6.

286. Zimmer HG, Martius PA, Marschner G. Myocardial infarction in rats: effects of metabolic and pharmacologic interventions. Basic Res Cardiol. 1989 May-Jun;84(3):332-43.

287. St Cyr JA, Bianco RW, Schneider JR, Mahoney JR Jr, Tveter K, Einzig S, et al. Enhanced high energy phosphate recovery with ribose infusion after globalmyocardial ischemia in a canine model. J Surg Res. 1989 Feb;46(2):157-62.

288. Dhanoa TS, Housner JA. Ribose: more than a simple sugar? Curr Sports Med Rep. 2007 Jul;6(4):254-7.

289. Rutten EP, Engelen MP, Schols AM, Deutz NE. Skeletal muscle glutamate metabolism in health and disease: state of the art. Curr Opin Clin Nutr Metab Care. 2005 Jan;8(1):41-51.

290. Inder WJ, Swanney MP, Donald RA, Prickett TC, Hellemans J. The effect of glycerol and desmopressin on exercise performance and hydration in triathletes.Med Sci Sports Exerc. 1998 Aug;30(8):1263-9.

291. Francis KT, Hoobler T. Failure of vitamin E and delayed muscle soreness.Ala Med. 1986 Mar;55(9):15-8.

292. Peinado AB, Rojo-Tirado MA, Benito PJ. Sugar and exercise: its importance in athletes. Nutr Hosp. 2013 Jul;28 Suppl 4:48-56.

293. Areces F, Salinero JJ, Abian-Vicen J, González-Millán C, Gallo-Salazar C, Ruiz-Vicente D, Lara B, Del Coso J. A 7-day oral supplementation with branched-chain amino acids was ineffective to prevent muscle damage during a marathon. Amino Acids. 2014 May;46(5):1169-76.

294. Knechtle B, Knechtle P, Mrazek C, Senn O, Rosemann T, Imoberdorf R, et al. No effect of short-term amino acid supplementation on variables related to skeletal muscle damage in 100 km ultra-runners – a randomized controlled trial. J Int Soc Sports Nutr. 2011 Apr 7;8:6. doi: 10.1186/1550-2783-8-6.

6

Nutrição e suplementação no emagrecimento

Segundo o Instituto Brasileiro de Geografia e Estatística (IBGE) em conjunto com o Ministério da Saúde, o Brasil tem cerca de 38,6 milhões de pessoas com peso acima do recomendado, o equivalente a 40,6% de sua população adulta. Desse total, 10,5 milhões são obesos.

IBGE (2010)[1]

A prevalência da obesidade atingiu proporções de epidemia em todo o mundo, com mais de 1,6 bilhão de adultos com excesso de peso (índice de massa corporal acima de 25 kg/m^2) e 400 milhões de obesos (índice de massa corporal acima de 30 kg/m^2).[2] O aumento do sedentarismo e da obesidade está relacionado com dois fatores principais:

- aumento do consumo de alimentos mais calóricos e ricos em conservantes;
- redução na prática de exercícios ou sedentarismo.[3-5]

Com o aumento da obesidade há também o crescimento no volume de doenças correlacionadas, como a síndrome metabólica, diabetes melito do tipo 2, hipertensão arterial, esteatose hepática não alcoólica, síndrome dos ovários policísticos (SOP), hiperuricemia, doença renal crônica, insuficiência cardíaca, alterações cognitivas e câncer.[6-8]

O exercício físico é responsável por modular diversas respostas epigenéticas e hormonais responsáveis tanto pelo emagrecimento quanto pelo controle do consumo alimentar.[9] Nesse conceito, o mercado oferece uma gama de suplementos alimentares que visam ao emagrecimento, alegando propriedades modulatórias nos mecanismos fisiológicos de controle da fome e saciedade e por modular a ação de determinados hormônios.

No entanto, é importante salientar que nenhum suplemento age sozinho para a perda de peso e o emagrecimento, já que para o estabelecimento de processos fisiológicos, como o aumento da síntese proteica e da atividade enzimática, é necessária também a prática de exercícios físicos regulares que proporcionem um efeito inflamatório e de sinalização celular, com hábitos alimentares saudáveis, bem como a suplementação. Esses fatores tornam-se ferramentas complementares fundamentais no alcance do objetivo de emagrecer.

6.1 Exercício físico e controle do consumo alimentar

O principal centro de controle do balanço energético do nosso organismo é o hipotálamo,[10-12] responsável por secretar neuropeptídeos que regulam o aumento (sinal orexígeno) ou a diminuição (sinal anorexígeno) do consumo alimentar.

Peptídeos, como o neuropeptídeo Y (NPY), pró-opiomelanocortina (POMC), transcrissor relacionado à anfetamina e à cocaína (CART) e o peptídeo relacionado ao agouti (AgRP), entre outros,[11,12] desempenham um papel na ingestão alimentar,[14] estimulando ou inibindo o consumo alimentar.[13,16]

O exercício prolongado de média ou alta intensidade é responsável por gerar um balanço energético negativo.[2,15] Contudo, embora os aspectos energéticos para a realização do exercício contribuam para a manutenção do peso corporal, especula-se que o exercício também pode contribuir para um equilíbrio energético, por gerar adaptações no processo de ingestão de nutrientes.[15]

Diversos trabalhos apontam que, com o exercício físico, há um aumento na produção e na ação de algumas citocinas, entre elas as classes de interleucinas (ILs): IL-1, IL-6, IL-1β e IL-10.[15,17] Dessas, a IL-6 está ligada com o aumento de AMPK no tecido adiposo e no músculo esquelético. Já no hipotálamo, desempenha papel contrário, diminuindo a atividade da AMPK e da acetil-CoA carboxilase (ACC), ativando a via da mTOR, o que favorece a atividade das vias hipotalâmicas de controle do consumo alimentar.[18]

A ativação da proteína-alvo de rapamicina em mamíferos (mTOR) é uma importante via do controle da ingestão alimentar e da homeostase energética. Essa via pode ser inibida pelas baixas concentrações de nutrientes como glicose e aminoácidos.[15,18]

Diversas pesquisas procuram mostrar a relação entre o exercício físico de *endurance* e o consumo alimentar. Estudos realizados com ciclistas e maratonistas descrevem uma redução no consumo alimentar, por um fenômeno descrito como "anorexia induzida pelo exercício físico".[19-21]

O efeito do exercício físico de *endurance* está diretamente relacionado com a secreção e a ação hormonais. Entre os hormônios envolvidos destacam-se a leptina (secretado pelo tecido adiposo e responsável diretamente pelo controle da saciedade e da ingestão alimentar), a grelina (secretado pelas células do estômago) e a insulina (hormônio secretado pelas células β-pancreáticas). Além desses, o cortisol, as catecolaminas (adrenalina e noradrenalina), o GH (hormônio de crescimento), os hormônios tireoidianos (T_3 e T_4) e os hormônios gonadais (testosterona e estrogênio) podem modular a secreção de leptina.[22-24]

Treinamento físico para homens e mulheres: o papel do exercício e da dieta no apetite e no consumo energético[139]

A regulação do apetite e da ingestão de energia é influenciada por inúmeros sinais hormonais e neurais, incluindo o *feedback* de mudanças na dieta e no exercício físico. O exercício pode suprimir avaliações subjetivas do apetite, a ingestão energética subsequente e alterar hormônios reguladores do apetite, incluindo a grelina, peptídeo YY, e o peptídeo semelhante ao glucagon 1 (GLP-1), por um período de tempo pós-exercício. Discrepâncias no grau de supressão do apetite com o exercício pode ser dependente de características individuais (por exemplo, gordura corporal, nível de condicionamento físico, idade ou sexo) e duração do exercício, intensidade, tipo e modo. Após uma sessão aguda de exercício, os homens treinados apresentam supressão do apetite, ao passo que os dados em mulheres treinadas são limitados e controversos. A dieta também pode afetar o apetite, com dietas densas de baixa energia que motivam uma sensação maior de saciedade em um consumo de energia mais baixo. Até o momento, poucas pesquisas examinaram a interação combinada de exercícios e dieta sobre o apetite e a ingestão de energia. Busca-se analisar o impacto do exercício sobre a regulação hormonal do apetite, a ingestão de energia pós-exercício, e as medidas objetivas e subjetivas de apetite. O impacto que as dietas de baixa energia têm sobre o apetite e a ingestão de energia, bem como os efeitos combinados de exercícios de alta intensidade e dietas de baixa energia são examinados. A relação do baixo consumo energético entre mulheres atletas que, muitas vezes por estarem preocupadas com o peso e a imagem corporal, pode acarretar consequências negativas para a saúde, quando combinado com altos níveis de exercício físico. Conclui-se que mais pesquisas são necessárias para examinar o efeito combinado da dieta e do exercício físico na regulação do apetite em indivíduos treinados.

Já o exercício físico de *endurance* de alta intensidade é responsável por reduzir as concentrações plasmáticas, tanto de insulina quanto de leptina.[24] Entretanto, é capaz de modular positivamente a sensibilidade da ação desses dois hormônios, podendo ser um dos motivos da anorexia induzida pelo exercício físico.[25]

O estresse metabólico gerado pelo exercício físico de *endurance* de alta intensidade é responsável por aumentar a transcrição do gene da POMC pelos neurônios do núcleo arqueado do hipotálamo e pelos neurônios do trato solitário, tendo ações locais no controle do consumo alimentar.[26-28]

Em relação ao treinamento de força, são bem conhecidos os mecanismos de hipertrofia muscular, envolvendo múltiplos fatores, como estímulo mecânico, metabólicos, endócrinos e fatores neurais.[29,30] Esses fatores estão relacionados com a secreção de hormônios (GH, testosterona) e IGF-1 (fator de crescimento semelhante à insulina-1), responsáveis pela resposta hormonal anabólica.[30-34] Esses hormônios modulam a secreção e a ação de hormônios como insulina e leptina, que podem atuar no núcleo arqueado do hipotálamo por meio dos mecanismos já descritos: modulando o consumo alimentar e a homeostase energética.

É estabelecido que o IGF-1 exerce papel fundamental na regulação da glicemia e da homeostase energética. Os mesmos autores relatam aumento nas concentrações plasmáticas de IGF-1 decorrentes do exercício e da alimentação.[35]

Diferentemente do exercício físico de *endurance*, pouco se sabe a respeito das ações do exercício de força em relação à homeostase energética e ao controle do consumo alimentar.[36] A Figura 6.1 ilustra esquematicamente um resumo do processo de controle do consumo alimentar pelo exercício físico.

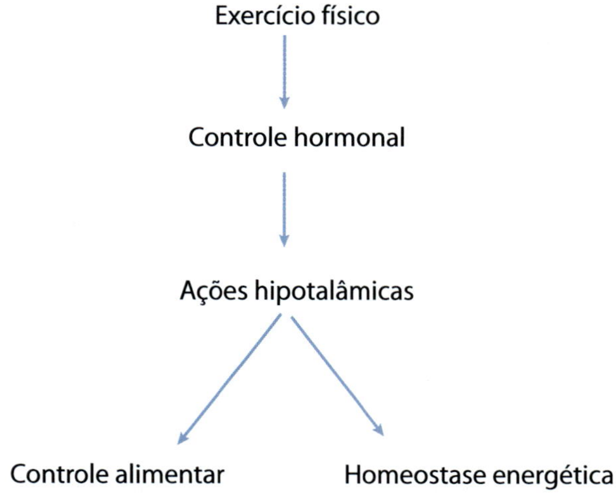

FIGURA 6.1 – Esquema do controle alimentar pelo exercício físico.

6.2 Proteínas e aminoácidos no controle do consumo alimentar

Dietas pobres em carboidratos e ricas em proteína são muito populares quando o objetivo é o emagrecimento.[18] Recentes estudos examinaram o efeito de dietas com alto teor de proteína sobre o consumo e o gasto energético e a perda de peso, comparadas com dietas de baixo teor proteico.[37-39] Eles evidenciaram que dietas ricas em proteínas são capazes de aumentar a termogênese e a saciedade, quando comparadas com dietas de baixo teor proteico,[40] além de diminuírem o consumo energético. Contudo um *deficit* de carboidratos proporciona outros efeitos fisiológicos que, em grande parte, são deletérios ao organismo.[18,40,41]

Como mencionado anteriormente, o centro do controle alimentar é o hipotálamo, local onde há ativação de diversas proteínas e vias de sinalização, responsáveis pelo controle da fome e da saciedade. Entre essas proteínas incluem-se: mTOR, 4EB P1, p706Sk, AMPK e ACC.

O aminoácido leucina é um potente ativador da via da mTOR.[42] Xu et al. (2001)[43] propuseram em seus estudos que a leucina ativa a via da mTOR pela ativação alostérica da enzima glutamato desidrogenase. Essa hipótese suporta a ideia da leucina como moduladora da via da mTOR na regulação das funções mitocondriais e da atividade da AMPK.[18]

Estudo realizado por Ropelle et al. (2008),[18] em modelo animal que analisou o efeito da infusão intracerebroventricular de uma mistura de aminoácidos comparada à infusão somente de leucina em duas doses (baixa e alta), verificou que a leucina isolada é responsável por inibir o consumo alimentar e modular a homeostase energética. Especula-se, portanto, que as ações das proteínas no controle do consumo alimentar, promovendo a saciedade e facilitando a perda de peso, é intermediada pelo aminoácido leucina presente.

Além disso, acredita-se que as proteínas e os aminoácidos ingeridos na dieta podem gerar sinais biológicos envolvidos no controle gástrico da motilidade intestinal e na secreção pancreática, como sinais que envolvem a ativação de peptídeos intestinais e hormônios que ativam áreas específicas no cérebro indiretamente pelo nervo vago ou diretamente pela liberação desses neuropeptídeos e hormônios na corrente sanguínea. No entanto, os mecanismos precisos envolvidos nesses processos de sinalização de proteínas e aminoácidos do intestino para o cérebro não estão completamente esclarecidos.[47-52]

A CCK é liberada em resposta à presença de proteínas e lipídios no duodeno e tem um papel bem definido na digestão (leva ao aumento na proporção da secreção de enzimas pancreáticas, as proteases, responsáveis pela digestão das proteínas),[45,46] gerando a contração da vesícula biliar e a secreção de enzimas pancreáticas. Além disso, é o hormônio intestinal responsável por influenciar a ingestão de alimentos, mediando os efeitos anorexígenos de controle do consumo alimentar.[53-55]

A ingestão de proteínas e aminoácidos específicos na dieta é conhecida por gerar diminuição na motilidade gástrica e estimular a secreção pancreática por um mecanismo mediado pela secreção de CK. Estudos de Pedersen et al. (2000)[46] mostraram que a ingestão de caseína estimula a secreção de CCK e que a ingestão de proteínas e aminoácidos é mais potente que a de carboidratos e lipídios na indução, em curto prazo, da saciedade em humanos.

Proteínas e aminoácidos são mais suscetíveis de gerar sinais pré-absortivos ainda no trato digestivo. Quimiorreceptores localizados no intestino delgado detectam os nutrientes (carboidratos, peptídeos, aminoácidos, ácidos graxos, triacilgliceróis) e desencadeiam a liberação de hormônios intestinais das células endócrinas da mucosa intestinal. Esses hormônios atuam nos receptores vagais ou são liberados na corrente sanguínea, atingindo o sistema nervoso central. Após absorvidos, os aminoácidos, podem induzir sinais metabólicos, tanto na periferia quanto em áreas específicas do cérebro.

O GLP-1 é um importante sinalizador na inibição do consumo alimentar e que está envolvido na ingestão de proteínas e aminoácidos na dieta. Seus efeitos são mediados pelo nervo vago, produzindo sinais anorexígenos.[56,57] O PYY, estimulado pela ingestão de proteínas e aminoácidos na dieta, age no núcleo arqueado do hipotálamo, estimulando o sinal anorexígeno de controle do consumo alimentar, induzindo a saciedade.[58]

Outro importante modulador do consumo alimentar é a serotonina (5-hidroxitriptonina, 5-HT), que desempenha importantes papéis no sistema nervoso, como a liberação de hormônios, o controle do sono, o controle da temperatura corporal, o humor, a atividade motora e as funções cognitivas. Mudanças nos níveis de serotonina (níveis baixos ou problemas quanto à sua receptação) têm sido relacionadas com o desejo aumentado por doces e carboidratos.[59]

A síntese de serotonina ocorre pelo aminoácido triptofano. Os mecanismos que envolvem a serotonina no controle do consumo alimentar são mediados pelo seu receptor 5-HT2C, em que a serotonina ativa a clivagem da pró-opiomelanocortina (POMC) e inibe a atividade do neuropeptídeo Y (NPY) e da proteína relacionada ao agouti (AgRP) no núcleo arqueado do hipotálamo. Além disso, a serotonina ativa a transmissão do α-MSH e de CART. A associação desses mecanismos gera a saciedade e a estimulação da termogênese.[60,61]

Entretanto, há a hipótese de que o aumento de serotonina no cérebro esteja diretamente associado à fadiga central, o que poderia ocasionar a perda de *performance* durante a prática de exercício físico. Fato que não foi comprovado cientificamente, já que, mesmo com o aumento da síntese de serotonina, não há diminuição da *performance* como efeito direto.

Conforme mencionado, a síntese de serotonina ocorre pelo aminoácido triptofano, e a enzima-chave nesse processo é a triptofano hidroxilase, que é influenciada pelas concentrações sanguíneas de triptofano; este, por sua vez, atravessa facilmente a barreira hematoencefálica e rapidamente sofre ações enzimáticas, sendo convertido em serotonina.[62]

O triptofano é o único aminoácido que está presente no plasma ligado a uma proteína transportadora, a albumina; cerca de 90% dele encontra-se ligado à albumina, ao passo que apenas 10% está na forma livre. O triptofano que atravessa a barreira hematoencefálica está na forma livre.[62] O transporte de triptofano e dos BCAAs, em especial da leucina, ocorre pelo mesmo sistema transportador.

Por atuar competitivamente com o triptofano na barreira hematoencefálica, a suplementação com BCAAs, em especial com leucina, existem muitas especulações de que esse aminoácido poderia ser efetivo no controle da fadiga central, mas como abordado anteriormente já foi comprovado cientificamente que não há tal relação entre consumo de BCAAs (em especial a leucina), diminuição de serotonina e redução da fadiga com aumento do desempenho físico.

Por outro lado, como mencionado anteriormente, estudos mostram que a suplementação com leucina tende a ser eficiente no controle do consumo alimentar pela ativação de vias de sinalização anorexígenas.[18] Nesse contexto, a ingestão de suplementos hiperproteicos, como *whey protein*, caseína e suplementos que contenham aminoácidos de cadeia ramificada (BCAAs) isolados, tornam-se efetivos no controle do consumo alimentar.

Entretanto, é importante salientar que, quando se visa ao emagrecimento, quanto mais lenta for a absorção dessas proteínas, melhor a resposta biológica, já que a sensação de saciedade permanece por um período mais prolongado.

Dessa maneira, a ingestão tanto de *whey protein* quanto de caseína parece efetivas em contribuir no processo biológico do emagrecimento, já que, por terem absorção lenta, a secreção de hormônios intestinais (como CCK, GLP-1 e PYY) é elevada por muito mais tempo. Além de serem excelentes fontes de BCAAs (o que aumenta a disponibilidade desses aminoácidos para os tecidos, principalmente para sistema nervoso central), pela barreira hematoencefálica, realiza-se a captação desses aminoácidos que, por sua vez, facilitam a ativação de sinais anorexígenos de controle do consumo alimentar.

Fadiga central: a hipótese de serotonina e além[140]

A hipótese da fadiga central originalmente sugere que um aumento induzido pelo exercício nas concentrações de serotonina extracelular em várias regiões do cérebro contribui para o desenvolvimento de fadiga durante o exercício prolongado. A serotonina tem sido associada à fadiga em virtude dos seus efeitos conhecidos sobre o sono, letargia e perda de motivação. Vários estudos nutricionais e farmacológicos têm tentado manipular a atividade serotonérgica central durante o exercício, mas esse trabalho tem ainda de apresentar provas evidentes para um papel significativo de serotonina no processo de fadiga. No entanto, é importante notar que a função cerebral não é determinada por um único sistema de neurotransmissor e a interação entre a dopamina e a serotonina no cérebro durante o exercício prolongado também tem sido explorada como tendo um papel regulador no desenvolvimento de fadiga. A hipótese da fadiga central sugere que o aumento na concentração central da serotonina a dopamina está associado a sintomas de cansaço e letargia, acelerando o aparecimento da fadiga, ao passo que uma baixa concentração favorece um melhor desempenho por meio da manutenção da motivação e da excitação. Evidência convincente para um papel da dopamina no desenvolvimento da fadiga vem do trabalho de investigar as respostas fisiológicas ao consumo de anfetaminas, mas outras estratégias para manipular catecolaminas centrais ainda têm de influenciar a capacidade de exercício durante o exercício em diversas condições. Descobertas recentes, no entanto, deram apoio a um papel significativo de dopamina e noradrenalina (norepinefrina) no desempenho durante o exercício no calor. Tal como sistemas serotonérgicos e projeções catecolaminérgicas inervam áreas do hipotálamo, nos centros de termorregulação, alterando a atividade desses neurônios, contribuindo para o controle da temperatura corporal, durante o repouso e durante o exercício físico. Assim, a fadiga durante o exercício prolongado é claramente influenciada por uma complexa interação entre fatores periféricos e centrais.

6.3 Termogênicos

Há uma crescente utilização de suplementos e medicamentos que visam à perda de peso pelo aumento da termogênese.[63] Nos mamíferos, a termogênese adaptativa é definida como a produção de calor em resposta à temperatura ambiente ou pela dieta, ocorrendo principalmente no músculo esquelético e no tecido adiposo marrom.[64] A termogênese é essencial à vida para a manutenção das funções biológicas e fisiológicas.[64,65]

Atletas e indivíduos fisicamente ativos acreditam no potencial ergogênico de diversas substâncias, sobretudo para a melhoria do desempenho físico e/ou da estética corporal.[66] A utilização de suplementos ou medicamentos que aumentam a termogênese visa, por meio das substâncias neles contidos, ao aumento do metabolismo basal e maior oxidação dos estoques lipídicos.

A regulação da temperatura corporal é feita por centros hipotalâmicos, sendo ela essencial para a manutenção da vida.[65] Os suplementos e os medicamentos termogênicos possuem substâncias que agem nesses centros, aumentando a temperatura corporal. Além disso, atuam em diversos outros tecidos com ações distintas, que incluem a estimulação hormonal e a ação epigenética (Capítulo 8).[63] Entre os compostos termogênicos, os mais populares são a cafeína, o guaraná e a efedrina.

6.3.1 Cafeína e guaraná

A cafeína e o guaraná (*Paullinia cupana*) têm sido utilizados como recursos ergogênicos na busca pelo desempenho esportivo.[67-69]

Em relação à cafeína, vários aspectos da relação entre o seu uso e a prática de exercícios são intrigantes e diferem de outras substâncias ergogênicas. Isso porque a cafeína parece exercer efeitos positivos na capacidade de exercitar-se (prolongar a duração para o qual o exercício de uma dada intensidade pode ser mantida) sobre uma variada gama de protocolos, incluindo o exercício submáximo prolongado (> 90 minutos), sustentado com alta intensidade de trabalho (20 a 60 minutos) e de curta duração do exercício supramáximo (1 a 5 minutos).[70-72]

A ingestão de cafeína melhora a capacidade de transferência energética durante exercícios de alta intensidade em humanos,[73,74] sendo conhecida pelas suas ações diretas no músculo esquelético relacionadas com o aumento na transmissão de estímulos neurais, na junção neuromuscular,[75] e também por bloquear no sistema nervoso central o receptor de adenosina,[76] retardando o surgimento da fadiga durante o exercício máximo.[75]

Outra ação bem consolidada da suplementação com cafeína é a capacidade de contribuir na alteração da composição corporal.[77] Entretanto, o potencial da suplementação com cafeína sobre o desempenho de força muscular não foi até então bem explorado, e os poucos estudos sobre essa temática divergem bastante no que diz respeito a seus resultados. Como exemplo, estudos de Jacobson et al. (1992)[78] demonstraram que a suplementação com 7 mg/kg de peso corporal de cafeína melhora a força muscular, ao passo que estudos de Astorino, Rohmann e Firth (2008)[79] não mostraram nenhum efeito sobre a força muscular relacionado à suplementação com 6 mg/kg de peso corporal de cafeína.

No Brasil, a utilização do guaraná por atletas é generalizada, tendo alegações de melhoria no desempenho esportivo e na promoção da perda de massa gorda.[68] Além disso, o extrato de guaraná tem sido utilizado como importante estimulante em tratamentos de depressão, fadiga e enxaqueca.[69]

Os compostos do guaraná são:

- *Cafeína*: 2,5% a 5,0%.
- *Teobromina e teofilina*: em pequenas quantidades e fazem parte das metilxantinas.
- *Taninos*: até 16%.
- *Saponinas e minerais*: em pequenas quantidades.[68,69]

Segundo Lima et al. (2005),[68] embora a metilxantina contida no guaraná possa explicar muitos dos efeitos atribuídos à planta, estudos que utilizaram doses similares com cafeína não produziram muitas das respostas observadas após a suplementação com o guaraná, sugerindo que os taninos poderiam desempenhar tal resposta.

As ações das metilxantinas (teobromina, teofilina e cafeína) estão ligadas aos sistemas nervoso central, cardiovascular, renal e digestório, além de atuarem no metabolismo dos carboidratos e dos lipídios.[69]

A cafeína exerce ações no músculo esquelético, reduzindo o tempo de excitabilidade, prolongando a duração ativa da contração muscular gerada pelo aumento da liberação de cálcio do retículo sarcoplasmático e inibindo sua recaptação, tornando-o mais disponível para a contração. As ações musculares da cafeína são predominantemente exercidas nas fibras do tipo I (oxidativas), retardando a fadiga muscular.[69]

Outra importante ação da cafeína é a inibição da enzima fosfodiesterase, que é responsável pela inibição da formação do AMP cíclico. O AMP cíclico atua nas células, acelerando a lipólise pela ativação da enzima lípase hormônio sensível (LHS), que libera os ácidos graxos e o glicerol da molécula de triacilglicerol (TAG), assim como impede a ativação dos receptores alfa-adrenérgicos. Isso, consequentemente, proporcionará aumento da ativação dos receptores beta-adrenérgicos por estímulos hormonais, aumentando as concentrações de AMP cíclico intracelular nas células musculares e adiposas. Esse efeito promoverá maior degradação de TAG.[69]

Como já mencionado no Capítulo 5, há uma clara evidência da suplementação com cafeína sobre o desempenho físico, assim como o guaraná, sendo estes utilizados como potentes recursos ergogênicos.[68-83]

6.3.2 Efedrina (*ma huang*)

A efedrina é um composto químico de plantas que são denominadas *Ephedra sinica*, *Ephedra equisetina* e *Ephedra intermedia*, popularmente conhecidas na China como *ma huang*, originárias do Paquistão, da China e do noroeste da Índia.[84] Por séculos, o extrato dessas plantas foi utilizado como remédio para diversas situações patológicas, como o tratamento de doenças respiratórias. Em 1923, foram isolados dois compostos ativos da ma huang, a efedrina e a pseudoefedrina.[84]

A efedrina e a pseudoefedrina são classificadas como alcaloides simpatomiméticos, em virtude de seus efeitos diretos no estímulo do sistema simpático. Os alcaloides são estruturas similares às anfetaminas, exercendo efeitos sobre receptores alfa e beta-agonistas e ações similares às catecolaminas.[85,86]

Os receptores alfa e beta-agonistas são receptores de membrana sensíveis às catecolaminas (adrenalina e noradrenalina) e estão presentes em diversas células do corpo, que incluem o tecido adiposo, o músculo esquelético e o coração.[87]

Depois de ingerida na forma de cápsula contendo a ma huang, o pico de ação da efedrina mantém-se por volta de uma hora, tendo meia-vida de três a seis horas na corrente sanguínea. Sua excreção é feita primariamente pela urina e em torno de 10% é na forma de norefedrina.[88-90]

Em razão de seus efeitos estimulatórios do sistema nervoso central, a efedrina é comumente utilizada como recurso ergogênico para melhora do desempenho aeróbio durante exercícios de *endurance*, reduzindo a fadiga, aumentando o estado de alerta e a força. Já sua utilização por fisiculturistas é feita visando à diminuição da massa gorda, gerada pelos seus efeitos termogênicos, responsáveis pelo aumento da lipólise. Essa propriedade da efedrina tornou seu uso muito difundido e indiscriminado por pessoas que pretendem emagrecer, contudo bastante perigoso, já que eventos adversos à saúde associados com a utilização de substâncias que contêm efedrina não podem ser negligenciados. A Food and Drug Administration (FDA) recebeu mais de mil relatos de efeitos adversos, incluindo mortes em pessoas que utilizaram suplementos que contêm efedrina ou outros alcaloides.[84] Esses efeitos variam de indivíduo para indivíduo, e não é dose-dependente. Embora a ocorrência de efeitos colaterais seja resultado de um consumo elevado,[84] efeitos secundários são observados em indivíduos que participaram de pesquisas envolvendo a suplementação de efedrina em doses controladas.[88-90]

Entre os efeitos secundários envolvidos com a utilização de efedrina estão: tremores, palpitações, dor de cabeça, agitação, ansiedade e insônia.[90] Além disso, em virtude de seus efeitos sobre o sistema cardiovascular, a efedrina é responsável pelo aumento da frequência cardíaca, aumento da contratilidade cardíaca (estímulos cronotrópico e anisotrópico, respectivamente) e da resistência vascular periférica. São efeitos que podem ser fatais em pessoas com problemas cardíacos.

Outros efeitos decorrentes da utilização de efedrina incluem: convulsões, hipertensão, arritmia, psicose, hepatite, lesões no miocárdio, acidente vascular cerebral (AVC) e hemorragia intracraniana.[84]

O exercício físico associado à utilização de efedrina pode agravar os efeitos adversos da toxidade da efedrina, gerando desidratação e aumento abrupto de temperatura corporal.[84]

Doses entre 75 e 150 mg/dia têm se mostrado eficientes no controle do peso corporal, pela perda de peso.[91] Entretanto, a sua utilização no Brasil é proibida, ao contrário de países como Estados Unidos, onde é amplamente utilizada e, muitas vezes, combinada à cafeína e ao guaraná na perda de peso.[92]

6.3.3 Picolinato de cromo

O cromo é um elemento essencial utilizado no metabolismo dos carboidratos e dos lipídios. Sua deficiência tem resultado em sintomas como elevação da glicose sanguínea, da insulina, do colesterol e do triacilglicerol, além de diminuição das lipoproteínas de alta densidade (HDL).[93]

O cromo está presente em diversos alimentos e em suplementos nutricionais como o picolinato de cromo, que é o mais popular.[94] Sua deficiência tem sido associada a sintomas de diabetes e doenças cardiovasculares.[93]

Estudos de Vincent (2000)[138] relatam o benefício da suplementação de cromo em pacientes com diabetes melito do tipo II, aumentando a sensibilidade da ação da insulina endógena.

A suplementação com cromo tem sido associada a efeitos benéficos no perfil lipídico e como auxiliar na redução do peso corporal. Há também benefícios na ação da insulina, pois estimula a captação de glicose e aminoácidos, criando um cenário anabólico, com consequente aumento de massa magra, diminuição de massa gorda e, com isso, aumento da taxa metabólica basal.[93] A ingestão recomendada de picolinato de cromo varia de 50 a 200 mg/dia.

6.3.4 L-taurina

A taurina é um aminoácido que está presente em diversos tecidos, principalmente no músculo e no coração.[96] De acordo com Grosso e Bressler (1976),[97] existe uma correlação entre os níveis de taurina e a frequência cardíaca, sugerindo que níveis de taurina no coração estão relacionados com cargas de trabalho do miocárdio.

A taurina é necessária para o desenvolvimento de determinados aspectos fisiológicos, e sua deficiência está relacionada a defeitos no crescimento, na diferenciação celular e no desenvolvimento imunológico,[98-100] já que várias ações fisiológicas são atribuídas a ela, incluindo a modulação do cálcio, estabilização de membrana, osmorregulação, neuromodulação, efeitos antioxidantes e regulação da fosforilação de proteínas.[98-100]

Segundo Spriet e Whifield (2014),[96] a taurina é necessária para a função contrátil normal do músculo esquelético e do coração. No coração, a deficiência de taurina pode gerar cardiomiopatias.

As cardiomiopatias podem ser decorrentes de uma ou mais das seguintes condições:

- diminuição das concentrações de cálcio nas células cardíacas;
- ação do cálcio prejudicada pela perda de cardiomiócitos;
- quantidade insuficiente de ATP durante a contração.

Os fatores citados acima podem ser alterados pela ação da taurina.[96-101]

6.3.5 L-carnitina

A L-carnitina recebe a fama pela possível capacidade de aumentar a oxidação de ácidos graxos,[119] sendo o seu uso amplamente difundido como um possível suplemento termogênico.[66]

A sua utilização é baseada no fato de que a carnitina é constituinte das enzimas carnitina palmitoil transferase 1 e 2 (CPT-1 e CPT-2) das membranas mitocondriais e com isso, sua suplementação acarretaria maior transporte de ácidos graxos para a matriz mitocondrial para serem oxidados (Figura 6.2).[120-121]

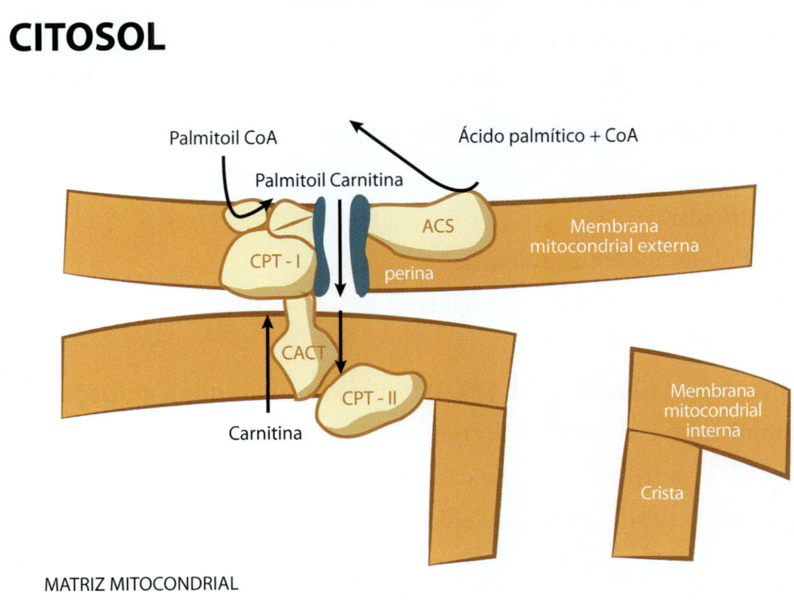

Figura 6.2 – Transporte mitocondrial de ácidos graxos de cadeia longa. ACS: acil-CoA sintetase. CPT-1: carnitina palmitoil transferase 1. CACT: carnitina acilcarnitina translocase. CPT-2: carnitina palmitoil transferase 2. Adaptado de Zanuto et al., 2011.[87]

Entretanto, estudos realizados por Coelho et al. (2010)[66] mostram que não há nenhuma associação entre a suplementação com L-carnitina e maior utilização e/ou oxidação de ácidos graxos, corroborando diversos outros estudos que também não acharam nenhuma relação.[122,123]

Da mesma maneira, Lee et al. (2007)[124] verificaram que a suplementação com 4 g/dia de L-carnitina não alterou a expressão gênica da proteína ligadora de ácido graxo (FABPc), que indica a oxidação de ácidos graxos no músculo, assim como não houve diferença na atividade da enzima β-hidroxiacil-CoA desidrogenase. A dosagem habitual de L-carnitina varia entre 0,5 e 2 g/dia.[125]

6.4 Anfetamina

A anfetamina é uma amina simpaticomimética que produz efeitos estimulantes poderosos sobre o sistema nervoso central, gerando ações adrenérgicas tanto periféricas quanto centrais. As anfetaminas estimulam a secreção das catecolaminas, exercendo ações pelos receptores alfa e beta-adrenérgicos.[102]

No Brasil, assim como no resto do mundo, sua grande utilização se dá por meio de drogas inibitórias do apetite (dietilpropiona, femproporex, mazindol e a sibutramina), que visam à perda de peso.[103]

As ações no controle da fome e da saciedade envolvem a ativação do transcrissor relacionado à cocaína e à anfetamina (CART) no hipotálamo, inibindo a expressão do neuropeptídio Y (NPY).

As drogas anfetamínicas são altamente viciantes, seu abuso pode ser tóxico, resultando em aumento no número de casos clínicos e de mortes,[104] e sua utilização afeta diversos órgãos:[105]

- Cérebro: derrame cerebral, hemorragia, psicoses e convulsões.
- Coração: infarto do miocárdio, arritmias, cardiomiopatias e hipertrofia ventricular.
- Pulmões: edema pulmonar.
- Rins: insuficiência renal aguda.[106]

Estudos de Ishigami et al. (2003)[107] mostram ainda que a utilização de drogas anfetamínicas pode refletir em alta prevalência de hepatite C. O femproporex é uma droga de uso controlado da classe das anfetaminas. Sua utilização é feita para o tratamento da obesidade, exercendo efeitos anorexígenos sobre o controle de fome e saciedade.[108] A utilização desse medicamento é proibida em diversos países, mesmo nos Estados Unidos, em que a FDA proíbe o uso de muitas drogas anorexígenas.[108]

Traços da droga podem aparecer na urina por até 60 dias após a sua ingestão,[109] e a dosagem habitual varia entre 20 e 50 mg/dia.

O Quadro 6.1 relaciona as principais substâncias utilizadas no controle do peso e no emagrecimento, bem como seus efeitos colaterais. É de extrema importância que nenhuma substância dessas seja utilizada sem que haja o devido acompanhamento médico.

Em outubro de 2011, a Anvisa (Agência Nacional de Vigilância Sanitária) proibiu a comercialização de três medicamentos derivados de anfetamina (anfepramona, femproporex e mazindol). No entanto, em setembro de 2014, o plenário do Senado Federal derrubou a resolução da Anvisa que proibia o uso de remédios para emagrecer produzidos com base nas substâncias anteriormente citadas. A proposta também libera a venda de medicamentos que contenham a substância sibutramina, seus sais e isômeros, bem como intermediários.

Quadro 6.1 – Principais substâncias utilizadas no controle do peso e no emagrecimento, suas ações e seus efeitos colaterais

Substância	**Ações**	**Efeitos colaterais**
Catecolaminérgicos		
Fentermina	Efeitos noradrenérgicos no controle alimentar	Boca seca, insônia, taquicardia, ansiedade
Femproporex	Efeitos noradrenérgicos no controle alimentar	Boca seca, insônia, taquicardia, ansiedade
Anfepramona	Efeitos noradrenérgicos no controle alimentar	Boca seca, insônia, taquicardia, ansiedade
Mazindol	Efeitos noradrenérgicos e dopaminérgicos no controle alimentar	Boca seca, insônia, taquicardia, ansiedade
Fenilpropanolamina	Estimula as ações adrenérgicas	Sudorese, taquicardia, aumento da pressão arterial
Serotoninérgicos		
Fluoxetina	Efeito inibitório sobre a recaptação da serotonina	Cefaleia, insônia, ansiedade, diminuição da libido
Sertralina	Efeito inibitório sobre a recaptação da serotonina	Cefaleia, insônia, ansiedade, diminuição da libido
Serotoninérgico e catecolaminérgico		
Sibutramina	Efeito inibitório sobre a recaptação da serotonina e noradrenalina, diminui a ingestão alimentar e aumenta o gasto energético	Boca seca, constipação, taquicardia, sudorese, aumento da pressão arterial

6.4.1 Sibutramina

A sibutramina é um inibidor de serotonina e noradrenalina muito utilizado na perda de peso.[110] Foi desenvolvido para diminuir o consumo energético, por meio da inibição do consumo alimentar. Os mecanismos de ação da sibutramina envolvem estímulos adrenérgicos e serotoninérgicos, que são responsáveis pela saciedade, pela supressão da ingestão alimentar e por estimular a termogênese.[110]

O pico de ação de 15 miligramas de sibutramina ocorre após 3 horas da sua ingestão, tendo uma meia-vida de 20 horas.[111] Estudos envolvendo diversas doses de sibutramina mostraram perda de peso com doses que variam de 5 a 30 miligramas por dia. A melhor dose é entre 10 e 15 miligramas por dia.[112]

Poucos estudos avaliaram o efeito da sibutramina na termogênese em humanos,[113-115] e os resultados são bastante controversos: alguns não mostram efeitos da sibutramina sobre a termogênese,[115-117] ao passo que outros afirmam que há relação.[113,115]

O exercício físico em conjunto com hábitos alimentares saudáveis e agentes farmacológicos são muito recomendados por médicos para o tratamento da obesidade e da perda de peso. Entretanto, muito pouco se sabe sobre os efeitos sinérgicos da sibutramina e do exercício físico no gasto energético, assim como pouco se sabe sobre as respostas fisiológicas da sibutramina durante o exercício físico.[110]

Estudos realizados por Starling et al. (2001)[116] verificaram o efeito de uma única dose de 30 miligramas de sibutramina durante 40 minutos de exercício em cicloergômetro e após 2 horas do exercício físico, em mulheres obesas jovens. Eles mostraram que não há efeito significativo da suplementação com sibutramina associada ao exercício físico sobre o gasto energético durante e após o exercício.

Já um estudo realizado por Rotstein et al. (2008)[110] testou a dose de 10 miligramas de sibutramina associada ao exercício físico realizado em cicloergômetro, durante cinco dias, por mulheres obesas. Segundo os autores, não houve efeitos aditivos da sibutramina associada ao exercício físico sobre o gasto energético durante e após o exercício.

Diferentemente do observado em humanos,[110] Connoley et al. (1999)[118] mostraram que a administração de 10 mg/kg de peso corporal em ratos é responsável por aumentar o $\dot{V}O_2$ em 30%. Esse valor se mantém por seis horas após o exercício físico. Além disso, o estudo mostrou que ocorreu maior mobilização de glicose no tecido adiposo marrom e aumento da temperatura corporal que variou entre 0,5 e 1,0 °C. A dosagem habitual de sibutramina varia entre 10 e 20 mg/dia.

Desse modo, embora a administração de sibutramina proporcione efeitos notórios na composição corporal de seus "consumidores", os efeitos adversos e sua baixa contribuição como coadjuvante para praticantes de exercícios inviabiliza a sua recomendação para o combate à obesidade, sendo a prática de exercícios orientada por profissionais capacitados a estratégia mais recomendada.

6.5 Gluggulsterona

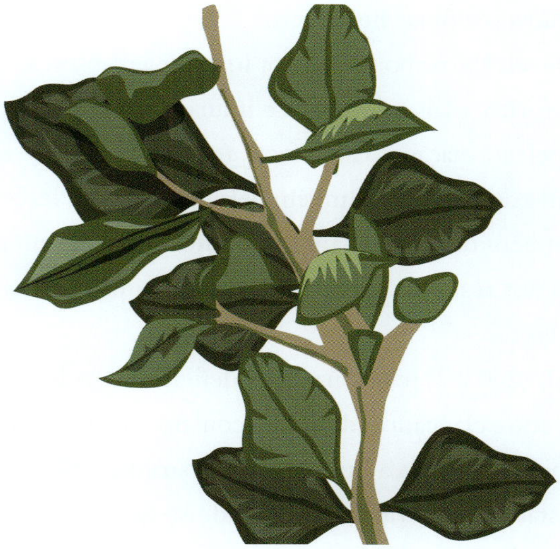

Figura 6.3 – Representação da planta mirra mukul (*Commiphora mukul*) da qual se extrai a resina para a produção de gluggulsterona.

A gluggulsterona é um extrato da resina da árvore mirra mukul (*Commiphora mukul*).[126] Seu uso medicinal remonta a 600 a.C., sendo utilizada para tratamento da obesidade, aterosclerose e várias condições inflamatórias.[127,128] Sua utilização é amplamente difundida na Índia. Nos Estados Unidos, passou a ser comercializada como suplemento dietético para a manutenção do colesterol e perda de peso.[126]

Acredita-se que a gluggulsterona esteja envolvida no metabolismo do colesterol.[129-131] Estudos mostram que a sua utilização diminuiu o colesterol total em 11%, as lipoproteínas de baixa densidade (LDL) em 12% e os triglicerídeos em 15%.[129-131]

6.6 Fibras

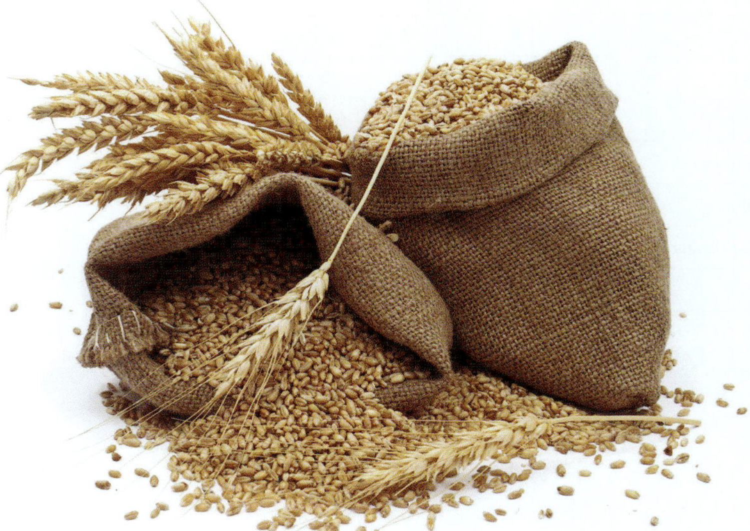

SeDmi/shutterstock

Figura 6.4 – Trigo: alimento fonte de fibra.

As fibras alimentares são constituintes dos alimentos vegetais que ingerimos, mas não são digeridas pelo organismo para a produção de energia. Elas são classificadas em fibras solúveis e fibras insolúveis.[87]

As fibras solúveis são responsáveis por impedir a reabsorção do colesterol contido na bile; dessa forma, mais colesterol é eliminado nas fezes. Já as fibras insolúveis são responsáveis pela formação do bolo fecal, retendo água nas fezes, sendo responsáveis pelo aumento do volume e também pela umidade das fezes.[87]

As fibras também desempenham importantes funções no organismo, acelerando a passagem dos resíduos alimentares pelo organismo, absorvendo toxinas e as eliminando pelas fezes.[132]

Jenkins et al. (2003)[133] relacionaram a deficiência na ingestão de fibras com diversas doenças, entre elas câncer de cólon, constipação, hiperlipidemia, cardiopatias, diabetes e obesidade, dada a importância da sua ingestão para a saúde. Segundo a FDA, a ingestão ideal de fibras por um adulto gira em torno de 25 a 35 g/dia. Os principais tipos de fibras alimentares são os polissacarídeos, celulose, hemicelulose, pectinas, gomas, mucilagens, fruto-oligossacarídeos (FOS), inulina, amido resistente e a lignina.[133] A Tabela 6.1 a seguir ilustra a quantidade de fibra presente em alguns alimentos.

Tabela 6.1 – Fibras por alimento

Alimento (g)	Quantidade (g)	Fibras totais (g)
Feijões cozidos	182	19,1
Farelo de aveia	94	14,5
Tomate	262	11,8
Soja cozida	172	10,3
Nozes	143	7,3
Espinafre	190	7
Alface	539	6,5
Espaguete	140	6,3
Batata doce	196	5,9
Brócolis	184	5,5
Mamão papaia	304	5,5
Passas	145	5,4
Pera	166	5,1
Cenoura	146	4,8

6.6.1 Fruto-oligossacarídeos (FOS)

Os fruto-oligossacarídeos (FOS) são oligossacarídeos com ação prebiótica e proporcionam melhor absorção de minerais como cálcio e magnésio. Essas fibras são obtidas pela hidrólise da inulina por meio da enzima inulase e sintetizadas a partir da sacarose pela enzima frutosiltransferase. Suas principais fontes são alimentos como aspargos, cebola, alho-poró e chicória.[134]

A principal ação prebiótica ocorre pelo estímulo do crescimento e ativação do metabolismo de um grupo de bactérias benéficas do trato intestinal, os lactobacilos.

A ingestão de 8 gramas, duas vezes ao dia (manhã e noite), reduz em 5% o consumo energético.[135]

6.6.2 Inulina

A inulina tem características semelhantes às dos FOS e está predominantemente nos mesmos alimentos (aspargos, cebola, alho-poró e chicória), sendo encontrada também na banana ou podendo ser sintetizada a partir da sacarose. A inulina é um polímero de glicose que contém moléculas de frutose associadas à sua estrutura.[134] Dessa forma, a inulina é um nutriente com propriedades funcionais, considerada uma fibra alimentar solúvel, denominada alimento prebiótico em virtude de suas ações exercidas no organismo. Por ela alcançar o intestino de maneira intacta, sem sofrer ações digestivas no estômago, é um nutriente que influencia diretamente a função intestinal.

Atualmente, a sua produção é totalmente feita no exterior, sendo assim, 100% da inulina comercializada no Brasil é importada e deve ter aprovação da Anvisa para ser comercializada.

Os seus benefícios são:

- prevenção de câncer do trato gastrointestinal;
- melhora do funcionamento do intestino;
- controle glicêmico;
- melhora da imunidade;
- melhora nos níveis séricos de triglicerídeos e colesterol, prevenindo contra doenças cardiovasculares.

A dosagem recomendada de sua ingestão varia entre 5 e 20 g/dia. Desses, recomenda-se a ingestão de, ao menos, 500 miligramas em jejum com água, a fim de obter melhores resultados, o restante da dose deve ser fracionada ao longo do dia.

6.6.3 Amido resistente

O amido resistente é resultado dos produtos da digestão do amido que não são absorvidos pelo intestino delgado. Ele se subdivide em três categorias:[134,135]

- grânulos cristalinos não gelatinizados que estão presentes nas bananas e batatas;
- amilose invertida formada pelo cozimento do amido;
- amido fisicamente envolvido presente em grãos e sementes.

O amido resistente pode ser encontrado em banana verde, batata crua, sementes e grãos, como cevada e milho. A ingestão recomendada de amido resistente é de 20 g/dia.

6.6.4 Gomas

As gomas são polissacarídeos complexos. Por terem propriedades gelatinosas, são amplamente utilizadas na indústria alimentícia como emulsificante ou estabilizante alimentício.[136]

A goma guar é extraída das sementes da planta leguminosa indiana chamada *Cyamopsis tetragonolobus* e é um espessante neutro, com muitas aplicações na indústria alimentar e na química fina. Segundo Kovacs et al. (2001),[137] a ingestão de goma guar reduz o apetite e a vontade de comer, mas sem acentuar a perda de peso. A ingestão recomendada de goma guar é de 5 g/dia.

6.6.5 Celulose

A celulose é a substância orgânica mais abundante na natureza, o componente mais comum presente nas plantas e uma fibra insolúvel.[136] Suas principais funções são:

- retenção de água nas fezes;
- aumento do bolo fecal;
- favorecimento do peristaltismo intestinal;
- diminuição do tempo de trânsito intestinal;
- aumento do número de fezes produzidas.[136]

Essa substância está presente em frutas com casca, farinha de trigo, farelos e sementes.

6.6.6 Pectina

A pectina é um termo genérico para designar um grupo de polissacarídeos presentes em grande quantidade nas cascas de frutas e é uma fibra solúvel.[136]

A pectina tem a propriedade de formar um gel com o açúcar. Por essa razão, a pectina é utilizada em combinação com o açúcar como um agente espessante na indústria alimentar. Um uso bem conhecido da pectina está na produção de compotas. A maioria dos frutos contém pectina, mas não em quantidades suficientes para formar um gel grosso; logo, é necessário adicionar pectina para melhorar a qualidade da compota. A pectina é adicionada a um açúcar especial que pode ser usado especialmente para fazer compota (açúcar gelificante).

O grupo de frutas que contêm pectina suficiente para formar um gel (por exemplo, o marmelo) é muito pequeno. Comercialmente, a pectina é feita de maçã e de polpa de laranja.

Teste seus conhecimentos

1. Segundo dados epidemiológicos do IBGE, a prevalência da obesidade vem aumentando a cada ano. Quais são as doenças que podem estar associadas com a obesidade?
2. Qual o papel do exercício físico na obesidade? Quais são as modificações ocasionadas pelo exercício físico?
3. Como a nutrição pode influenciar no controle de peso? Discuta os mecanismos de fome e saciedade.
4. Discorra detalhadamente sobre a utilização de suplementos termogênicos visando ao emagrecimento.
5. Qual a teoria que embasaria a utilização de suplementos contendo L-carnitina visando ao emagrecimento? A sua utilização é ou não efetiva?
6. Quais são os efeitos decorrentes da utilização de substâncias à base de anfetamina visando ao emagrecimento?
7. Quais são os efeitos decorrentes da utilização de sibutramina visando ao emagrecimento?
8. Discorra detalhadamente sobre a utilização das fibras alimentares visando ao emagrecimento.

Referências

1. Instituto Brasileiro de Geografia e Estatística – IBGE. Pesquisa orçamentos familiares em 2008 e 2009: despesas, rendimentos e condições de vida. Rio de Janeiro: IBGE; 2010 [acesso em 23 jul. 2010]. Disponível em: http://www.ibge.gov.br/home/estatistica/populacao/condicaodevida/pof/2008_2009/POFpublicacao.pdf

2. Martins C, Morgan L, Truby H. A review of the effects of exercise on appetite regulation: an obesity perspective. Int J Obesity. 2008;32: 1337-47.

3. Willer CJ, Speliotes EK, Loos RJ, Li S, Lindgren CM, Heid IM, et al. Six nem loci associated with body mass index highlight a neural influence on body weight regulation. Nature America, 2008 [acesso em 06 jan 2009]. Disponível em: http://www.sciam.com/article.cfm?id=does-exercise-really-make

4. Silva KS, Nahas MV, Hoefelmann LP, Lopes AS, Oliveira ES. Associações entre atividade física, índice de massa corporal e comportamentos sedentários em adolescentes. Rev Bras Epidemiol. 2008 mar;11(1).

5. Oliveira CL, Fisberg M. Obesidade na infância e adolescência: uma verdadeira epidemia. Arq Bras Endocrinol Metab. 2003 abr;47(2).

6. Carvalheira JBC, Saad MJA. Doenças associadas à resistência à insulina: Hiperinsulinemia, não incluídas na síndrome metabólica. Arq Bras Endocrinol Metab. 2006 abr;50(2).

7. Crespo PS, Prieto Perera JA, Lodeiro FA, Azuara LA. Metabolic syndrome in childhood. Public Health Nutr. 2007 Oct;10(10A):1121-5.

8. Saad MJA, Zanella MT, Ferreira SRG. Síndrome metabólica: ainda indefinida mais útil na identificação do alto risco cardiovascular. Arq Bras Endocrinol Metab. 2006 abr;50(2).

9. Carnevali Jr LC, Lima WP, Zanuto R. Exercício, emagrecimento e intensidade do treinamento: aspectos fisiológicos e metodológicos. São Paulo: Phorte; 2011.

10. Toshinai K, Date Y, Murakami N, Shimada M, Mondal MS, Shimbara T, et al. Ghrelin-induced food intake is mediated via the orexin pathway. Endocrinology. 2003 Apr;144(4):1506-12.

11. Beck B. Neuropeptides and obesity. Nutrition. 2000 Oct;16(10):916-23.

12. Beck B. Neuropeptide Y in normal eating and in genetic and dietary-induced obesity. Phil Trans R Soc B. 2006 Jun;361:1159-85.

13. Caron E, Sachot C, Prevot V, Bouret SG. Distribution of Leptin-Sensitive Cells in the Postnatal and Adult Mouse Brain. J Comp Neurol. 2010 Feb 15;518(4):459-76.

14. Yee CL, Wang Y, Anderson S, Ekker M, Rubenstein JL. Arcuate nucleus expression of NKX2.1 and DLX and lineages expressing these transcription factors in neuropeptide Y, proopiomelanocortin, and tyrosine hydroxylase neurons in neonatal and adult mice. J Comp Neurol. 2009 Nov 1;517(1):37-50.

15. Ropelle ER, Fernandes MF, Flores MB, Ueno M, Rocco S, Marin R, et al. Central exercise action increases the AMPK and mTOR response to leptin. PloS ONE 2008;3(12):e3856.

16. Wing RR, Hill JO. Successful weight loss maintenance. Annu Rev Nutr. 2001;21:323-41.

17. Izquierdo M, Ibañez J, Calbet JA, Navarro-Amezqueta I, González-Izal M, Idoate F, et al. Cytokine and hormone responses to resistance training. Eur J Appl Physiol. 2009 Nov;107(4):397-409.

18. Ropelle ER, Pauli JR, Fernandes MF, Rocco SA, Marin RM, Morari J, et al. A central role for neuronal AMP-activated protein kinase (AMPK) and mammalian target of rapamycin (mTOR) in high-protein diet-induced weight loss. Diabetes 2008 Mar;57(3):594-605.

19. King NA, Blundell JE. High-fat foods overcome the energy expenditure induced by high-intensity cycling or running. Eur J Clin Nutr. 1995;49:114-23.

20. Westerterp-Plantenga MS, Verwegen CR, Ijedema MJ, Wijckmans NE, Saris WH. Acute effects of exercise or sauna on appetite in obese and nonobese men. Physiol Behav. 1997 Dec;62(6):1345-54.

21. Lluch A, King NA, Blundell JE. Exercise in dietary restrained women: no effect on energy intake but change in hedonic ratings. Eur J Clin Nutr. 1998;52:300-7.

22. Blundell JE, King NA. Physical activity and regulation of food intake: current evidence. Med Sci Sports Exerc. 1999;31(11 Suppl):573-83.

23. Benatti FB, Lancha Jr AH. Leptina e exercício físico aeróbio: implicações da adiposidade corporal e insulina. Rev Bras Med Esporte 2007;13(4).

24. Karamouzis I, Karamouzis M, Vrabas IS, Christoulas K, Kyriazis N, Giannoulis E, et al. The effects of marathon swimming on serum leptin and plasma neuropeptide Y levels. Clin Chem Lab Med. 2002 Feb;40(2):132-6.

25. Zoladz JA, Konturek SJ, Duda K, Majerczak J, Sliwowski Z, Grandys M, et al. Effect of moderate incremental exercise, performed in fed and fasted state on cardio-respiratory variables and leptin and ghrelin concentrations in young healthy men. J Physiol Pharmacol. 2005 Mar;56(1):63-85.

26. Ellacott KL, Cone RD. The central melanocortin system and the integration of short- and long-term regulators of energy homeostasis. Recent Prog Horm Res. 2004;59:395-408.

27. Fan W, Ellacott KL, Halatchev IG, Takahashi K, Yu P, Cone RD. Cholecystokinin-mediated suppression of feeding involves the brainstem melanocortin system. Nat Neurosci. 2004;7:335-6.

28. Zheng H, Patterson LM, Rhodes CJ, Louis GW, Skibicka KP, Grill HJ, et al. A potencial role for hypothalamo-medullary POMC projections in leptin-induced suppression of food intake. Am J Physiol Regul Integr Comp Physiol. 2010 Mar; 298(3): R720-R728.

29. Goto K, Ishii N, Kizuka T, Takamatsu K. The impact of metabolic stress on hormonal responses and muscular adaptations. Med Sci Sports Exerc. 2005 Jun;37(6):955-63.

30. Spriering BA Kraemer WJ, Anderson JM, Armstrong LE, Nindl BC, Volek JS, et al. Resistance Exercise Biology Manipulation of Resistance Exercise Programme Variables Determines the Responses of Cellular and Molecular Signalling Pathways. Sports Med. 2008;38(7):527-40.

31. Holm L, Reitelseder S, Pedersen TG, Doessing S, Petersen SG, Flyvbjerg A, et al. Changes in muscle size and MHC composition in response to resistance exercise with heavy and light loading intensity. J Appl Physiol. 2008 Nov;105(5):1454-61.

32. Bosco CR. Monitoring strength training: neuromuscular and hormonal profile. Med Sci Sports Exerc. 2000;32:202-8.

33. Kraemer WJ, Marchitelli L, Gordon SE, Harman E, Dziados JE, Mello R, et al. Hormonal and growth factor responses to heavy resistance exercise protocols. J Appl Physiol. 1990 Oct;69(4):1442-50.

34. McCall GE, Byrnes WC, Fleck SJ, Dickinson A, Kraemer WJ. Acute and chronic hormonal responses to resistance training disegned to promode muscle hypertrophy. Can J Appl Physiol. 1999 Feb;24(1):96-107.

35. Karl JP, Alemany JA, Koenig C, Kraemer WJ, Frystyk J, Flyvbjerg A, et al. Diet, body composition, and physical fitness influences on IGF-I bioactivity in women. Growth Horm IGF Res. 2009 Dec;19(6):491-6.

36. Westerterp-Plantenga M, Diepvens K, Joosen AM, Berube-Parent S, Tremblay A. Metabolic effects of spices, teas, and caffeine. Physiol Behav. 2006;89:85-91.

37. Dansinger ML, Gleason JA, Griffith JL, Selker HP, Schaefer EJ. Comparison of the Atkins, Ornish, Weight Watchers, and Zone diets for weight loss and heart disease risk reduction: a randomized trial. JAMA 2005;293:43-53.

38. Foster GD, Wyatt HR, Hill JO, McGuckin BG, Brill C, Mohammed BS, et al. A randomized trial of a low-carbohydrate diet for obesity. N Engl J Med. 2003;348:2082-90.

39. Samaha FF, Iqbal N, Seshadri P, Chicano KL, Daily DA, McGrory J, et al. A low-carbohydrate as compared with a low-fat diet in severe obesity. N Engl J Med. 2003;348:2074-81.

40. Gardner CD, Kiazand A, Alhassan S, Kim S, Stafford RS, Balise RR, et al. Comparison of the Atkins, Zone, Ornish, and LEARN diets for change in weight and related risk factors among overweight premenopausal women: the A TO Z Weight Loss Study: a randomized trial. JAMA 2007;297:969-77.

41. Halton TL, Hu FB. The effects of high protein diets on thermogenesis, satiety and weight loss: a critical review. J Am Coll Nutr. 2004;23:373-85.

42. Shigemitsu K, Tsujishita Y, Miyake H, Hidayat S, Tanaka N, Hara K, et al. Structural requirement of leucine for activation of p70 S6 kinase. FEBS Lett. 1999;447:303-6.

43. Xu G, Kwon G, Cruz WS, Marshall CA, McDaniel ML. Metabolic regulation by leucine of translation initiation through the mTOR-signaling pathway by pancreatic beta-cells. Diabetes 2001;50:353-60.

44. Tomé D, Schwarz J, Darcel N, Fromentin G. Protein, amino acids, vagus nerve signaling, and the brain. Am J Clin Nutr. 2009;90(Suppl):838S-43S.

45. Peters JC, Harper AE. Acute effects of dietary protein on food intake tissue amino acids, and brain serotonin. Am J Physiol. 1987;252:R902-14.

46. Pedersen NL, Nagain-Domaine C, Mahé S, Chariot J, Rozé C, Tomé D. Caseinomacropeptide specifically stimulates exocrine pancreatic secretion in the anesthetized rat. Peptides. 2000;21:1527-35.

47. Arciero PJ, Gentile CL, Pressman R, Everett M, Ormsbee MJ, Martin J, et al. Moderate protein intake improves total and regional body composition and insulin sensitivity in overweight adults. Metabolism. 2008 Jun;57(6):757-65.

48. Blouet C, Mariotti F, Azzout-Marniche D, Bos C, Mathé V, Tomé D, et al. The reduced energy intake of rats fed a high-protein low-carbohydrate diet explains the lower fat deposition, but macronutrient substitution accounts for the improved glycemic control. J Nutr. 2006 Jul;136(7):1849-54.

49. Pichon L, Huneau JF, Fromentin G, Tome D. A high-protein, high-fat, carbohydrate-free diet reduces energy intake, hepatic lipogenesis, and adiposity in rats. J Nutr. 2006;136:1256-60.

50. Faipoux R, Tome D, Bensaid A, Morens C, Oriol E, Bonnano LM, et al. Yeast proteins enhance satiety in rats. J Nutr. 2006 Sep;136(9): 2350-6.

51. Lejeune MP, Westerterp KR, Adam TC, Luscombe-Marsh ND, Westerterp-Plantenga MS. Ghrelin and glucagon-like peptide 1 concentrations, 24-h satiety, and energy and substrate metabolism during a high-protein diet and measured in a respiration chamber. Am J Clin Nutr. 2006 Jan;83(1):89-94.

52. Moran LJ, Luscombe-Marsh ND, Noakes M, Wittert GA, Keogh JB, Clifton PM. The satiating effect of dietary protein is unrelated to postprandial ghrelin secretion. J Clin Endocrinol Metab. 2005 Sep;90(9):5205-11.

53. Darcel NP, Liou AP, Tome D, Raybould HE. Activation of vagal afferents in the rat duodenum by protein digests requires PepT1. J Nutr. 2005;135:1491-5.

54. Bowen J, Noakes M, Clifton PM. Appetite regulatory hormone responses to various dietary proteins differ by body mass index status despite similar reductions in ad libitum energy intake. J Clin Endocrinol Metab. 2006;91:2913-9.

55. Bowen J, Noakes M, Trenerry C, Clifton PM. Energy intake, ghrelin, and cholecystokinin after different carbohydrate and protein preloads in overweight men. J Clin Endocrinol Metab. 2006;91:1477-83.

56. Johnson J, Vickers Z. Effects of flavor and macronutrient composition of food servings on liking, hunger and subsequent intake. Appetite 1993;21:25-39.

57. Smeets AJ, Soenen S, Luscombe-Marsh ND, Ueland Ø, Westerterp-Plantenga MS.. Energy expenditure, satiety, and plasma ghrelin, glucagon-like peptide 1, and peptide tyrosine-tyrosine concentrations following a single high-protein lunch. J Nutr. 2008 Apr;138(4):698-702.

58. Batterham RL, Heffron H, Kapoor S, Chivers JE, Chandarana K, Herzog H, et al. Critical role for peptide YY in protein-mediated satiation and body-weight regulation. Cell Metab. 2006 Sep;4(3):223-33.

59. Feijó FM, Bertoluci MC, Reis C. Serotonin and hypothalamic control of hunger: a review. Rev Assoc Med Bras. 2011 jan-fev;57(1):74-7. Portuguese.

60. Xu Y, Jones EJ, Kohno D, Williams KW, Lee CE, Choi MJ, et al. 5-HT2CRs Expressed by Pro--Opiomelanocortin Neurons Regulate Energy Homeostasis. Neuron. 2008;26;60(4-2):582-9.

61. Heisler LK, Cowley MA, Tecott LH, Fan W, Low MJ, Smart JL, et al. Activation of Central

Melanocortin Pathways by Fenfluramine. Science 2002;297(5581):609-11.

62. Blomstrand E. A Role for Branched-Chain Amino Acids in Reducing Central Fatigue. J Nutr. 2006 Feb;136(2):544S-547S.

63. Nybo L, Secher NH. Cerebral perturbations provoked by prolonged exercise. Prog Neurobiol. 2004 Mar;72(4):223-61

64. Jitomir J, Nassar E, Culbertson J, Moreillon J, Buford T, Hudson G, et al. The acute effects of the thermogenic supplement Meltdown on energy expenditure, fat oxidation, and hemodynamic responses in young, healthy males. J Int Soc Sports Nutr. 2008,5:23.

65. Tseng YH, Cypess AM, Kahn CR. Cellular bioenergetics as a target for obesity therapy. Nat Rev Drug Discov. 2010 Jun;9(6):465-82.

66. Morrison SF, Nakamura K. Central neural pathways for thermoregulation Front Biosci. 2011;16:74-104.

67. Coelho, CF, Mota JF, Ravagnani FCP, Burini RC. A suplementação de L-carnitina não promove alterações na taxa metabólica de repouso e na utilização dos substratos energéticos em indivíduos ativos. Arq Bras Endocrinol Metab. 2010 fev;54(1):37:44.

68. Graham TE. Caffeine and exercise: metabolism, endurance and performance. Sports Med. 2001;31:785-807.

69. Lima WP, Carnevali LC Jr, Eder R, Costa Rosa LF, Bacchi EM, Seelaender MC.. Lipid metabolism in trained rats: Effect of guarana (Paullinia cupana Mart.) supplementation. Clin Nutr. 2005 Dec;24(6):1019-28.

70. Dacar M, Lima WP. Recursos ergogênicos nutricionais, lipídios e exercício. In. Lima WP. Lipídios e exercício: aspectos fisiológicos e do treinamento. São Paulo: Phorte; 2009.

71. Burke LM. Caffeine and sports performance. Appl Physiol Nutr Metab. 2008;33:1319-34.

72. Cox GR, Desbrow B, Montgomery PG, Anderson ME, Bruce CR, Macrides TA, et al. Effect of different protocols of caffeine intake on metabolism and endurance performance. J Appl Physiol. 2002;93:990-9.

73. Doherty M, Smith P, Hughes M, Davison R: Caffeine lowers perceptual response and increases power output during high-intensity cycling. J Sports Sci. 2004, 22(7):637-643.

74. Del Coso J, Estevez E, Mora-Rodriguez R. Caffeine Effects on Short-Term Performance during Prolonged Exercise in the Heat. Med Sci Sports Exerc. 2008;40(4):744-51.

75. Kalmar JM, Cafarelli E. Central fatigue and transcranial magnetic stimulation: effect of caffeine and the confound of peripheral transmission failure. J Neurosci Methods. 2004;138(1-2):15-26.

76. Davis JM, Zhao Z, Stock HS, Mehl KA, Buggy J, Hand GA. Central nervous system effects of caffeine and adenosine on fatigue. Am J Physiol Regul Integr Comp Physiol. 2003;284(2):R399-404.

77. Diepvens K, Westerterp KR, Westerterp-Plantenga MS. Obesity and thermogenesis related to the consumption of caffeine, ephedrine, capsaicin, and green tea. Am J Physiol Regul Integr Comp Physiol. 2007;292:R77-R85.

78. Jacobson BH, Weber MD, Claypool L, Hunt LE. Effect of caffeine on maximal strength and

power in elite male athletes. Br J Sports Med. 1992;26(4):276-80.

79. Astorino TA, Rohmann RL, Firth K. Effect of caffeine ingestion on onerepetition maximum muscular strength. Eur J Appl Physiol. 2008;102:127-32.

80. Armstrong LE. Caffeine, body fluid-electrolyte balance, and exercise performance. Int J Sport Nutr Exerc Metab. 2002;12:189-206.

81. Dulloo AG, Duret C, Rohrer D, Girardier L, Mensi N, Fathi M, et al. Efficacy of a green tea extract rich in catechin polyphenols and caffeine in increasing 24-h energy expenditure and fat oxidation in humans. Am J Clin Nutr. 1999;70:1040-45.

82. Kovacs EM, Stegen JHCH, Brouns F. Effect of caffeinated drinks on substrate metabolism, caffeine excretion, and performance. J Appl Physiol. 1998;85:709-15.

83. Graham TE, Spriet LL. Metabolic, catecholamine, and exercise performance responses to various doses of caffeine. J Appl Physiol. 1995;78:867-74.

84. Berube-Parent S, Pelletier C, Dore J, Tremblay A. Effects of encapsulated green tea and Guarana extracts containing a mixture of epigallocatechin-3-gallate and caffeine on 24 h energy expenditure and fat oxidation in men. Br J Nutr. 2005;94:432-6.

85. Hoffman BB, Lefkowitz RJ. Catecholamines, sympathomimetic drugs, and adrenergic receptor antagonists. In: Hardman JG, Limbird LE, Molinoff PB, Ruddon W, Gilman AG, editors. Goodman and Gilman's The Pharmacological Basis of Therapeutics. 9. ed. New York, NY: McGraw Hill; 1996. p.199-248.

86. Weesner KM, Denison M, Roberts RJ. Cardiac arrhythmias in an adolescent following ingestion of an over-the-counter stimulant. Clin Pediatr. (Phila). 1982;21:700-1.

87. Zanuto R, Lorenzeti FM, Lima WP, Carnevali Jr LC. Biologia e bioquímica: bases aplicadas às ciências da saúde. São Paulo: Phorte; 2011.

88. Gurley BJ, Gardner SF, White LM, Wang PL. Ephedrine pharmacokinetics after ingestion of nutritional supplements containing Ephedra sinica (ma huang). Ther Drug Monit. 1998;20:439-45.

89. Backer R, Tautman D, Lowry S, Harvey C, Poklis A. Fatal ephedrine intoxication. J Forensic Sci. 1997;42:157-59.

90. Pentel P. Toxicity of over-the-counter stimulants. JAMA. 1984;252:1898-1903.

91. Toubro S, Astrup A, Breum L, Quaade F. Safety and efficacy of long-term treatment with ephedrine, caffeine, and ephedrine/caffeine mixture. Int J Obes Relat Metab Disord. 1993;17:S69-S72.

92. Boozer CN, Nasser JA, Heymsfield SB, Wang V, Chen G, Solomon JL. An herbal supplement containing Ma Huang-Guarana for weight loss: a randomized, double-blind Trial. Int J Obesity. 2001;25:316-24.

93. Fugh-Berman A, Myers A. Supplements marketed for weight loss: current status of clinical and basic research. Exp Biol Med. 2004;229:698-704.

94. Facciola S. Cornucopia II: A source book of edible plants. Vista, CA: Kampong Publications; 1998.

95. Kiple KF, Ornelas KC, editors. The Cambridge World History of Food. Cambridge, UK: Cambridge University Press; 2000. v. 2. p.1822-6.

96. Spriet LL, Whitfield J. Taurine and skeletal muscle function. Curr Opin Clin Nutr Metab. Care. 19 Nov 2014.

97. Grosso DS, Bressler R. Taurine and cardiac physiology. Biochem Pharmacol. 1976 Oct 15;25(20):2227-32.

98. D'Andrea G, Terrazzino S, Fortin D, Cocco P, Balbi T, Leon A. Elusive amines and primary headaches: historical background and prospectives. Neurol Sci. 2003;24(Suppl 2):S65-S67.

99. Obiro WC, Zhang T, Jiang B. The nutraceutical role of the Phaseolus vulgaris alpha-amylase inhibitor. Br J Nutr. 2008 Jul;100(1):1-12.

100. Udani J, Singh BB. Blocking carbohydrate absorption and weight loss: a clinical trial using a proprietary fractionated white bean extract. Altern Ther Health Med. 2007 Jul-Aug;13(4):32-7.

101. Celleno L, Tolaini MV, D'Amore A, Perricone NV, Preuss HG. A dietary supplement containing standardized Phaseolus vulgaris extract influences body composition of overweight men and women. Int J Med Sci. 2007 Jan;4(1):45-52.

102. Inchiosa Junior MA. Experience (Mostly Negative) with the Use of Sympathomimetic Agents for Weight Loss. J Obes. 2011.

103. Nappo SA. Consumo de anorexígenos tipo-anfetamina (dietilpropiona, fenproporex, mazindol) e de fenfluramina no Brasil: Prejuízo ou benefício para a saúde. J Bras Psiquiatr. 1992 Set;41(8):417-21.

104. Volkow ND, Fowler JS, Wang GJ, Shumay E, Telang F, Thanos PK, et al. Distribution and Pharmacokinetics of Methamphetamine in the Human Body: Clinical Implications. PLoS ONE 2011;5(12):e15269.

105. Karch SB, Stephens BG, Ho CH. Methamphetamine-related deaths in San Francisco: demographic, pathologic, and toxicologic profiles. J Forensic Sci. 1999;44(2):359-68.

106. Mooney LJ, Glasner-Edwards S, Rawson RA, Ling W. Medical effects of methamphetamine use. In: Roll JM, Rawson RA, Ling W, Shoptaw S, editors. Methamphetamine Addiction: From Basic Science to Treatment. New York: Guilford; 2009. p. 117-42.

107. Ishigami A, Tokunaga I, Gotohda T, Kubo S. Immunohistochemical study of myoglobin and oxidative injury-related markers in the kidney of MAMP abusers. Leg Med. (Tokyo) 2003;5:42-8.

108. Udani J, Hardy M, Madsen DC. Blocking carbohydrate absorption and weight loss: a clinical trial using Phase 2 brand proprietary fractionated white bean extract. Altern Med Rev. 2004 Mar;9(1):63-9.

109. Kraemer T, Theis GA, Weber AA, Maurer HH. Studies on the metabolism and toxicological detection of the amphetamine-like anorectic fenproporex in human urine by gas chromatography-mass spectrometry and fluorescence polarization immunoassay. J Chromatography B. 2000;738:107-18.

110. Rotstein A, Inbar O, Vaisman N. The Effect of Sibutramine Intake on Resting and Exercise Physiological Responses. Ann Nutr Metab. 2008;52:17-23.

111. Hind ID, Mangham JE, Ghani SP, Haddock RE, Garratt CJ, Jones RW. Sibutramine pharmacokinetics in young and elderly healthy subjects. Eur J Clin Pharmacol. 1999;54:847-9.

112. Lean MEJ. Sibutramine: a review of clinical efficacy. Int J Obes. 1997;21:S30-S36.

113. Hansen DL, Toubro S, Stock MJ, Macdonald IA, Astrup A. The effect of sibutramine on energy expenditure and appetite during chronic treatment without dietary restriction. Int J Obes. 1999;23:1016-24.

114. Hansen DL, Toubro S, Stock MJ, Macdonald IA, Astrup A. Thermogenic effects of sibutramine in humans. Am J Clin Nutr. 1998;68:1180-6.

115. Seagle HM, Bessesen DH, Hill JO. Effects of sibutramine on resting metabolic rate and weight loss in overweight women. Obes Res. 1998;6:115-21.

116. Starling RD, Liu X, Sullivan DH. Influence of suibutramine on energy expenditure in African American women. Obes Res. 2001;9:251-6.

117. Walsh KM, Leen E, Lean MEJ. The effect of sibutramine on resting energy expenditure and adrenaline-induced thermogenesis in obese females. Int J Obes Relat Metab Disord. 1999;23:1009-15.

118. Connoley IP, Liu YL, Frost I, Reckless IP, Heal DJ, Stock MJ. Thermogenic effects of sibutramine and its metabolites. Br J Pharmacol. 1999;1276:1487-95.

119. Cerreteli P, Marconi C. L-Carnitine suplementation in humans. The effects on physical performance. Int J Sports Med. 1990;11(1):1-4.

120. Bonnefont JP, Djouadi F, Prip-Buus C, Gobin S, Munnich A, Bastin J. Carnitine palmitoyltransferases 1 and 2: biochemical, molecular and medical aspects. Mol Aspects Med. 2004;25 (5-6):495-520.

121. Stephens FB, Constantin-Teodosiu D, Greenhaff PL. New insights concerning the role of carnitine in the regulation of fuel metabolism in skeletal muscle. J Physiol. 2007;581(2):431-44.

122. Braun B, Horton T. Endocrine regulation of exercise substrate utilization in women compared to men. Exerc Sport Sci Rev. 2001;29(4):149-54.

123. Natali A, Santoro D, Brandi LS, Faraggiana D, Ciociaro D, Pecori N, et al. Effects of acute hypercarnitinemia during increased fatty substrate oxidation in man. Metabolism. 1993;42(5):594-600.

124. Lee JK, Lee JS, Park H, Cha YS, Yoon CS, Kim CK. Effect of L-carnitine supplementation and aerobic training on FABPc content and b-HAD activity in human skeletal muscle. Eur J Appl Physiol. 2007;99(2):193-9.

125. Udani J, Hardy M, Madsen DC. Blocking carbohydrate absorption and weight loss: a clinical trial using Phase 2 brand proprietary fractionated white bean extract. Altern Med Rev. 2004;9:63-9.

126. Szapary PO, Wolfe ML, Bloedon LT, Cucchiara AJ, DerMarderosian AH, Cirigliano MD, et al. Guggulipid for the treatment of hypercholesterolemia: a randomized controlled trial. JAMA. 2003 Aug 13;290(6):765-72.

127. Satyavati GV. Gum guggul (Commiphora mukul) – the success story of an ancient insight leading to a modern discovery. Indian J Med Res. 1988;87:327-35.

128. Dev S. Ethnotherapeutics and modern drug development: the potential of Ayurveda. Curr Sci. 1997;73:909-28.

129. Nityanand S, Srivastava JS, Asthana OP. Clinical trials with gugulipid: a new hypolipidaemic agent. J Assoc Physicians India. 1989;37:323-8.

130. Singh RB, Niaz MA, Ghosh S. Hypolipidemic and antioxidant effects of Commiphora mukul as an adjunct to dietary therapy in patients with hypercholesterolemia. Cardiovasc Drugs Ther. 1994;8:659-64.

131. Ghorai M, Mandal SC, Pal M, Pal SP, Saha BP. A comparative study on hypocholesterolaemic effect of allicin, whole germinated seeds of bengal gram and guggulipid of gum gugglu. Phytother Res. 2000;14:200-2.

132. Mahan LK, Arlin MT. Krause: Alimentos Nutrição e Dietoterapia. 8. ed. São Paulo: Roca; 1995. p. 38-40.

133. Jenkins DJA, Wolever TMS, Jenkins AL. Fibra e outros fatores dietéticos que afetam a absorção e o metabolismo dos nutrientes. In: Shils ME, Olson JA, Shike M, Ross AC. Tratado de Nutrição Moderna na Saúde e na Doença. 9. ed. São Paulo: Manole; 2003. p. 728-32.

134. Matos LL, Martins IS. Consumo de fibras alimentares em população adulta. Rev Saúde Públ. 2000 fev;34(1):50-5.

135. Hursel R, Viechtbauer W, Westerterp-Plantenga MS. The effects of green tea on weight loss and weight maintenance: a meta-analysis. Int J Obes. 2009;33:956-61.

136. Castilho AC. A importância das fibras alimentares para o paciente diabético. São Paulo: Support; 2005.

137. Kovacs EM, Westerterp-Plantenga MS, Saris WH, Goossens I, Geurten P, Brouns F. The effect addition of modified guar gum to low-energy semisolid meal on appetite and body weight loss. In J Obes Relat Metab Disord. 2001;25(3):307-15.

138. Vincent JB. Elucidating a biological role for chromium at a molecular level. Acc Chem Res. 2000 Jul;33(7):503-10.

139. Howe SM, Hand TM, Manore MM. Exercise-Trained Men and Women: Role of Exercise and Diet on Appetite and Energy Intake. Nutrients. 2014 Nov 10;6(11):4935-4960.

140. Meeusen R, Watson P, Hasegawa H, Roelands B, Piacentini MF. Central fatigue: the serotonin hypothesis and beyond. Sports Med. 2006;36(10): 881-909.

7

Fitoterapia aplicada à nutrição esportiva

"A terapia com medicamentos originados de plantas é relatada em sistemas de medicina milenares em todo o mundo, por exemplo, na medicina chinesa, tibetana ou indiana. Também os curandeiros dos chamados povos primitivos da África, Oceania, América do Norte e Sul sempre utilizavam as plantas [...] O conceito de fitoterapia moderno foi introduzido no meio científico pelo médico francês Henri Leclerc (1870-1955), que descreveu em publicações o uso de diversas plantas."

Fintelmann e Weiss (2010)[1]

O termo *fitoterapia* descreve a prevenção e o tratamento de doenças e distúrbios da saúde por meio do uso de plantas, ou partes de plantas, como folhas, flores, raízes, fruto ou sementes e pelas suas preparações.[1] Por isso são denominadas *plantas medicinais*.

Para que haja de fato fitoterapia, as plantas ou suas partes devem ser utilizadas sem que haja a adição de substâncias ativas ou isoladas.[2,3]

Já a utilização de substâncias quimicamente isoladas de plantas como medicamento não é mais considerada fitoterapia. Nesse caso, as plantas são denominadas medicamentos fitoterápicos.[2]

Segundo a Organização Mundial da Saúde (OMS), cerca de 80% da população em países em desenvolvimento utiliza-se de práticas tradicionais na atenção primária à saúde; destes, 85% fazem uso de plantas medicinais.[2]

A fitoterapia constitui uma forma de terapia medicinal que vem crescendo muito nestes últimos anos. No Brasil, existe um grande número de grupos de pesquisa que tem contribuído significativamente para o desenvolvimento da química dos produtos naturais de plantas, a quimiotaxonomia, a farmacologia de produtos naturais e outras áreas relacionadas.[4,5]

Isso se explica, em parte, pela riqueza de nossa flora.[2] Um segundo fator se correlaciona com o fato de o Brasil ser extremamente dependente de importações de matérias-primas farmacêuticas, importando cerca de 90% de matéria-prima para a manipulação de fitoterápicos.[2,5]

Segundo Eisenberg et al. (1998),[3] a utilização de produtos naturais, como recursos terapêuticos, é tão antiga quanto a civilização humana e por muito tempo produtos minerais, vegetais e animais constituíram esse tipo de terapia.

O surgimento do conceito de *natural* em muito contribuiu para o aumento do uso das plantas medicinais nas últimas décadas. Assim, produtos naturais passaram a ser sinônimo de produtos saudáveis, seguros e benéficos.[6]

Atualmente, os investimentos em pesquisas desenvolvidas por setores governamentais ou pela iniciativa privada internacional fazem que novos produtos fitoterápicos sejam incorporados ao mercado pelas empresas, processo esse que não se replica no Brasil, já que a maior parte das pesquisas acadêmicas nacionais quase não se transformam em produtos ou serviços úteis à sociedade, não sendo aproveitadas em favor do desenvolvimento socioeconômico do país.[2]

O fenômeno supracitado relaciona-se diretamente com assiduidade da prescrição de fitoterápicos pelos médicos, já que apenas 15% dos médicos do país prescrevem fitoterápicos; 27% prescrevem fitoterápicos quando há alguma restrição pelo paciente ao tratamento alopático; 38% dos médicos prescreveriam se houvesse mais estudos clínicos a respeito da eficiência dos fitoterápicos; e 5% não têm interesse em prescrever fitomedicamentos.[2,7] Esses dados descrevem a carência de estudos científicos e aplicabilidade dos resultados na área.

Fitoterapia no diabetes: revisão sobre as potenciais perspectivas mecanicistas[110]

O diabetes melito (DM) é uma doença epidêmica, amplamente disseminada que resulta da ausência, diminuição da secreção e/ou função prejudicada da insulina. Uma vez que o DM é uma doença multifatorial, os fármacos disponíveis, apesar do seu potencial tratamento, com alvo principalmente no controle hiperglicêmico, apresentam vários efeitos colaterais. Novas formas de tratamento buscam evitar tais efeitos. Postula-se que as plantas utilizadas no tratamento do diabetes e/ou seus componentes ativos podem satisfazer essa necessidade. Mais de 200 espécies de plantas possuem propriedades antidiabéticas, porém pouco se sabe sobre o seu real modo de ação no organismo. Pesquisas em diferentes bancos de dados acadêmicos oferecem uma análise abrangente sobre as plantas antidiabéticas disponíveis e que possuem seu uso aprovado, por apresentarem ação farmacológica e eficácia clínica comprovada. Tais plantas apresentam comprovado modo de ação, pois agem: na inibição da absorção da glicose pelas células intestinais, aumento da secreção insulínica, inibição da produção hepática de glicose e aumento da captação de glicose pelos tecidos muscular e adiposo.

7.1 Como prescrever ou recomendar fitoterápicos

É interessante salientar que apenas profissionais legalmente habilitados podem prescrever fitoterápicos e plantas medicinais. Cada conselho de classe profissional tem a responsabilidade de informar aos seus profissionais como proceder, bem como fiscalizar o mercado e as profissões no que diz respeito à regulamentação.

Entre os profissionais habilitados à prescrição de fitoterápicos e plantas medicinais estão: o nutricionista, o médico, o cirurgião-dentista, o médico veterinário e o farmacêutico.

Com base nisso, os profissionais habilitados devem fazer a prescrição de forma correta, já que os fitoterápicos podem se apresentar em diversas formas farmacêuticas, como tinturas, extratos secos e fluidos, pós, cremes, entre outros, garantindo a segurança do cliente ou do paciente.[2]

7.1.1 Ervas secas

Os chás estão presentes nessa classe de produtos. São produtos constituídos por partes de vegetais, plantas/vegetais inteiros, fragmentados ou moídos, obtidos por processos tecnológicos adequados a cada espécie, utilizados exclusivamente na preparação de bebidas alimentícias por infusão ou decocção em água potável, não tendo finalidades farmacoterapêuticas, e, portanto, sendo considerados alimentos.[1,2,8,9]

A RDC n° 267 de setembro de 2005 regulamenta as espécies vegetais para o preparo de chás e apresenta uma tabela com as espécies vegetais autorizadas para serem utilizadas no preparo de chás (Quadro 7.1).[2]

Quadro 7.1 – Espécies vegetais autorizadas para serem utilizadas no preparo de chás

Nome comum / nome científico	Parte do vegetal utilizada
Abacaxi / *Bromelia ananas* L.	Polpa do fruto
Acerola / *Malpighia glabra* L.	Fruto
Ameixa / *Prunus domestica* L.	Fruto
Amora / *Rubus spp*	Fruto
Ananás / *Ananas sativus* Schult & Schult F	Polpa do fruto
Banana-caturra e banana-nanica / *Musa sinensis* L.	Fruto
Banana-de-são-tomé, banana-maçã, banana-ouro, banana-prata / *Musa paradisiaca* L.	Fruto
Banana-da-terra / *Musa sapientum* L.	Fruto
Baunilha / *Vanilla aromatica* Swart	Fruto
Beterraba / *Beta vulgaris* L.	Raízes
Camomila ou maçanilha / *Matricaria recutita* L. e *Camumila recutita* (L.) Rauscher	Capítulos florais

Continua

Continuação

Nome comum / nome científico	Parte do vegetal utilizada
Capim-limão, capim-santo, capim-cidreira, capim-cidró ou chá de estrada / *Cymbopogon citratus* Stapf	Folhas
Cassis ou groselheira-negra / *Ribes nigrum* L.	Fruto
Cereja / *Prumus serotina* Ehrh	Fruto (sem semente)
Chá-preto, chá-verde ou chá-branco / *Camellia sinensis* (L.) Kuntze	Folhas e talos
Chicória / *Chicorium intybus* L.	Folhas e talos
Cenoura / *Daucus carota* L.	Raízes
Damasco / *Prunus armeniaca* L.	Fruto (sem semente)
Erva-cidreira ou melissa / *Melissa officinalis* L.	Folhas e ramos
Erva-mate ou mate verde ou mate tostado / *Ilex paraguariensis* St. Hil	Folhas e talos
Erva-doce ou anis ou anis-doce / *Pimpinella anisum* L.	Fruto
Framboesa / *Rubus idaeus* L.	Fruto
Funcho ou erva-doce nacional / *Foeniculum vulgare* Mill	Fruto
Groselha / *Ribes rubrum* L.	Fruto
Guaraná / *Paullinia cupana* L.	Sementes
Hibisco / *Hibiscus sabdariffa* L.	Flores
Hortelã ou hortelã-pimenta / *Mentha piperita* L.	Folhas e ramos
Menta, hortelã-doce ou menta doce / *Menta arvensis* L.	Folhas e ramos
Jasmim / *Jasminum officinale* L.	Flores
Laranja-amarga e laranja-doce / *Citrus auranium* L. ou *Citrus vulgaris* Risso e *Citrus sinensis* Osbeck	Fruto, casca do fruto, folhas e flores
Limão e limão-doce / *Citrus limmonia* Osbeck ou *Citrus limonium* Risso	Fruto, casca do fruto, folhas e flores
Maçã / *Pyrus malus* L.	Fruto
Mamão ou papaia / *Carica papaya* L.	Fruto
Manga / *Mangifera indica* L.	Fruto
Maracujá-açu / *Passiflora quadrangularis* L.	Polpa do fruto
Maracujá azedo / *Passiflora edulis F. Flavicarpa Degener*	Polpa do fruto
Maracujá doce e maracujá silvestre / *Passiflora alata Dryand*	Polpa do fruto
Maracujá-mirim, maracujá-roxo e maracujá-de-garapa / *Passiflora edulis Sims*	Polpa do fruto
Marmelo comum / *Pyrus cydonia* L. ou *Cydonia vulgaris* Pers.	Fruto
Marmelo da china / *Cydonia sinensis Thouin*	Fruto
Mirtilo / *Vaccinium myrtillus* L.	Fruto
Pera / *Pirus communis L.*	Fruto
Pêssego / *Prunus persica* (L.) Batsch	Fruto (sem caroço)
Pitanga / *Stenocalyx michelii* O. Berg ou *Eugenia uniflora* L.	Fruto e folhas
Tangerina, bergamota, mexerica, laranja-cravo e mandarina / *Citrus reticulata Blanco*	Fruto
Uva / *Vitis vinifera L.*	Fruto

Adaptado de Panizza, 2010.[2]

Outras espécies vegetais ou partes delas que não estão presentes no Quadro 7.1 somente podem ser utilizadas caso seja aprovado pelo regulamento técnico da RDC, comprovando a segurança de uso do produto.[2]

Segundo Panizza (2010),[2] existem alguns cuidados essenciais ao se comprar plantas medicinais secas denominadas pelos fabricantes como chás (alimento) ou drogas vegetais secas (medicamento). A embalagem: deve ter

- acondicionamento apropriado e íntegro do produto;
- nomes científico e popular do produto;
- indicação de qual parte da planta foi utilizada;
- registro na Anvisa;
- nome do fabricante, CNPJ e endereço;
- nome do farmacêutico responsável;
- número do lote;
- prazo de validade do produto.

7.1.2 Modos de preparo das ervas secas

Decocção

As ervas secas ou chás são preparados exclusivamente para serem utilizados como bebidas alimentícias, podendo ser feitos por infusão ou decocção em água potável.

A *decocção* é um processo feito com ebulição da droga vegetal em água potável por tempo determinado. Esse processo é recomendado para ervas de consistência rígida, que não liberam seus componentes ativos em temperaturas baixas, como cascas, raízes, rizomas, caules, sementes e folhas coriáceas.[2,8,9]

Modo de preparo:

- aquecer a água em recipiente de vidro, ágata ou porcelana, até atingir 100 °C (ebulição);
- misturar a quantidade prescrita ou indicada da erva ou droga vegetal à água e mexer suavemente;
- manter o recipiente em fogo baixo, tampado, por 3 a 5 minutos;
- desligar o aquecimento;
- deixar repousar por aproximadamente 15 minutos;
- coar o líquido decocto;
- não adoçar, pois pode interferir no sabor e propriedades do chá ou da droga vegetal.

Infusão ou maceração em água quente

A *infusão* ou *maceração em água quente* é uma preparação em que se mistura água fervente sobre a erva ou a droga vegetal que são menos rígidas, como folhas, flores, inflorescências, frutos ou com substâncias ativas voláteis.

Modo de preparo:

- aquecer a água em um recipiente até ferver;
- misturar a quantidade prescrita ou indicada da erva ou droga vegetal à água, mexer suavemente e deixar repousar por aproximadamente 15 minutos;
- coar o líquido;
- não adoçar, pois pode interferir no sabor e propriedades do chá ou da droga vegetal.

Extração em água fria

Uma terceira maneira de preparar ervas e drogas vegetais é por *extração em água fria*. Esse modo de preparo é indicado para ervas e drogas vegetais que não necessitam de altas temperaturas para liberar seus componentes ativos e que possuem compostos voláteis.[2]

Modo de preparo:

- colocar o líquido em um recipiente;
- misturar a quantidade prescrita ou indicada da erva ou droga vegetal à água;
- deixar repousar de acordo com o tempo determinado para erva ou droga vegetal;
- coar o líquido;
- não adoçar, pois pode interferir no sabor e propriedades do chá ou da droga vegetal.

Ervas ou drogas vegetais secas podem também ser maceradas ou trituradas, com o auxílio de um liquidificador. O pó obtido pode ser adicionado à água, sucos ou outros veículos (como cápsulas) a critério do profissional de saúde.

7.1.3 Tinturas

As tinturas são soluções extrativas alcoólicas ou hidroalcoólicas preparadas de matérias-primas vegetais ou ainda com extratos de plantas preparados com etanol, misturas hidroalcoólicas em diversas concentrações, éter ou misturas destes, em que 10 mililitros de tintura devem corresponder aos componentes solúveis de 1 grama de droga seca.[2,8,9]

As tinturas são classificadas de duas formas distintas: tinturas simples e compostas. As tinturas simples são preparadas pela ação de um álcool sobre uma única erva; já as compostas são preparadas pela ação de um álcool sobre uma mistura de ervas.

As fórmulas fitoterápicas são preparadas com a proporção de um quinto do peso da erva seca, ou seja, 200 gramas de ervas secas possibilitam a preparação de 1 quilo de tintura.[2] Podem ser utilizadas via oral ou topicamente.

7.1.4 Droga vegetal em pó e extrato seco

As drogas vegetais em pó são formas farmacêuticas constituídas de partículas secas e sólidas, de diversos graus de tenuidade, obtidas pela divisão, geralmente, mecânica de produtos vegetais. Essa divisão tem a finalidade de assegurar a homogeneidade e facilitar sua administração.

As drogas vegetais em pó apresentam as seguintes vantagens: não diminuem a atividade do fármaco; sua absorção gastrointestinal é mais rápida; difusão rápida; maior facilidade de administração e maior flexibilidade para a associação entre extratos ou produtos distintos.

Entretanto, existem também algumas desvantagens relacionadas a essas drogas:

- maior facilidade de sofrerem alterações;
- dificuldade de mascaramento de características organolépticas desagradáveis;
- possibilidade de contato de substâncias incompatíveis com a droga.

Já o extrato seco é a preparação sólida obtida pela evaporação do solvente utilizado na extração. Os extratos secos apresentam, no mínimo, 95% de resíduo seco, calculado como porcentagem de massa.[2] Os extratos secos podem ser padronizados, para isso devem conter a substância marcadora e os adjuvantes presentes.[10]

7.2 Recomendações terapêuticas

Existem fitoterápicos e medicamentos fitoterápicos que não necessitam de prescrição de um profissional habilitado para serem dispensados pelas farmácias, podendo ser recomendados por qualquer profissional da saúde. Esses profissionais podem recomendar também produtos acabados registrados na Anvisa, que são de venda livre e que não possuam tarja vermelha (indicando que aquele medicamento somente pode ser vendido mediante prescrição médica).[2]

Podem ser recomendados medicamentos fitoterápicos em cápsula ou outra forma farmacêutica sem tarja vermelha que são de venda livre, drogas vegetais de venda livre[11] e os chás com venda liberada pela Anvisa.[12,13]

7.3 Efeitos colaterais

São comuns afirmações de que os uso de fitoterápicos "não faz mal". Por esse motivo os opositores da fitoterapia afirmam que esse fato se deve a "falta de efeitos dos fitoterápicos".[1]

O estudo farmacológico e toxicológico de todos os medicamentos, inclusive dos fitoterápicos, mostra que eles produzem efeitos colaterais, apresentando efeitos desejáveis e indesejáveis.[1]

Tais efeitos colaterais dos fitoterápicos se diferenciam dos medicamentos sintéticos apenas na frequência e na intensidade. Esses efeitos são distinguidos de acordo com a substância ativa presente, o tempo e a dose utilizada.[1]

Ainda tratando a respeito dos prós e contras da fitoterapia, a discussão envolve a avaliação dos riscos dos fitoterápicos, relacionando-os com possíveis efeitos mutagênicos e carcinogênicos que supostamente desempenham. Por exemplo, estudos realizados em modelos animais com a substância ativa isolada do papo-de-peru (*Aristolochia clematitis*), o ácido aristolóquico, utilizado como relaxante muscular, contra câibras e como calmante, comprovaram o desenvolvimento de tumores malignos em animais.

Além disso, efeitos carcinogênicos foram detectados em experimentos com alcaloides pirrolizidínicos, antraquinonas e quercetina. Contudo, tais efeitos são encontrados apenas em modelo animal, abrindo um amplo leque para discussões, entre elas, a forma de administração dessas substâncias, a complexidade do sistema imunológico humano e as reações individuais. Ademais, o animal reage com maior uniformidade, podendo ser condicionado a uma reação previsível.

Segundo Fintelmann e Weiss (2010),[1] os fitoterápicos têm inegavelmente um potencial de efeitos indesejados descritos, no entanto a toxicologia pode fornecer apenas raras informações confiáveis. Seu procedimento, geralmente hipotético ou paradigmático, não atinge apenas os fitoterápicos, mas também os medicamentos sintéticos.

7.4 5-HTP

O 5-hidroxitriptofano (5-HTP) é um intermediário metabólito do aminoácido essencial L-triptofano na biossíntese da serotonina. Esse neurotransmissor exerce importantes ações no sistema nervoso central por meio da regulação do sono, da depressão, da ansiedade, da agressão, do apetite, da temperatura corporal, da libido e da sensação de dor.[14]

A planta africana *Griffonia simplicifolia*, comercializada há mais de trinta anos, é uma importante estimuladora de 5-HTP.[14] Atualmente, precursores de 5-HTP são comercializados com o intuito de controlar a fome e a saciedade, bem como promover a perda de peso.[15]

O 5-HTP favorece a liberação da leptina (hormônio da saciedade), melhora a qualidade do sono e combate os sintomas da TPM. Nos Estados Unidos, o 5-HTP tem aprovação da Food and Drug Administration (FDA)[112] como suplemento alimentar e é encontrado em cápsulas. O 5-HTP também pode ser encontrado em quantidades muito pequenas em alguns alimentos como peru e queijo.

A ação do 5-HTP é semelhante a do aminoácido triptofano, substância precursora da serotonina que é o neurotransmissor responsável pela sensação de bem-estar. A falta desse neurotransmissor no cérebro está diretamente relacionada à compulsão alimentar, bem como ao aumento no consumo de massas e doces.

Por ser um precursor imediato de serotonina, o 5-HTP tem algumas vantagens sobre o triptofano, como a passagem facilitada pela barreira hematoencefálica, uma vez que não se liga a proteínas de transporte, como a albumina. Já 90% do triptofano se encontra ligado à albumina, tendo de competir com outros aminoácidos na barreira hematoencefálica.[16-19]

O 5-HTP tem sido utilizado para diversos casos clínicos, como profilaxia de dores de cabeça crônicas (enxaquecas), fibromialgia, melhora da qualidade do sono, depressão e dores, tratamento de crianças com terror noturno (distúrbio do sono caracterizado por gritos acompanhados de semblantes de terror durante o sono). Estudos mostram que o uso de 5-HTP por seis meses reduziu 83,9% dos casos de terror noturno em crianças.[19]

As principais preocupações com a utilização de 5-HTP é que, associado a alguns medicamentos antidepressivos, pode provocar confusão mental, e doses superiores a 300 mg/dia podem provocar náuseas e problemas gastrointestinais. Não é recomendado o seu uso em gestantes e lactantes.[16-19]

A dose recomendada varia de 25 a 100 mg/dia, sendo doses maiores indicadas somente sob prescrição médica.[16-19]

7.5 Astrágalo

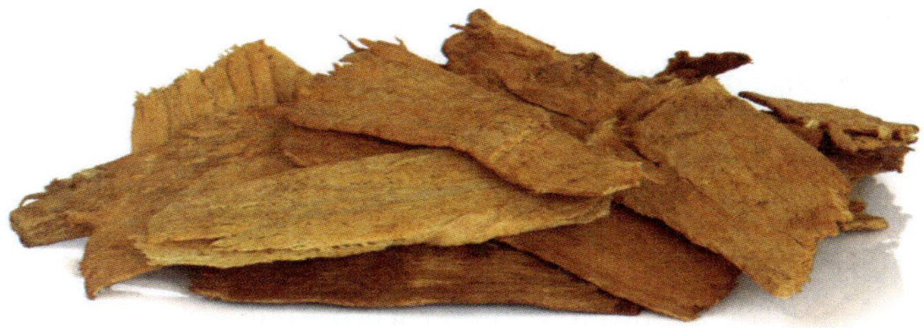

FIGURA 7.1 – Astrágalo (*Astragalus membranaceus*).

marilyn barbone/shutterstock

O astrágalo (*Astragalus membranaceus*) é uma erva da medicina tradicional chinesa utilizada para melhoria do sistema imunológico. Segundo a tradição chinesa, o astrágalo é recomendado nos casos de deficiência do *chi* (força de vida), que pode incluir sintomas como perda de energia e fadiga.[20-25]

A planta é nativa do norte da China e da Mongólia, existindo mais de 2.000 tipos de astrágalos no mundo, entre os quais o *Astragalus membranaceus* é o mais comumente utilizado com fins medicinais.[20-25]

Nos seus princípios ativos estão: astragalosídeos, betassitosterol, colina, cobre, d-frutose, astramembranagenina, isoastragalosídeos, ácido linoleico, cálcio, magnésio, ferro, sódio, potássio, saponinas, flavonoides, polissacarídeos e glicosídeos.[20-22]

Diversos constituintes químicos do astrágalo, como as saponinas, flavonoides, polissacarídeos e glicosídeos têm sido identificados como ativos potenciais de suas ações. O astrágalo é associado a outras ervas como o ginseng contra agentes estressantes internos e externos. Sua combinação com equinácea é comum contra infecções da membrana mucosa.

Estudos sugerem um efeito sinérgico do astrágalo junto com a quimioterapia, aumentando os níveis de células T em pacientes com câncer. Outros estudos mostram aumento da atividade patogênica dos glóbulos brancos do sistema imunológico.

Uma das preocupações com a sua utilização é que, quando utilizado em doses elevadas, o astrágalo pode provocar problemas gastrointestinais e diarreia. Casos de pessoas sob terapias imunossupressivas, assim como a administração de astrágalo após um transplante de órgão e por aqueles que sofrem de alguma doença autoimune (como lúpus eritematoso) requerem consulta a um médico antes de utilizá-lo. Por conter quantidades elevadas de selênio, se tomado em grandes quantidades por um longo período, pode causar perda de cabelo e dentes e, ainda, causar fadiga. Além disso, gestantes e lactantes devem consultar um médico antes de fazer uso do astrágalo.[20-25]

A suplementação recomendada é de 500 mg/dia para estimulação do sistema imunológico e para a promoção da resistência aos efeitos do estresse, sendo preferencialmente ingerida em duas doses de 250 miligramas do extrato padronizado.[20-25]

7.6 *Caralluma fimbriata*

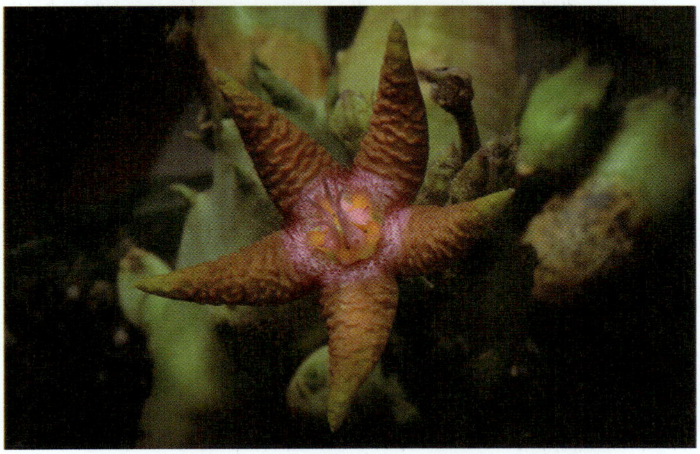

marilyn barbone/shutterstock

Figura 7.2 – *Caralluma fimbriata*.

A *Caralluma fimbriata* é uma espécie de cacto nativo da Índia, amplamente utilizado em seu país de origem durante as longas jornadas pelo deserto, com baixos ou praticamente sem suprimentos de comida.[26,27]

Estudos com essa planta mostram que ela apresenta propriedades supressoras do apetite. A *Caralluma fimbriata* é um cacto comestível, pertencente à família asclepiadácea, também, denominada de *Caralluma adscendens*, e seus nomes populares são: *Kullee Mooliyan*, *Karallamu* e *Shindala Makadi*.

Alguns estudos especulam que a *Caralluma fimbriata* inibe a ação das enzimas citrato liase e malonil-CoA (responsáveis pela síntese de lipídios), permitindo que os lipídios presentes no organismo na forma de TAG sejam oxidados, além de modular a sensação de fome e a saciedade pelo hipotálamo.[26,27]

A dose usualmente utilizada é de até 1 grama, subdividida em duas ou três doses diárias.[26,27] Entretanto, no Brasil, a sua comercialização está proibida pela Anvisa, que determinou, como medida de interesse sanitário, a suspensão da importação, fabricação, distribuição, manipulação, comércio e uso, em todo o território nacional, do insumo *Caralluma fimbriata* e de todos os produtos que contenham referido insumo (Anvisa, Resolução RE 5915, de 20 de dezembro de 2010).[11]

7.7 Cártamo

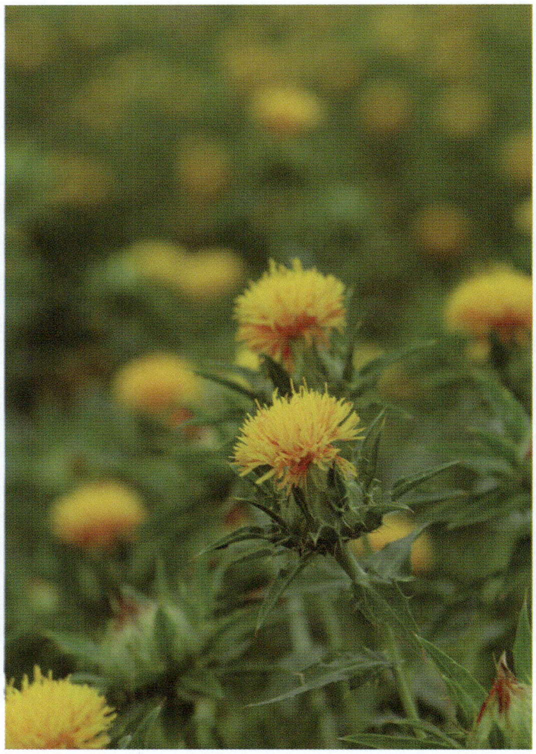

Figura 7.3 – Cártamo (*Carthamus tinctorius*).

kellymarken /iStock

O cártamo (*Carthamus tinctorius*) é uma planta oleaginosa, altamente adaptada às condições das regiões semiáridas, cultivada na Ásia antes mesmo da era cristã. Inicialmente, de suas flores, eram extraídas as tintas vermelha e amarela, utilizadas em tecidos de algodão e seda ou como corante de uso culinário.

Atualmente, o cártamo é cultivado como planta oleaginosa em países como China, Egito, Estados Unidos, Índia, México e Rússia. As suas sementes possuem lipídios de importante função biológica (35% a 40%), como os lipídios poli-insaturados, o ácido linoleico (70%) (ômega-6), o ácido oleico (20%) e o ácido linolênico (3%).

O cártamo é muito indicado para esportistas, como suplementação no auxílio à perda de peso pela redução da gordura corporal, já que entre as suas ações estão a de antioxidante e de inibidor da enzima lípase lipoproteica (LPL) que é responsável pelo armazenamento de lipídios nos adipócitos por meio dos estoques de TAG. A dosagem indicada é de 2 gramas, duas a três vezes ao dia antes das refeições.[28-30]

7.8 Cassiolamina

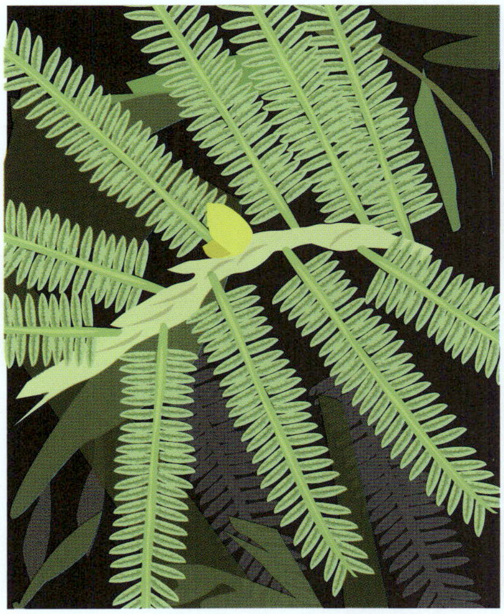

FIGURA 7.4 – Cassiolamina (*Cassia nomame*).

A cassiolamina (*Cassia nomame*) é uma planta que possui a propriedade inibitória da enzima lípase lipoproteica (LPL) responsável pelo armazenamento de ácidos graxos na forma de TAG pelo tecido adiposo.[31-33]

Entre os componentes ativos da cassiolamina estão a luteolina, diversos polifenóis e taninos. Os benefícios da cassiolamina incluem: redução da pressão arterial, redução dos níveis de colesterol sérico, redução do ácido úrico, redução da glicemia, efeitos positivos em casos de apneia do sono, redução da incidência de ganho de peso gerado pelo "efeito sanfona".

Existem algumas precauções em relação ao uso de cassiolamina: mulheres grávidas, lactantes, pacientes sob medicação, diabéticos, pessoas com problemas cardíacos, dores de cabeça, problemas na tireoide, pressão alta, depressão, próstata aumentada, glaucoma ou condições psiquiátricas devem consultar o médico antes de tomar esse produto.[31-33]

A sua ingestão pode impedir a absorção de vitaminas lipossolúveis A, D, E e K, bem como medicamentos em geral, devendo haver intervalos de suspensão de seu uso. Dessa maneira, recomenda-se que, ao utilizar a cassiolamina, seja feita a ingestão de suplementos vitamínicos duas a três horas antes ou depois da ingestão desta. Recomenda-se que indivíduos que estejam fazendo o uso de qualquer medicamento interrompam a ingestão de cassiolamina.[31-33]

A ingestão recomendada é de 200 a 600 miligramas de cassiolamina três vezes ao dia com água imediatamente antes das refeições. Essa recomendação é baseada em uma dieta diária de 2.000 calorias, entretanto, o valor da dosagem varia de acordo com a idade.[29-33]

7.9 Castanha-da-índia

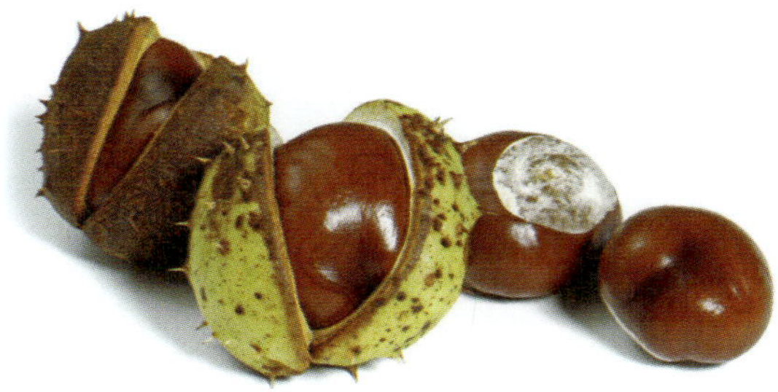

Figura 7.5 – Castanha-da-índia (*Aesculus hippocastanum*).

Prill Mediendesign & Fotografie/iStock

Apesar do nome, a castanha-da-índia é originária da região sudeste da Europa, que engloba países como Albânia, Bósnia, Bulgária, Grécia, entre outros. A castanha-da-índia (*Aesculus hippocastanum*) atualmente é encontrada no mundo inteiro.[32-33]

Sua principal ação é no sistema venoso, aumentando a resistência e o tônus das veias, diminuindo a permeabilidade e a fragilidade capilar. A castanha-da-índia é muito indicada para varizes, hemorroidas, fragilidades dos vasos sanguíneos, insuficiência venosa crônica que incluem edema, sensação de peso e dor nas pernas.

Seus efeitos sobre o sistema vascular são resultantes especialmente da presença de escina, hidroxicumarinas e flavonoides, que atuam no controle da permeabilidade dos vasos sanguíneos e como vasoconstritores periféricos, exercendo importante ação antiedematosa, ativando a circulação sanguínea e favorecendo o retorno venoso. Também atua na prevenção de acidentes vasculares, estase venosa, espasmos vasculares e tromboflebites. A castanha-da-índia atua também como anti-inflamatório, adstringente e antioxidante.[32-33]

As recomendações de ingestão da castanha-da-índia são:

- Castanha-da-índia em pó: 250 a 1.000 mg/dia junto as refeições.
- Extrato seco de castanha-da-índia: 100 a 400 mg/dia após as refeições.

As recomendações quanto ao seu uso são que, gestantes, lactantes e crianças não devem fazer o uso sem a orientação de um médico. Há contraindicação em pacientes sob tratamento com anticoagulantes, pessoas com insuficiência renal e/ou hepática, gastrite e úlcera gástrica.[32-33]

7.10 Chá-branco

O chá-branco (assim como o chá-verde e o chá-preto) é extraído das folhas da *Camellia sinensis*, que são colhidas secas e passam por processamento mínimo, ou seja, os três tipos de chá são processados de formas distintas para alcançar níveis diferentes de polifenóis. Suas folhas contêm cerca de 30% de compostos polifenólicos, principalmente epicatequinas, que têm como principal ação a de antioxidante.[34-37]

No chá-branco estão presentes compostos bioativos como polifenóis, xantinas e epigalocatequina-3-galato, que são conhecidos por exercerem efeitos biológicos nos adipócitos, aumentando a lipólise e diminuindo a massa de gordura.[38] Além disso, o chá-branco é rico em manganês, potássio, ácido fólico e vitaminas C, K, B1 e B2.

Estudos de Söhle et al. (2009)[38] mostraram que o chá-branco é eficaz na diminuição da lipogênese, aumento da lipólise e da diminuição da massa de gordura.

Os polifenóis, em especial a epigalocatequina e epigalocatequina-3-galato, inibem a proliferação celular e as atividades relacionadas ao desenvolvimento de tumores, exercendo ações antioxidantes, atribuindo ao fitoterápico o efeito quimiopreventivo. Os polifenóis juntamente com as catequinas e derivados formam complexos com as enzimas digestivas, diminuindo a absorção de lipídios e açúcares.[34-37]

O chá-branco também age como antimicrobiano, inibindo a enzima transcriptase reversa, necessária para a transcrição de certos vírus. Além disso, apresenta maiores propriedades antivirais e antibacterianas do que o chá-verde.[34-37]

É contraindicado para mulheres durante a gestação e a lactação, assim como para pessoas hipertensas, com úlceras gástricas, insônia e diabetes que não devem ingerir o chá-branco, principalmente em altas doses.

Suas ações são:

- antioxidante;
- diurético;
- vasodilatador e controlador da pressão arterial;
- estimulante na oxidação lipídica;

- aumento da imunidade corporal;
- diminuição dos níveis de colesterol (LDL);
- inibidor de alguns tipos de câncer, como o de próstata e o de estômago.

A dose indicada de consumo é de 1,5 a 2,5 gramas, duas vezes ao dia. A dose de 300 miligramas, de uma a duas vezes ao dia, já gera efeitos antioxidantes.[34-37]

Chás ricos em catequinas e cafeína para controle de peso corporal em humanos[111]

Manter o nível de gasto energético diário durante a perda de peso e a manutenção do peso é tão importante quanto manter a saciedade ao diminuir o consumo de energia. Nesse contexto, diferentes chás ricos em catequinas e cafeína, como o chá-verde, oolong e os chá-branco, têm sido propostos como instrumentos para manter ou aumentar o gasto de energia e para aumentar a oxidação de gordura. Tem sido amplamente proposto que os polifenóis presentes possam atuar de forma bastante efetiva no aumento da taxa metabólica, auxiliando assim na perda de peso. Seus efeitos, portanto, podem exercer importante relevância na manutenção do peso corporal. Embora o efeito termogênico dos chás ricos em catequinas e cafeína possa apresentar um importante potencial no aumento da taxa metabólica, bem como na absorção intestinal de gorduras, possivelmente sobre o impacto exercido sobre a microbiota intestinal e expressão gênica, resultados clinicamente significativos dependem de condições individuais, como predisposição genética, consumo habitual de cafeína e a composição e a dose de catequinas utilizadas. No entanto, os chás ricos em catequinas e cafeína podem ser agentes úteis que auxiliam no balanço energético e na possível redução da obesidade.

7.11 Chá-verde

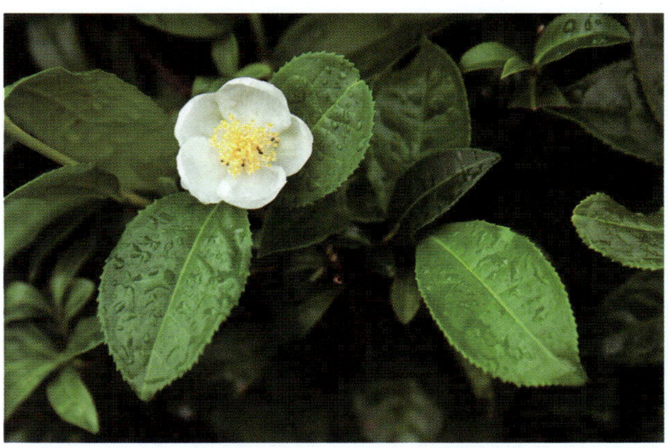

Figura 7.6 – Chá-verde (*Camellia sinensis*).

Barcin/iStock

O chá-verde é a bebida mais consumida nos países asiáticos, e as pessoas que o consomem naquela região conhecem seus efeitos benéficos há centenas de anos. Entretanto, apenas recentemente no Ocidente, onde há maior consumo de chá-preto[39], houve interesse sobre o chá-verde.

O chá-verde é extraído das folhas frescas da *Camellia sinensis*, mesma planta da qual se extraem o chá-preto e o chá-branco, diferenciando-se no processo de extração. Os efeitos benéficos do chá-verde são graças aos polifenóis presentes nesta bebida (epigalocatequina galato, epigalocatequina e epicatequina galato). Entre seus benefícios estão os efeitos antioxidantes e a capacidade antimutagênica.[40,41]

Desde 1990, o chá-verde é visto como uma erva natural que pode melhorar o gasto energético e a oxidação de lipídios, induzindo à perda de peso. Estudos que analisaram o efeito agudo da ingestão de chá-verde mostram aumento significativo no gasto energético durante o período de 24 horas.[42-43]

O chá-verde consiste em folhas aquecidas (com infusão em água quente) imediatamente após a colheita, mecanicamente enroladas e comprimidas, depois são secas para evitar alterações enzimáticas. Dessa forma, os constituintes e a cor da folha de chá são essencialmente preservados. O chá-verde tem um conteúdo particularmente alto de taninos e é fortemente adstringente.[44-46]

As folhas não fermentadas contêm: proteínas, glicídios, carboidratos, ácido ascórbico, vitaminas do complexo B (tiamina – B1, riboflavina – B2 e piridoxina – B6), flúor, betacaroteno, ácido fólico, teanina, vitamina K, bases púricas especialmente cafeína, teobromina e teofilina, óleo essencial, polifenóis, monossídeos de flavonóis e flavonas, catecóis e epicatecóis livres e esterificados pelo ácido gálico e produtos de condensação (catequinas: epicatequina (EC), epigalocatequina (EGC), galato-3-epicatequina (ECG), galato-3-epigalocatequina (EGCG) e taninos.[44-46]

Diversas ações farmacológicas são atribuídas ao chá-verde: angioprotetora e antirradicais livres, graças aos derivados flavônicos; antimutagênica e antitumoral, pela presença dos compostos fenólicos; e inibidora na absorção do colesterol exógeno.

O chá-verde apresenta efeitos protetores em fases diferentes do processo da carcinogênese, inibindo-o pela modulação da transdução de sinais que conduzem a inibição da proliferação, transformação das células e aumento da apoptose.[44-46]

Tem sido postulado aos seus polifenóis (catequinas), principalmente a galato-3-epigalocatequina, a propriedade de prevenir o surgimento de câncer pela inibição das atividades da uroquinase, telomerase e angiogênese, e também pela sua ação na lesão causada pelos radicais livres no DNA das células e na indução de apoptose nas células tumorais. É associada a ela a propriedade de evitar o sangramento de tumores de pele, impedir o aparecimento de lesões cancerosas no estômago, ajudar no tratamento de câncer do intestino e diminuir a proliferação das células cancerígenas do pulmão.[44-46]

A galato-3-epigalocatequina inibe a topoisomerase I, mas não apresenta ação sobre a topoisomerase II, observada em linhagens celulares de carcinoma de cólon humano. Por isso a combinação de chá-verde com inibidores de topoisomerases convencionais poderia diminuir os efeitos tóxicos dos tratamentos convencionais, criando assim uma nova estratégia para a quimioterapia do câncer de cólon.

Os adstringentes de catequina têm ação antidiarreica, pois se ligam e coagulam as proteínas das membranas. Esse processo dificulta a absorção e a entrada de líquido no lúmen intestinal. A teofilina da droga diminui a absorção tubular podendo aumentar o índice de absorção de líquido no intestino em virtude de uma desidratação extracelular provocada.[44-46]

Foi observado um efeito anti-inflamatório das catequinas na pré-inibição das cicloxigenases-2 (COX-2) e lipoxigenase do metabolismo do ácido araquidônico. Os polifenóis reduzem processos inflamatórios de artrite asséptica, além disso, o consumo de chá-verde pode ser profilático nos casos de artrite inflamatória, reduzindo a velocidade do desarranjo da cartilagem articular e o risco de enterocolites ulcerativas, tumores e câncer de cólon em humanos.[44-46]

O chá-verde reduz a probabilidade de desenvolvimento de doença coronariana, prevenindo a oxidação de LDL no plasma, passo importante na formação de placas de aterosclerose. A ação coronário-dilatadora se deve, provavelmente, à inibição da fosfodiesterase na musculatura vascular. O seu efeito não é muito forte e nem prolongado.[44-46]

Incluem-se os seguintes efeitos ao consumo de chá-verde:

- antioxidante;
- anti-inflamatório;
- hepatoprotetor;
- antimicrobiano;
- hipoglicemiante;
- inibidor da enzima conversora de angiotensina;
- antimutagênico.

A sua recomendação de dosagem varia de 100 a 500 miligramas ao dia.[44-46]

Entre as reações adversas estão: hiperacidez, redução do apetite, náuseas, vômitos, prisão de ventre ou diarreia e irritação do aparelho digestivo, nervosismo, insônia e taquicardia.

É contraindicado para gestantes e lactantes, pessoas com gastrite, úlceras gastrointestinais, com doenças cardiovasculares, doenças renais, hipertireoidismo, ansiedade, insônia e taquicardia.[44-46]

7.12 Chá-vermelho

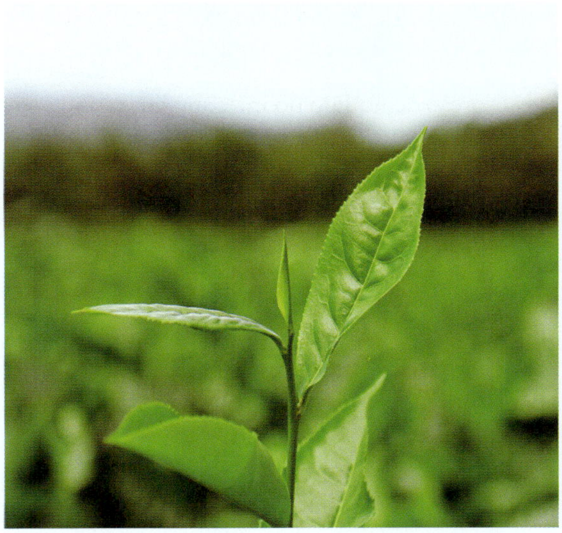

George Clerk/iStock

Figura 7.7 – Chá-vermelho (*Camellia sinensis* (L.) Kuntze).

O chá-vermelho (*red tea*, *Pu-Erh tea* ou *dark tea*) é feito das folhas da planta *Camellia sinensis* (L.) Kuntze, que é uma árvore originária do Sudeste Asiático, China e Índia, muito cultivada em países com clima ameno e úmido,[47] além de ser amplamente encontrada em países como Sri Lanka, Geórgia e Japão.[48]

O sabor, o odor e a qualidade dos chás variam, principalmente pela forma e local de cultivo, de modo que o verdadeiro chá da *Camellia sinensis (L.)* Kuntze é produzido apenas na China, onde, além do ambiente que é propício para o desenvolvimento e cultivo da planta, existem técnicas de cultivo milenares que proporcionam aos chás todas as suas características únicas e especiais.[48]

As folhas contêm proteínas, glicídios, ácido ascórbico, vitaminas do complexo B e bases púricas, além de outras substâncias como a teobromina, a teofilina e a cafeína em proporções, por vezes, superiores a do café.[49]

- Polifenóis: monossídeos de flavonoides e flavonas; catecóis e epicatecóis livres e esterificados pelo ácido gálico, bem como por produtos de condensação; e taninos.[49]
- Bases xantínicas: compostas basicamente por cafeína e teofilina; protoantocianidinas.
- Flavonoides: O-heterosídeos de flavonoides e flavanonas, C-heterosídeos de flavonas, epicatecol, epigalocatecol e seus ésteres gálicos.
- Outros: óleo essencial, taninos catéquicos, vitaminas do complexo B, sais minerais, ácidos fenólicos.[47]

Entre as suas ações terapêuticas estão: aumento do metabolismo hepático; favorecimento da redução do colesterol; depurativo; desintoxicante, utilizado em tratamentos de beleza; antidepressivo; facilita a digestão.

Estudos mostram que o chá-vermelho pode reduzir os riscos de doenças cardiovasculares. Isso pode estar relacionado com a ação antioxidante dos seus polifenóis. Ainda, as catequinas e teaflavinas do chá são importantes doadores de elétrons e diminuem a ação dos radicais livres nas células.[50]

Pesquisas indicam que o consumo diário do chá-vermelho, diferentemente do chá-verde e de outros tipos de chá, diminui os níveis do hormônio do estresse (cortisol), assim como influencia favoravelmente no comportamento sexual masculino por possuir atividade afrodisíaca.[51]

Os efeitos colaterais existem em razão da presença de cafeína. Além disso, foi estabelecida uma ligação entre a ingestão de *Camellia sinensis* (L.) Kuntze e o câncer de esôfago em virtude das altas temperaturas com que se é consumido e pela presença de taninos.

O chá-vermelho pode potencializar os efeitos de ervas e suplementos com efeito vasoconstritor, atuar no aumento ou na diminuição dos efeitos de agentes antidiabéticos. A cafeína presente no chá-vermelho, quando associada a outros estimuladores, pode acarretar alto risco de coronariopatias.

Esse tipo de chá é contraindicado durante a gestação e a lactação, para pacientes hipertensos, com úlcera gástrica e diabetes.[52]

A dose indicada pode variar de 200 a 600 miligramas ao dia, conforme orientação médica.

7.13 *Citrus aurantium*

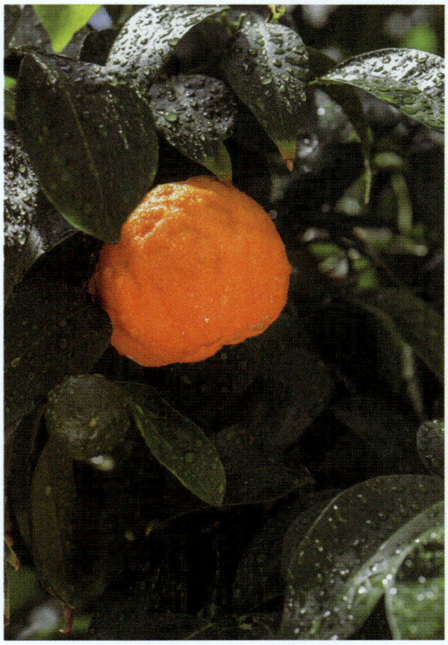

haraldmuc/shutterstock

Figura 7.8 – *Citrus aurantium*.

Após a proibição da venda de efedrina e de seus alcaloides pela FDA em 2004, muitos fabricantes alteraram a formulação original de seus suplementos nutricionais, substituindo a efedrina pela erva *Citrus aurantium*.[53,54] Assim como a efedrina, os compostos contidos na *Citrus aurantium* têm efeitos adrenérgicos, que podem resultar em supressão do apetite e da lipólise, mas que podem levar aos mesmos riscos da efedrina.

A *Citrus aurantium*, também denominada laranja-amarga ou laranja-azeda, é uma árvore pequena, que possui folhas brancas e é muito popular em países como Irã e México, em que se utilizam tanto o fruto quanto a casca e as folhas.[55,56] Na Ásia, sua utilização é mais popular na forma de medicamento para o tratamento de problemas digestivos, especialmente. Recebe diferentes nomes de acordo com o país: *zhi shi* na China, *kijitsu* no Japão e *chisil* na Coreia.

Diferentemente do intuito com que são comercializadas as cascas secas da fruta verde ou madura, a *Citrus aurantium* é utilizada no Ocidente para estimular o apetite e a secreção gástrica.[54]

Os componentes ativos da *Citrus aurantium* são a sinefrina (também denominada p-sinefrina ou oxedrina) e a octopamina. A sua casca contém flavonoides, incluindo limoneno, hesperidina, neo-hesperidina, naringina e tangeretina.[57] Estruturalmente, os componentes da *Citrus aurantium* se assemelham com a efedrina, sendo a sinefrina estruturalmente semelhante à adrenalina, e à octopamina semelhante à noradrenalina (diferindo apenas no número de hidroxilas do anel aromático). Essas substâncias estão presentes no ser humano, encontradas em nervos simpáticos e nas glândulas suprarrenais.[54]

As funções da sirefrina e da octapamina endógenas não são bem delineadas, sendo consideradas "falsos neurotransmissores". Especula-se que essas aminas contribuam para a fisiopatologia da enxaqueca e outros tipos de dores de cabeça.[58,59] Em relação à perda de peso e à lipólise, poucos estudos abordam o uso de *Citrus aurantium* para esses fins.[54]

Recomenda-se a ingestão de 500 miligramas duas vezes ao dia, antes do almoço e do jantar.

7.14 Faseolamina

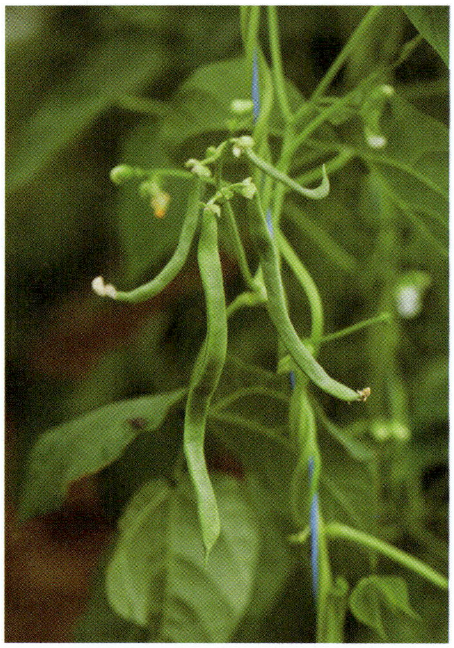

juniart/shutterstock

Figura 7.9 – Faseolamina (*Phaseolus vulgaris*).

A faseolamina é um fator bioativo extraído da leguminosa *Phaseolus vulgaris* (feijão). Alguns estudos demonstram sua capacidade de atuar como inibidor da enzima digestiva alfa-amilase, que está envolvida na digestão dos carboidratos que são absorvidos no intestino delgado.

A capacidade de interferir na digestão dos carboidratos complexos reduziria a sua absorção intestinal, o que resultaria na redução de energia proveniente deste macronutriente, acarretando perda de peso.[60]

Estudos que utilizaram a suplementação de faseolamina, em um período que variou entre 4 e 8 semanas, mostraram redução de peso nos indivíduos.[61-63]

Estudos realizados por Celleno et al. (2007)[62] mostraram que a ingestão de 445 miligramas de extrato de faseolamina é eficaz na redução de peso com uma dieta diária de 2.000 a 2.200 calorias. Já Udani, Hardy e Madsen (2004)[63] mostraram em seus estudos perda de peso e diminuição das concentrações séricas de TAG com uma dosagem muito mais alta de faseolamina (1.500 miligramas) durante oito semanas.

A dosagem pode variar de 250 a 1.000 mg/dia. Recomenda-se tomar uma ou duas doses imediatamente antes da ingestão dos alimentos contendo amido. Para atingir melhores resultados, deve-se reduzir o consumo de gorduras e açúcares.[64,65]

Não se recomenda a ingestão de faseolamina para indivíduos hipoglicêmicos, gestantes e lactantes. O seu uso também pode provocar gases intestinais.[64,65]

7.15 Garcínia extrato

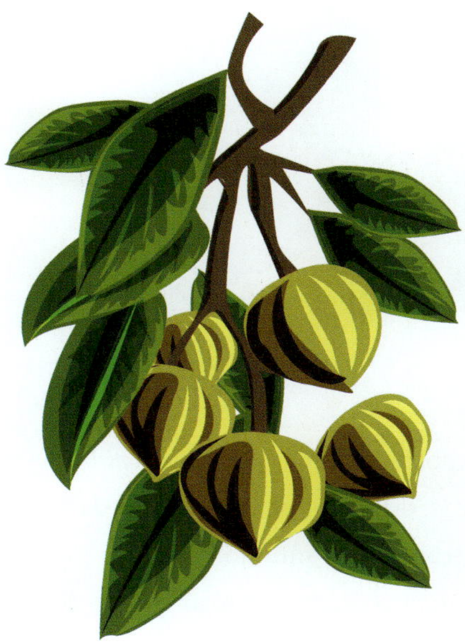

FIGURA 7.10 – *Garcinia cambogia*.

A garcínia extrato é um produto baseado no extrato da *Garcinia cambogia*, planta utilizada tradicionalmente na Índia para facilitar a digestão após as refeições.

A garcínia extrato é produzida com a casca dos frutos colhidos no pico das estações chuvosas, garantindo a qualidade e quantidade máxima de ácido hidroxicítrico.[66-68]

O principal composto ativo do fruto da *Garcinia cambogia* é o hidroxicitrato de cálcio (forma estável do ácido hidroxicítrico), que possui estrutura química similar ao ácido cítrico presente nas laranjas e outras frutas cítricas.[66-68]

A garcínia extrato é utilizada no controle de peso corporal e na hipercolesterolemia. É responsável por inibir o metabolismo dos carboidratos e estimular indiretamente a oxidação lipídica, além de inibir o apetite.

O ácido hidroxicítrico na forma de hidroxicitrato de cálcio atua no ciclo de Krebs, inibindo competitivamente a enzima citrato liase, diminuindo a síntese de acetil-CoA, utilizado na síntese de ácidos graxos, inibindo consequentemente a síntese de lipídios no organismo.[66-68]

Outra função do hidroxicitrato de cálcio é a inibição da síntese de malonil-CoA, estimulando a atividade da carnitina-aciltransferase, promovendo a oxidação dos ácidos graxos.

A recomendação de ingestão de garcínia extrato é de 500 miligramas uma hora antes das refeições. Não há contraindicações ou recomendações especiais em relação à sua ingestão.[66-68]

7.16 Gengibre

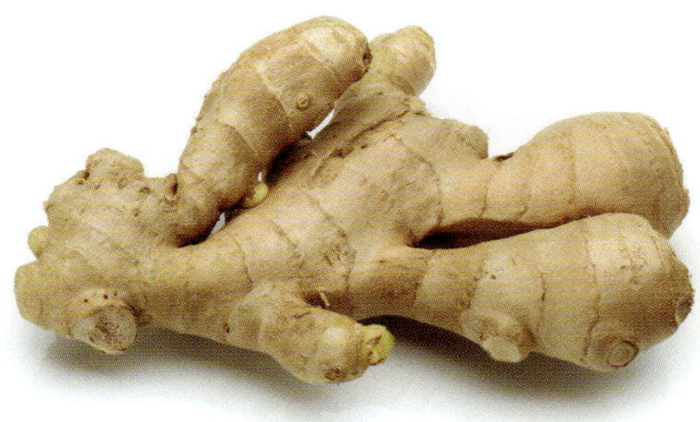

JIANG HONGYAN/shutterstock

Figura 7.11 – Gengibre (*Zingiber officinale*).

O gengibre, cujo nome científico é *Zingiber officinale*, é uma planta herbácea da família das Zingiberáceas, originária da ilha de Java, da Índia e da China, de onde se difundiu pelas regiões tropicais do mundo.[69]

Sua utilização medicinal é uma das mais antigas do mundo e inclui uma série de ações terapêuticas.[69] Ele é amplamente utilizado, também, na perda de peso em razão de sua capacidade termogênica.[70]

A utilização do gengibre como planta medicinal é muito antiga e popular em todo o mundo. Suas ações são graças à presença de óleos essenciais que contêm canfeno, felandreno, zingibereno e zingerona.

O gengibre é muito utilizado como chá no tratamento contra gripes, resfriados e até ressaca. Além disso, é utilizado para: alívio de sintomas resultantes de gota, artrite, dores de cabeça e na coluna, diminuir a congestão nasal, cólicas menstruais e na prevenção de câncer de intestino e ovário.

A utilização do gengibre tem sido feita no tratamento de doenças que afetam o trato digestório.[71-73] A elas incluem-se a dispepsia, flatulência, náuseas e dores abdominais. Entretanto, os mecanismos que envolvem os seus benefícios não são completamente entendidos.

Estudos relatam maior mobilidade intestinal pela atividade dos princípios bioativos contidos no gengibre, acelerando o esvaziamento gástrico.[74,75]

A recomendação da ingestão de gengibre varia entre 2 e 4 gramas ao dia.

7.17 *Gymnema sylvestre*

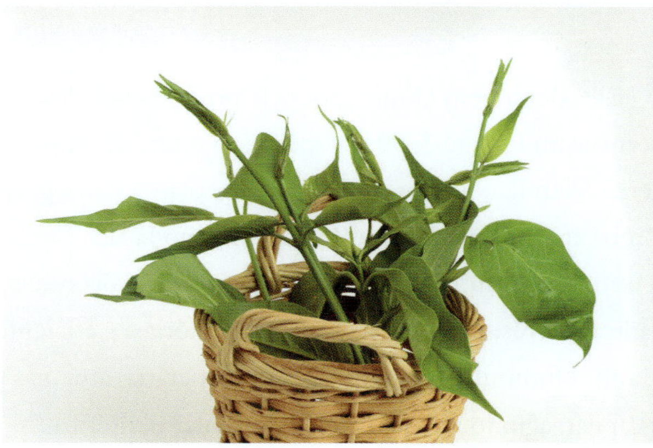

wasanajai/shutterstock

Figura 7.12 – *Gymnema sylvestre*.

A *Gymnema sylvestre*, mais conhecida como *gymnema*, é uma planta natural da Índia, considerada um potente agente contra o diabetes, reduzindo os níveis de açúcar do sangue (glicemia), exercendo efeitos graduais.

Na Medicina Ayurveda (tradicional da Índia), sua utilização é feita para a redução do colesterol e triglicérides, além do tratamento da obesidade e do diabetes.

As ações da *Gymnema sylvestre* sobre o metabolismo da glicose ocorrem em razão do aumento da captação de glicose pelas células adiposas e musculares, pelo estímulo da secreção de insulina por meio das células betapancreáticas e pela inibição da absorção da glicose por meio das células intestinais e sua produção hepática.[76,77] Sua utilização diminui também a vontade de ingerir alimentos doces.

A recomendação da sua ingestão é de 500 miligramas, duas vezes ao dia antes das refeições.[78]

7.18 *Ginkgo biloba*

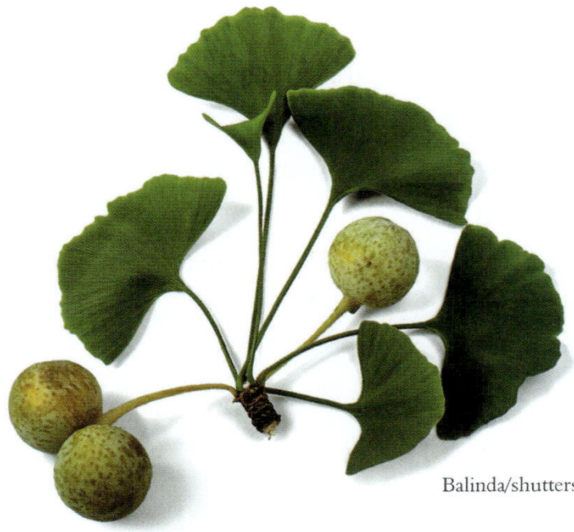
Balinda/shutterstock

Figura 7.13 – Ginkgo (*Ginkgo biloba*).

O *Ginkgo biloba* de origem chinesa foi pela primeira vez descrito pelo médico alemão Engelbert Kaempfer, em 1690. Despertou o interesse de pesquisadores após a Segunda Guerra Mundial, ao perceberem que a planta conseguiu sobreviver às radiações da bomba atômica que atingiu Hiroshima, no Japão.[79-81]

Tem sido utilizado contra as agressões endógenas e exógenas, e que envolvem a presença de radicais livres, exerce ação anti-inflamatória e é eficiente na prevenção do envelhecimento. Diminui a hiperagregação plaquetária, atua nas circulações arterial, venosa e capilar, agindo na insuficiência vascular periférica.[79-81]

Diminui a agregabilidade das hemácias e tem ação protetora contra a lise de eritrócitos. Melhora a permeabilidade capilar, inibe a hiperpermeabilidade mediada pela bradicinina e histamina. Diminui desordens da memória, distúrbios de atenção, diminuição da capacidade auditiva, casos de vertigem, preservando por mais tempo a autonomia e a qualidade de vida.[79-81]

O *Ginkgo biloba* pode ser utilizado para:

- tratamento de microvarizes;
- úlceras varicosas;
- cansaço nas pernas;
- artrite dos membros inferiores;
- tratamento de isquemia cerebral ou periférica;
- vertigens;
- deficiência auditiva;

- perda de memória;
- dificuldade de concentração;
- tratamento profilático do envelhecimento celular;
- tratamento de processos vasculares degenerativos;
- prevenção de edema cerebral.

A dose recomendada de *Ginkgo biloba* é:

- Em pó: varia de 600 a 900 mg/dia, em três doses, antes das refeições.
- Extrato seco: varia de 120 a 160 mg/dia.

No caso de comprimidos de *Ginkgo biloba*, um comprimido de 40 miligramas contendo extrato seco apresenta uma concentração de 9,6 μg de bioflavonoides, o que equivale a 200 miligramas de folhas em pó.[79-81]

Entre as reações adversas estão distúrbios gastrointestinais, especialmente em casos de predisposição alérgica, transtornos circulatórios incluindo queda de pressão arterial, cefaleia ou reações cutâneas.[79-81]

7.19 Ginseng indiano

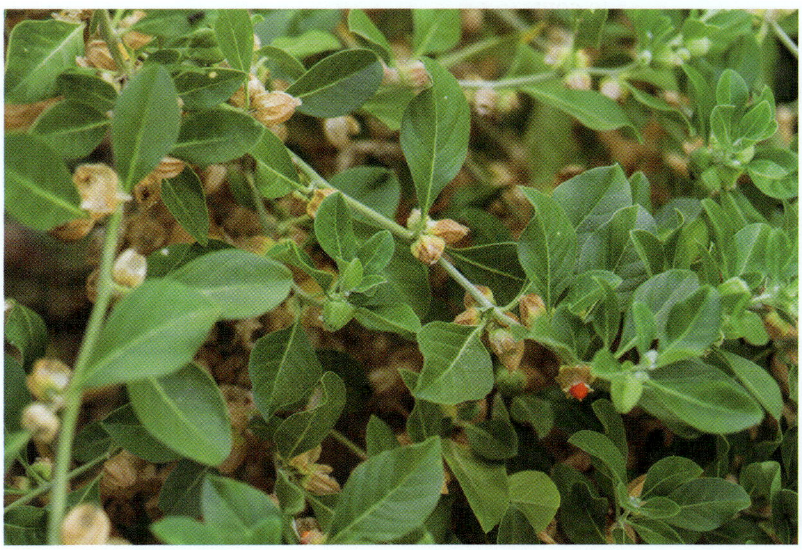

G.PAGOMENOS/shutterstock

Figura 7.14 – Ginseng indiano (*Withania somnifera*).

O ginseng indiano (*Withania somnifera*) é uma importante erva utilizada na medicina indiana (*Ayurveda*) há aproximadamente 3.000 anos. Sua raiz é utilizada como afrodisíaco, tonificador do fígado, agente anti-inflamatório, adstringente e recentemente no tratamento de bronquite, asma, úlcera, caquexia, insônia e demência, além do tratamento da ansiedade e dos distúrbios cognitivos e neurológicos.[82,83]

A dosagem recomendada é de 300 a 500 miligramas de extrato padronizado. Dentre as contraindicações estão as gestantes e as lactantes. Além disso, deve-se evitar a sua associação com bebidas alcoólicas, sedativos e ansiolíticos. Doses elevadas podem gerar distúrbios gastrointestinais, diarreia e vômito.[82,83]

7.20 *Glucomanan*

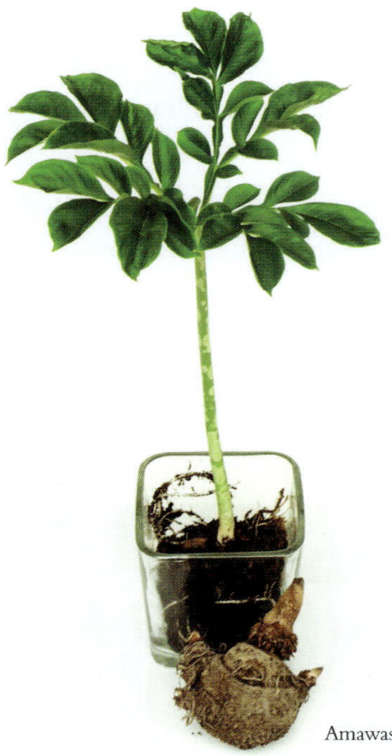

Amawasri/iStock

FIGURA 7.15 – *Amorphophallus konjac* (Araceae).

A *glucomanan* é uma fibra vegetal que possui alto peso molecular e que possui estrutura química similar à celulose. Sua extração é feita da raiz da *Amorphophallus konjac* (Araceae), utilizada na alimentação em países como Japão e China.[84]

A fibra dessa planta absorve muitas vezes o seu peso em água, formando um gel. É muito utilizada no tratamento da obesidade por proporcionar uma sensação de saciedade, gerada em parte pelo retardamento do processo digestivo; reduz os níveis plasmáticos de colesterol e triglicerídeos, e é utilizada na obstipação crônica.[84]

A ingestão recomendada de glucomanan é de uma a duas cápsulas de 500 miligramas, duas vezes ao dia, duas horas antes das refeições, juntamente com dois copos de água.[84]

7.21 Licopeno

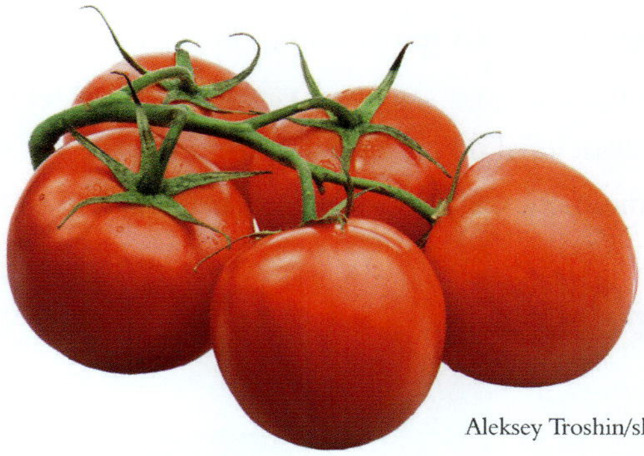

Aleksey Troshin/shutterstock

Figura 7.16 – Tomate.

O licopeno (*Lycopersici esculentum* Mill) é o principal princípio ativo do tomate e um potente antioxidante. Ele é tido como o carotenoide que possui maior capacidade sequestradora de oxigênio singlete, radical livre, produzido nas mitocôndrias das células.[85-87]

Os carotenoides, juntamente com as vitaminas, são as substâncias mais investigadas como agentes quimiopreventivos, funcionando como antioxidantes em sistemas biológicos. Entre as indicações do licopeno estão: prevenção da carcinogênese e aterogênese, pela ação protetora sobre as LDLs, proteínas e no próprio DNA. Diminui a incidência de câncer de próstata, reduz o colesterol e melhora a função imunológica.[85-87]

A dose recomendada de licopeno varia de 4 a 35 miligramas por dia.[88] A Tabela 7.2 mostra as quantidades de licopeno em alguns alimentos.

Tabela 7.2 – Quantidade de licopeno presente em alguns alimentos

Alimento	Quantidade de licopeno (mg/100 g peso seco)
Tomate fresco	3,1 - 7,74
Tomate processado	11,21
Extrato de tomate enlatado	30,07
Suco de tomate processado	7,83
Sopa de tomate enlatada	3,99
Ketchup	16,60
Melancia	4,10
Mamão	2,0 – 5,3

Adaptado de Nguyen e Schwartz, 1999.[109]

Entretanto, vários fatores que podem interferir na biodisponibilidade do licopeno, como absorção intestinal, quantidade de licopeno no alimento fonte, formas de apresentação (isômeros e sintéticos), presença da matriz alimentar, presença de outros nutrientes na refeição (como gordura, fibra, outros carotenoides, entre outros), ingestão de drogas, processamento do alimento, além da individualidade biológica e do estado nutricional do indivíduo.[88,89]

Como fitomedicamento, a ingestão de licopeno varia de 5 a 10 miligramas ao dia.[90]

7.22 Mulungu

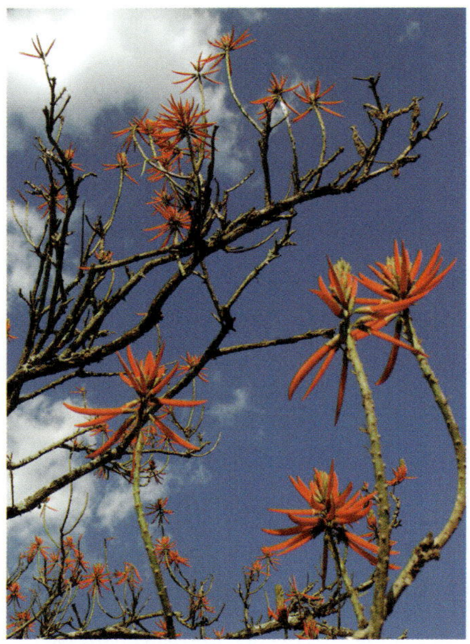

Alexander Bark/shutterstock

Figura 7.17 – Mulungu (*Erythrina mulungu*).

O mulungu (*Erythrina mulungu*) é uma planta medicinal que possui vários nomes populares, como erytbina, ulumgu, murungu, muxoxo, pau-imortal, sapatinho de judeu, bico-de-papagaio, suinã, sendo muito encontrada na floresta amazônica.[91,92]

É utilizado como sedativo e hipnótico de ação suave, tranquilizante, analgésico, antirreumático, diurético, resolutivo, expectorante, bem como em casos de excitação nervosa, agitação, insônia, dor reumática e nevralgias, tosse nervosa, asma e afecções hepáticas.[91,92]

Os alcaloides do mulungu, principalmente a eritrina, agem no sistema nervoso central, gerando um bloqueio neuromuscular e o relaxamento da musculatura lisa, tendo, também, ação anticonvulsivante. São lentamente absorvidos no trato intestinal e rapidamente eliminados pela urina. O extrato de mulungu estimula a regeneração tissular.[91,92]

As recomendações de sua utilização são: em pó, até 12 g/dia; infuso ou decocto a 2%, uma a duas xícaras ao dia; extrato fluido, 1 a 4 ml/dia; e tintura, uma colher de sobremesa a cada 8 horas.[91,92]

7.23 Óleo de germe de trigo

O germe de trigo é considerado a fonte natural de vitamina E mais importante na natureza e de onde é extraído o óleo de germe de trigo. Além da vitamina E, o germe de trigo tem em sua composição proteínas, lipídios, minerais e vitaminas do complexo B.

Conforme discutido no Capítulo 3, a vitamina E é um importante antioxidante das células. Sua ingestão pode ajudar na prevenção ou no retardamento do início do câncer, da arteriosclerose, da catarata, além de atuar na prevenção de doenças coronarianas e doenças que estão relacionadas aos danos gerados pelos radicais livres nas células.

A vitamina E atua como uma importante defesa antioxidante do organismo, impedindo que ocorram lesões nas membranas das células, sendo vital para o funcionamento saudável do organismo.

As fontes naturais de vitamina E mais importantes são os óleos vegetais, as nozes e os grãos integrais. O óleo de germe de trigo é a fonte natural mais rica. Na natureza, encontramos oito substâncias com atividade biológica: d-alfa, d-beta, d-gama e d-delta tocoferol e d-alfa, d-beta, d-gama, e d-delta tocotrienol. De todas elas, a d-alfa tocoferol é a mais potente, sendo por isso considerada padrão em relação às demais.

A vitamina E é uma vitamina lipossolúvel presente em lipídios, nas membranas das células e em lipoproteínas de baixa densidade (LDLs). Suas ações são:

- antioxidante, pois protege as células e seus componentes contra os radicais livres. Os danos provocados pelos radicais livres podem gerar câncer, arteriosclerose, envelhecimento precoce, catarata e outras doenças degenerativas, bem como doenças coronarianas.
- estimular a resposta imunológica;
- diminuir os distúrbios relacionados às prostaglandinas como inflamações, síndrome pré-menstrual e irregularidades circulatórias (cãibra noturna e agregação plaquetária).

A recomendação diária de vitamina E é de 15 UI para a prevenção de doenças; para a prevenção da oxidação de lipídios, as recomendações são em torno de 200 UI.

7.24 *Pholia magra*

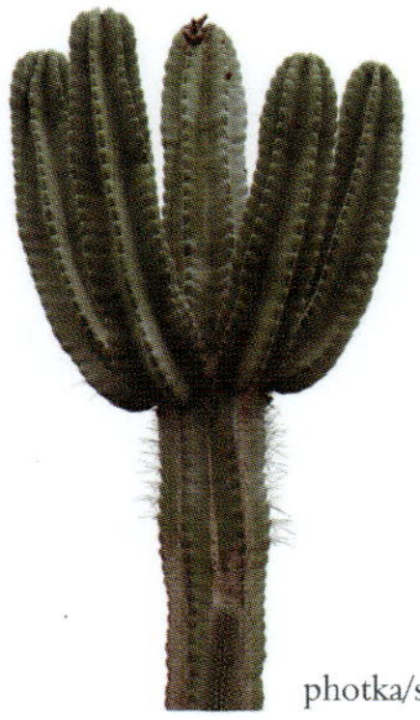

Figura 7.18 – Cacto (*Cereus sp.*).

photka/shutterstock

A *Pholia magra* é extraída de um cacto (*Cereus sp.*), presente na região nordeste do Brasil, e da planta café-do-mato (*Cordia ecalyculata*), encontrada na Argentina, no Paraguai e em diversas regiões brasileiras.[93] É utilizada como inibidora do apetite e para a perda de peso. Atualmente, tem sido objeto de publicidade com a denominação *erva "antibarriga" totalmente natural*.[94]

A comercialização da *pholia magra*, bem como das plantas das quais é extraída, tem aumentado em diversas regiões do Brasil. O efeito emagrecedor da *pholia magra* pode ser em virtude de uma atividade inibidora atuante no sistema nervoso central, razão pela qual essa planta age como supressora do apetite, contribuindo para maior queima de gorduras localizadas principalmente do abdômen, além de atuar também como estimulante do sistema imunológico. Pode ser usada para evitar o depósito de gorduras na parede das artérias coronarianas, diminuindo os riscos de problemas cardíacos relacionados com o sobrepeso.[95]

A dose recomendada varia de 125 a 500 miligramas, duas vezes ao dia, antes das refeições.

7.25 *Slendesta*

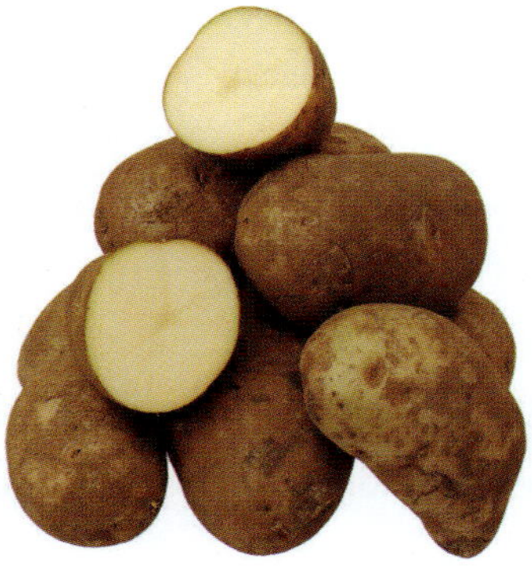

Figura 7.19 – Batata *Russet Nugget*.

AN NGUYEN/shutterstock

A *slendesta* é um ingrediente natural derivado da espécie de batata *Russet Nugget*, proveniente dos Estados Unidos, e muito utilizada no controle da fome e da saciedade, por seu componente ativo a PI2 (inibidor de proteinase 2), aumentando a liberação de colecistocinina (CCK), promovendo a saciedade e controlando a fome.

A recomendação é de uma ou duas doses de 300 miligramas de *slendesta* por dia.

7.26 *Tribulus terrestris*

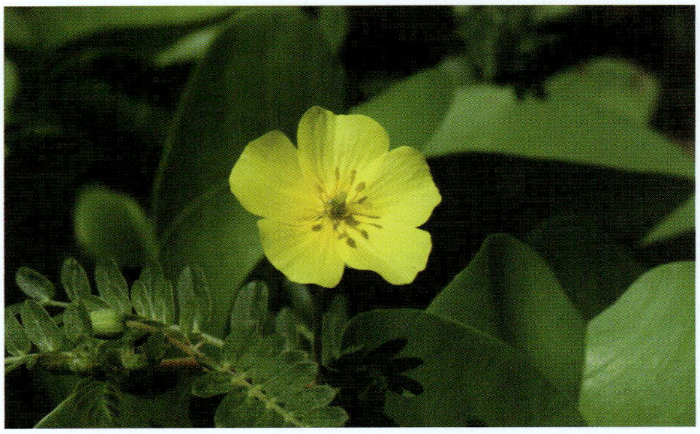

noppharat/shutterstock

Figura 7.20 – Tríbulo (*Tribulus terrestris*).

O *Tribulus terrestris* é uma planta herbácea rasteira, pertencente à família das zigofiláceas, caracterizada por apresentar grande quantidade de espinhos e frutos arredondados também com espinhos. É originário da Europa; todavia, é encontrado em todo o mundo.[96-98]

Estudos realizados por El-Tantawy, Temraz e El-Gindi (2007)[97] mostram que a ingestão de 50 mg/kg de peso corporal aumenta significantemente as concentrações de testosterona plasmática. Esse mesmo estudo relata que a ingestão de uma dose de 12,5 mg/kg de peso corporal já é suficiente para aumentar as concentrações de testosterona livre.

Milasius, Dadeliene e Skernevicius (2009)[99] mostram em seus estudos que atletas suplementados com *Tribulus terrestris* apresentaram aumento nas concentrações de testosterona livre após 10 dias de suplementação.

No entanto, a escassez de estudos com seres humanos faz que pouco seja relatado sobre seus efeitos referentes ao desempenho físico.[100]

O extrato do *Tribulus terrestris* é obtido do fruto da planta, cujo principal princípio ativo são os saponósidos esteroides (diosgenina, gitogenina, clorogenina e ruscogenina). Além de apresentar grandes quantidades de flavonoides, alcaloides, ácidos graxos essenciais, cálcio, fósforo, ferro, potássio, nitratos, taninos, açúcares redutores, diástase e flobafeno.[96-98]

Suas ações farmacológicas são:

- cardiotônica;
- orexígena (estimulante do apetite);
- emenagoga (incrementa o fluxo menstrual);
- antienxaquecosa;
- tratamento de ejaculação precoce;
- tratamento da sintomatologia do climatério;
- aumento da libido;
- aumento da *performance* esportiva;
- prevenção da urolitíase;
- redução do colesterol;
- tratamento da angina do peito.

A recomendação de sua ingestão varia de 85 a 250 miligramas, três vezes ao dia. É contraindicado para gestantes e lactantes.[96-98]

7.27 Valeriana

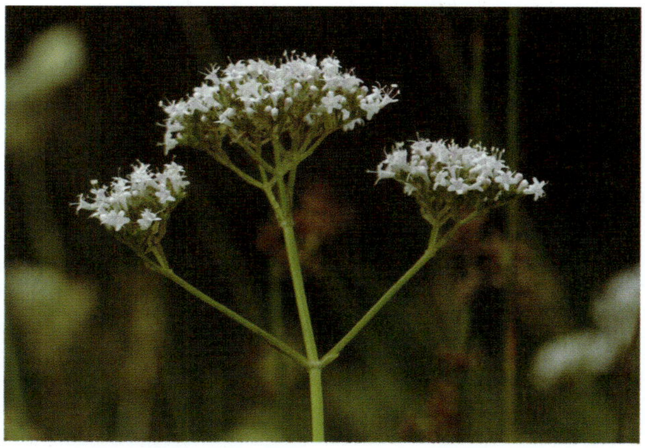

Martin Fowler/shutterstock

Figura 7.21 – Valeriana (*Valeriana officinalis* L.).

A valeriana (*Valeriana officinalis* L.) é uma planta nativa da Europa e de partes da Ásia. Seus nomes populares são: valeriana, erva-gato, valeriana oficial. A sua utilização como fitoterápico é feita por meio de sua raiz, sendo indicada para hiperexcitabilidade, histeria, insônia, taquicardia, fadiga, cefaleia de origem nervosa, espasmos gastrointestinais, cólicas, parasitoses, contusões, dermatoses, eczemas e estresse. Como fitocosmético, é utilizada para acne.[101,102]

Entre os seus princípios ativos estão: óleo essencial (0,5%-1,5%), hidrocarbonetos monoterpênicos e sesquiterpênicos, ácidos valeriânicos, propiônicos, málico, tânico, acético, fórmico, ésteres terpênicos (isovalerianato de borneol), alcaloides (0,1% – valerina, xantinina), cetonas terpênicas (valeranona), aldeídos terpênicos (0,5% a 2% – valerenal, valepotriatos), taninos e matérias resinosas e álcoois terpênicos.[101,102]

A recomendação de sua utilização varia de acordo com o modo de preparação:

- Infusão (15 minutos) da raiz estabilizada: uma colher de café, uma a três vezes ao dia.
- Extrato fluido: 30 a 50 gotas, uma a três vezes ao dia.
- Tintura: 50 a 100 gotas, uma a três vezes ao dia.
- Suspensão integral de planta fresca: 2,5 mililitros, três vezes ao dia.
- Extrato seco: 300 a 1.200 mg/dia.
- Pó da raiz: 1 a 4 gramas em doses de 300 a 500 miligramas.
- Óleo essencial: 2 a 4 gotas, uma a três vezes ao dia.[101,102]

7.28 *Koubo*

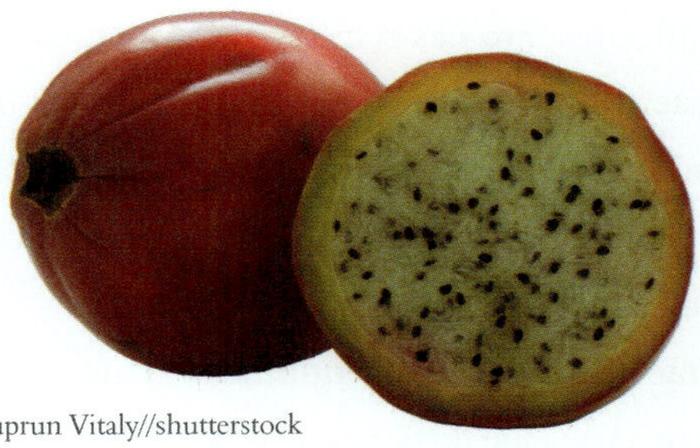

Suprun Vitaly//shutterstock

FIGURA 7.22 – *Koubo*.

O *koubo* é um extrato da fruta da planta cactácea *Cereus sp*, sua ação ocorre na redução do apetite e, consequentemente, auxilia no controle do peso corporal em dietas de emagrecimento e de baixas calorias. Outra ação fisiológica do *koubo* é o aumento da diurese.

Em sua composição estão presentes proteínas, fibras, vitamina C, Ômega-3 e Ômega-6. Tanto as proteínas quanto os ácidos graxos poli-insaturados e as fibras presentes na sua composição são responsáveis pela supressão do apetite gerado pelo extrato dessa fruta. Dessa forma, a sua indicação é feita para pessoas que buscam perda de peso pela supressão do apetite.

Esse fitoterápico possui contraindicações para indivíduos diabéticos em virtude de sua ação hiperglicemiante.

7.29 *Pholia negra*

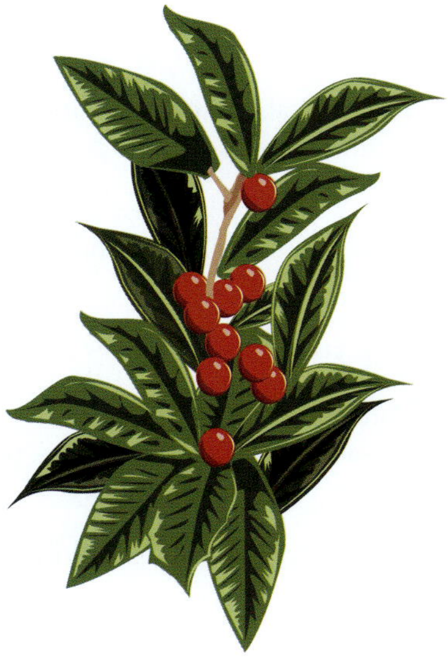

Figura 7.23 – *Ilex sp.*

A *Pholia negra* é um extrato produzido com material derivado das partes com alta concentração de ativos da planta *Ilex sp.* Ela é originária da região subtropical da América do Sul, presente nas regiões Sul e Centro-Oeste do Brasil (Mato Grosso do Sul), norte da Argentina, Paraguai e Uruguai. Também é encontrada nas florestas da América do Sul, oriunda de cultivares exclusivos com altíssimo rigor e controle da produção para otimizar um extrato seco padronizado de alta concentração e balanceamento.

Essa planta contém entre seus fitoquímicos as metilxantinas e as saponinas, responsáveis por sua propriedade de perda de peso. Contém também o cafeiol, ácido cafeico e clorogênicos, que lhe confere propriedades antioxidantes e antiglicantes.[103]

O seu efeito metabólico é o de estimular o sistema nervoso central.[104] Os derivados de cafeiol são apontados como os responsáveis pela capacidade antioxidante do extrato,[105] assim como as saponinas são ditas responsáveis pelo sabor amargo do extrato. Além disso, às saponinas são atribuídas propriedades anti-inflamatórias e hipocolesterolêmicas.[106] Em relação aos flavonoides, o extrato de *Ilex sp.* é considerado um potente inibidor de radicais livres.[107]

Recentemente, um estudo publicado por Bernardi et al. (2011)[108] teve como objetivo investigar os efeitos da administração prolongada de *Pholia negra* em ratos machos e fêmeas alimentados com ração hipercalórica. Para tanto, os animais foram alimentados, no primeiro mês do experimento, com ração hipercalórica. No segundo mês, os ratos receberam fitoterápico (*Pholia negra*), água (grupo controle) ou sibutramina (grupo controle positivo), sendo alimentados com ração normal. O peso dos animais foi avaliado no início e no final da administração da dieta hipercalórica e ao final dos tratamentos. Calculou-se a porcentagem de ganho de peso e o Delta de Perda de Peso *in vivo* (DPP) dos ratos ao final dos tratamentos. Os resultados indicaram, em relação aos ratos do grupo controle, que houve redução significante no peso dos ratos machos e fêmeas tratados com *Pholia negra*, o qual foi similar ao do grupo tratado com a sibutramina. O DPP para machos e fêmeas mostrou que o fitoterápico foi efetivo em promover perda de peso significante em ratos previamente alimentados com ração hipercalórica. Embora esses achados tenham sido encontrados em ratos, a *Pholia negra* é bastante promissora em relação aos seus efeitos anorexígenos.[108]

Teste seus conhecimentos

1. O que é fitoterapia?
2. Discorra sobre a fitoterapia no Brasil.
3. Quais são as prescrições e as recomendações de fitoterápicos?
4. Quais são os modos de preparos das ervas secas?
5. Quais são os possíveis efeitos colaterais do uso de fitoterápicos?
6. Qual a teoria que embasa o uso de 5-HTP?
7. Qual a teoria que embasa o uso de chás visando ao emagrecimento? Discorra sobre os possíveis mecanismos de ação.
8. Quais são os motivos que embasam a utilização de gengibre?

Referências

1. Fintelmann V, Weiss RF. Manual de fitoterapia. 11. ed. Rio de Janeiro: Guanabara Koogan; 2010.

2. Panizza ST. Como prescrever ou recomendar plantas medicinais e fitoterápicos. São Paulo: Conbrafito; 2010.

3. Eisenberg DM, Davis RB, Ettner SL, Appel S, Wilkey S, Van Rompay M, et al. Trends in alternative medicine use in the United States, 1990-1997: results of a follow-up national survey. JAMA. 1998 Nov 11;280(18):1569-75.

4. Yunes RA, Pedrosa RC, Cechinel Filho V. Fármacos e fitoterápicos: a necessidade do desenvolvimento da indústria de fitoterápicos e fitofármacos no Brasil. Quim Nova. 2001;24(1):147-52.

5. Simões CMO, Schenkel EP, Gosmann G, Mello JCP, Mentz LA, Petrovick PR. (Org.). Farmacognosia: da planta ao medicamento. 3. ed. Porto Alegre/Florianópolis: Editora da Universidade UFRGS/Editora da UFSC; 2001.

6. Mengue SS, Mentz LA, Schenkel EP. Uso de plantas medicinais na gravidez. Rev Bras Farmacogn. 2001;11:21-35.

7. Carvalho ACB, Balbino EE, Maciel A, Perfeito JPS. Situação do registro de medicamentos fitoterápicos no Brasil. Rev Bras Farmacol. 2008;2(18).

8. Paramore LC. Use of alternative therapies. J Pain Symptom Manage. 1997;13:83-89.

9. Bouchayer F. Alternative medicines. Complementary Med Res. 1990;4:4-8.

10. Lacey DJ, Wellner N, Beaudoin F, Napier JA, Shewry PR. Secondary structure of oleosins in oil bodies isolated from seeds of safflower (Carthamus tinctorius L.) and sunflower (Helianthus annuus L.). Biochem J. 1998 Sep 1;334(Pt 2):469-77.

11. Brasil. Ministério da Saúde. Agência Nacional de Vigilância Sanitária. Resolução RDC nº 10, de 9 de março de 2010. Dispõe sobre a notificação de drogas vegetais junto à Agência Nacional de Vigilância Sanitária (Anvisa) e dá outras providências. Diário Oficial da União, Brasília, DF, 10 mar 2010. Seção 1.

12. Brasil. Ministério da Saúde. Agência Nacional de Vigilância Sanitária. Resolução RDC nº 267, de 22 de setembro de 2005. Aprova o "regulamento técnico de espécies vegetais para o preparo de chás". Diário Oficial da União, Brasília, DF, 23 set 2010. Seção 1.

13. Brasil. Ministério da Saúde. Agência Nacional de Vigilância Sanitária. Resolução RDC nº 219, de 22 de dezembro de 2006. Aprova o "regulamento técnico de espécies vegetais para o preparo de chás". Diário Oficial da União, Brasília, DF, 26 dez 2006. Seção 1.

14. Birdsall TC. 5-Hydroxytryptophan: a clinically-effective serotonin precursor. Altern Med Rev. 1998 Aug;3(4):271-80.

15. Hendricks EJ, Rothman RB, Greenway FL How physician obesity specialists use drugs to treat obesity. Obesity (Silver Spring). 2009 Sep;17(9):1730-5.

16. Batistuzzo JAO, Eto Y, Itaya M. Formulário Médico-farmacêutico. 1. ed. São Paulo: Tecnopress; 2000.

17. Amamoto T, Sarai K. On the tryptophan-serotonin metabolism in manic-depressive disorders. Changes in plasma 5-HT and 5-HIAA levels and urinary 5-HIAA excretion following oral loading of L-5HTP in patients with depression. Hiroshima J Med Sci. 1976;25(2-3):135-40.

18. Turner EH, Loftis JM, Blackwell AD. Serotonin a la carte: supplementation with the serotonin precursor 5-hydroxytryptophan. Pharmacol Ther. 2006;109(3):325-38.

19. Bruni O, Ferri R, Miano S, Verrillo E. L -5-Hydroxytryptophan treatment of sleep terrors in children. Eur J Pediatr. 2004 Jul;163(7):402-7.

20. Castillo C, Valencia I, Reyes G, Hong E. An analysis of the antihypertensive properties of 3-nitropropionic acid, a compound from plants in the genus Astragalus [in Spanish]. Arch Inst Cardiol Mex. 1993;63(1):11-16.

21. Chen LX, Liao JZ, Guo WQ. Effects of Astragalus membranaceus on left ventricular function and oxygen free radical in acute myocardial infarction patients and mechanism of its cardiotonic action [in Chinese]. Chung Kuo Chung Hsi I Chieh Ho Tsa Chih. 1995;15(3):141-143.

22. Chevallier A. The Encyclopedia of Medicinal Plants. New York, NY: DK Publishing; 1996.

23. Chu DT, Wong WL, Mavligit GM. Immunotherapy with Chinese medicinal herbs. I. Immune restoration of local xenogeneic graft-versus-host reaction in cancer patients by fractionated Astragalus membranaceus in vitro. J Clin Lab Immunol. 1988;25(3):119-23.

24. Chu DT, Wong WL, Mavligit GM. Immunotherapy with Chinese medicinal herbs. II. Reversal of cyclophosphamide-induced immune suppression by administration of fractionated Astragalus membranaceus in vivo. J Clin Lab Immunol. 1988;25(3):125-29.

25. Hong CY, Ku J, Wu P. Astragalus membranaceus stimulates human sperm motility in vitro. Am J Chin Med. 1992;20(3-4):289-94.

26. Villaverde AF, Benlloch S, Berenguer M, Miguel Rayón J, Pina R, Berenguer J. Acute hepatitis of cholestatic type possibly associated with the use of glucomannan (amorphophalus konjac). J Hepatol. 2004 Dec;41(6):1061-2.

27. Kuriyan R, Raj T, Srinivas SK, Vaz M, Rajendran R, Kurpad AV. Effect of Caralluma fimbriata extract on appetite, food intake and anthropometry in adult Indian men and women. Appetite. 2007 May;48(3):338-44.

28. Lacey LA. The effect of selected allelochemicals on germination of conidia and blastospores and mycelial growth of the entomopathogenic fungus, Paecilomyces fumosoroseus (Deuteromycotina: Hyphomycetes). Mycopathologia. 1998;142(1):17-25.

29. Kim YO, Johnson JD, Lee EJ. Phytotoxicity of Phytolacca americana leaf extracts on the growth, and physiological response of Cassia mimosoides. J Chem Ecol. 2005 Dec;31(12):2963-74.

30. Konishi T, Naitou K, Kadowaki S, Takahara Y, Yamamoto K. Anti-clastogenic ingredients in Cassia nomame extract. Biofactors. 2004;22(1-4): 99-102.

31. McCarty MF. Nutraceutical resources for diabetes prevention – an update. Med Hypotheses. 2005;64(1):151-8.

32. Sun ZL, Zhang M, Wu Y, Wan AH, Zhang R. Bioactive saponins from the fruits of Aesculus pavia L. Fitoterapia. 2011 Oct;82(7):1106-9.

33. Dudek-Makuch M, Matławska I. Flavonoids from the flowers of Aesculus hippocastanum. Acta Pol Pharm. 2011 May-Jun;68(3):403-8.

34. Alonso J. Tratado de Fitofármacos e Nutracêuticos. Rosário/Argentina: Corpus; 2004.

35. Santana-Rios G, Orner GA, Amantana A, Provost C, Wu SY, Dashwood RH. Potent antimutagenic activity of white tea in comparison with green tea in the Salmonella assay. Mutat Res. 2001 Aug 22;495(1-2):61-74.

36. Calzuola I, Gianfranceschi GL, Marsili V. Comparative activity of antioxidants from wheat sprouts, Morinda citrifolia, fermented papaya and white tea. Int J Food Sci Nutr. 2006 May-Jun;57(3-4):168-77.

37. Fetrow CW, Ávila JR. Manual de Medicina Alternativa para o Profissional. Rio de Janeiro: Guanabara Koogan; 1999.

38. Söhle J, Knott A, Holtzmann U, Siegner R, Grönniger E, Schepky A, et al. White Tea extract induces lipolytic activity and inhibits adipogenesis in human subcutaneous (pre)-adipocytes. Nutr Metab (Lond). 2009 May 1;6:20.

39. Hursel R, Viechtbauer W, Westerterp-Plantenga MS. The effects of green tea on weight loss and weight maintenance: a meta-analysis. Int J Obes (Lond). 2009 Sep;33(9):956-61. Epub. 2009 Jul;14.

40. Westerterp-Plantenga MS, Lejeune MP, Kovacs EM. Body weight loss and weight maintenance in relation to habitual caffeine intake and green tea supplementation. Obes Res. 2005 Jul;13(7):1195-204.

41. Diepvens K, Häberer D, Westerterp-Plantenga M. Different proteins and biopeptides differently affect satiety and anorexigenic/orexigenic hormones in healthy humans. Int J Obes (Lond). 2008 Mar;32(3):510-8.

42. Bérubé-Parent S, Pelletier C, Doré J, Tremblay A. Effects of encapsulated green tea and Guarana extracts containing a mixture of epigallocatechin-3-gallate and caffeine on 24 h energy expenditure and fat oxidation in men. Br J Nutr. 2005 Sep;94(3):432-6.

43. Chaput JP, Bérubé-Parent S, Tremblay A. Obesity and cardiovascular physiology: impact of some pharmacological agents. Curr Vasc Pharmacol. 2005 Apr;3(2):185-93. Review.

44. Simões CMO, Schenkel EP, Gosmann G, Mello JCP, Mentz LA, Petrvick PR. Farmacognosia: da planta ao medicamento. Porto Alegre: Ed. UFRGS; Florianópolis: Ed. UFSC, 2004.

45. Schulz V, Hänsel R, Tyler VE. Fitoterapia Racional: um guia de fitoterapia para as ciências da saúde. 4. ed. Barueri: Manole; 2002.

46. Wagner H, Wiesenauer M. Fitoterapia: Fitofármacos, Farmacologia e Aplicações Clínicas. 2. ed. São Paulo: Pharmabooks; 2006.

47. Diepvens K, Steijns J, Zuurendonk P, Westerterp-Plantenga MS. Short-term effects of a novel fat emulsion on appetite and food intake. Physiol Behav. 2008 Sep 3;95(1-2):114-7.

48. Ortiz EL. Encyclopedia of Herbs, Spices and Flavourings. London: DK Books; 1992.

49. Reader's Digest. Segredos e Virtudes das Plantas Medicinais. Rio de Janeiro: Editor Reader's Digest Livros; 1983.

50. Kanetkar P, Singhal R, Kamat M. Gymnema sylvestre: A Memoir. J Clin Biochem Nutr. 2007 Sep;41(2):77-81.

51. Simões CMO. Farmacognosia da Planta ao Medicamento. 1. ed. Santa Catarina: Editora Universidade UFRGS/UFSC; 1999.

52. El-Tantawy WH, Temraz A, El-Gindi OD. Free serum testosterone level in male rats treated with Tribulus alatus extracts. Int Braz J Urol. 2007 Jul-Aug;33(4):554-8; discussion 558-9.

53. Brinker F. Herb contraindications and drug interactions. 2. ed. Sandy, OR: Eclectic Medical Publications; 1998.

54. Kuriyan R, Raj T, Srinivas SK, Vaz M, Rajendran R, Kurpad AV. Effect of Caralluma fimbriata extract on appetite, food intake and anthropometry in adult Indian men and women. Appetite. 2007 May;48(3):338-44.

55. Alonso JR. Tratado de Fitomedicina. Buenos Aires: Isis Ediciones; 1998.

56. Bhattacharya SK, Goel RK, Kaur R, Ghosal S. Antistress activity of sitonindosides VIII, new acylsterylglucosides from Whitania somnifera. Phyto Ther Res. 1987;I(I):32-7.

57. Chen LX, Liao JZ, Guo WQ Effects of Astragalus membranaceus on left ventricular function and oxygen free radical in acute myocardial infarction patients and mechanism of its cardiotonic action. Zhongguo Zhong Xi Yi Jie He ZaZhi. 1995 Mar;15(3):141-3.

58. Fetrow CW, Avila JR. Manual de Medicina Alternativa para o profissional. Rio de Janeiro: Guanabara Koogan; 2000.

59. D'Andrea L, Felber F, Guadagnuolo R. Hybridization rates between lettuce (Lactuca sativa) and its wild relative (L. serriola) under field conditions. Environ Biosafety Res. 2008 Apr-Jun;7(2):61-71.

60. Obiro WC, Zhang T, Jiang B. The nutraceutical role of the Phaseolus vulgaris alpha-amylase inhibitor. Br J Nutr. 2008 Jul;100(1):1-12.

61. Udani J, Singh BB. Blocking carbohydrate absorption and weight loss: a clinical trial using a proprietary fractionated white bean extract. Altern Ther Health Med. 2007 Jul-Aug;13(4):32-7.

62. Celleno L, Tolaini MV, D'Amore A, Perricone NV, Preuss HG. A Dietary supplement containing standardized Phaseolus vulgaris extract influences body composition of overweight men and women. Int J Med Sci. 2007 Jan 24;4(1):45-52.

63. Udani J, Hardy M, Madsen DC. Blocking carbohydrate absorption and weight loss: a clinical trial using Phase 2 brand proprietary fractionated white bean extract. Altern Med Rev. 2004 Mar;9(1):63-9.

64. Peter Layer, Gerald L. Carlson, Eugene P. DiMagn Partially purified white bean amylase inhibitor reduces starch digestion in vitro and inactivates intraduodenal amylase in humans, Gastroenterology Unit. Mayo Clinic and Fundation, Rochester, Minnesota and S.C. Johnson and Son. Inc., Racine, Wisconsin. Gastroenterology 1985:98:1895-902.

65. Boivin M, Zinsmeister AR, Go VL, DiMagno EP. Effect of a purified amylase inhibitor on carbohydrate metabolism after a mixed meal in healthy humans. Mayo Clin Proc. 1987 Apr;62(4):249-55.

66. Amin KA, Kamel HH, Abd Eltawab MA. Protective effect of Garcinia against renal oxidative stress and biomarkers induced by high fat and sucrose diet. Lipids Health Dis. 2011 Jan 14;10:6.

67. Kolodziejczyk J, Masullo M, Olas B, Piacente S, Wachowicz B. Effects of garcinol and guttiferone K isolated from Garcinia cambogia on oxidative/nitrative modifications in blood platelets and plasma. Platelets. 2009 Nov;20(7):487-92.

68. Reis SB, Oliveira CC, Acedo SC, Miranda DD, Ribeiro ML, Pedrazzoli J Jr, et al. Attenuation of colitis injury in rats using Garcinia cambogia extract. Phytother Res. 2009 Mar;23(3):324-9.

69. Motawi TK, Hamed MA, Shabana MH, Hashem RM, Aboul Naser AF. Zingiber officinale acts as a nutraceutical agent against liver fibrosis. Nutr Metab (Lond). 2011 Jun 20;8:40.

70. Ueda H, Ippoushi K, Takeuchi A. Repeated oral administration of a squeezed ginger (Zingiber officinale) extract augmented the serum corticosterone level and had anti-inflammatory properties. Biosci Biotechnol Biochem. 2010;74(11):2248-52.

71. Cupp MJ. Toxicology and clinical pharmacology of herbal products. Totowa, New Jersey (USA): Humana Press; 2000. p. 123-29.

72. Capasso F, Gaginella TS, Grandolini G, Izzo AA. Phytotherapy. A quick reference to herbal medicine. Heidelberg: Springer Verlag; 2003.

73. Hu ML, Rayner CK, Wu KL, Chuah SK, Tai WC, Chou YP, et al. Effect of ginger on gastric motility and symptoms of functional dyspepsia. World J Gastroenterol. 2011 Jan 7;17(1):105-10.

74. Yamahara J, Huang QR, Li YH, Xu L, Fujimura H. Gastrointestinal motility enhancing effect of ginger and its active constituents. Chem Pharm Bull. (Tokyo) 1990;38:430-1.

75. Micklefield GH, Redeker Y, Meister V, Jung O, Greving I, May B. Effects of ginger on gastroduodenal motility. Int J Clin Pharmacol Ther. 1999;37:341-6.

76. Prabhakar PK, Doble M. Mechanism of action of natural products used in the treatment of diabetes mellitus. Chin J Integr Med. 2011 Aug;17(8): 563-74.

77. Khachik F, Carvalho L, Bernstein PS, Muir GJ, Zhao DY, Katz NB. Chemistry, distribuition, and metabolism of tomato carotenoids and their impact on human health. Exp Biol Med. 2002; 227 (10):845-51.

78. Lavalle JB, Krinsky DL, Hawkins EB. Natural Therapeutic Pocket Guide. Edition 2000-2001. Hudson: AphA (American Pharmaceutical Association); 2000.

79. Obulesu M, Rao DM. Effect of plant extracts on Alzheimer's disease: An insight into therapeutic avenues. J Neurosci Rural Pract. 2011 Jan;2(1):56-61.

80. Okumus S, Taysi S, Orkmez M, Saricicek E, Demir E, Adli M, et al. The effects of oral Ginkgo biloba supplementation on radiation-induced oxidative injury in the lens of rat. Pharmacogn Mag. 2011 Apr;7(26):141-5.

81. Bachinskaya N, Hoerr R, Ihl R. Alleviating neuropsychiatric symptoms in dementia: the effects of Ginkgo biloba extract EGb 761. Findings from a randomized controlled trial. Neuropsychiatr Dis Treat. 2011;7:209-15.

82. Anabalgan K., Sadique J. Antiinflammatory activity of Withania somnifera. Indian J Exp Biol. 1981; 19:245-9.

83. Ihl R, Tribanek M, Bachinskaya N, for the GOTADAY Study Group. Efficacy and Tolerability of a Once Daily Formulation of Ginkgo biloba Extract EGb 761® in Alzheimer's Disease and Vascular Dementia: Results from a Randomised Controlled Trial. Pharmacopsychiatry. 2012 Mar;45(2):41-6. Epub 2011 Nov 15. [Epub ahead of print]

84. Villaverde AF, Benlloch S, Berenguer M, Miguel Rayón J, Pina R, Berenguer J. Acute hepatitis of cholestatic type possibly associated with the use of glucomannan (amorphophalus konjac). J Hepatol. 2004 Dec;41(6):1061-2.

85. Khachik F, Carvalho L, Bernstein PS, Muir GJ, Zhao DY, Katz NB. Chemistry, distribution, and metabolism of tomato carotenoids and their impact on human health. Exp Biol Med (Maywood). 2002 Nov;227(10):845-51. Review.

86. McClain RM, Bausch J. Summary of safety studies conducted with synthetic lycopene. Regul Toxicol Pharmacol. 2003; 37(2):274-85.

87. Bramley PM. Is lycopene beneficial to human helth? Phytochemistry. 2000;54(3):233-6.

88. Moritz B, Tramonte VLC. Biodisponibilidade do licopeno. Rev Nutr. 2006;19(2):265-73.

89. Khachik F, Carvalho L, Bernstein PS, Muir GJ, Zhao DY, Katz NB. Chemistry, distribution, and metabolism of tomato carotenoids and their impact on human health. Exp Biol Med (Maywood). 2002 Nov;227(10):845-51. Review.

90. Shami NJ, Moreira EA. Licopeno como agente antioxidante. Rev Nutr. 2004;17(2).

91. Faggion SA, Cunha AO, Fachim HA, Gavin AS, dos Santos WF, Pereira AM, et al. Anticonvulsant profile of the alkaloids (+)-erythravine and (+)-11-α-hydroxy-erythravine isolated from the flowers of Erythrina mulungu Mart ex Benth (Leguminosae-Papilionaceae). Epilepsy Behav. 2011 Mar;20(3):441-6.

92. Flausino O Jr, Santos L de A, Verli H, Pereira AM, Bolzani V da S, Nunes-de-Souza RL. Anxiolytic effects of erythrinian alkaloids from Erythrina mulungu. J Nat Prod. 2007 Jan;70(1):48-53.

93. Khachik F, de Moura FF, Zhao DY, Aebischer CP, Bernstein PS. Transformations of selected carotenoids in plasma, liver, and ocular tissues of humans and in nonprimate animal models. Invest Ophthalmol Vis Sci. 2002 Nov;43(11):3383-92.

94. Kucuk O, Sarkar FH, Djuric Z, Sakr W, Pollak MN, Khachik F, et al. Effects of lycopene supplementation in patients with localized prostate cancer. Exp Biol Med (Maywood). 2002; Nov; 227(10):881-5.

95. Silva CJ, Bastos JK, Takahashi CS. Evaluation of the genotoxic and cytotoxic effects of crude extracts of Cordia ecalyculata and Echinodorus grandiflorus. J Ethnopharmacol. 2010 Feb 3;127 (2):445-50.

96. Ponnusamy S, Ravindran R, Zinjarde S, Bhargava S, Ravi Kumar A. Evaluation of traditional Indian antidiabetic medicinal plants for human pancreatic amylase inhibitory effect in vitro. Evid Based Complement Alternat Med. 2011;2011. pii: 515647.

97. El-Tantawy WH, Temraz A, El-Gindi OD. Free serum testosterone level in male rats treated with Tribulus alatus extracts. Int Braz J Urol. 2007 Jul-Aug;33(4):554-8; discussion 558-9.

98. McKay D. Nutrients and botanicals for erectile dysfunction: examining the evidence. Altern Med Rev. 2004 Mar;9(1):4-16.

99. Milasius K, Dadeliene R, Skernevicius J. The influence of the Tribulus terrestris extract on the parameters of the functional preparedness and athletes' organism homeostasis. Fiziol Zh. 2009;55(5):89-96.

100. Bucci LR. Selected herbals and human exercise performance. Am J Clin Nutr. 2000 Aug;72(2 Suppl):624S-36S.

101. Newall CA, Anderson LA, Phillipson JD. Plantas Medicinais: Guia para profissional de saúde. Porto Alegre: Premier; 2002.

102. Fetrow CW, Avila JR. Efficacy of the dietary supplement S-adenosyl-L-methionine. Ann Pharmacother. 2001 Nov;35(11):1414-25.

103. Gugliucci, A. Antioxidant effects of Ilex paraguariensis: induction of decreased oxidability of human LDL in vivo. Biochem Biophys Res Commun. 1996;224:338-44.

104. O'Neil CK, Avila JR, Fetrow CW. Herbel medicines: getting beyond the hype. Nursing. 1999 Apr; 29(4):58-61.

105. Filip R, López P, Giberti G, Coussio J, Ferraro G. Phenolic compounds in seven South American Ilex species. Fitoterapia 2001;72:774-8.

106. Gnoatto SC, Schenkel EP, Bassani VL. HPLC method assay total saponins in Ilex paraguariensis aqueous extract. J Braz Chem Soc. 2005;16:723-5.

107. Schinella G, Fantinelli JC, Mosca SM. Cardioprotective effects of Ilex paraguariensis extract: evidence for a nitric oxide-dependent mechanism. Clin Nutr. 2005;24:360-6.

108. Bernardi MM, Spinosa HS, Ricci EL, Reis-Silva M, Solva AC, Dalmolin DP. Perda de peso em ratos alimentados com ração hipercalórica e tratos com o fitoterápico pholianegro comparado com o medicamento sibutramina (Etapa II). Relatório de Pesquisa. Universidade de São Paulo. Faculdade de Medicina Veterinária e Zootecnia; 2011.

109. Nguyen ML, Schwartz, SJ. Lycopene: chemical and biological properties. Food Technology Chicago. 1999;53(2):38-45.

110. El-Abhar HS, Schaalan MF. Phytotherapy in diabetes: Review on potential mechanistic perspectives. World J Diabetes. 2014 Apr 15;5(2):176-97. doi: 10.4239/wjd.v5.i2.176.

111. Hursel R, Westerterp-Plantenga MS. Catechin-and caffeine-rich teas for control of body weight in humans. Am J Clin Nutr. 2013 Dec;98(6 Suppl):1682S-1693S. doi: 10.3945/ajcn.113.058396.

112. U.S. Food and Drug Administration – FDA. Information paper on L-tryptophan and 5-hydroxy-L-tryptophan. Office of Nutritional Products, Labeling, Dietary Supplements. Center for Food Safety and Applied Nutrition. February 2001. [acesso em: 9 jun. 2014] Disponível em: http://www.nemsn.org/Articles/FDA-Info.pdf

8

Nutrigenômica e nutrigenética associadas ao desempenho esportivo

"O reconhecimento de que os nutrientes têm a capacidade de interagir e modular os mecanismos moleculares subjacentes às funções fisiológicas de um organismo provocou uma revolução no domínio da nutrição (...) nutrigenômica e nutrigenética, dois campos com abordagens distintas que buscam elucidar a interação entre dieta e genes, mas com um final comum, o objetivo de otimizar a saúde por meio da personalização da dieta."

Mutch, Wahli e Williamson (2005)[54]

8.1 Nutrigenômica e nutrigenética: a interação entre o nutriente e o genoma

Estima-se que o genoma humano codifica mais de 25 mil genes, sendo responsáveis pela formação de mais de 100 mil proteínas funcionalmente distintas. Sabe-se que as técnicas convencionais buscam o equilíbrio na ingestão nutricional, contudo, mais recentemente, esse foco vem sofrendo alterações consideráveis. A nutrição moderna objetiva a manutenção da saúde e o aumento da *performance* esportiva, dando maior valor ao efeito que um determinado nutriente causa sobre a regulação das funções celulares, desde a estabilidade do DNA até a maturação de uma proteína, do que simplesmente às funções energéticas e fisiológicas que um nutriente impõe ao organismo.

Essa mudança de rumo se justifica considerando que qualquer glândula, órgão ou tecido do nosso corpo funciona por meio de ativação e inibição de proteínas e polipeptídeos (hormônios, enzimas, proteínas de membrana, transportadores, receptores, entre outros), considera-se também que a regulação das etapas de síntese proteica é fundamental para a manutenção do equilíbrio fisiológico do organismo.

A partir de 2005, com o sequenciamento do genoma humano, o novo desafio da ciência tornou-se entender como a função dos genes é alterada por fatores ambientais, entre eles, a alimentação, visto que a exposição de nossos genes à ação de compostos ativos dos alimentos exerce grande influência não apenas no tratamento de doenças, mas no aumento da *performance* esportiva.

A nutrigenômica (estudo dos nutrientes e substâncias alimentares capazes de modular a expressão gênica) e a nutrigenética (suscetibilidade genética do indivíduo em relação à ingestão alimentar) são frutos dessa nova linha de pesquisa, surgida após o término do mapeamento do genoma humano. Podemos considerar que o termo *ômica* advém desse processo. Como subáreas da ciência da nutrigenômica encontram-se:

- Transcriptômica: atuação da ingestão de nutrientes na ação transcricional (análise da expressão gênica).
- Proteômica: atuação da ingestão de nutrientes na ação traducional (análise da expressão proteica).
- Metabolômica: atuação da ingestão de nutrientes na ação metabólica (análise do perfil metabólico).

A Figura 8.1 sumariza a interação entre as ciências **ômicas** relacionadas à nutrição e seus efeitos no organismo.

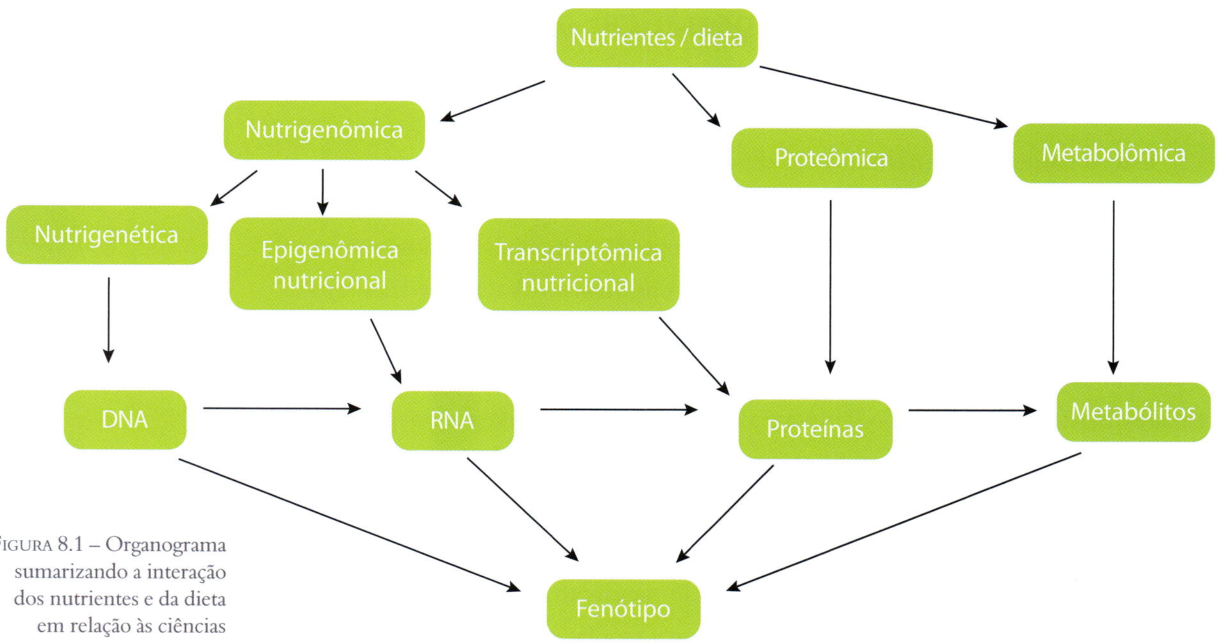

Figura 8.1 – Organograma sumarizando a interação dos nutrientes e da dieta em relação às ciências **ômicas** e relação com o fenótipo.

Portanto, a nutrigenômica tem o objetivo de avaliar a interação dos nutrientes sobre o genoma e, consequentemente, otimizar o estado de saúde, agindo como fator preventivo contra doenças;[1] ao passo que a nutrigenética tem como objetivo entender como a composição genética de um indivíduo coordena e modifica a sua resposta à dieta.[2]

O importante é que, a longo prazo, apesar de distintas, ambas as abordagens propiciarão a melhora da saúde e a prevenção de doenças, considerando que nutrientes modulam a expressão gênica, assim como variações no gene (polimorfismos) influenciam na maneira que respondemos a alimentação (Figura 8.2).

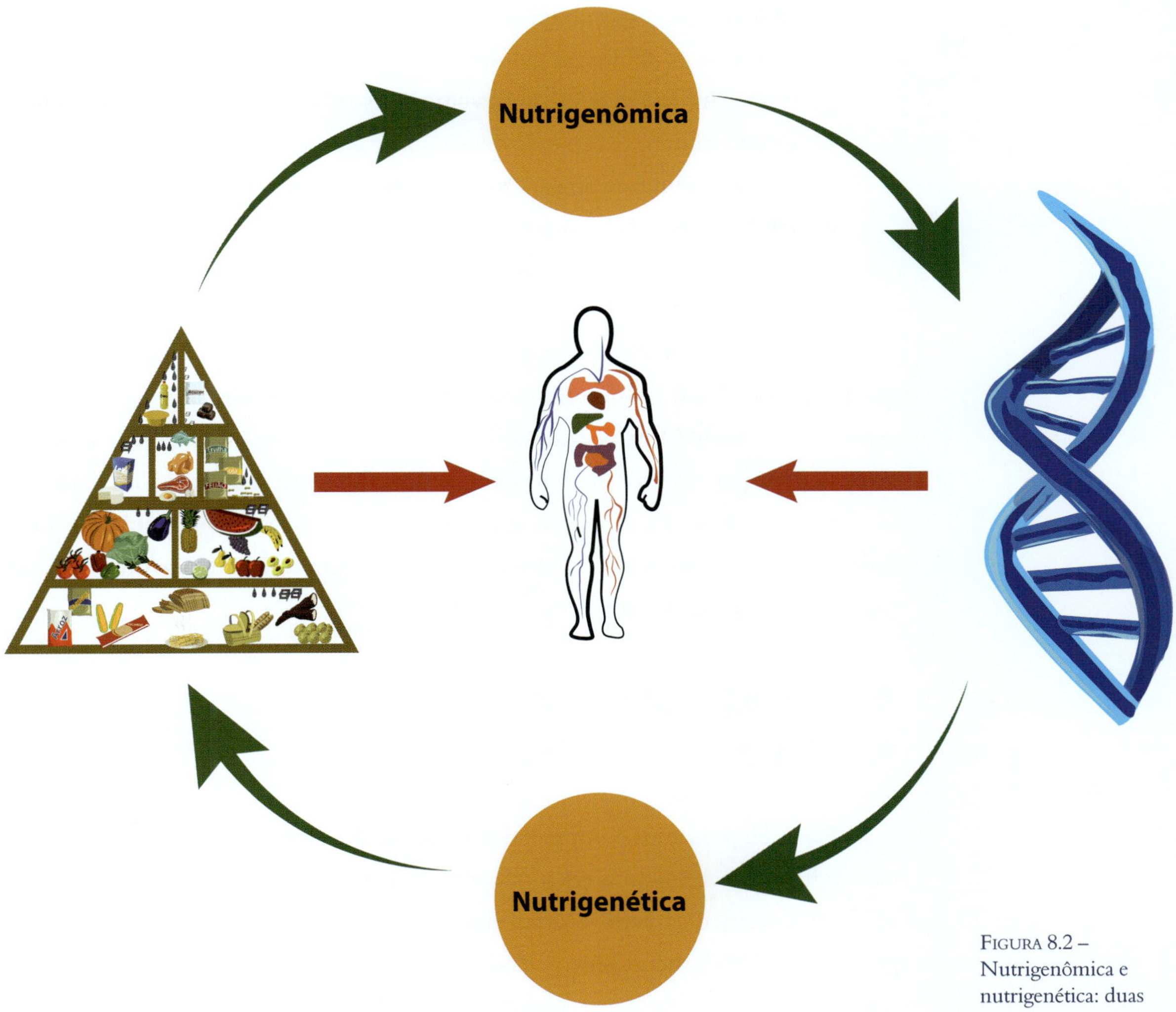

Figura 8.2 – Nutrigenômica e nutrigenética: duas faces da mesma moeda, responsáveis pelo desenvolvimento da nutrição personalizada. Adaptado de Mutch et al., 2005.[3]

Pode-se afirmar que ambas, nutrigenômica e nutrigenética, buscam entender a relação do genoma com a dieta, contudo, por meio de abordagens distintas. A nutrigenômica procura desvendar a dieta ideal com base em uma série de alternativas nutricionais, ao passo que a nutrigenética estabelece importantes informações que visam auxiliar na identificação e na elaboração da dieta ideal para um determinado indivíduo, tornando a dieta personalizada.[2]

Segundo Fenech et al.(2011),[1] há três fatores centrais que sustentam a nutrigenômica como uma ciência importante:

- há grande diversidade genética entre diferentes grupos étnicos e indivíduos que afetam a biodisponibilidade dos nutrientes e o metabolismo destes;
- conforme as diferenças culturais, econômicas, geográficas e até mesmo do gosto, cada indivíduo difere muito em suas escolhas por alimentos e nutrientes;
- a carência ou o excesso de determinado nutriente pode afetar a expressão gênica e a estabilidade do genoma, levando à presença de mutações no gene ou na sequência de nível cromossômico que pode cursar com a expressão gênica anormal.

Assim, o principal objetivo da nutrigenômica é proporcionar a ingestão adequada de nutrientes, favorecendo a expressão gênica, o metabolismo e as funções celulares que ocorrerem normalmente,[4-10] já que a evolução da ciência moderna levou à percepção de que não somente certos nutrientes essenciais, mas também as quantidades específicas de cada um são necessárias para a manutenção da saúde, tornando claro como os alimentos podem contribuir para o desenvolvimento ou para a prevenção de doenças.[3]

8.2 Nutrigenômica e controle dos mecanismos de regulação da atividade celular

Para que possamos compreender a atuação dos nutrientes no processo de gênese celular, é necessário o entendimento básico das funções celulares. A interferência dos nutrientes pode ocorrer tanto em nível transcricional (no processo de produção de RNA mensageiro – RNAm, que posteriormente se converte em proteína pela ação dos ribossomos) quanto em nível pós-transcricional (no processo de tradução da proteína). Além disso, em nível transcricional, os compostos bioativos dos alimentos modulam a expressão gênica (produção de RNAm) por meio de mecanismos diretos e indiretos, ou seja, por contato direto com o gene-alvo ou com ativação/inibição da produção de genes, que por sua vez ativam/inibem a produção do gene-alvo. A Figura 8.3 destaca as fases de controle da gênese celular.

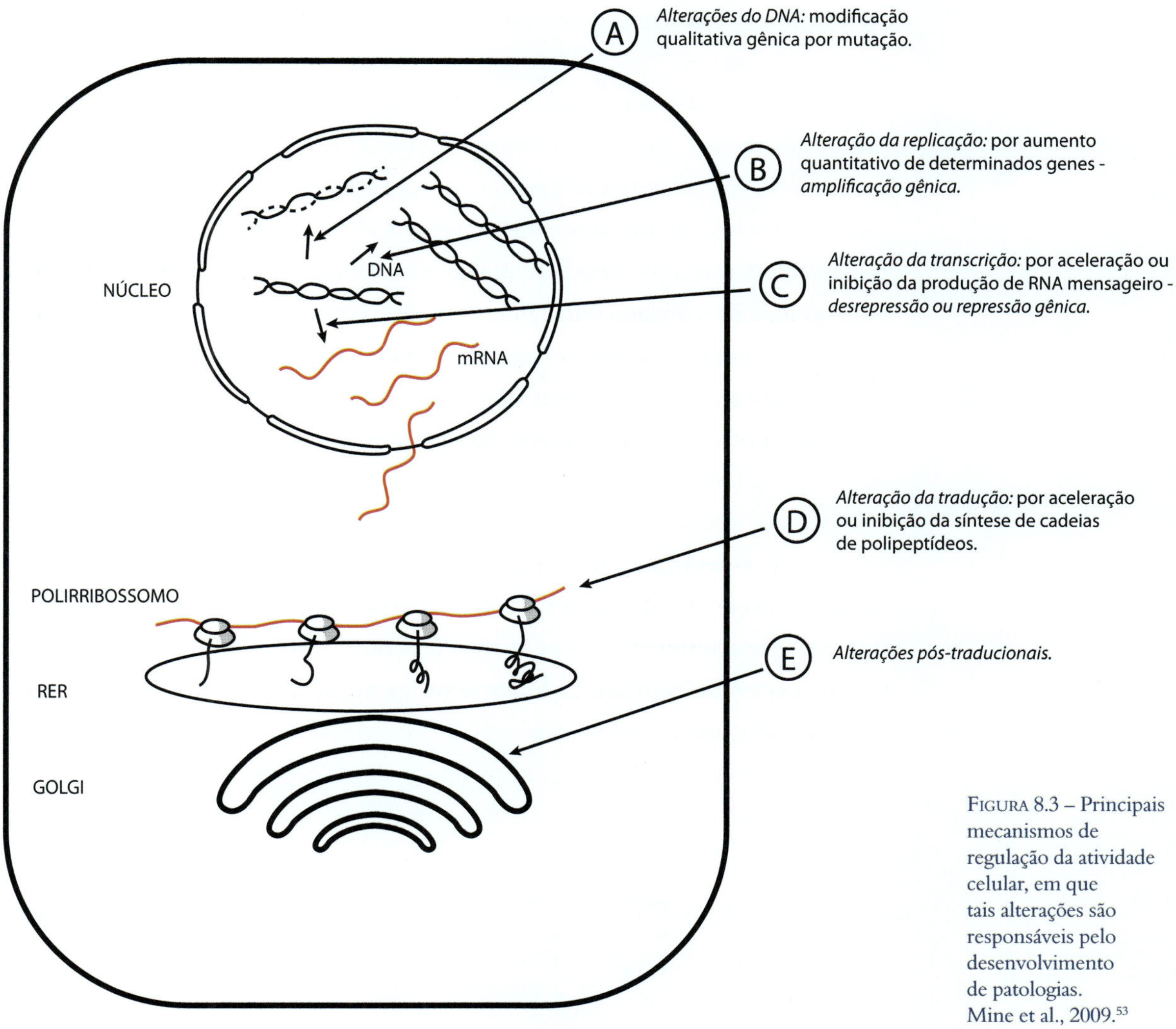

Figura 8.3 – Principais mecanismos de regulação da atividade celular, em que tais alterações são responsáveis pelo desenvolvimento de patologias. Mine et al., 2009.[53]

Entre as fases do controle dos mecanismos de regulação da atividade celular por meio dos nutrientes, destaca-se o período transcricional, que compreende o aumento na expressão de genes e a síntese de RNAm por parte do núcleo das células. Nessa fase, a enzima RNA polimerase tem papel fundamental, pois é ela que, a partir da descondensação da fita dupla de DNA e da exposição do gene-alvo, permite o sequenciamento das bases do RNAm.

O gene-alvo, quando exposto, apresenta uma importante região de promoção da transcrição gênica. Como a própria função ressalta, essa região é denominada *região promotora do gene* ou, simplesmente, *promotor*. Este não apresenta informação para a produção do RNAm, mas tem papel fundamental em promover o início da transcrição gênica. Dessa forma, apenas quando há a ativação do promotor inicia-se o trabalho da enzima RNA polimerase e, consequentemente, o processo de síntese de proteínas.

Mas como ocorre a ativação da região promotora do gene? A modulação da expressão gênica no período transcricional ocorre de maneira direta e/ou indireta. Isso porque a ativação do promotor ocorre por interação direta ou indireta com seu ativador. Considerando que o promotor "promove" a transcrição gênica, as proteínas que atuam no processo de ativação da região promotora do gene recebem o nome de *fatores de transcrição* (Figura 8.4).

Os nutrientes alteram a expressão gênica de maneira muito complexa e multifatorial, atuando como ligantes diretos dos fatores de transcrição que atuam na região promotora do gene, ou indiretamente, inibindo/ativando proteínas que por sua vez, interferem positivamente/negativamente na ação de fatores de transcrição. A literatura científica oferta uma grande variedade de nutrientes que interferem no processo de transcrição gênica, como ácidos graxos, aminoácidos, carotenoides, tuméricos, flavonoides, capsaicina, catequinas do chá-verde, citrus, resveratrol, soja e outros diversos produtos com propriedades antioxidantes. Contudo, a maior ênfase é dada ao campo da nutrição clínica, principalmente no tratamento de patologias ligadas ao processo de inflamação.

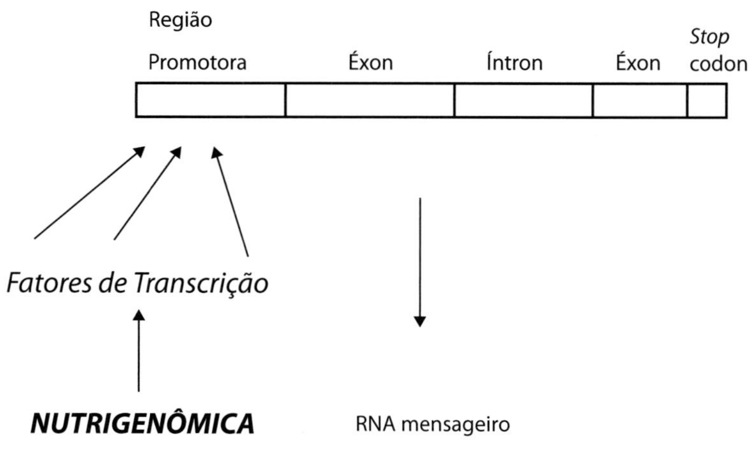

FIGURA 8.4 – Interação da nutrigenômica, com fatores de transcrição e região promotora do DNA.

Já no meio esportivo, a exploração destes ainda é escassa (exceto estudos com aminoácidos essenciais e ácidos graxos insaturados que, embora sejam alvo de pesquisas na área esportiva, apresentam resultados ainda inconclusivos), bem como os resultados obtidos pela comunidade científica.

Dessa maneira, serão discutidas, a seguir, as possibilidades de interação desses nutrientes no ambiente celular e molecular, assim como sua possível implicação e resultados para a prática esportiva.

8.3 Aminoácidos essenciais e sua atuação além do nutriente construtor

Desde a década de 1930, com o reconhecimento do aminoácido treonina, os aminoácidos são considerados uma importante ferramenta para a construção de proteínas; sua funcionalidade tem sido atribuída na fisiologia à formação de proteínas estruturais, receptores celulares, enzimas produtos do sistema imunológico; e seu desequilíbrio nutricional (falhas na biodisponibilidade) é considerado um dos principais motivos no aparecimento de doenças ligadas a esses sistemas fisiológicos.

Já no início deste século, a maioria dos estudos envolvendo o uso de aminoácidos essenciais vem analisando a funcionalidade destes em nível molecular, em que as funções biológicas encontradas nos aminoácidos essenciais e mais especificamente dos aminoácidos de cadeia ramificada relacionam-se com o controle da expressão gênica de fatores ligados à inibição da proteólise muscular e/ou estímulo à síntese proteica.

Contudo, dentro de academias de ginástica e outros ambientes de consumo, embora o uso dos chamados BCAAs (do inglês, *branched-chain amino acids*) seja comum, não se compreende ao certo as "vantagens" postuladas a este grupo de aminoácidos.

Sabemos que leucina, isoleucina e valina são classificadas como aminoácidos essenciais de cadeia ramificada, e que todos os aminoácidos ditos essenciais, por não serem sintetizados em nosso organismo, são indispensáveis para a manutenção das funções celulares. Mas por que estes três são tão consumidos? Para iniciarmos a resposta a esta pergunta, vamos analisar sua estrutura química (Figura 8.5).

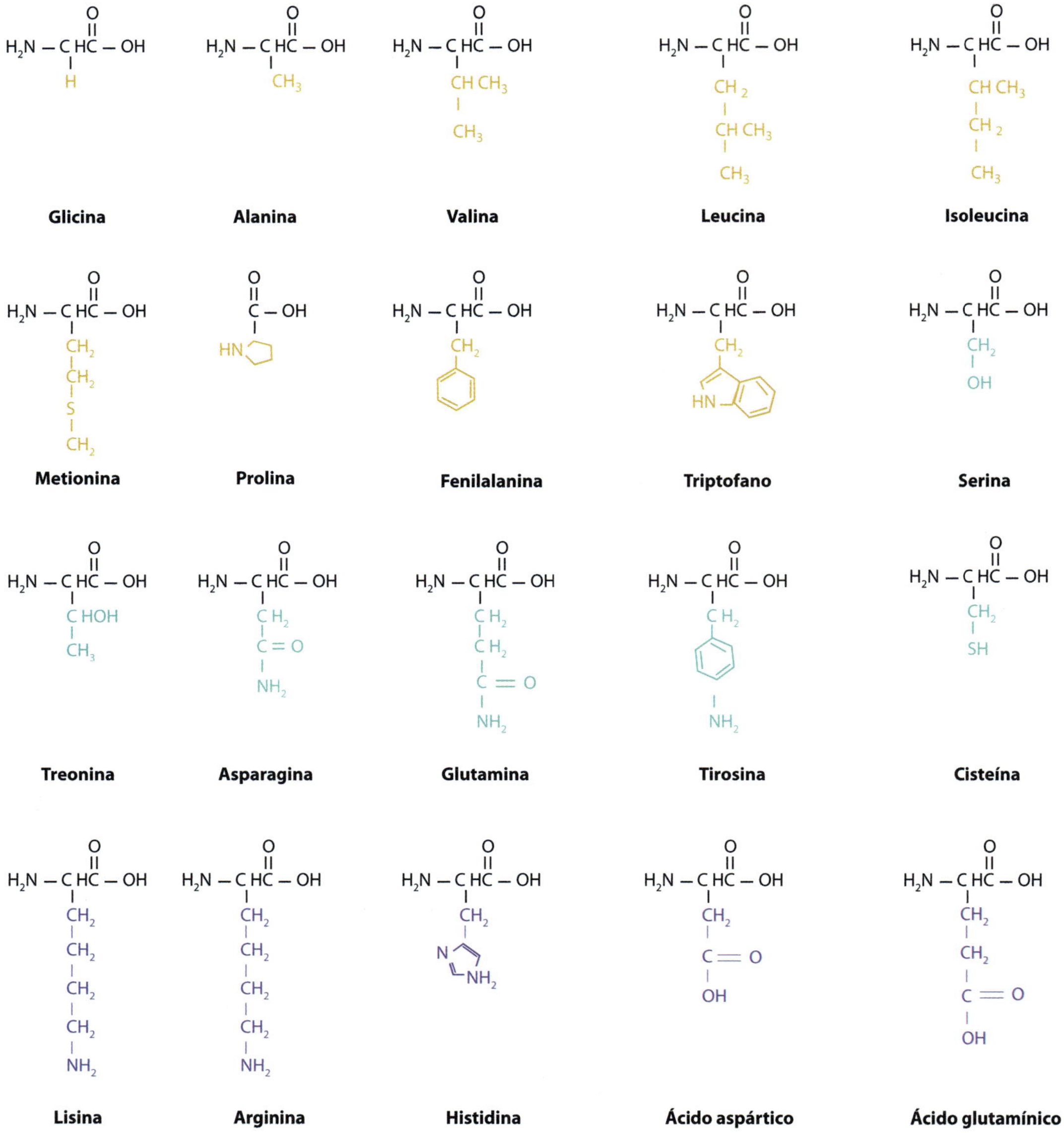

FIGURA 8.5 – Estrutura química dos aminoácidos. Em branco, destaca-se toda a estrutura química pertinente a todos os aminoácidos, composta pelo grupo amina (NH_2) e pelo grupo carboxila (COOH). Em colorido, a estrutura específica da cadeia lateral dos aminoácidos. Observe que a classificação ramificada se dá em razão da presença de um carbono extra na sequência da estrutura carbônica da cadeia lateral para os aminoácidos leucina, isoleucina e valina. Mine et al., 2009.[53]

A estrutura química da cadeia lateral dos aminoácidos de cadeia ramificada os capacita a uma melhor resistência aos processos de desaminação (retirada do grupo amina) pelo fígado, tornando-os assim mais biodisponíveis para atuação no músculo esquelético (Figura 8.5). Assim, além de atuar como um importante componente estrutural, esses aminoácidos em nível genômico influenciam em vias moleculares de expressão de genes responsáveis pela manutenção da massa muscular.

Dentre as vias mais importantes, destaca-se a via da mTOR (do inglês *mammalian target of rapamycin*). A descoberta da mTOR está intimamente ligada à funcionalidade dos BCAAs no músculo esquelético. Tais aminoácidos de cadeia ramificada são preferencialmente metabolizados no músculo esquelético e têm sua ação metabólica otimizada durante a realização de exercícios de alta intensidade.

A proteína mTOR estimula a síntese proteica por meio da ativação de proteínas cinases, como a proteína ribossomal S6 (S6k1), e por fatores de iniciação eucarióticos, a exemplo da proteína 1 ligante do fator de iniciação eucariótico 4E (4E-BPI).[11]

Diversos estudos apontam que a leucina, dentre os BCAAs, apresenta maior capacidade de interagir com a via da mTOR, principalmente em nível pós-transcricional. Assim, a suplementação com leucina é capaz de ativar a mTOR indiretamente pela ativação da proteína Rheb (do inglês *Ras homologue enriched in brain* – proteína *Ras* homólogo enriquecido no cérebro) ou por interação direta com a própria mTOR, embora esse mecanismo ainda não esteja completamente elucidado.[12]

Qual a importância da mTOR nesse processo? O complexo mTOR fosforila diretamente os fatores de iniciação eucarióticos, promovendo a elongação e tradução do RNAm de genes relacionados com o crescimento e a manutenção da célula muscular, proporcionando mais matéria-prima para que os ribossomos (responsáveis pela tradução do RNAm em proteína), que tem sua biogênese estimulada pela mTOR, intensifiquem sua atividade traducional (Figura 8.6).

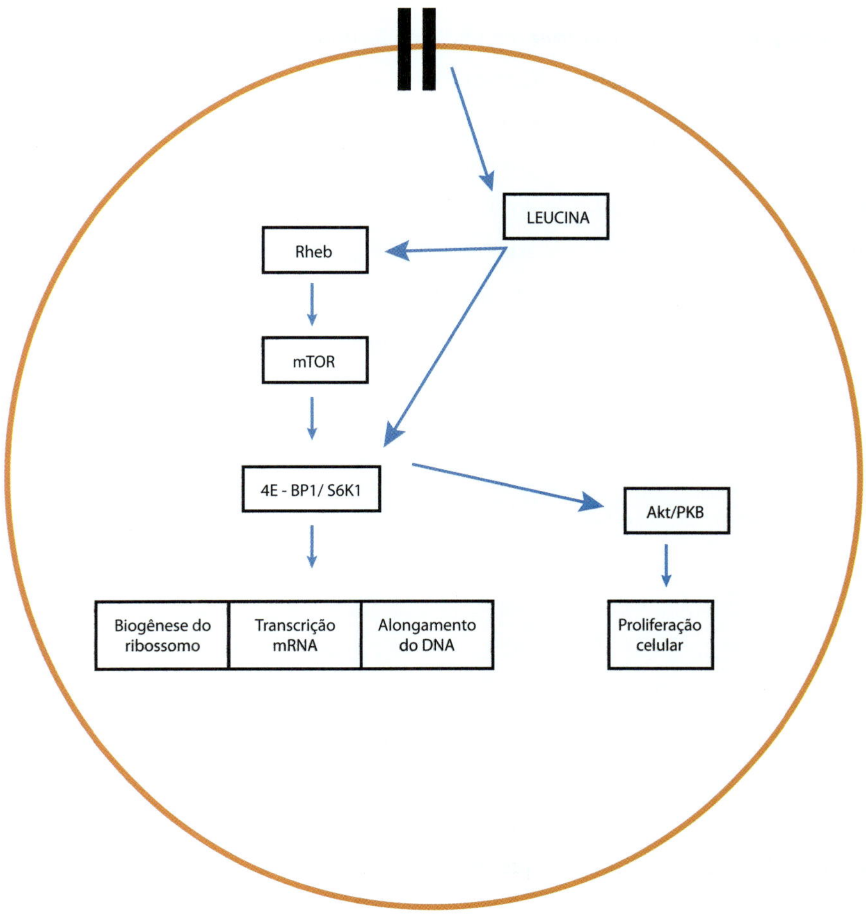

Figura 8.6 – Mecanismos de ativação da via da mTOR pela leucina. O aumento nas concentrações intracelulares de leucina é capaz de ativar o complexo mTOR, que por sua vez fosforila a proteína ribossomal S6 (S6K1), e por fatores de iniciação eucarióticos a exemplo da proteína 1 ligante do fator de iniciação eucariótico 4E (4E-BP1). Etapas subsequentes levam a processos de ativação e elongação do RNAm de proteínas ligadas com o crescimento e a manutenção da célula muscular.

Embora os mecanismos de ação da suplementação de leucina estejam bem claros, não se pode afirmar de maneira contundente que apenas o uso de leucina é capaz de estimular a manutenção da massa muscular via mTOR.

Já na prática esportiva objetivando hipertrofia muscular, algumas variáveis devem ser levadas em consideração:

- nível de aptidão do praticante;
- tipo de treinamento prescrito (metabólico *versus* tensional);
- comportamento alimentar;
- período de ingestão do suplemento (picos hormonais, como insulina e GH), entre outros.

De fato, além da leucina, a insulina apresenta um importante papel no processo de síntese proteica muscular. Propõe-se que a insulina apresenta efeito sinérgico para a síntese proteica quando da presença de aminoácidos, potencializando os efeitos de tradução de proteínas em vez de regulá-la diretamente.

Sabe-se que administração de leucina induz ao aumento nas concentrações de insulina circulantes, contudo, outros fatores devem ser levados em consideração.

Após a realização de um exercício de alta intensidade, como a musculação, ocorre um pico de liberação de hormônio do crescimento pela adeno-hipófise. Esse pico estimula diretamente a liberação do fator de crescimento semelhante à insulina 1 (IGF-1), que recebe esse nome por agir na mesma via ativada pela insulina. Assim, um treinamento bem realizado somado às altas taxas de insulina e biodisponibilidade de aminoácidos pode intensificar a resposta da via da mTOR e, consequentemente, auxiliar de maneira preponderante no desenvolvimento da musculatura esquelética. Na Figura 8.7, destaca-se tal interação.

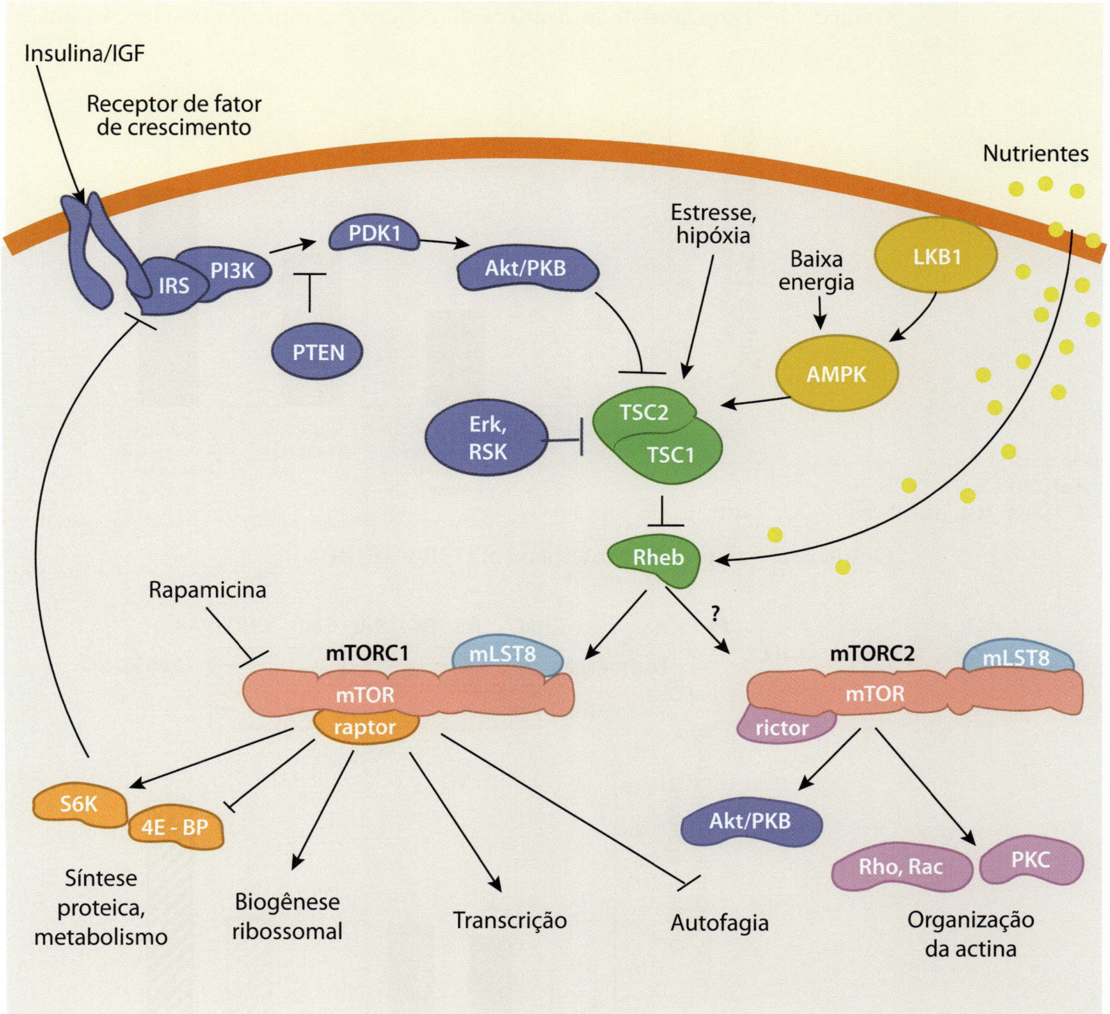

Figura 8.7 – Mecanismos de ativação da via da mTOR pela ação da nutrigenômica (ação dos nutrientes), fatores de crescimento estimulados pelo exercício (GH/IGF-1). O trabalho sinérgico da insulina junto à via da mTOR sofre ação direta do consumo de carboidratos e do índice glicêmico. Mine et al., 2009.[53]

Considerando que a insulina tem sua liberação pancreática regulada pela glicemia, o consumo de carboidratos apresenta papel auxiliar importante na sinalização da via da mTOR. Sugere-se o consumo do conjunto de BCAAs e carboidratos, no intuito de aumentar a síntese proteica, muito embora doses, horário de consumo e duração da suplementação ainda apresentem controvérsias na comunidade científica. Nos Gráficos 8.1 e 8.2 destacam-se resultados advindos de pesquisas científicas que mostram aumento da síntese proteica pós-exercício, especialmente quando carboidratos e BCAAs são ingeridos simultaneamente.

Gráfico 8.1 – Percentual de aumento da síntese proteica muscular nas diversas situações

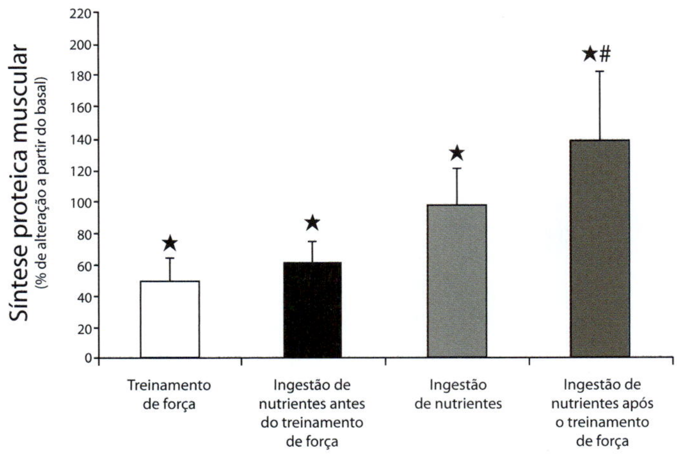

Adaptado de Reidy et al., 2013.[13]

Gráfico 8.2 – Expressão proteica da mTOR e 4E-BPI.

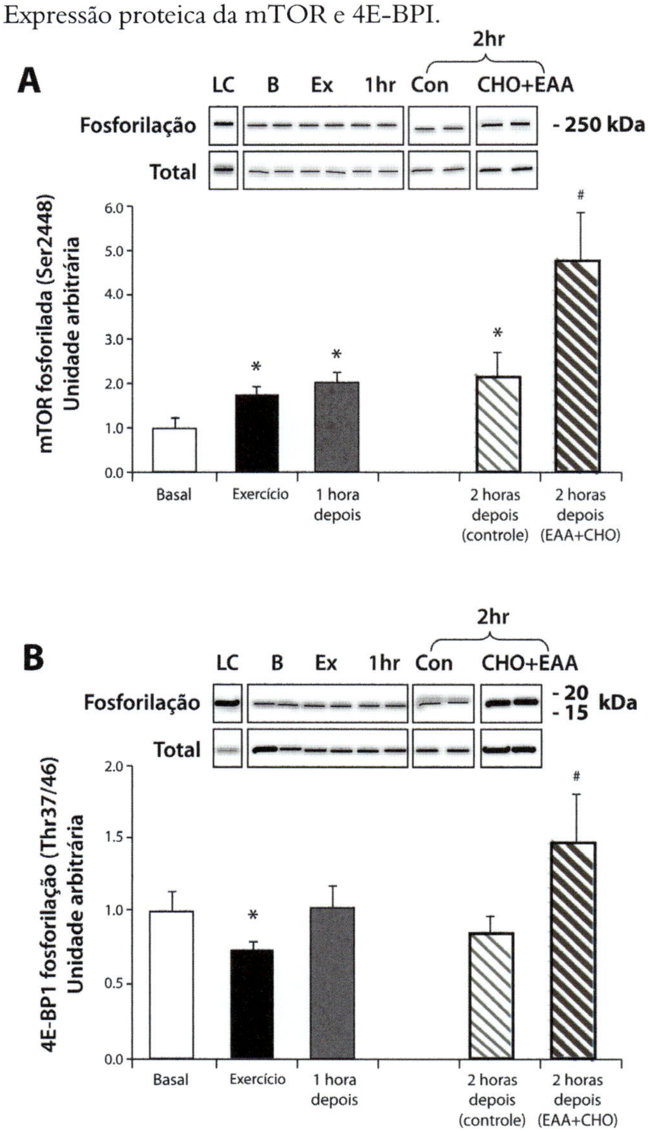

Todos os sujeitos foram tratados de maneira idêntica antes, no decorrer e depois do término do exercício, no qual os suplementados ingeriram uma mistura de carboidratos de alto índice glicêmico e um *mix* de aminoácidos essenciais enriquecido com leucina. * $p<0,05$ *versus* controle. # p< controle após 2 horas de exercício. Adaptado de Dreyer et al., 2008.[14]

Em conclusão, o consumo de aminoácidos essenciais, especialmente os de cadeia ramificada, é uma importante ferramenta no estímulo à síntese proteica celular; contudo, as dosagens e formas de consumo (alimentos ou suplementos) dependem do objetivo, do nível de aptidão do indivíduo e principalmente do tipo de treinamento realizado.

8.4 Ácidos graxos insaturados: mais que energia para o trabalho

Desde sempre, o consumo de gorduras relaciona-se com o desencadeamento de problemas relacionados com obesidade, diabetes, hiperlipidemia, entre outros. Contudo, pesquisas advindas do início da década de 1990 demonstraram que o papel dos lipídios vai além de apenas servir como substrato energético. Com o advento do genoma humano, diversos fatores de transcrição (responsáveis pelo controle da expressão de genes) foram descobertos. Assim, observou-se que, além dos caminhos convencionais tomados pelos ácidos graxos que consumimos (estoque, oxidação mitocondrial e peroxissomal), alguns lipídios "especiais" teriam a capacidade de ativar esses fatores de transcrição das células e modular seu funcionamento (Figura 8.8).

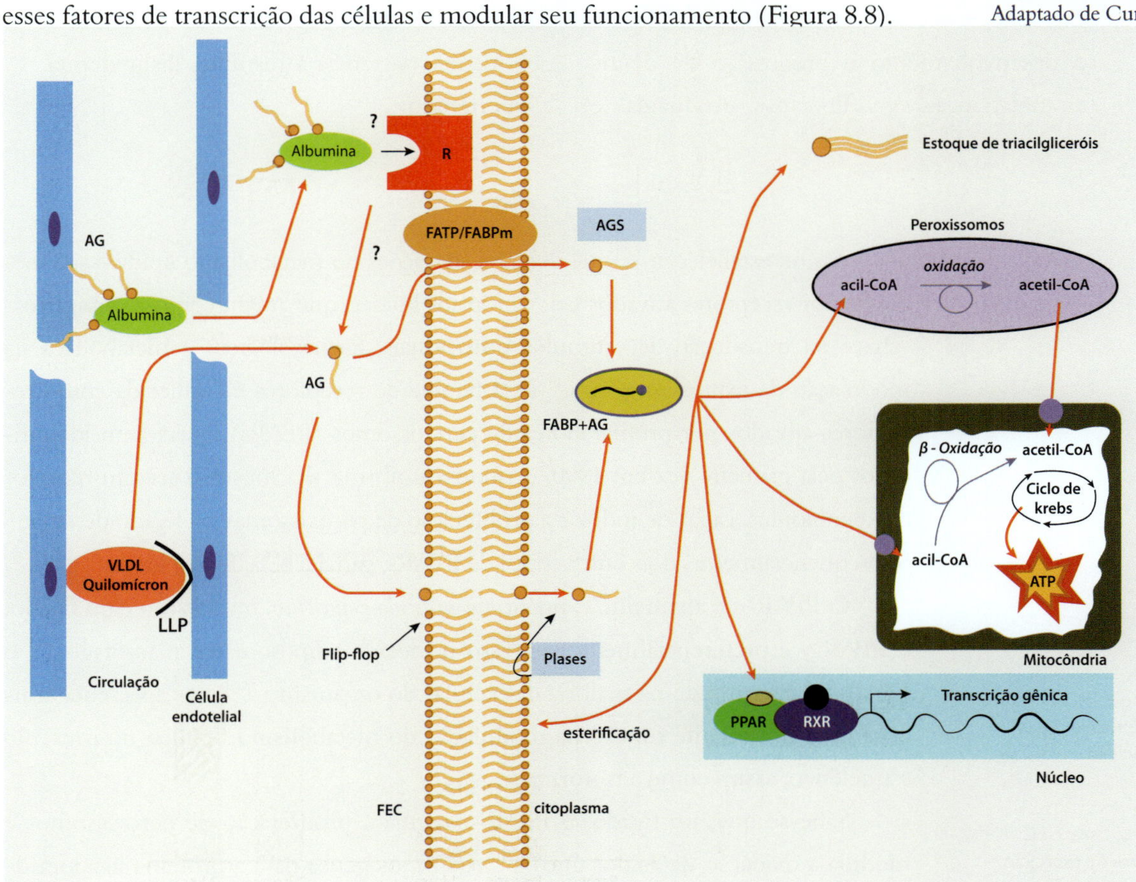

Figura 8.8 – Destino dos ácidos graxos advindos da alimentação (quilomícron) e do tecido adiposo (ligado à albumina). Ao transpor a barreira da membrana celular do músculo por meio dos transportadores de ácidos graxos (FATP/FABP) ou ainda por mecanismos de difusão (*flip-flop* para ácidos graxos menores), estes são direcionados para o estoque intramuscular de triacilglicerol, para os peroxissomos, para oxidação na mitocôndria e mais recentemente para o núcleo das células ao ativar os receptores nucleares ativados por proliferadores de peroxissomas (PPARs). Adaptado de Curi, 2002.[15]

O papel dos receptores ativados por proliferadores de peroxissoma γ (PPARγ) na obesidade e resistência à insulina[55]

A obesidade é definida como o acúmulo de gordura anormal ou excessivo e, atualmente, acredita-se que é um grande problema de saúde pública mundial. Ao longo dos últimos 20 anos, a prevalência da obesidade tem aumentado rapidamente tanto em países industrializados quanto em desenvolvimento, resultando em um risco consideravelmente maior de diabetes melito tipo 2 (DM2) e síndrome metabólica. Embora os mecanismos patofisiológicos subjacentes exatos dessas doenças permaneçam obscuros, estudos epidemiológicos e clínicos apontam a existência de uma relação entre a inflamação induzida pela obesidade e resistência à insulina associada ao desenvolvimento e progressão de doenças metabólicas. As adipocinas, produzidas e liberadas pelo tecido adiposo, são consideradas como fatores que ligam a inflamação induzida pela obesidade com resistência à insulina, e sua regulamentação através de receptores ativados por proliferadores de peroxissoma γ (PPAR também conhecido como NR1C3) é essencial nestes processos. PPARγ são fatores de transcrição que pertencem à superfamília dos receptores nucleares ativados por ligantes que regulam diretamente a expressão de um grande número de genes envolvidos na diferenciação de adipócitos, metabolismo lipídico e de hidratos de carbono, bem como a síntese de adipocitocina; assim, eles estão implicados em várias desordens metabólicas, incluindo a obesidade, resistência à insulina, dislipidemia e hipertensão.

Assim, estabeleceu-se que diversas alterações no metabolismo lipídico são mediadas por receptores ativados pelos próprios lípides, que atuam como mensageiros-chave na transdução de estímulos nutricionais, farmacológicos e metabólicos na modulação da expressão gênica.[16] Essa família de receptores é conhecida como receptores ativados por proliferadores de peroxissomos (PPARs), que foram identificados pela primeira vez em 1990, quando a isoforma alfa mostrou ser um receptor de xenobiontes, capaz de induzir a proliferação de peroxissomas no fígado de ratos.[17] Subsequencialmente, dois outros tipos de PPARs, gama e beta, foram identificados.[18]

O PPAR-α é altamente expresso no *músculo esquelético*, no coração e no fígado; o PPAR-γ é preferencialmente expresso no tecido adiposo e em macrófagos; e o PPAR-δ é encontrado na maioria das células do organismo,[16-18] mas apresenta também uma importante função na modulação do metabolismo lipídico no músculo esquelético, assim como a isoforma α.

Sabe-se que, no fígado, o PPAR-α regula a proliferação de peroxissomos e modula a oxidação de ácidos graxos.[19] Assim, os genes para a proteína ligadora de ácidos graxos (FABP) e para a CPT 1 (carnitina palmitoil transferase), por exemplo, importantíssimas no transporte e na oxidação de ácidos graxos, respectivamente, são sujeitos à modulação imposta por este receptor nuclear. A proteína de transferência de triglicérides microssomal (MTP), responsável pela transferência de triglicérides para a apolipoproteína B na formação de lipoproteína de muito baixa densidade (VLDL), também é regulada pelo PPAR-α.[20,21]

Credita-se aos PPARs um papel crucial no reconhecimento e no influxo de ácidos graxos, considerando que esses receptores induzem a ativação de todos os sistemas de oxidação de ácidos graxos, prevenindo a incorporação de estados patológicos. Para ativação dos PPARs, não apenas os lipídios (preferencialmente insaturados), mas outros fatores adicionais também estão envolvidos na modulação da capacidade de transativação dos PPARs, como o receptor do ácido cis-retinoico (RXR), que se dimeriza com o PPAR, tornando possível a ligação com o elemento responsivo ao PPAR (PPRE) presente no gene-alvo a ser transcrito.[22] A Figura 8.9 representa esquematicamente o mecanismo de ação dos PPARs.

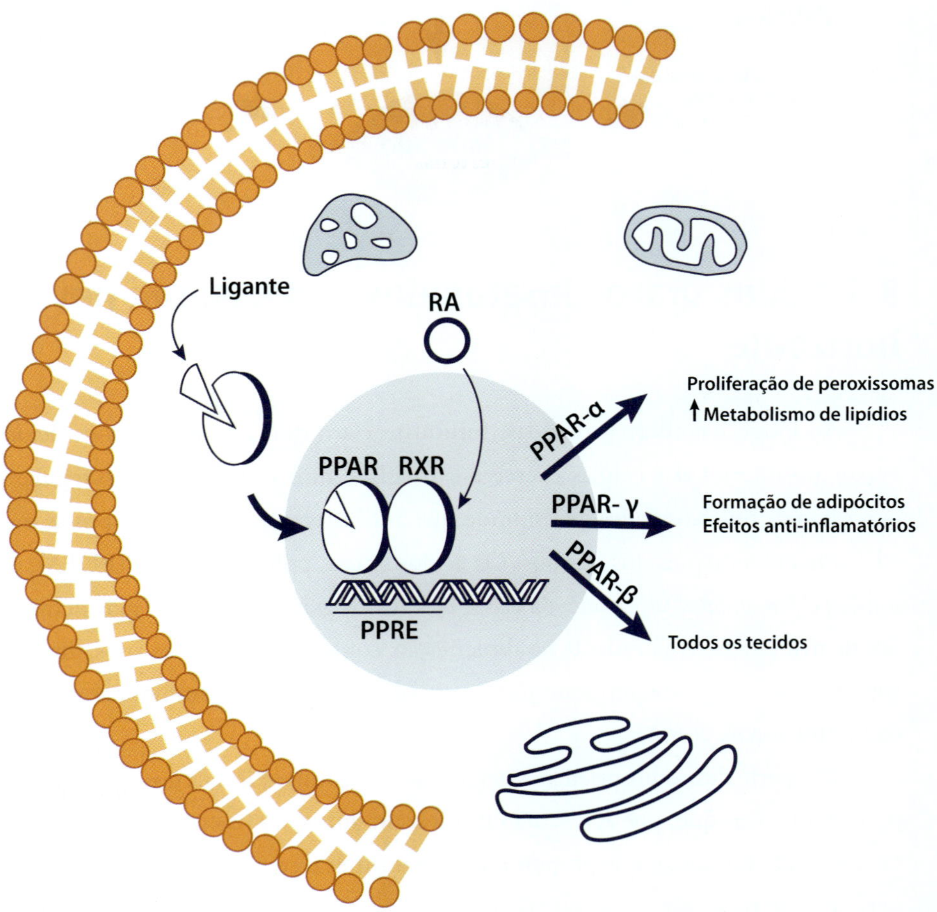

Figura 8.9 – Mecanismo de ação transcricional dos PPARs e suas isoformas. Mine et al., 2009.[53]

Além disso, existe a possibilidade de o PPAR-α ter a capacidade de gerenciar o processo inflamatório por meio da regulação negativa ou da transrepressão de genes envolvidos na produção de citocinas inflamatórias no fígado, como NFκB e IκB.[23] Tal hipótese, embora seja meramente especulativa, sem dúvida necessita de mais estudos para ser comprovada. A Figura 8.10 apresenta as principais isoformas do PPARs e suas respectivas funções celulares e metabólicas.

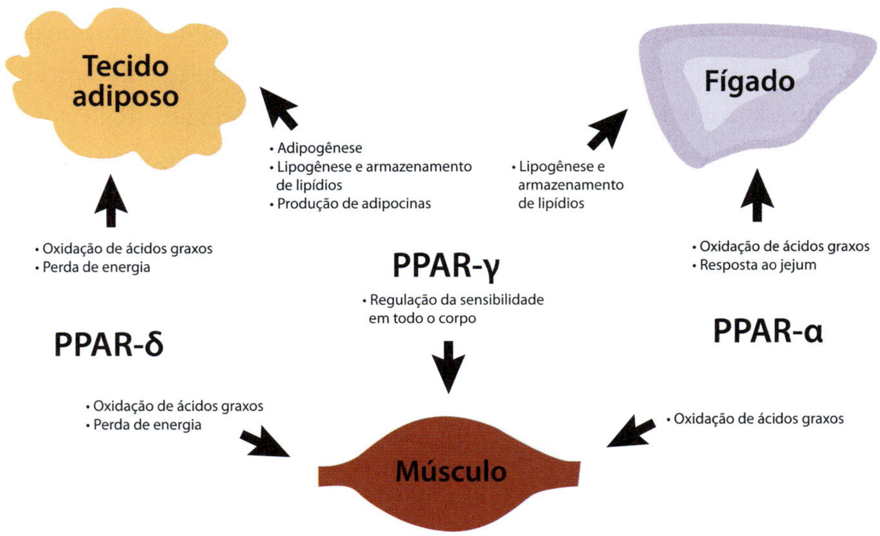

Figura 8.10 – As isoformas de PPARs regulam o metabolismo de lipídios por meio de atividades coordenadas no músculo, no fígado e no tecido adiposo. Adaptado de Hebbachi, 1997.[23]

8.5 Ácidos graxos insaturados e PPARs: um novo horizonte

Ao longo das últimas décadas, tornou-se claro que a composição de ácidos graxos no interior das células exerce a capacidade direta ou indireta de regular a expressão de diversos genes, permitindo que as células se adaptem às respostas metabólicas provenientes dos lipídios. Os ácidos graxos poli-insaturados (PUFAs, do inglês *polyunsaturated fatty acids*), da classe dos ácidos graxos essenciais, são encontrados de maneira mais abundante na alimentação, contudo, nos últimos anos, diversos suplementos esportivos surgiram na tentativa de oferecer ao consumidor as propriedades funcionais destes.

Boa parte dessas propriedades associa-se à estrutura química dos ácidos graxos poli-insaturados que, por apresentarem várias insaturações na cadeia carbônica, estão no estado líquido, o que proporciona maior fluidez a essas gorduras. Essa fluidez permite que essas gorduras não apenas circulem com mais facilidade pelo sangue, dificultando a formação de placas de gordura, mas que tenham também um fácil acesso ao ambiente intracelular, o que as torna os principais ativadores dos fatores de transcrição ligados à modulação do metabolismo de gorduras, como a família dos PPARs.

A Figura 8.11 apresenta um resumo dos principais efeitos globais dos PUFAs sobre a expressão gênica em tecidos-alvo, como fígado, artérias, tecido adiposo e músculo esquelético e seus possíveis benefícios não apenas para a manutenção da saúde, mas, também, para a *perfomance* no esporte.

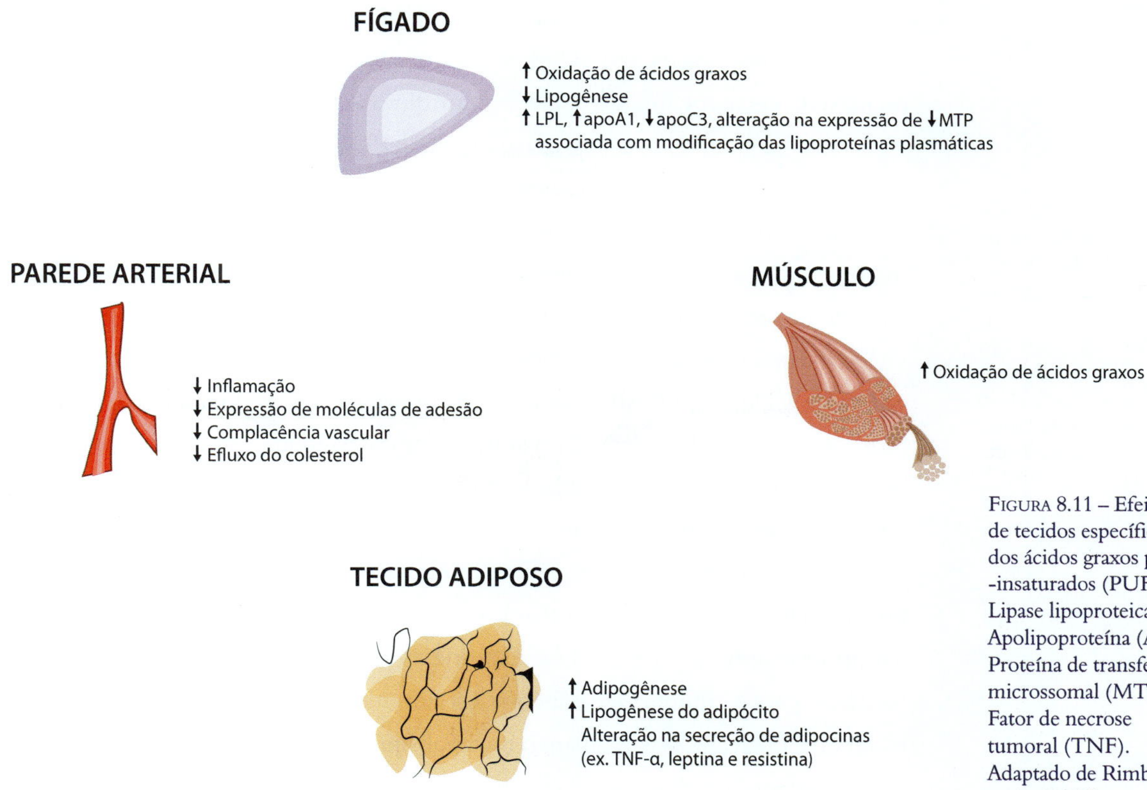

Figura 8.11 – Efeitos de tecidos específicos dos ácidos graxos poli-insaturados (PUFA). Lipase lipoproteica (LPL). Apolipoproteína (APO). Proteína de transferência microssomal (MTP). Fator de necrose tumoral (TNF). Adaptado de Rimbach et al., 2005.[24]

Dessa maneira, a já mencionada clonagem dos receptores proliferadores de peroxissomas (PPARs) em 1990[25] trouxe rapidamente a ideia de que esse grupo de receptores nucleares era, de fato, o alvo molecular pelo qual o PUFA coordenava a resposta gênica na biossíntese de lipídios. Além disso, outros estudos mais recentes identificaram outros fatores de transcrição passíveis à ativação pelos PUFAs, como o elemento regulador de esterol (SREBP) e o fator nuclear hepático 4 (HNF-4), modulando a lipogênese celular.[26]

Além de exercer papel na lipogênese, o PUFA atua no aumento da oxidação hepática e muscular de ácidos graxos. Inicialmente, esse efeito era atribuído apenas pela redução hepática na síntese de malonil coenzima A (malonil-CoA), inibidor do principal sistema de transporte mitocondrial de ácidos (sistema CPT: carnitina palmitoil transferase), considerando que sua inibição favorece o aumento da oxidação de ácidos graxos nas mitocôndrias.

Tal mecanismo, se bem aplicado no esporte, pode aumentar a *perfomance* e a resistência à fadiga. De fato, tanto em modelo animal[27] quanto em humanos[28] ocorre aumento na oxidação de ácidos graxos após a ingestão de dietas ricas em PUFA.

Contudo, o aumento na oxidação dos ácidos graxos decorrente da ingestão de PUFA está envolvido com o aumento na expressão de proteínas como acil-CoA oxidase e CYP4A2,[29] atribuindo-se o efeito benéfico da ingestão de alimentos ricos em PUFA sobre a oxidação lipídica, na modulação da expressão gênica e na redução no risco de desenvolvimento de doenças cardiovasculares.

Adicionalmente, os ácidos graxos, como o PUFA, mostram-se importantes reguladores da expressão de genes no tecido adiposo, em particular genes relacionados com a lipogênese e lipólise nesse tecido. A ação dos ácidos graxos poli-insaturados na maturação dos adipócitos e na absorção de lipídios por este é mediada pelo PPAR-γ, atuando juntamente com fatores como C/EBP e SREBP.[30-32]

Diversos genes são responsivos ao PUFA no adipócito, incluindo a proteína ligadora de ácido graxo (FABP), proteína transportadora de ácido graxo (FAT/CD36), lipase lipoproteica (LPL), acil-CoA sintetase de cadeia longa e fosfoenolpiruvato carboxicinase (PEPCK).[33-34] A regulação positiva de tais genes cursa com o acúmulo de lipídios nos adipócitos e na diminuição das suas concentrações na corrente sanguínea.

Em conclusão, o uso de PUFAs pode trazer benefícios à saúde e estes são utilizados para o tratamento de diversas patologias ligadas à obesidade, à inflamação e à imunossupressão. Os PUFAs, além de apresentarem propriedades estruturais benéficas para o equilíbrio metabólico, ativam uma série de fatores de transcrição e receptores nucleares que regulam o metabolismo lipídico.

Contudo, mesmo com essas informações, o uso de PUFAs no esporte ainda deve ser alvo de mais estudos, já que os resultados ainda são controversos, dependendo do esporte em questão, bem como do nível de aptidão do usuário e o tipo de PUFA administrado.

8.6 Polifenóis do chá-verde e esporte: combate à inflamação, termogênico ou antioxidante?

Com o crescimento da influência asiática no planeta, nos últimos anos a visão perspectiva na qual o mundo tem olhado a influência da classe dos polifenóis advindos do chá-verde na manutenção da saúde tem sido modificado. Ao longo das duas últimas décadas, mais de cinco mil artigos científicos têm analisado e evidenciado os benefícios à saúde trazidos pelo consumo desse produto. Dos seus benefícios, destacam-se o poder antioxidante, a diminuição de fatores de risco associados ao câncer, o combate a doenças cardiovasculares, o combate à obesidade, entre outros.

Dado o grande número de aplicações do uso do chá-verde na nutrição clínica e muitos resultados obtidos de maneira satisfatória, nos últimos anos, uma grande variedade de produtos surgiu não apenas na clínica, mas também no esporte, prometendo resultados milagrosos. No esporte especificamente, a principal alegação funcional dada ao chá-verde está vinculada ao seu possível efeito emagrecedor e, quando associado a outros produtos, ocorre o chamado *efeito termogênico*. Contudo, a grande questão em torno de seu uso está em saber como os polifenóis do chá-verde promovem todos esses benefícios à saúde.

Além dos efeitos adrenérgicos, com consequente aumento da lipólise (quebra, mas não utilização de ácidos graxos como fonte energia), o uso do extrato do chá-verde (ECV) tem sido vinculado à diminuição de gordura corporal por mecanismos que ainda não foram bem elucidados. Entre esses mecanismos, o aumento do quociente respiratório, método que avalia o consumo de gorduras (valores mais próximos a 0,7) e carboidratos (valores próximos a 1,0) durante a prática de exercícios, tem apresentado valores interessantes como os observados no Gráfico 8.3.

Gráfico 8.3 – Diminuição no valor do quociente respiratório, indicando o aumento no consumo de gorduras após o treinamento em indivíduos que consumiram o extrato de chá-verde

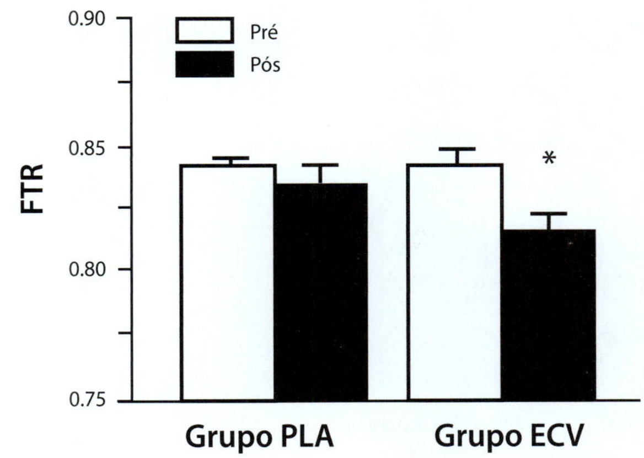

PLA: placebo.
ECV: extrato de chá-verde.
FTR: frequência de troca respiratória.
Adaptado de Ichinose et al., 2011.[35]

Um estudo realizado por Shimotoyodome et al. (2005)[36] observou que, além da alteração no quociente respiratório, a concentração de ácidos graxos livres aumenta imediatamente após o exercício em indivíduos treinados que consumiram o ECV em comparação a indivíduos treinados que não fizeram uso desse produto. Esse resultado sugere que o uso de tal produto a longo prazo pode aumentar o efeito lipolítico no tecido adiposo e contribuir como suprimento para a contração muscular durante o exercício, visto que classicamente a capacidade de oxidação no músculo esquelético depende diretamente da concentração intravascular de ácidos graxos livres.[37]

Os recentes avanços nas técnicas de biologia molecular têm respondido a estas e muitas outras especulações já postuladas. Com o crescimento da nutrigenômica, muitas pesquisas recentes têm proporcionado evidências de que os polifenóis do chá-verde atuam em nível molecular, modulando a função dos genes, protegendo o DNA contra danos e aumentando a capacidade metabólica do organismo.

O principal composto do chá-verde é um grupo de polifenóis classificados como catequinas. A maioria dos estudos científicos tem atribuído a essas catequinas o papel modulador de transcrição e tradução de várias proteínas e peptídeos que são responsáveis pela manutenção da saúde. Mas por que as catequinas do chá-verde conseguem atuar de maneira tão significativa na modulação de diversos genes? Na Figura 8.12 destaca-se a estrutura química das catequinas, que explica o porquê de essa grande capacidade modulatória da expressão gênica por parte do DNA das células.

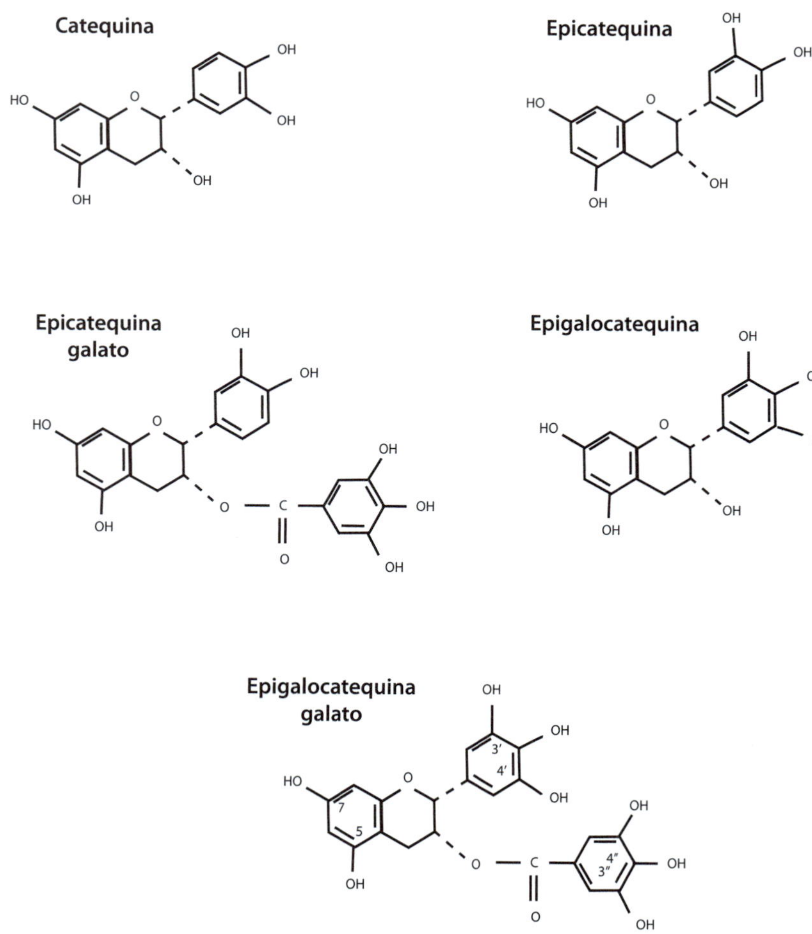

Figura 8.12 – Estrutura química das catequinas. Adaptado de Gilbert e Liu, 2010.[38]

O efeito epigenético é um fenômeno multifatorial e estável. Na modulação da expressão gênica, o DNA não sofre alterações estruturais, e sim, é estimulado por processos chamados de metilação e alteração nas estruturas das histonas, estrutura responsável pela manutenção da estrutura condensada do DNA que, quando estimulada, permite a exposição das bases e facilita o processo de transcrição do RNAm. Dessa maneira, nutrientes como as catequinas possuem grande capacidade de modulação da expressão gênica por meio da ativação da metilação, além de poder, também, formar complexos com outros diversos compostos, como peptídeos, proteínas, aminoácidos, cafeína, íons e polissacarídeos, bem como os ácidos nucleicos já mencionados, modulando a expressão gênica de diferentes maneiras. A Figura 8.13 apresenta o potencial de metilação e a formação de complexos presentes na estrutura química das catequinas do chá-verde.

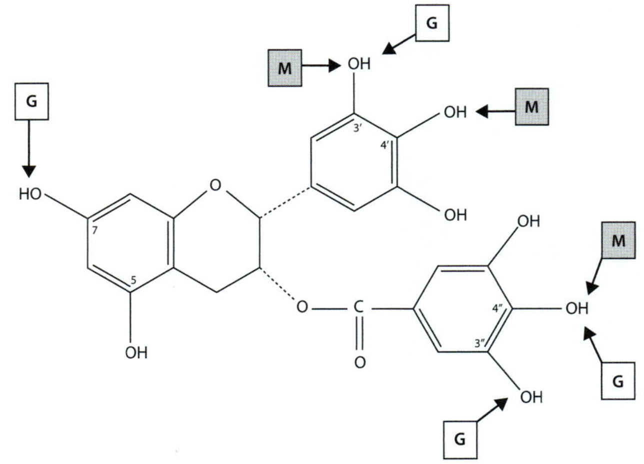

FIGURA 8.13 – Potencial de metilação e glucoridinização das catequinas. Adaptado de Gilbert e Liu, 2010.[38]

Sabe-se que a obesidade é uma patologia que advém de fatores genéticos e, quando presente, desenvolve um processo de inflamação crônica, principalmente nas células do tecido adiposo. A inflamação, por sua vez, desencadeia diversas alterações no metabolismo corporal, entre elas a produção de espécies reativas de oxigênio (EROs) cronicamente, além de estimular a transcrição de genes responsáveis pelo desencadeamento generalizado do processo inflamatório. Desses genes, destaca-se o fator de transcrição nuclear kappa-B (NF-kB), um grupo de proteínas que, ao formar dímeros (ligação de 2 isoformas), regula a transcrição gênica de citocinas (sinalizadores inflamatórios, como IL-8, IL-1B, TNF-alfa) e a formação de prostaglandinas por meio de cicloxigenases (COX) e lipoxigenases (LOX) responsáveis pela manutenção dessa inflamação. Assim, amenizar a atuação dessa via é de extrema importância para minimizar a inflamação e combater a obesidade, como também todas as doenças a ela associadas.

A prática de exercícios por si só já atua de maneira contundente sobre a inibição do NF-kB. O principal mecanismo de diminuição da inflamação e combate à obesidade por meio do exercício ocorre pelo aumento na expressão e pela atividade dos PPARs (o exercício gera lipólise e, por sua vez, disponibiliza ácidos graxos para que estes atuem como ligantes dos PPARs). A Figura 8.14 apresenta como o PPAR ativado pelo exercício combate a ação inflamatória do NF-kB.

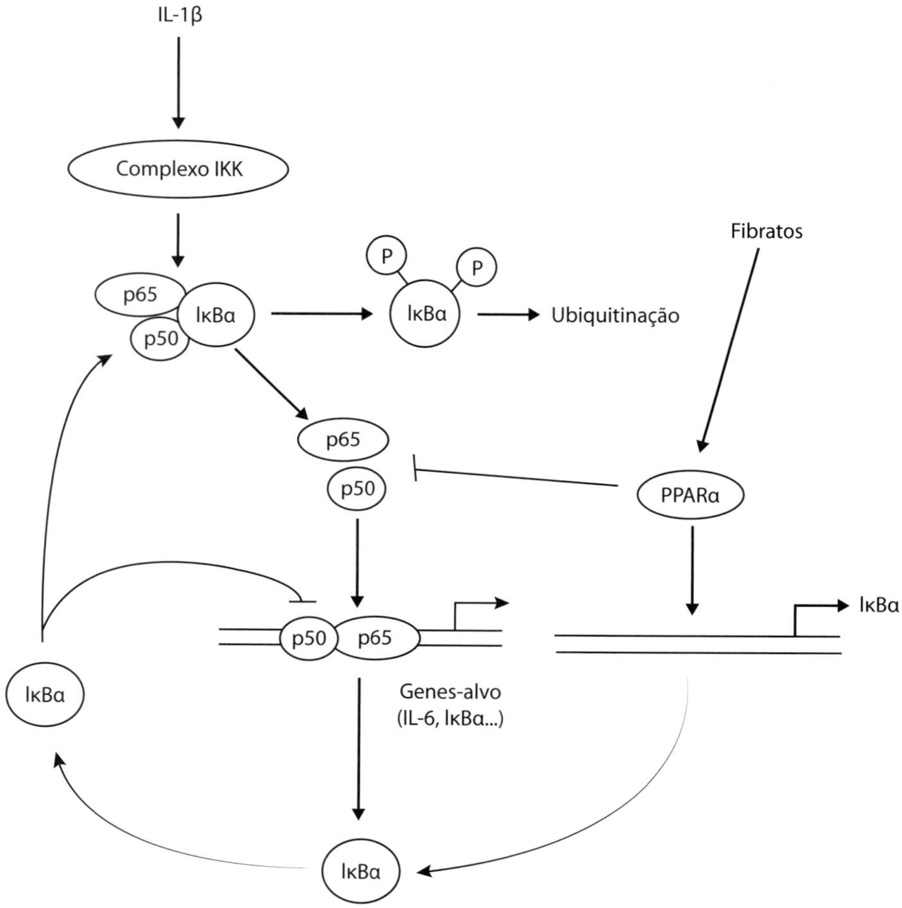

Figura 8.14 – Modelo de inibição da via de sinalização do NF-kB pelos PPARs. Mine et al., 2009.[53]

Contudo, para casos mais graves de obesidade ou na busca do desempenho esportivo, apenas o exercício não é suficiente. Entre as estratégias de suplementação, utilizam-se os chamados *termogênicos*, que geralmente apresentam em sua composição as catequinas do chá-verde. Umas das principais vias de atuação das catequinas supostamente é a inibição da formação do dímero do NF-kB p50/p65 (desencadeador da expressão de genes inflamatórios), facilitando o combate não apenas da inflamação, como também da obesidade, já que, quando ocorre a inibição do NF-kB, os mecanismos de ação de lipídios tornam-se mais ativos. Na Figura 8.15 apresenta-se o mecanismo de modulação do NF-kB por meio das catequinas.

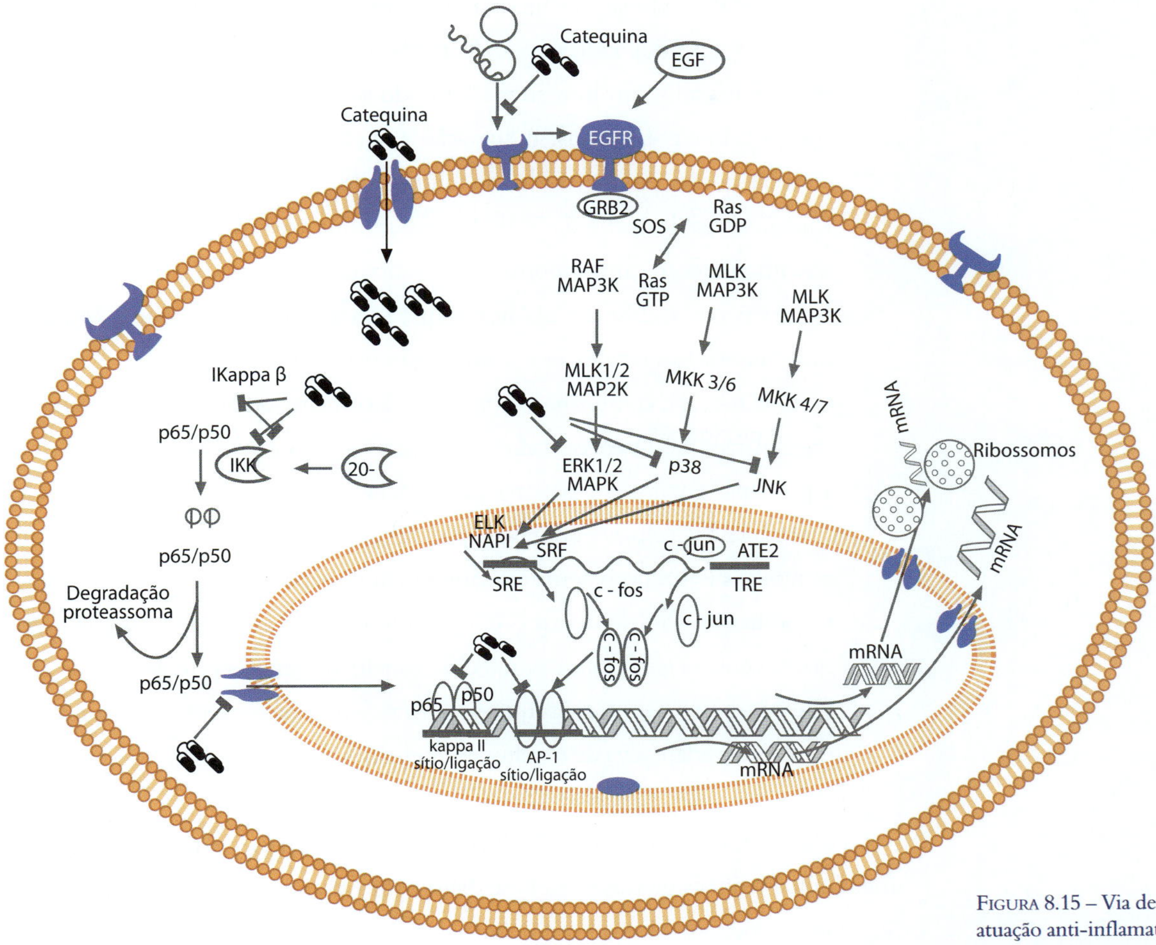

Figura 8.15 – Via de atuação anti-inflamatória das catequinas do chá-verde, modulando negativamente a ação do pelo NF-kB e suas subunidades. Adaptado de Mine et al., 2009.[53]

O estresse oxidativo é caracterizado como uma série de distúrbios humanos que podem ocasionar patologias como câncer e envelhecimento precoce, e que leva a danos celulares e teciduais, ocasionando o aparecimento de doenças.

Alterações gênicas, como ocorridas nos polimorfismos de um único nucleotídeo (*single nucleotide polymorphisms*), são alterações raras que podem ocorrer no ser humano, em pelo menos 1% da população. Elas podem exercer um importante impacto sobre a eficiência da transcrição gênica, o que pode levar a alterações na expressão de enzimas antioxidantes.

Sendo assim, é interessante conhecer possíveis intervenções dietéticas que podem auxiliar na resposta antioxidante, e o extrato de chá-verde, de acordo com pesquisas científicas, aparentemente modula positivamente enzimas relacionadas com a ação antioxidante, como:

- MnSOD: manganês superóxido desmutase é uma enzima que atua diminuindo a ação dos radicais, sendo também conhecida como SOD2, tendo o gene codificador em humanos localizado no cromossomo 6, na região 6q25, com 5 éxons e 4 íntrons. A sua ação é exercida sobre o radical superóxido, convertendo-o em peróxido de hidrogênio.[39] Estudos com camundongos Knockout para o gene da SOD2 mostram que eles morrem dez dias após o nascimento com cardiomiopatia, acúmulo de lipídios no fígado e no músculo esquelético e acidose metabólica, o que leva à conclusão de que a MnSOD é uma enzima essencial para a manutenção fisiológica normal.[40]
- CuZn SOD: cobre zinco superóxido desmutase, ou SOD3, é a isoforma extracelular da SOD encontrada no plasma, na linfa e no fluido sinovial, sendo a principal enzima do sistema antioxidante. A sua ação se dá pela ligação à superfície das células endoteliais por sulfato de proteoglicano, atuando sobre os radicais livres no sistema oxidativo NADP dependente dos neutrófilos.[41,42]
- Glutationa-*S*-Transferase (GST): atua com atividade enzimática conjugando reações entre a glutationa e os radicais aromáticos, sendo a principal via de proteção contra a ação de toxinas químicas e carcionogênese, além de estar envolvida na resposta adaptativa de insultos ambientais.[43]

Os polimorfismos na GST diminuem a frequência de desintoxicação, aumentando os níveis de carcinogênese, bem como alterando estruturas de DNA.[44,45] Vegetais, como brócolis, alho e cebola, são importantes indutores desta enzima, resultando em maior remoção de toxinas do organismo.[46,47]

Mas como as catequinas do chá-verde, principalmente epigalocatequina-galato (EGCG), modulariam a expressão gênica e proteica dessas enzimas antioxidantes? Um dos mecanismos mais aceitos pela comunidade científica é ativação do elemento responsivo, sequência de nucleotídeos presentes na região promotora dos genes das enzimas antioxidantes, que é controlado pelo fator nuclear R2 (Nrf2). Quando há ativação do Nrf2, pela ação da EGCG via MAPKs (proteínas cinases), ocorre então o início da transcrição gênica como das enzimas antioxidantes conforme descrito na Figura 8.16.

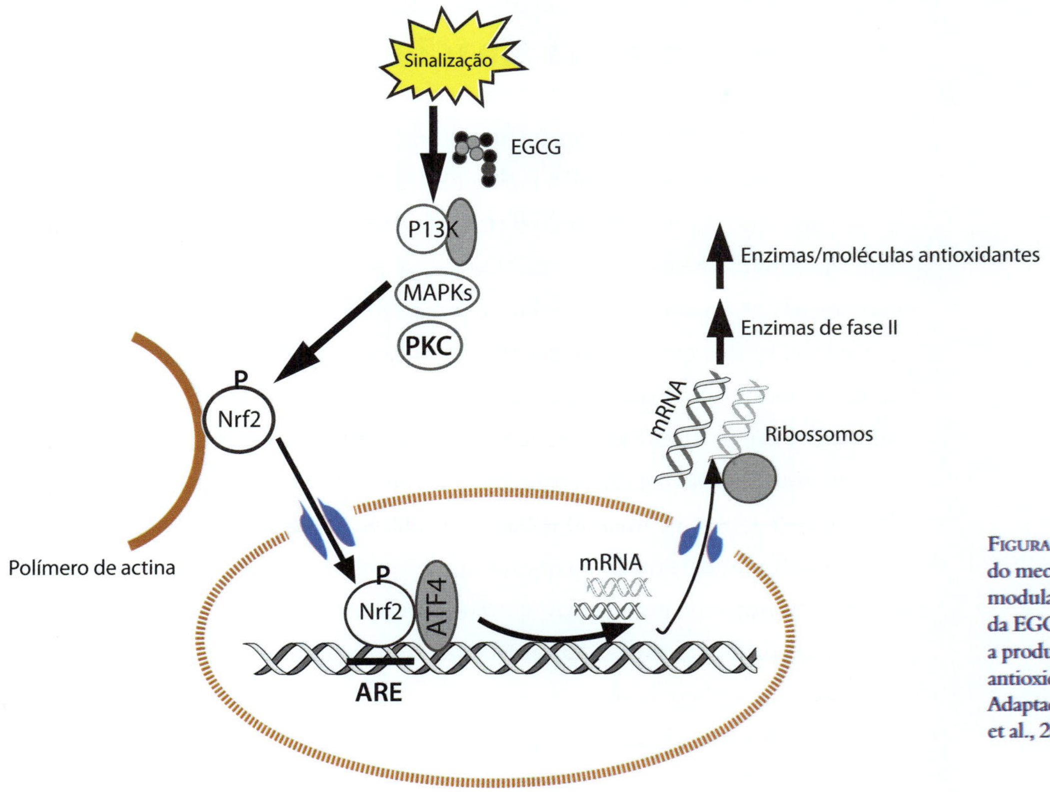

Figura 8.16 – Proposta do mecanismo de ação modulado pela atuação da EGCG, induzindo a produção de enzimas antioxidantes. Adaptado de Mine et al., 2009.[53]

Por último, pesquisas demonstram que as catequinas do chá-verde estimulam a ação do grupo de proteínas desacopladoras chamadas UCPs (UCP-1, UCP-2, UCP-3). Essas estão envolvidas no processo de gasto energético nas mitocôndrias por facilitarem a fosforilação oxidativa e transferirem íons através da membrana mitocondrial. Desse modo, o aumento na expressão gênica das UCPs resulta no aumento do metabolismo lipídico e na regulação do gasto energético, que é de grande valia, não apenas para a promoção do emagrecimento, mas também para a prática esportiva, objetivando o desempenho. Klaus et al.(2005)[48] observaram que a suplementação com o ECV resultou na atenuação do conteúdo de gordura corporal em ratos, somado ao aumento da expressão gênica da UCP-2 no fígado, aumentando o metabolismo hepático e a oxidação de gorduras nesse tecido.

Embora sejam diversas as atuações das catequinas do chá-verde em nível molecular, seu efeito parece mais claro associado à prática de exercícios regulares, podendo ser uma boa estratégia de suplementação, não apenas no meio esportivo, mas também para o tratamento da obesidade e doenças associadas.

8.7 Fucoxantina e capsaicina como agentes termogênicos e sua atuação em nível molecular

Os carotenoides representam uma série de isoprenóis que apresentam diferentes estruturas e características biológicas. Existem aproximadamente 600 carotenoides encontrados na natureza, os quais são constituídos por dois grandes grupos denominados carotenos e xantofilas. Destes, 40 podem ser encontrados nos alimentos e apenas 14 podem ser absorvidos e tornarem-se biodisponíveis de forma quase que ilimitada, dos quais a maior ênfase é dada ao licopeno e ao betacaroteno, em razão de suas propriedades antioxidantes muito bem estabelecidas. Contudo, carotenoides muito promissores (como a fucoxantina, encontrada em algas e alvo de suplementos esportivos), com o advento da nutrigenômica, ganham força. De fato, diversas são as vias de atuação da fucoxantina, mas sua aplicação nutricional tem surtido efeito, principalmente em produtos termogênicos, dada sua possibilidade de estímulo à síntese de proteínas responsáveis pela termogênese mitocondrial.

Além da fucoxantina, as propriedades "antiobesidade" da luteína, violaxantina e neoxantina também vem sendo estudadas, mas, sem dúvida, a fucoxantina tem recebido maior atenção por parte da comunidade científica.

A fucoxantina, embora exerça influência no processo de estímulo à lipólise no tecido adiposo, nas células do intestino, é convertida em fucoxantinol por meio de deacetilação (Figura 8.17). Esse composto exerce maior influência no processo de diferenciação de adipócitos, uma vez que aparece em maior concentração que a própria fucoxantina de maneira tempo dependente, exercendo importante papel no estímulo adrenérgico e aumento na atividade metabólica de enzimas, como a lipase hormônio sensível (LHS), responsável pela hidrólise de ácidos graxos no tecido adiposo e na célula muscular.

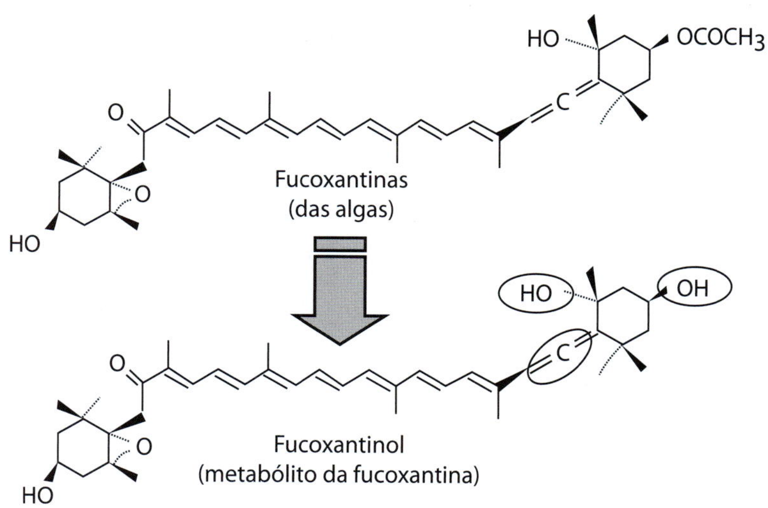

Figura 8.17 – Estrutura química da fucoxantina e a formação do metabólito fucoxantinol. Adaptado de Gilbert e Liu, 2010.[38]

Embora a regulação do processo de digestão e/ou absorção de gorduras para estimulação da lipólise, bem como a regulação do metabolismo hepático de lipoproteínas, sejam fundamentais no tratamento da obesidade, a maior responsabilidade de atuação, sem sombra de dúvida, reside no processo de adaptação da termogênese no tecido adiposo. Como já mencionado, as proteínas desacopladoras (UCP do inglês *uncoupling proteins*) catalisam a reentrada de prótons na matriz mitocondrial, ignorando a função da enzima ATP sintase (responsável pela utilização desses prótons na ressíntese de ATP), desacoplando, assim, a fosforilação oxidativa e liberando energia química na forma de calor. Sua maior atividade e expressão gênica contribuem de maneira importantíssima no gasto energético.

Sabe-se que a fucoxantina e seu metabólito fucoxantinol estimulam a modulação adrenérgica (aumento da lipólise pela atividade da LHS) e, assim, contribuem para ativação da via das UCPs. Porém, mecanismos moleculares regulados pela família dos PPARs, sobretudo por meio de sua isoforma gama, sofrem influência da fucoxantina, já que esta aumenta a atividade do PPAR-gama, que, por sua vez, regula positivamente a expressão gênica não apenas da UCP-1, mas também da LPL (lipase de lipoproteínas), favorecendo a termogênese nas células do tecido adiposo (Figura 8.18).

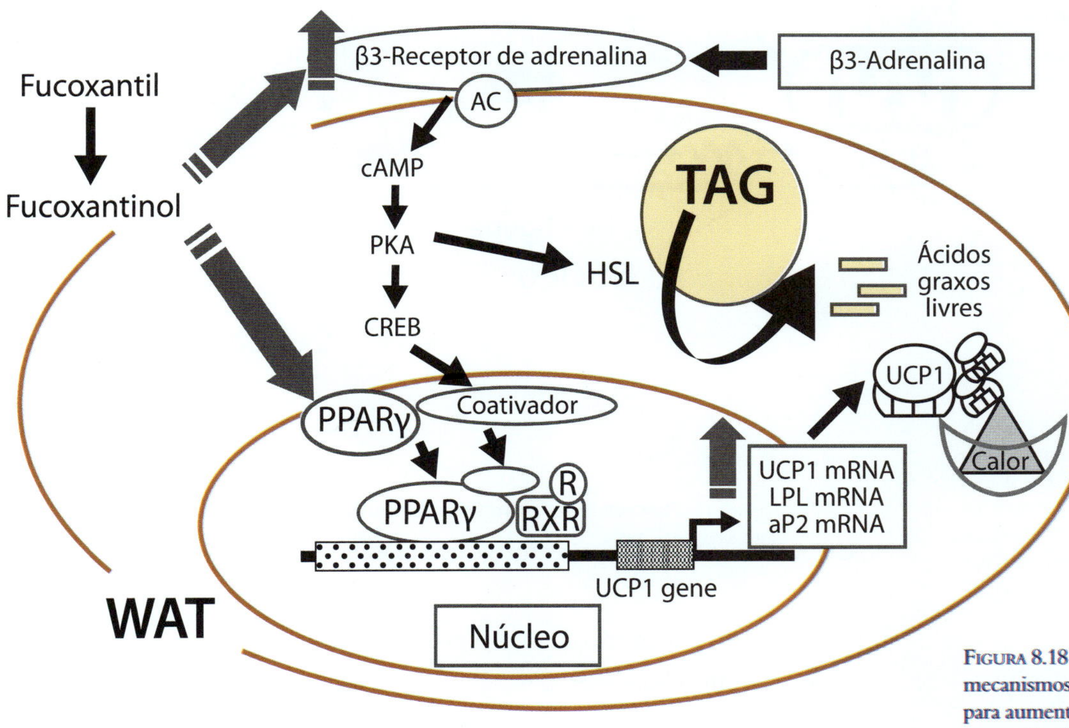

Figura 8.18 – Possíveis mecanismos moleculares para aumento da expressão gênica de UCP-1 no tecido adiposo de ratos tratados com fucoxantina. Adaptado de Mine et al., 2009.[53]

Além da fucoxantina, os extratos de chá-verde e os produtos da pimenta vermelha (capsaicina) aparentemente promovem a oxidação de lipídios e diminuem sua síntese, mas não ativam os receptores β-adrenérgicos, assim como faz a fucoxantina, muito embora o extrato de chá-verde, além das catequinas, possua uma pequena quantidade de cafeína, um conhecido estimulante adrenérgico. O efeito antiobesidade do chá-verde e da capsaicina está mais relacionado com o aumento da expressão gênica e da atividade metabólica das UCPs, especialmente no tecido adiposo marrom, que naturalmente já apresenta maior termogênese celular (Figura 8.19).

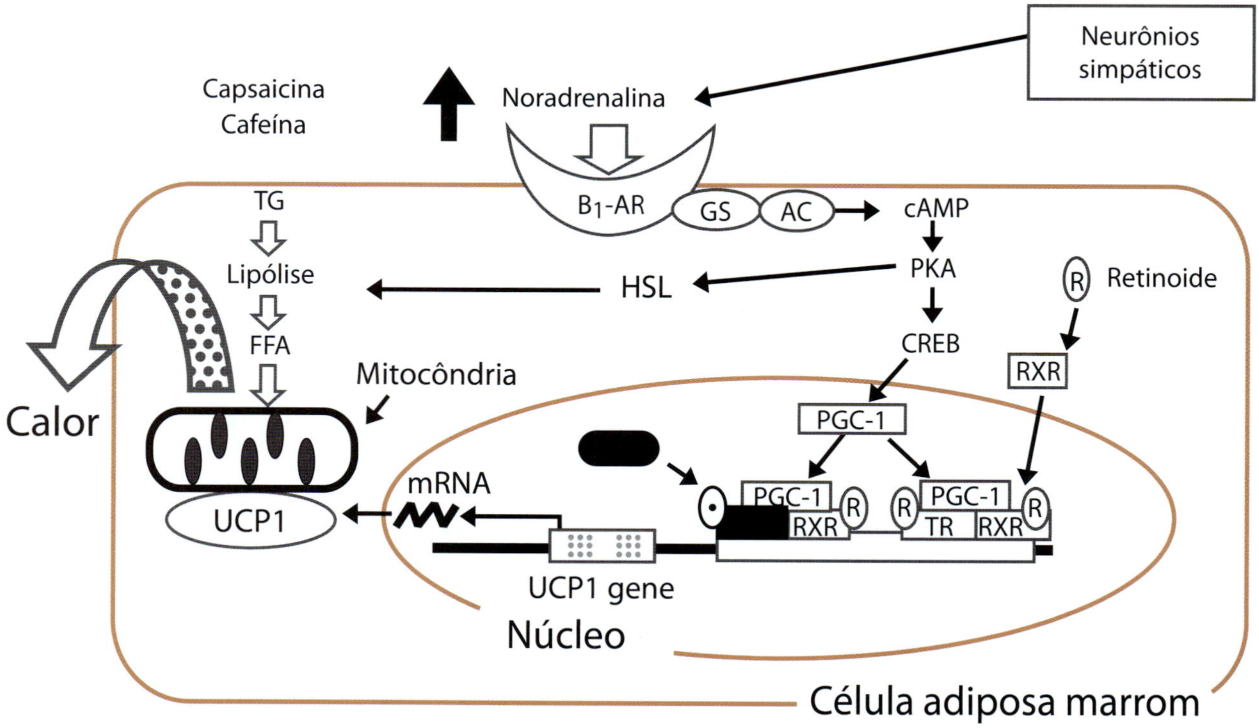

Figura 8.19 – Vias de regulação molecular positiva da UCP-1 no tecido adiposo marrom de ratos. Adaptado de Mine et al., 2009.[53]

A capsaicina (presente na pimenta vermelha), além de estimular a atividade da UCP, apresenta outras funções no tecido adiposo, tais como:

- aumenta o influxo de cálcio no tecido adiposo visceral;
- diminui adipogênese;
- apoptose de adipócitos maduros;
- aumenta a saciedade e o gasto energético total.

Embora ambas, capsaicina e fucoxantina, atuem na modulação da atividade das UCPs, elas não atuam de maneira relevante no mesmo tipo de tecido adiposo (branco e marrom) e, além disso, aparentemente, apenas a fucoxantina é capaz de modular efetivamente a ação adrenérgica nas células do tecido adiposo, assim como a cafeína que, embora esteja presente no chá-verde, não tem tal mecanismo de ação comprovado. Dessa maneira, como já vem ocorrendo desde a descoberta dos efeitos *termogênicos*, as empresas de suplementos esportivos procuram criar produtos que aliem todas as propriedades "antiobesidade" aqui mencionadas e oferecer não apenas para o tratamento da obesidade, mas também para os praticantes de exercícios regulares e atletas possibilidades de obtenção real de resultados.

Entretanto, embora pareça repetitivo, não se pode esquecer de analisar a individualidade biológica, nível de aptidão, dieta entre outros fatores, como sobrecarga hepática e renal, quando do consumo desses produtos. Assim, deve-se lembrar que não existem produtos milagrosos, mas que talvez a utilização dos termogênicos (quando necessário) junto a uma dieta bem administrada e à prática de exercícios regulares pode trazer importantes resultados no combate à obesidade e, porque não, na quebra de barreiras no meio esportivo.

8.8 Isoflavonas da soja e resveratrol: ativadores de PPARs

O consumo de soja é conhecido como importante arma no combate a doenças cardiovasculares, afetando os níveis de colesterol circulantes, principalmente pela presença das isoflavonas da soja (fitoestrógenos derivados da fração proteica da soja e de seus derivados). Contudo, provavelmente existe mais de um componente bioativo na soja, o qual, junto à isoflavona, modula o metabolismo lipídico, trazendo benefícios no tratamento de diabetes, câncer e dislipidemias associadas à obesidade.

É fato que as isoflavonas desempenham um papel na redução do colesterol. Um estudo realizado por Crouse et al.(1999),[49] com indivíduos hipercolesterolêmicos concluiu que a proteína de soja rica em isoflavona diminui as concentrações de colesterol total e LDL-colesterol. Entretanto, essa redução foi significante somente no grupo com concentrações plasmáticade LDL-colesterol elevadas. Adicionalmente, as isoflavonas da soja possuem ação antioxidante, reduzindo a peroxidação lipídica e diminuindo, consequentemente, o risco de doenças cardiovasculares.

Embora esteja claro que a isoflavona aja como fitoestrógenos (dada sua estrutura química similar à estrutura do estrógeno), pesquisas mais recentes apresentam evidências de que as isoflavonas da soja agem como ligantes de receptores nucleares que regulam a expressão gênica, tendo como principal candidato à regulação a família dos PPARs. Esse mecanismo seria possível uma vez que a estrutura química das isoflavonas da soja é similar a dos fibratos, considerados os principais ligantes da isoforma alfa dos PPARs (responsável pela modulação do metabolismo lipídico). Assim, surgiu a hipótese de que as isoflavonas agem como ativadores dos PPARs. A Figura 8.20 apresenta a estrutura química das isoflavonas.

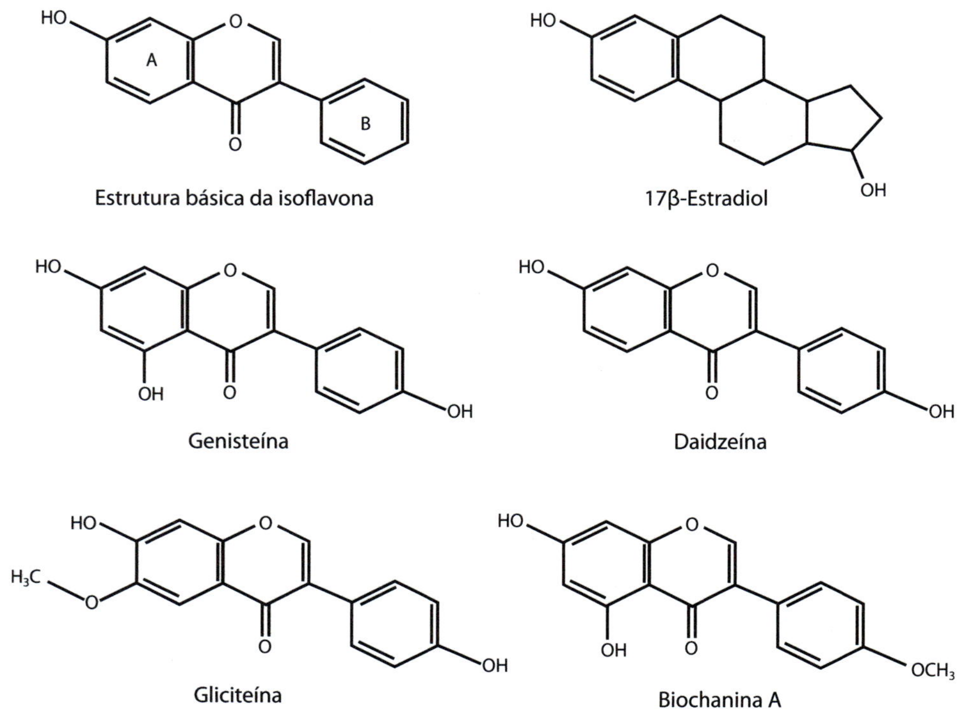

Figura 8.20 – Estrutura molecular das isoflavonas. Adaptado de Gilbert e Liu, 2010.[38]

Dentre os tipos de isoflavonas presentes na soja, a genisteína é considerada o ligante mais permissivo ao PPAR-α. Contudo, indícios levam a acreditar que não apenas a genisteína, como também outras isoflavonas são responsáveis, pelo menos em partes, pela ativação de vários receptores nucleares, dependendo do tecido em questão. Assim, as isoflavonas regulam um grande número de genes relacionados a diferentes funções (Gráfico 8.4).

Gráfico 8.4 – Isoflavonas da soja regulam um grande número de genes envolvidos em diferentes processos fisiológicos das células

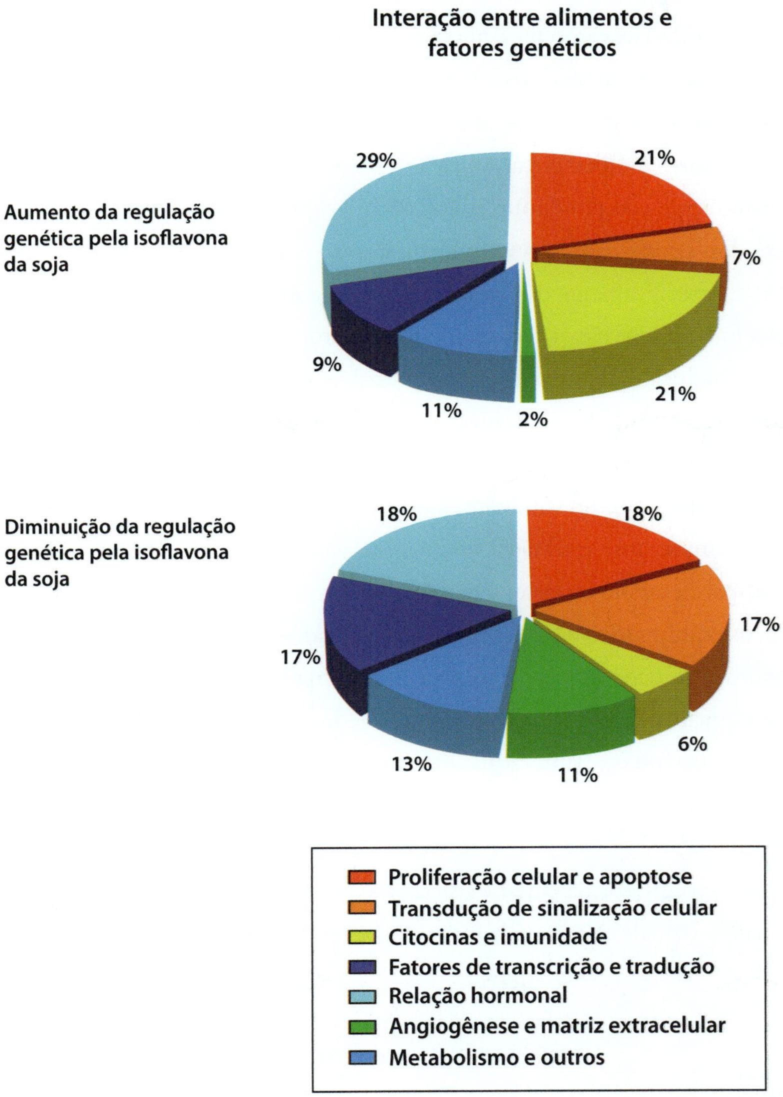

Adaptado de Mine et al., 2009.[53]

Em se tratando especificamente do uso de isoflavonas no esporte, Iqbal et al. (2002)[50] observaram que, quando a dieta é rica em isoflavonas, a expressão gênica da proteína CPT-I (carnitina palmitoil transferase, responsável pelo transporte mitocondrial de ácidos graxos) eleva seus níveis. Dessa maneira, sabendo-se que o complexo CPT está intimamente regulado pela ação do PPAR-α, confirma-se a atuação das isoflavonas sobre esse receptor nuclear. Além disso, postula-se uma importante aplicação das proteínas da soja no âmbito esportivo, principalmente no aumento da capacidade de oxidação de ácidos graxos e consequente efeito poupador de glicogênio. Contudo, tal aplicação ainda necessita de mais estudos para confirmação total de sua eficácia no esporte, uma vez que na área clínica, seu uso já é bem difundido.

Além das isoflavonas da soja, o resveratrol (ingrediente ativo associado ao efeito cardioprotetor do consumo de vinho tinto) também apresenta grande concentração de polifenóis antioxidantes, mas, assim como as catequinas do chá-verde (a semente da uva apresenta boa concentração destas), capsaicina, fucoxantina e soja, uma interação com fatores de transcrição nuclear, como os PPARs também são a ele atribuídas. Estudo realizado por Inoue et al.(2003),[51] o primeiro a observar que, além das propriedades antioxidantes e cardioprotetoras, o resveratrol age como agonista dos PPARs, especificamente da isoforma alfa. Desse modo, a aplicação não estudada do resveratrol no âmbito esportivo não pode ser completamente descartada.

Em conclusão, não apenas os resveratrol, bem como todos os nutrientes mencionados neste capítulo, quando ingeridos na dieta, seja por meio da alimentação e/ou suplementação, interagem com uma grande quantidade de receptores nucleares e fatores de transcrição, tornando-se, além dos efeitos antioxidantes e cardioprotetores, uma importante estratégia nutricional não apenas no combate a obesidade, mas principalmente no esporte, que demanda uma ingesta nutricional e parâmetros fisiológicos equilibrados para obtenção de resultados.

Assim, a nutrigenômica se torna a ciência mais emergente na área da nutrição clínica e esportiva. Isso porque, dada a grande interação natural dos receptores nucleares, estes permitem a interação com diversos compostos não apenas farmacológicos, mas principalmente alimentares, que quando bem administrados, interagem isoladamente e/ou em conjunto com outros nutrientes consumidos em nosso dia a dia, trazendo o equilíbrio celular e fisiológico de nosso organismo, seja em busca de melhor saúde e qualidade de vida ou melhora na *performance* esportiva.

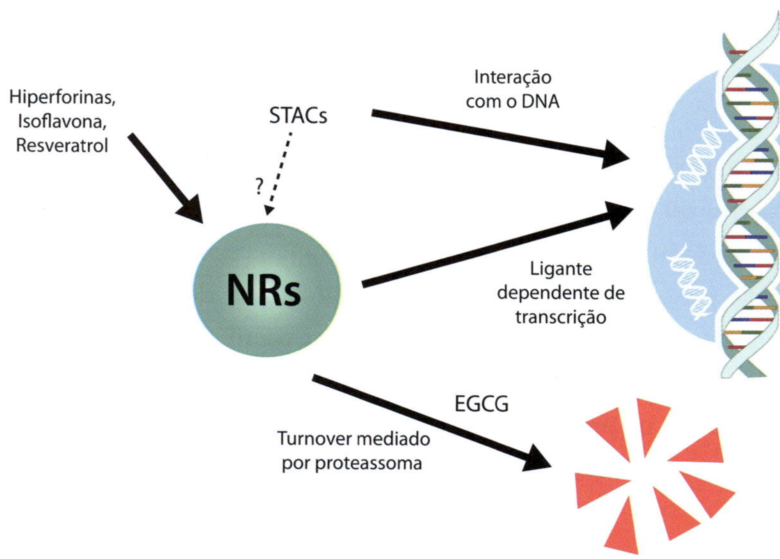

Figura 8.21 – Ações de componentes de plantas na transcrição gênica. Os componentes de plantas podem afetar a expressão de genes por mais de um mecanismo. Neste esquema, são ilustrados a hiperforina, as isoflavonas e o resveratrol, ativando diretamente receptores nucleares, promovendo a transcrição de genes com elementos promotores específicos. Em relação à hiperforina, ela ativa um receptor heterodímero do ácido retinoico, aumentando a transcrição gênica. Um segundo mecanismo pode ocorrer pela inibição do *turnover* mediado pelo proteassoma do receptor nuclear (NR) ou outro fator de transcrição. Na presença de um inibidor, como na hipótese do epigalocatequina-3-galato (EGCG), o *turnover* de proteínas regulatórias pode ser reduzido. Isso, por sua vez, produzirá um grande efeito na transcrição em fatores "poupadores" do proteassoma. Finalmente, componentes ativados por sirtuína (STACs) podem ser regulados por polifenóis, incluindo o resveratrol. A regulação da sirtuína ou outras enzimas relacionadas pode limitar a acessibilidade da maquinaria transcricional do DNA. Adaptado de Shay e Banz, 2005.[52]

Teste seus conhecimentos

1. O que é nutrigenômica e nutrigenética?
2. Qual o papel da nutrigenômica e nutrigenética no desempenho esportivo?
3. Discorra sobre os mecanismos de ação dos aminoácidos essenciais que embasariam a sua utilização na melhora do desempenho físico.
4. Discorra sobre os mecanismos de ação dos ácidos graxos insaturados e como eles podem influenciar o desempenho físico.
5. Quais são os mecanismos de ação dos PPARs? Relacione com o desempenho físico.
6. Discorra sobre os mecanismos de ação dos polifenóis contidos no chá-verde e a sua relação com o esporte.
7. Discorra sobre a utilização da fucoxantina e da capsaicina como agentes termogênicos e quais são os mecanismos moleculares de ação.
8. Discorra sobre qual seria a teoria que embasaria a utilização de isoflavonas de soja e resveratrol como agentes estimuladores do emagrecimento.

Referências

1. Fenech M, El-Sohemy A, Cahill L, Ferguson LR, French TA, Tai ES, et al. Nutrigenetics and nutrigenomics: viewpoints on the current status and applications in nutrition research and practive. J Nutrigenet Nutrigenomics. 2011;4(2):69-89.

2. Ordovas JM, Mooser V. Nutrigenomics and nutrigenetics. Curr Opin Lipidol. 2004;15:101-8.

3. Mutch DM, Wahli W, Williamson G. Nutrigenomics and nutrigenetics: the emerging faces of nutrition FASEB J. 2005;19:1602-16.

4. Simopoulos AP. Nutrigenetics/nutrigenomics. Annu Rev Public Health. 2010;31:53-68.

5. Corella D, Ordovas JM. Nutrigenomics in cardiovascular medicine. Circ Cardiovasc Genet. 2009;2:637-51.

6. Trujillo E, Davis C, Milner J. Nutrigenomics, proteomics, metabolomics, and the practice of dietetics. J Am Diet Assoc. 2006;106:403-13.

7. Ferguson LR. Nutrigenomics approaches to functional foods. J Am Diet Assoc. 2009;109:452-8.

8. Kaput J. Nutrigenomics research for personalized nutrition and medicine. Curr Opin Biotechnol. 2008;19:110-20.

9. Ordovas JM, Corella D. Nutritionalgenomics. Annu Rev Genomics Hum Genet. 2004;5:71-118.

10. Fenech MF. Nutriomes and nutrient arrays – the key to personalised nutrition for DNA damage prevention and cancergrowth control. Genome Integr. 2010;1:11.

11. Baar K, Nader G, Bodine S. Resistance exercise, muscle loading / unloading and the control of muscle mass. Essays Biochem. 2006;42:61-74. Review.

12. Blomstrand E, Eliasson J, Karlsson HK, Köhnke R. Branched-chain amino acids activate key enzymes in protein synthesis after physical exercise. J Nutr. 2006 Jan;136(1 Suppl):269S-73S.

13. Reidy PT, Walker DK, Dickinson JM, Gundermann DM, Drummond MJ, Timmerman KL, et al. Protein Blend Ingestion Following Resistance Exercise Promotes Human Muscle Protein Synthesis. J Nutr. 2013 Apr;143(4):410-6.

14. Dreyer HC, Drummond MJ, Glynn EL, Fujita S, Chinkes DL, Volpi E, et al. Resistance exercise increases human skeletal muscle AS160/TBC1D4 phosphorylation in association with enhanced leg glucose uptake during postexercise recovery. J Appl Physiol. 2008 Dec;105(6):1967-74.

15. Curi R. Entendendo a gordura. Barueri: Manole; 2002.

16. Schoonjans K, Peinado-Onsurbe J, Lefebvre AM, Heyman RA, Briggs M, Deeb S, et al. PPARalpha and PPARgamma activators direct a distinct tissue-specific transcriptional response via a PPRE in the lipoprotein lipase gene. EMBO J. 1996 Oct 1;15(19):5336-48.

17. Bocher V, Chinetti G, Fruchart JC, Staels B. Role of the peroxisome proliferator-activated receptors (PPARS) in the regulation of lipids and inflammation control. J Soc Biol. 2002;196(1):47-52.

18. Delerive P, Wu Y, Burris TP, Chin WW, Suen CS. PGC-1 functions as a transcriptional coactivator for the retinoid X receptors. J Biol Chem. 2002 Feb 8;277(6):3913-7.

19. Palli D, Masala G, Vineis P, Garte S, Saieva C, Krogh V, et al. Biomarkers of dietary intake of micronutrients modulate DNA adduct levels in healthy adults. Carcinogenesis. 2003 Apr;24(4):739-46.

20. Rakhshandehroo M, Knoch B, Müller M, Kersten S. Peroxisome proliferator-activated receptor alpha target genes. PPAR Res. 2010;2010:612089.

21. Staels B, Dallongeville J, Auwerx J, Schoonjans K, Leitersdorf E, Fruchart JC. Mechanism of action of fibrates on lipid and lipoprotein metabolism. Circulation. 1998 Nov 10;98(19):2088-93.

22. van Bilsen M, van der Vusse GJ, Gilde AJ, Lindhout M, van der Lee KA. Peroxisome proliferator-activated receptors: lipid binding proteins controling gene expression. Mol Cell Biochem. 2002 Oct;239(1-2):131-8.

23. Hebbachi AM, Seelaender MC, Baker BW, Gibbons GF. Decreased secretion of very-low-density lipoprotein triacylglycerol and apolipoprotein B is associated with decreased intracellular triacylglycerol lipolysis in hepatocytes derived from rats fed orotic acid or n-3 fatty acids. Biochem J. 1997 Aug 1;325(Pt 3):711-9.

24. Rimbach G, Fuchs J, Packer L. Nutrigenomics. Boca Raton: CRC Press; 2005.

25. Issemann I, Green S. Activation of a member of the steroid hormone receptor superfamily by peroxisome proliferators. Nature. 1990;347:709-10.

26. Duplus E, Glorian M, Forest C. Fatty acid regulation of gene transcription. J Biol Chem. 2000; 275:30749-52.

27. Power GW, Newsholme EA. Dietary fatty acids influence the activity and metaboliccontrol of mitochondrial carnitinepalmitoyltransferase I in rat heart and skeletalmuscle. J Nutr. 1997;127:2142-50.

28. Couet C, Delarue J, Fitz P, Antonine JM, Lamisse F. Effects of dietary fish oil on bodyfat mass and basal fat oxidation in healthy adults. Int Obes J. 1997;21:637-43.

29. Karara A, Dishman E, Blair I, Falck JR, Capdevila JH. Endogenous epoxyeicosatrienoic-acids. Cytochrome P-450 controlled stereoselectivity of the hepatic arachidonicacidepoxygenase. J Biol Chem. 1989;264:19822-7.

30. Lowell BB. PPARgamma: an essential regulator of adipogenesis and modulator of fatcell function. Cell. 1999;99:239-42.

31. Morrison RF, Farmer SR. Hormonal signalling and transcriptional control of adipocyte differentiation. J Nutr. 2000;130:3116S-3121S.

32. Ntambi JM, Young-Cheul K. Adipocyte differentiation and gene expression. J Nutr. 2000; 130:3122S-3126S.

33. Berger J, Moller DE. The mechanism of action of PPAR. Annu Rev Med. 2002;53:409-35.

34. Beisiegel U, Heeren J, Schnieders F. Fatty acids and gene expression. In: Zempleni J, Daniel H, editors. Molecular Nutrition. Wallingford, UK: CABI Publishing; 2003. p. 167-86.

35. Ichinose T, Nomura S, Someya Y, Akimoto S, Tachiyashiki K, Imaizumi K. Effect of endurance training supplemented with green tea extract on substrate metabolism during exercise in humans. Scand J Med Sci Sports. 2011 Aug;21(4):598-605.

36. Shimotoyodome A, Haramizu S, Inaba M, Murase T, Tokimitsu I. Exercise and green tea extract stimulate fat oxidation and prevent obesity in mice. Med Sci Sports Exerc. 2005 Nov;37(11):1884-92.

37. Armstrong DT, Steele R, Altszuler N, Dunn A, Bishop JS, De Bodo RC. Plasma free fatty acid turnover during insulin-induced hypoglycemia. Am J Physiol. 1961 Sep;201:535-9.

38. Gilbert ER, Liu D. Flavonoids Influence Epigenetic-Modifying Enzyme Activity: Structure-Function Relationships and the Therapeutic Potential for Cancer. Curr Med Chem. 2010;17(17):1756-68.

39. Ranganathan AC, Nelson KK, Rodriguez AM, Kim KH, Tower GB, Rutter JL, et al. Manganese superoxidedismutase signals matrix metalloproteinase expression via H2O2-dependent ERK1/2 activation. J Biol Chem. 2001;276(17):14264-70.

40. Li Y, Huang TT, Carlson EJ, Melov S, Ursell PC, Olson JL, et al. Dilated cardiomyopathy and neonatal lethality in mutant mice lacking manganese superoxidedismutase. Nat Genet. 1995;11(4):376-81.

41. Lin P, Hsueh YM, Ko JL, Liang YF, Tsai KJ, Chen CY. Analysis of NQO1, GSTP1, and MnSOD genetic polymorphisms on lung cancer risk in Taiwan. Lung Cancer. 2003;40(2)123-29.

42. Adachi T, Ohta H, Yamada H, Futenma A, Kato K, Hirano K. Quantitative analysis of extracellular-superoxide dismutase in serum and urine by ELISA with monoclonalantibody. Clin Chim Acta. 1992;212:89-102.

43. Hirvonen A. Polymorphisms of xenobiotic-metabolizing enzymes and susceptibilityto cancer. Environ Health Perspect. 1999;107(Suppl 1):37-47.

44. Perera FP, Weinstein IB. Molecular epidemiology: recent advances and future directions. Carcinogenesis. 2000;21(3):517-24.

45. Butkiewicz D, Grzybowska E, Phillips DH, Hemminki K, Chorazy M. Polymorphisms of the GSTP1 and GSTM1 genes and PAH DNA adducts in human mononuclearwhite blood cells. Environ Mol Mutagen. 2000;35(2):99-105.

46. Cotton SC, Sharp L, Little J, Brockton N. Glutathione S-transferasepolymorphismsand colorectal cancer: a huge review. Am J Epidemiol. 2000;151(1):7-32.

47. Giovannucci E. Nutritional factors in human cancers. Adv Exp Med Biol. 1999;472:29-42.

48. Klaus S, Pültz S, Thöne-reineke C, and Wolfram S. Epigallocatechin gallate attenuates diet--induced obesity in mice by decreasing energy absorption and increasing fat oxidation. Int J Obesity. 2005;29(6):615-623.

49. Crouse JR 3rd, Morgan T, Terry JG, Ellis J, Vitolins M, Burke GL. A randomized trial comparing the effect of casein with that of soy protein containing varying amounts of isoflavones on plasma concentrations of lipids and lipoproteins. Arch Intern Med. 1999 Sep 27;159(17):2070-6.

50. Iqbal MJ, Yaegashi S, Ahsan R, Lightfoot DA, Banz WJ. Differentially abundant mRNAs in rat liver in response to diets containing soy protein isolate. Physiol Genomics. 2002 Dec3;11(3):219-26.

51. Inoue H, Jiang XF, Katayama T, Osada S, Umesono K, Namura S. Brain protection by resveratrol and fenofibrate against stroke requires peroxisome proliferatoractivated receptor alpha in mice. Neurosci Lett. 2003;352:203-6.

52. Shay NF, Banz WJ. Regulation of gene transcription by botanicals: novel regulatory mechanisms. Annu Rev Nutr. 2005;25:297-315.

53. Mine Y, Miyashita K, Shahidi F. Nutrigenomics and proteomics in health and disease: food factors and gene interactions. Ames: Wiley-Blackwell; 2009.

54. Mutch DM, Wahli W, Williamson G. Nutrigenomics and nutrigenetics: the emerging faces of nutrition. FASEB J. 2005;19:1602-16.

55. Chmielewska-Kassassir M, Woźniak LA, Ogrodniczek P, Wójcik M. The role of peroxisome proliferator-activated receptors γ (PPARγ) in obesity and insulin resistance. Postepy Hig Med Dosw (Online). 2013 Dec11;67:1283-99.

9

Aspectos históricos do *doping* e o *doping* genético: tendência ou realidade?

"A questão do *doping* não está restrita ao problema de um único atleta, mas é um problema social. Enquanto as sociedades considerarem como objetivo máximo a vitória a qualquer custo, continuarão existindo inúmeras tentativas para a melhora do desempenho por meio de recursos não confiáveis."

Weineck J. (2005) [50]

9.1 *Doping*: um breve histórico

O uso de diversas substâncias para obtenção de melhor rendimento físico é muito antigo. Os sumérios, considerados a civilização mais antiga da humanidade, utilizavam o ópio extraído do látex, obtido da *Papoula somniferum* a 3000 a.C.[1,2]

Na China, por volta de 2737 a.C., mastigavam-se algumas plantas como a éfedra (efedrina), a *machuang* (alcaloide) e a mandrágora (afrodisíaca), a fim de obter efeitos estimulantes. Os árabes, em 1000 a.C., utilizavam plantas como *Cannabis sativa* (maconha), haxixe (produzida também da *Cannabis sativa*, mas que produz efeitos mais fortes que a maconha), a catina (*Cathaedulis* – utilizada na extração de dextronorisoefedrina) e o ginseng.

Nos Jogos Olímpicos antigos da Grécia, em 300 a.C., os maratonistas extraíam os alucinógenos de cogumelos por sua cocção. Na mitologia nórdica, há relatos da utilização de estimulantes extraídos de fungos pelos guerreiros.[1,2]

Atletas da Grécia antiga subiam ao monte Olimpo em busca de inspiração e proteção de Zeus, e lá ficavam por dois ou três dias, utilizando alucinógenos para aumentar a coragem e a audácia nas competições.

Trabalhadores andinos mascam folha de coca para aumentar o desempenho físico, amenizar o cansaço e a fome durante as longas caminhadas.

O surgimento do *doping*, como conhecemos hoje, deu-se na Europa, no século XVI, com a utilização da cafeína entre os atletas. Em 1806, o farmacêutico alemão Friedrich Sertüner extraiu a morfina do ópio, nome que é dado em alusão a Morfeu, deus grego dos sonhos. Em 1816, a morfina foi utilizada em cavalos de corrida na Inglaterra.[1-3]

Ciclistas franceses utilizavam misturas à base de cafeína; belgas mergulhavam cubos de açúcar em bebidas alcoólicas, como éter; ao passo que outros mergulhavam cubos de açúcar na nitroglicerina por sua propriedade vasodilatadora para participarem da Corrida Ciclística dos Seis Dias na França, em 1879.

A notícia da primeira morte no esporte por uso de substâncias dopantes foi em 1886, quando o ciclista inglês Arthur Linton utilizou uma mistura de cocaína com nitroglicerina na corrida francesa de 600 quilômetros entre Bordeaux e Paris.[1,2]

Em 1900, boxeadores utilizavam tabletes de estricnina (alcaloide que era utilizado como pesticida para matar ratos) misturados com conhaque e cocaína. Em 1919, o farmacêutico japonês Akira Ogata sintetizou a anfetamina.[3]

Soldados da Segunda Guerra Mundial recebiam anfetamina para utilizarem em seus *kits* de sobrevivência, posteriormente utilizando nos jogos do exército. Com o fim da guerra, muitos soldados mantinham a prática esportiva e o uso de anfetaminas, disseminando essa substância entre os atletas.[1-3]

Nos Jogos Olímpicos de Roma de 1960, há relatos de três mortes por uso de substâncias dopantes: a do ciclista dinamarquês de 25 anos, Knut Enemark Jensen, que utilizou quinze tabletes de anfetamina, oito tabletes de um vasodilatador coronariano misturados a uma garrafa de café; a do corredor de 400 metros, o alemão Dirck Howard, pelo uso de heroína; e de outro corredor, o inglês Simpson, também pelo uso de estimulantes.

Os primeiros testes *antidoping* realizados oficialmente no esporte amador iniciaram-se em 1967, no Canadá, em uma competição de ciclismo, sendo instituída pelo Comitê Olímpico Internacional (COI) uma lista de substâncias proibidas.[1-3]

O arremessador de discos húngaro Janos Farago morreu em 1984, aos 38 anos, por causa de câncer e inflamação renal provocados por anabolizantes.

O halterofilista canadense Jacques Demers injetou urina alheia na própria bexiga para tentar escapar do exame *antidoping* dos Jogos de Seul de 1988. Por ser reincidente após uso de esteroides nos Jogos de Los Angeles de 1984, foi banido do esporte.

A alemã Katrin Krabbe, atleta de provas de velocidade do atletismo em 1991, foi punida por fornecer urina que não era a dela, após tentar escapar dos testes *antidoping*.

O velocista inglês Jason Livingston foi pego no exame *antidoping* durante os treinamentos para as Olimpíadas de Barcelona, em 1992, pelo uso do esteroide Methandianone.[1-3]

Até 2003, a cafeína estava na lista das substâncias dopantes, tendo sua ingestão máxima no esporte controlado. Atualmente, não pertence mais à lista de *doping* e seu uso está liberado na composição de vários suplementos nutricionais.

A Agência Mundial Antidoping (WADA) junto ao Comitê Olímpico Internacional (COI) constantemente estão aprimorando os exames *antidoping* e modificando a lista de substâncias proibidas, já que a cada ano novos atletas, profissionais do esporte e da área da saúde inescrupulosos, que não medem esforços em busca da vitória, utilizam novos artifícios para tentar burlar os exames.[4]

Detectar drogas peptídicas, drogas candidatas e análogos no *doping* esportivo: situação atual e direções futuras[51]

Com a crescente disponibilidade de novos sistemas e estratégias na área da Biotecnologia e o conhecimento em contínua expansão de processos celulares e biomoléculas envolvidas, os testes de drogas em esportes tornaram-se um campo bastante complexo na área de química analítica, provando a origem exógena de drogas peptídicas e seus respectivos análogos em concentrações de amostras biológicas cada vez menores (geralmente sangue, soro e urina). Portanto, vem aumentando a possibilidade de utilização de análises como: cromatografia por espectrometria de massa, eletroforese imunológica, bem como métodos e ensaios combinados visando à detecção de possíveis drogas moduladoras do desempenho físico. Tais análises permitem detectar a utilização de diversos compostos peptídicos como: peptídeo liberador do hormônio de crescimento (GHRP), ARA-290, TB-500, AOD-9604, CJC-1295, desmopressina, hormônio liberador de gonadotrofina (GnRH), entre outros, assim como na detecção de intermediários como: insulina, IGF-1, fator de crescimento mecânico (MGF), hormônio do crescimento (GH), eritropoetina (EPO), entre outros, com grande especificidade e sensibilidade de detecção. No entanto, apesar de ser possível a utilização de diversas análises, pouco tem sido empregado no dia a dia.

9.2 O surgimento dos esteroides anabolizantes

Há séculos, os testículos são considerados como o centro da força e virilidade do homem. Em 1776, o médico francês Theophile de Bordeu publicou na revista *The Medical Analysis of the Blood* que:

> Os testículos fornecem uma tonalidade masculina ao organismo e evidenciam o animalismo em um indivíduo. Não apenas cada glândula, mas cada órgão do corpo é uma oficina de secreção de substâncias específicas, as quais passam pelo sangue e das quais dependem a integração fisiológica do corpo como um todo.[5]

Em uma experiência simples, realizada pelo médico inglês Berthold, foram retirados os testículos de vários galos de briga; e, em alguns, os testículos foram posteriormente reimplantados. Os que tiveram os testículos reimplantados voltaram a ser agressivos, ao passo que os outros se tornaram pacíficos e quietos.[6]

Em 1889, o fisiologista francês Charles Édourd Brown Sëquard, aos 72 anos, removeu os testículos de cães e porcos, triturou-os até formar um líquido que injetou nele mesmo. Ele declarou que houve um notável retorno de sua resistência física, melhora de sua agilidade mental e das funções naturais de seus intestinos.

Em 1935, o farmacologista alemão Gunter Wormum extraiu cristais dos testículos de boi. Após a identificação da estrutura química desses cristais, eles foram denominados *testosterona*. Posteriormente, a testosterona, que era apenas extraída por extratos de testículos de animais, passou a ser sintetizada em laboratório, sendo utilizada para o tratamento de uma série de condições patológicas.

A testosterona foi utilizada amplamente durante a Segunda Guerra Mundial pelos soldados alemães, que se tornavam mais agressivos.

O médico americano John Ziegler desenvolveu, na década de 1960, aquele que veio a ser o padrão ouro e o mais famoso de todos os esteroides anabolizantes, o dianabol. O doutor Ziegler injetou esse esteroide sintético em atletas norte-americanos levantadores de peso e nele mesmo, e obteve os seguintes resultados: aumento no nível de enzimas hepáticas, aumento e infecção de próstata, atrofia testicular, entre outros. Por anos este anabolizante sintético foi extremamente difundido entre atletas norte-americanos.

A utilização de esteroides anabolizantes ganhou notoriedade mundial, após o *bodybuilder* porto-riquenho Fred Ortiz se apresentar para o campeonato *Mister* Universo de 1960, com um volume muscular duas vezes maior que seus concorrentes.

Em 1974, o COI inseriu os esteroides anabolizantes na lista de substâncias proibidas por atletas. O primeiro atleta banido do esporte por uso de esteroides anabolizantes foi o arremessador de discos norte-americano Ben Plucknett, em 1981.

Em 1983, nos Jogos Pan Americanos de Caracas, o médico do COI, doutor Manfred Donike, começou a utilizar uma nova técnica de análise *antidoping* por radioimunensaio, que era capaz de detectar os metabólitos dos esteroides anabolizantes, que não apareciam nos exames anteriores e que permanecem por um longo período na corrente sanguínea.

Ainda nos Jogos Pan Americanos de Caracas foram pegos ao todo 30 atletas: 16 perderam suas marcas e medalhas, e outra grande parte alegou contusões musculares logo no início dos jogos, pedindo afastamento para não ter de fazer os exames *antidoping*.

Em 1985, o doutor Bob Goldman, médico-diretor do comitê de dopagem e medicina esportiva da IFBB, publicou um estudo longitudinal e retrospectivo, revelando a morte de seis atletas em 1984 pelo uso de esteroides anabólicos e por complicações cardíacas.

Ainda em 1985, o treinador norte-americano Tony Fitton foi condenado a dois anos de prisão pela venda de esteroides anabolizantes. Fitton vendia livremente e em grandes quantidades os esteroides anabólicos.

Em 1986, foram pegos no exame *antidoping* atletas de futebol americano de oito grandes universidades norte-americanas: *Oklahoma, Stanford, Southern California, Auburn, Louisiana State, Arkansas, Virginia Tech e Arizona State*.

Também em 1986 foram presos os norte-americanos James Bradshaw, James Haga e Cecil Kennedy, por venderem esteroides anabolizantes pelo correio.

Mas, sem dúvida, o caso mais famoso da história dos esteroides anabolizantes no esporte é do atleta canadense Ben Johnson, pego durante os Jogos Olímpicos de Seul, em 1988, pelo uso do esteroide estanozolol (Winstrol). Johnson perdeu patrocínios que giravam na casa dos 10 milhões de dólares e nunca mais se recuperou competitivamente após o escândalo do *doping*.

Doping **no esporte: efeitos, danos e equívocos**[52]

Doping no esporte é um problema generalizado, e não apenas entre os atletas de elite, mas sobretudo em desportos recreativos. Na literatura científica, grande ênfase é colocada sobre a detecção de *doping*, ao passo que os efeitos prejudiciais de agentes dopantes sobre a saúde do atleta são raramente discutidos. Esteroides anabolizantes androgênicos são bem conhecidos por seus efeitos positivos sobre a massa muscular e força. O hormônio do crescimento humano também aumenta a massa muscular, apesar de grande parte ser decorrente do aumento no fluido extracelular, e não da massa muscular funcional. Em atletas recreativos, o hormônio do crescimento não tem grande efeito sobre a força muscular, a potência ou a capacidade aeróbia, mas estimula a capacidade de exercício anaeróbio. A administração de eritropoetina aumenta a capacidade carreadora de oxigênio do sangue melhorando a capacidade aeróbia, ao passo que a administração sistêmica de agonistas beta-adrenérgicos pode ter efeito positivo sobre a capacidade anaeróbia, e antagonistas beta-adrenérgicos reduzem o tremor muscular. Assim, há certas drogas que podem melhorar aspectos seletivos do desempenho físico. No entanto, a maioria dos agentes dopantes exerce efeitos secundários graves, especialmente quando usados em combinação, em doses elevadas e por longa duração. A extensão de consequências para a saúde em longo prazo é difícil de prever, mas deve ser substancial, especialmente quando o *doping* genético é considerado.

9.3 *Doping* genético: tendência ou realidade?

Atualmente, estudos vêm demonstrando que se pode obter melhor desempenho esportivo pela infusão de genes modificados no organismo.[7] Esse mecanismo se iniciou com base nos bons resultados obtidos pelo tratamento com genes em patologias diversas.[9]

Entretanto, o uso não terapêutico de genes, elementos gênicos e/ou células que têm a capacidade de aumentar o desempenho esportivo é tido como *doping* genético.[9]

Os principais genes-alvos ao *doping* são aqueles que proporcionam aumento na captação de oxigênio com consequente perda de peso, otimização do metabolismo energético e rápido ganho de massa muscular. Embora os resultados até hoje encontrados sejam satisfatórios em roedores, as pesquisas envolvendo terapia gênica em atletas ainda têm muito a se desenvolver antes de tornar-se um mecanismo efetivo no ganho de rendimento esportivo.

Em junho de 2001, o GTWT (Gene Therapy Working Group), associado ao COI, alertou para o tema *Terapia Gênica e seu futuro impacto no esporte*, em que afirma apoiar o desenvolvimento e a aplicação da terapia gênica apenas para a prevenção e para o tratamento de doenças humanas. Entretanto, ressalta que existe um uso abusivo da terapia gênica e que devem ser estabelecidos procedimentos e métodos para identificar e punir atletas que fazem mau uso dessa tecnologia. Contudo, para tal avaliação, são necessários grandes investimentos, buscando a identificação de antígenos, *gene chip* e análises proteômicas.[10]

Em março de 2002, a WADA (Agência Mundial Antidoping) realizou um evento que tratou desse mesmo assunto. O objetivo era unir forças de vários grupos de interesse como cientistas, médicos, governantes, organizações *antidoping* e indústria farmacêutica, visando uma troca de informações relevantes, que resultassem na criação de métodos aplicáveis para coação e identificação do uso do *doping* genético.

A partir de 2003, o COI incluiu o *doping* genético na sua lista de métodos e substâncias proibidas. A WADA, por sua vez, o incluiu em sua lista em 2004, atualizando-a anualmente com uma nova lista de genes passíveis de modulação e consequente melhora no desempenho esportivo.

No ano seguinte, em colaboração com a Confederação Sueca de Esportes, a WADA realizou um Workshop em Estocolmo, com o objetivo de discutir e criar novos métodos preventivos e de detecção do uso do *doping* genético por atletas profissionais.

Iniciou-se desde então a criação de normas mais específicas que impusessem sanções a essa infração. Além disso, novos métodos de detecção estão sendo desenvolvidos para preservar a real proposta da prática esportiva, seja ela competitiva ou não, embora a tecnologia atual ainda não possua um meio eficaz para isso.[11] Portanto, será discutido como é realizada tal terapia, bem como os principais genes e proteínas que atualmente são alvos dos atletas e que visam ao ganho de *performance* atlética.

9.4 Terapia gênica

O surgimento da terapia gênica surgiu com o intuito de tratar doenças graves, baseando-se na modificação da informação genética celular.

Na terapia gênica, o DNA é usado como material genético por codificar a formação de uma proteína que pode ter uma função terapêutica, a codificação dessa proteína se torna ativa, ao ser entregue ao núcleo, encapsulada por um vírus, retro vírus ou ainda por um lipídio.[9] O material encapsulado, normalmente chamado de *vetor*, é introduzido no corpo por meio de injeção ou ainda administrado por aerossol, sendo entregue aos pulmões. Existe ainda a possibilidade de isolamento de células de pacientes, a aplicação do tratamento dessas células e posterior reimplante[9] (Figura 9.1).

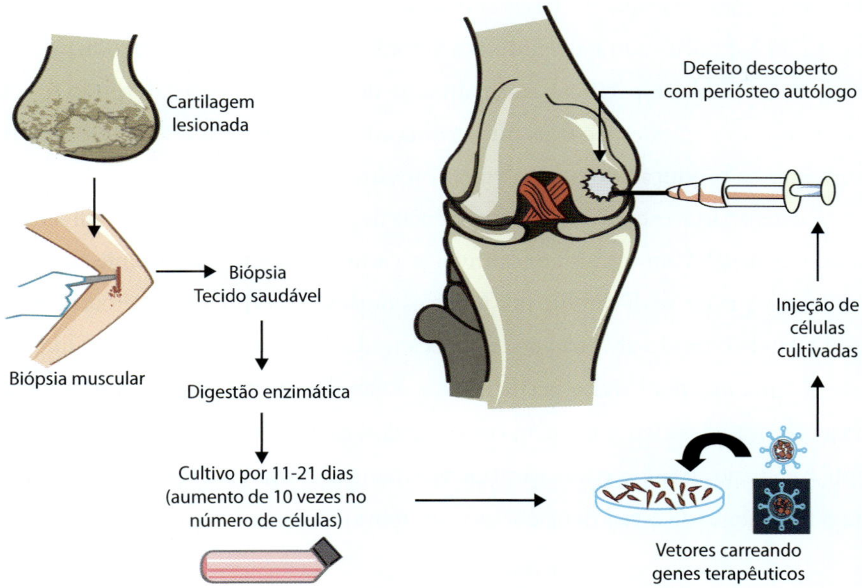

Figura 9.1 – Representação esquemática do processo de terapia gênica e engenharia tecidual para reparo de cartilagem. As células são primariamente isoladas por uma biópsia, são geneticamente modificadas e transplantadas nos locais lesionados.
Adaptado de Huard et al., 2003.[12]

Registros apontam que, até o ano de 2006, por volta de 3.000 pessoas teriam recebido algum tipo de tratamento baseado na terapia gênica, apresentando melhoras e poucos efeitos colaterais. Os principais pacientes que têm sido tratados são aqueles com câncer, doenças cardiovasculares ou imunodeficiências.[11,12]

A indústria farmacêutica notificou a produção de remédios baseados nos estudos com terapia gênica. Uma empresa de origem chinesa aprovou a utilização de uma droga capaz de aumentar a expressão de um gene responsável pela diminuição ou pela desaceleração do crescimento do tumor, por meio da ação de um vetor adenoviral contido nesse medicamento.[13]

9.5 Vetores

Para que possa ocorrer a expressão gênica, o material genético transportado pelo vetor deve ser entregue ao núcleo no qual se integra aos cromossomos das células hospedeiras e, após o processo de transcrição, o RNA gerado é transportado para fora do núcleo, servindo como matriz para a produção de proteínas. Portanto, por terem uma tendência natural de se instalarem dentro da célula, os vetores baseados em adenovírus têm como função transportar a informação genética para o espaço intracelular.[14]

Esse processo ocorre com a obtenção do DNA da proteína desejada, como um fator de crescimento, a partir de fontes comerciais, que disponibilizam quase todas as proteínas do genoma humano, ou ainda, pode-se isolá-lo por técnicas rotineiras de biologia molecular.

O DNA pode ser produzido em larga escala em bactérias na forma de plasmídios, considerando-se que bactérias se desenvolvem facilmente e a baixo custo. Com isso, o DNA é purificado e inserido em vetores virais. Os vírus são produzidos em linhagem de células específicas, normalmente de origem humana, devendo ser cultivadas sob condições específicas que favoreçam o bom desenvolvimento do vírus, o aumento na produção do gene-alvo e, consequentemente, da proteína desejada.[9]

Existem várias estratégias de transferência de genes, como a entrega local ou sistêmica dos genes.[15] A entrega sistêmica envolve a infusão do vetor na corrente sanguínea, permitindo que ele se dissemine por todos os órgãos do corpo. Esse método é o mais usado quando o tecido-alvo não pode ser alcançado diretamente. A principal limitação desse sistema inclui a baixa especificidade e a grande quantidade de vetor necessária para a obtenção dos efeitos terapêuticos desejados. Além disso, o fluxo sanguíneo deficiente para vários tecidos, como cartilagens e menisco, torna esse sistema inapropriado para o tratamento de certas deficiências no sistema muscular e esquelético.[16]

9.6 Estratégias para utilização da terapia gênica

Atualmente, as principais estratégias usadas para terapia gênica são:

- inserção de um gene em local não específico para substituir um gene não funcional;
- substituição de um gene anormal por outro mediante recombinação homóloga;
- correção do gene anormal por mutação reversa seletiva e consequente recuperação das funções normais;
- modificações na expressão de um determinado gene.

Especificamente para o esporte, a terapia gênica surge como uma possibilidade promissora de promover uma acelerada recuperação, principalmente em genes com baixa capacidade regenerativa como tendões, cartilagens e músculos esqueléticos, facilitando a recuperação de rompimentos em ligamentos, meniscos, lesões em cartilagens e calcificação óssea tardia pela inserção de fatores de crescimento como IGF-1 (fator de crescimento semelhante à insulina 1), PDGF (fator de crescimento derivado de plaquetas) e EGF (fator de crescimento epidérmico).[17]

A princípio, o uso da terapia gênica era visto com bons olhos pela comunidade esportiva, considerando-se o uso dessas novas técnicas apenas para acelerar a recuperação de atletas que tiveram lesões em ligamentos, músculo esquelético etc. Contudo, o uso inadequado da terapia gênica, visando não apenas ao tratamento de lesões, e sim ao aumento na *performance,* deu origem a um novo termo, definido como *doping* genético, que objetiva a produção de proteínas recombinantes nas células humanas preferencialmente à introdução de um produto recombinante no corpo.[18]

9.7 *Doping* genético

Diferentemente da terapia gênica, que propõe a alteração de um gene objetivando a cura como resultado, o *doping* genético não requer exatamente a modificação de apenas um gene específico, uma vez que existem muitos genes que, quando modificados, podem levar à melhora no desempenho esportivo.[14] Em 1998, a equipe do University College of London, liderada pelo pesquisador Hugh Montgomery, descobriu o primeiro gene que poderia favorecer a habilidade atlética, conhecido como ACE (sigla em inglês de *angiotensin-converting enzyme* para o nome da proteína enzima conversora de angiotensina). A diferença está na combinação que cada uma das duas cópias existentes do gene pode assumir: a forma "I", que favorece a resistência; e a forma "D", que favorece a explosão muscular. Em agosto de 2005, cientistas australianos descobriram o gene alfa-actina-3 (ACTN-3) em duas versões: o alelo "R" produz actina, uma proteína encontrada em fibras musculares de contração rápida, aumentando, por sua vez, respostas de velocidade e potência; e, na segunda versão, o alelo "X", que não produz a ACTN-3, melhorando dessa maneira a *performance* de corredores de provas de resistência.[19]

Métodos diretos e indiretos para detecção do *doping* genético têm sido desenvolvidos e, de maneira promissora, vêm encontrando estratégias para identificação de biomarcadores de mudança da expressão dos genes.[20]

Rankinen e Bouchard (2012)[21] elaboraram uma lista de possíveis genes candidatos para o fenótipo de desempenho físico e saúde, na qual estão presentes os genes que se correlacionam tanto com a condição física quanto com indicadores de sedentarismo. Essa lista contém 140 genes autossômicos e QTLs (*quantitative trait loci* – regiões polimórficas de um cromossomo contendo alelos que influenciam diferentemente a expressão de uma característica quantitativa), além de 4 genes ligados ao cromossomo X e 16 genes mitocondriais.[22]

Os principais genes-alvo de estudos e publicações científicas são EPO (eritropoetina), IGF-1 (fator de crescimento 1 semelhante à insulina), GDF-8 (gene codificador da miostatina), LEP (leptina) e, mais recentemente, hGH (hormônio do crescimento humano) e PPAR-β (isoforma beta do receptor ativado por proliferadores de peroxissomas), bem como outros fatores de crescimento aqui não mencionados (Quadros 9.1 e 9.2).

Quadro 9.1 – Principais proteínas modificadas no *doping* genético e seu potencial de utilização em relação aos efeitos esperados

Genes	Potencial	Riscos controlados	Riscos fora de controle
EPO	++++	±	++++
IGF-1	++	-	++++
VEGF, FGF	+	±	++++
GH	+	-	++++
Miostatina/folistatina	++++	?	++++
Endorfinas	+	?	++++

Adaptado de Haisma e Horn, 2006.[9]

Quadro 9.2 – Genes-alvo para o *doping* e suas funções principais

Gene	Propriedades bioquímicas da proteína expressa	Função fisiológica da proteína expressa	Expectativa de desempenho
EPO	Hormônio glicoproteico	Aumento no número de células vermelhas e na oxigenação sanguínea	*Endurance*
IGF-1	Proteína constituída de 70 aminoácidos	Aumento no tamanho e no volume muscular	Força
hGH	Proteína constituída de 191 aminoácidos. As principais isoformas apresentam 20 e 22 kDa	Aumento no tamanho e volume muscular	Força
PPAR-γ	Proteína receptora nuclear hormonal	Associada à formação das fibras musculares tipo 1 ou lentas e pode induzir sua conversão para tipo 2 ou rápidas; exerce papel no metabolismo energético	Velocidade e *endurance*
Miostatina	Uma proteína constituída de duas subunidades com 110 aminoácidos cada	Um regulador negativo da massa muscular. Sua inibição levará ao crescimento muscular	Força

Adaptado de Azzazy e Mansour, 2007.[30]

O VEGF (fator de crescimento vasoendotelial), por exemplo, foi citado como provável alvo por aumentar o número de vasos sanguíneos, permitindo maior vascularização dos diferentes órgãos solicitados pela prática esportiva. O gene codificador da endorfina também foi apresentado como possibilidade na modulação gênica, por aumentar o limiar da dor, permitindo, dessa forma, treinos e competições ainda mais intensos. [23]

Agora, é preciso entender como os genes trabalham na manutenção e melhora do desempenho atlético esportivo.

9.7.1 Eritropoetina

A *performance* aeróbia é otimizada quando mecanismos que otimizam o transporte e a distribuição de oxigênio pelos tecidos e músculos periféricos são usados. Entre os principais métodos, encontra-se a utilização de EPO (eritropoetina), uma citocina responsável pela produção de células vermelhas, bem como a diferenciação eritrocitária e o início da síntese de hemoglobina.[24]

Em situações nas quais a captação e a distribuição de oxigênio estão defasadas no organismo, os rins, que são os principais produtores de EPO, aumentam a sua liberação. Em situações de exercícios realizados na altitude (por exemplo, hipóxia hipobárica), as quantidades de EPO estão aumentadas.

Nos anos 1990, o chamado *doping* sanguíneo foi bastante difundido entre os atletas em exercícios predominantemente aeróbios. Contudo, surgiram testes de laboratório que poderiam facilmente detectar a utilização do *doping* sanguíneo, fato que levou alguns atletas a buscarem outras técnicas, por exemplo, o *doping* genético.[25]

Pesquisas em modelo animal revelaram que de fato a introdução de um vírus contendo o gene da EPO pode aumentar em até 80% o hematócrito de camundongos e macacos.[11]

Um importante modulador gênico é a família de proteínas chamadas HIFs (*hypoxia inductor factors* – fatores de indução à hipóxia), que são fatores de transcrição moduladores da atividade de uma grande variedade de genes em condições de baixa disponibilidade de oxigênio (por exemplo, EPO). Nessa condição, a ativação de enzimas responsáveis pela degradação das HIFs é inibida, o que promove a ativação das HIFs e a transcrição gênica da EPO entre outras proteínas responsáveis pela produção de células vermelhas, além de proteínas que codificam a produção de enzimas glicolíticas, que estão mais ativas em situações de hipóxia.

A manipulação genética dos HIFs, embora seja promissora no uso terapêutico e na dopagem genética, apresenta também possíveis consequências negativas para o organismo, já que os HIFs estimulam genes que codificam proteínas envolvidas no crescimento celular, na divisão e na mortalidade, que podem promover o crescimento e alastramento de doenças como o câncer[24] (Figura 9.2).

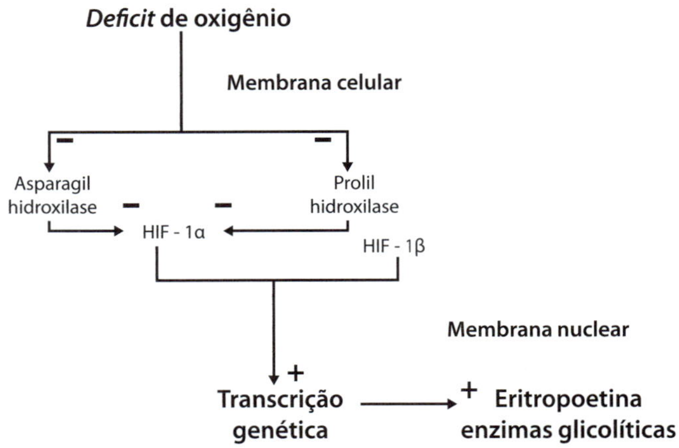

Figura 9.2 – Esquema do processo de regulação da EPO e da produção de enzimas glicolíticas durante a hipóxia. Adaptado de Lippi e Guidi, 2004.[24]

Além disso, os estudos com a utilização do gene EPO ainda são muito controversos, uma vez que o aumento excessivo de EPO (75%) pode levar a uma concentração de hemácias incompatível com a vida,[26] tornando-se claros os cuidados a serem tomados em sua manipulação.

Estudos realizados a partir de 2004 apresentaram propostas pelas quais o *doping* genético com EPO pode ser detectado, embora tais métodos ainda necessitem ser aperfeiçoados.[27]

9.7.2 IGF-1 (fator de crescimento 1 semelhante à insulina)

Os *fatores de crescimento* possuem uma variedade de funções no processo de regeneração muscular.[28] Semelhante à terapia gênica com o EPO, a utilização dos fatores de crescimento foi desenvolvida inicialmente visando à recuperação de tecidos lesionados, e mais recentemente surgiu a possibilidade de seu uso para fins de *performance* esportiva e ganho de massa muscular[12] (Quadro 9.3).

Quadro 9.3 – Efeito dos fatores de crescimento em vários tecidos do sistema muscular esquelético

	Músculo esquelético	Cartilagem articular	Menisco	Ligamento/tendão	Osso
IGF-1	+	+	+/-	+	+
bFGF	+	+	+	+	+
MGF	+		-	-	
aFGF	+/-		-	+/-	
PDGF AA	-		-	+/-	+/-
PDGF AB	+/-		+	+/-	
PDGF BB				+	
EGF	-	+	+	+	-
TGF-α	-		+	-	
TGF-β	-	+	+	+/-	+
EMP-2		+	+		+
CDMP (1-3)		+			
EMP-4					+
EMP-7					+
VEGF					+/-

Adaptado de Huard et al., 2003.[12]

Entre os fatores de crescimento utilizados, sem dúvida, o IGF-1 está no topo da lista. Também conhecido como somatomedina C, o IGF-1 é uma cadeia polipeptídica formada por 70 aminoácidos que, além de possuir uma estrutura tridimensional semelhante à insulina, permite a ação do hormônio do crescimento (GH), por ser mediador de quase todos os efeitos desse hormônio.[29] O principal local de produção do IGF-1 é o fígado, embora outros tecidos o sintetizem e sejam sensíveis ao seu efeito.[30] O músculo esquelético, por exemplo, sofre os efeitos anabólicos do IGF-1, como demonstrado por alguns estudos recentes, mesmo na ausência de qualquer programa de atividade física.[31]

Com isso, a terapia gênica com IGF-1 atuaria no tratamento e/ou na prevenção de problemas como a perda da função muscular associada ao envelhecimento, além de ser efetivo no combate a lesões no músculo esquelético.

O aumento na concentração de IGF-1 pode promover a hipertrofia pelo aumento da síntese de proteínas, bem como pela proliferação das chamadas *células satélites*, importantes para o processo de regeneração muscular, pois, quando o músculo sofre um traumatismo ou lesão, ou, ainda, quando se treina vigorosamente, tais células são acionadas. Assim, elas se proliferam pelo processo de mitose celular (divisão celular que pode causar a hiperplasia) e originam células mioblásticas (células musculares imaturas), que se fundem com as células preexistentes, levando a fenômenos hipertróficos e/ou à formação de novas fibras (hiperplasia).[31]

Barton-Davis et al. (1998)[31] relataram significante aumento na força e no tamanho da fibra muscular em camundongos, os quais receberam injeção do vírus carreador do gene do IGF-1. Lee e McPheron[32] verificaram que o efeito da administração de IGF-1, somado aos efeitos do treinamento de resistência, aumentou em até 30% a massa muscular e a força em camundongos em comparação àqueles sedentários tratados apenas com IGF-1. Além disso, os efeitos do destreinamento foram mais agudos quando não houve a administração de IGF-1.

Contudo, a maioria dos estudos envolve modelo animal; assim, o possível benefício do tratamento terapêutico com o gene do IGF-1[8] ainda necessita de maior investigação, antes de sua aplicação na melhora da saúde e do desempenho esportivo.

9.7.3 Miostatina (GDF-8)

O músculo esquelético possui grande capacidade de resposta a estímulos do ambiente externo, levando-o a diversas adaptações morfológicas e metabólicas. Estas o permitem ter uma maior resistência em atividades físicas sustentadas. Inúmeros progressos vêm sendo obtidos nos últimos anos em razão dos avanços das técnicas de biologia molecular, que levaram a descobertas de novos fatores de crescimento como o IGF-1 e a miostatina, umas das mais novas proteínas identificadas que fazem parte da família do TGF-ß (*transforming growth factor*-ß – fator de crescimento transformador beta). Esses fatores têm papel fundamental na regulação do crescimento do músculo esquelético durante a fase de embriogênese.[33]

A miostatina pode ser vista como um regulador do crescimento altamente expresso nos estágios embrionário e fetal e em menor quantidade no tecido muscular maduro.[34] A sua secreção ocorre pelas células musculares, exercendo ação de forma autócrina e parácrina, inibindo o crescimento muscular, possivelmente pelo controle negativo da proliferação das células satélites e da diferenciação de mioblastos.[32]

Grandes concentrações de mRNA de miostatina e de sua proteína têm sido observadas nas chamadas fibras de contração rápida em comparação às fibras de contração lenta no músculo esquelético, indicando que a miostatina apresenta funções específicas para cada tipo de fibras.[35,36] Com isso, vários estudos foram realizados, sugerindo que adaptações estruturais e funcionais do músculo esquelético, induzidas pelo treinamento físico, estão diretamente relacionadas com a alteração na expressão de diversos genes regulados, a partir da ação da miostatina.

Estudos realizados por Lee e McPheron[32] suprimiram a expressão do gene GDF-8 (gene da miostatina) em camundongos e observaram o aumento de duas a três vezes no conteúdo de massa muscular em comparação aos animais não modificados.

Outros estudos revelaram aumento na massa muscular, acompanhado de redução na produção de leptina, sugerindo que a miostatina estaria envolvida tanto na regulação do tecido adiposo quanto do tecido muscular esquelético. Além disso, verificou-se que a inibição da miostatina pela ação da folistatina (inibidor direto da expressão de miostatina no músculo esquelético) atenua parcialmente a obesidade e os efeitos do diabetes tipo 2.

Dessa maneira, talvez em poucos anos, os agentes farmacológicos que bloqueiam a miostatina poderão ser úteis não apenas na promoção do crescimento muscular, mas também para desacelerar ou prevenir o desenvolvimento do diabetes tipo 2.[37]

Sabe-se também que o efeito do treinamento é capaz de diminuir os níveis de mRNA de miostatina nos músculos gastrocnêmio e vasto lateral (compostos por tipagem de fibras mistas), mas não no músculo sóleo (composto predominantemente por fibras de contração lenta). Isso demonstra que o treinamento é capaz de modular diretamente as concentrações de miostatina, relacionadas com desenvolvimento da musculatura estriada esquelética.[33]

Atualmente, acredita-se que fatores de crescimento como o IGF-1 e o GDF-8 já são utilizados não apenas com fins terapêuticos, mas, também, com o intuito de otimizar os ganhos de massa e força muscular e, consequentemente, o rendimento competitivo. As instituições responsáveis pelo controle de *doping* já estão alertas e criando mecanismos para a detecção de tal manipulação. Um pequeno percentual da comunidade científica acredita que em poucos anos o *doping* genético à base de miostatina será a ferramenta mais utilizada para ganhos em atletas profissionais, tornando-se muito difícil o controle de seu uso.

9.7.4 VEGF 8 (fator de crescimento vasoendotelial)

O gene do fator de crescimento vasoendotelial (VEGF) vem sendo estudado pela sua capacidade de aumentar a produção de vasos sanguíneos e sua possível aplicação no tratamento de doenças arteriais periféricas, principalmente para idosos que possuem fluxo inadequado de oxigênio. A terapia gênica com VEGF, bem como outras já mencionadas, também se baseia na entrega do gene para as células por um plasmídio, induzindo a expressão do gene-alvo.[38]

Baumgartener, Pieczek e Manor (1998)[38] demonstraram que de fato é possível aumentar a produção de novos vasos sanguíneos no organismo com a utilização de um vetor carreador para o gene do VEGF. Desde então, diversos estudos foram realizados à procura de mais detalhes do mecanismo de ação de tal gene. O aumento na produção de novos vasos sanguíneos significa aumento do fluxo sanguíneo para o coração, fígado, músculos, pulmões e outros órgãos, de maneira que estes retardem o processo de exaustão.

A gênese de uma nova vasculatura (angiogênese) pode influenciar diretamente o $\dot{V}O_2$máx, por aumentar a circulação local e a captação de oxigênio. A angiogênese é um fenômeno comum de adaptação ao exercício aeróbio, que aumenta o número de capilares no músculo esquelético. Tal processo é muito importante, uma vez que o aumento do $\dot{V}O_2$máx com o treinamento é atribuído diretamente ao consumo de oxigênio pelo músculo ativo.[39]

Com isso, o exercício aeróbio tem sido identificado como um poderoso estímulo angiogênico, já que estudos realizados nas últimas décadas mostram aumento relevante (até 30% em indivíduos que praticam exercícios de caráter aeróbio) na vascularização periférica.[40]

Levando-se em consideração que estudos recentes apontam que o VEGF está envolvido na resposta angiogênica ao treinamento, a ideia da utilização da terapia gênica por atletas visando ao aumento na produção de vasos sanguíneos não demoraria muito a surgir,[40] já que o VEGF é considerado um dos principais alvos no processo de terapia gênica por atletas, principalmente por aqueles engajados em atividades predominantemente aeróbias, a fim de melhorar a captação e o transporte de oxigênio na musculatura periférica.

Entretanto, ainda é muito prematuro acreditar que a utilização deste procedimento é simples como parece ao descrevê-lo. Ainda existem muitas barreiras a serem transpostas pela medicina até a utilização segura de tal terapia em indivíduos portadores de distúrbios vasculares e afins. Assim, o uso abusivo de tal meio para fins atléticos é muito arriscado, e também é considerado *doping*, já que favorece diretamente o aumento da disponibilidade de oxigênio para a musculatura periférica.

9.7.5 Leptina

Estudos na área de endocrinologia mostraram que o tecido adiposo apresenta uma função endócrina importante no organismo, não sendo considerado apenas um sítio para estoque energético. O tecido adiposo é capaz de produzir e liberar diversos hormônios e/ou citocinas, destacando-se a leptina. A leptina (gene ob/ob) foi descoberta em 1994, ganhando destaque por estar diretamente relacionada com a regulação da ingestão energética e, consequentemente, com o processo de obesidade. Além dos adipócitos, a leptina é sintetizada no estômago, na placenta e na glândula mamária. Outro aspecto interessante sobre a leptina é que sua produção difere entre os adipócitos, sendo maior no tecido adiposo subcutâneo em relação ao visceral[41] (Tabela 9.1).

Tabela 9.1 – Valores basais de concentração de leptina em diferentes populações

Grupos	N	Idade (anos)	IMC (kg/m²)	Leptina (ng/ml)
Homens	51	24 ± 6	25,5 ± 5,0	4,6 ± 4,4
Mulheres	46	24 ± 6	23,0 ± 3,5	11,9 ± 8,5
Homens	281	50 ± 16	31,0 ± 7,9	12,7 ± 13,0
Mulheres	687	46 ± 14	37,5 ± 11,4	42,7 ± 29,1
Ultramaratonistas (homens)	14	41 ± 13	23,9 ± 2,0	7,64 ± 3,94
Homens treinados em *endurance*	20	21 ± 4	21,6 ± 2,0	2,05 ± 0,7
Homens treinados em força	17	23 ± 2	23,6 ± 1,4	2,4 ± 0,86
Pacientes com deficiência de GH (mulheres)	15	47 ± 7	25,0 ± 3,0	21,5 ± 8,0
Pacientes com deficiência de GH (homens)	21	45 ± 7	26,0 ± 3,0	5,2 ± 2,2

Adaptado de Mantzoros, 1999.[41]

Partindo do pressuposto de que a leptina controla o "ganho de peso", nos últimos anos, conduziram-se diversos estudos objetivando relacionar o tipo de atividade física realizada e a composição corporal às concentrações plasmáticas de leptina em indivíduos treinados. Em geral, estudos com treinamento crônico de curta duração, que não ultrapassaram três meses, observaram redução na leptinemia (concentrações circulantes de leptina) em humanos,[42] bem como em ratos de laboratório.[43] Entretanto, os efeitos do treinamento de longa duração sobre a leptinemia apresentam resultados conflitantes.

Pérusse et al. (1997)[44] realizaram estudo no qual indivíduos obesos e sedentários realizaram 20 semanas de treinamento em cicloergômetro a 75% $\dot{V}O_2$máx. Embora os valores de $\dot{V}O_2$máx tenham aumentado, não houve qualquer variação na leptinemia.

Em contrapartida, Pasman et al. (1998)[45] mostraram que a soma da intervenção dietética e do treinamento aeróbio por 16 meses influenciaram a diminuição na leptinemia apenas nos indivíduos treinados.

Em atletas, poucos estudos foram realizados na tentativa de encontrar uma relação entre a leptinemia e alguma variável que estivesse ligada à *performance* esportiva. Os resultados até então apresentados são muito conflitantes, pois em parte não se verificam diferenças na concentração de leptina entre atletas praticantes de exercício de natureza aeróbia, atletas praticantes de atividades resistidas (força muscular) e seus congêneres não atletas.[46]

Apesar disso, acredita-se que a base genética da leptina possa influenciar a resposta do organismo frente ao exercício físico e consequentemente à *performance*. Especula-se ainda que a diminuição da leptinemia poderia provocar perda rápida de massa adiposa, um objetivo comum entre atletas e praticantes de atividades físicas.

Entretanto, sabe-se que o controle da ingestão alimentar, bem como da oxidação de gorduras, é controlado de maneira multifatorial e que o fato de diminuir apenas a concentração de leptina circulante poderia não ser suficiente para induzir a perda de peso.

Há uma correlação entre diversos genes e fatores de transcrição, que nos leva cada vez mais a acreditar que não apenas a regulação negativa da leptina acarretaria em melhora na *performance*, mas que provavelmente, outros mecanismos alternativos estariam envolvidos. Contudo, evidências apontam que, ao menos em atletas, a leptina pode ter algum efeito benéfico, o que mantém a atenção voltada para o *doping* genético com possíveis modificações da expressão gênica da leptina, mas certamente muitos estudos ainda são necessários

9.7.6 PPAR-β (receptor nuclear ativado por proliferadores de peroxissomas: isoforma beta)

O músculo esquelético é dividido em fibras do tipo I (oxidativas/contração lenta) ou tipo II (glicolíticas/contração rápida), que dispõem de diferentes características no que diz respeito ao metabolismo e ao mecanismo de fadiga. As fibras do tipo I são aquelas principalmente recrutadas em atividades predominantemente aeróbias, possuem grande quantidade de mitocôndrias e, consequentemente, uma taxa elevada de oxidação de lipídios.[47]

Estudos recentes mostram que o treinamento aeróbio de longa duração pode promover uma adaptação e até mesmo um expressivo aumento na biogênese mitocondrial, sendo esta última estimulada por mudanças na expressão gênica de proteínas que são controladas diretamente por fatores de transcrição.

Dentre essa classe de fatores, encontra-se a família dos receptores nucleares que estão envolvidos diretamente no controle do metabolismo celular. Os PPARs (*peroxisome proliferator-activated receptor*) apresentam-se em três isoformas com funções distintas.

- PPAR-α: é conhecido por controlar o metabolismo de lipídios positivamente, uma vez que é responsável pela mediação da transcrição gênica de diversas proteínas-chave do metabolismo de lipídios, por exemplo, o sistema enzimático CPT (carnitina palmitoil transferase), que tem como função transportar os ácidos graxos para dentro do espaço mitocondrial, além de proteínas como a FABP (*fatty acid binding protein* – proteína ligadora de ácidos graxos), responsável pelo deslocamento das moléculas de ácidos graxos para dentro do espaço intracelular, entre outras.
- PPAR-γ: controla os processos inversos de lipogênese (esterificação e armazenamento de gorduras), principalmente nos tecidos adiposos e no fígado. Além disso, o PPAR-γ está envolvido no controle da resistência a insulina.[48]
- PPAR-β: era negligenciado até poucos anos atrás e, levando-se em consideração que os PPARs foram descobertos apenas em 1990, muito ainda se tem para descobrir a respeito. Estudos apontam para um papel importante do PPAR-β relacionado ao metabolismo do tecido muscular esquelético, uma vez que apresenta densidades 10 e 50 vezes maior que as isoformas α e γ, respectivamente.[49]

Estudos mostram que de fato as chamadas fibras musculares do tipo I apresentam maior concentração de PPAR-β em relação às fibras do tipo II. Adicionalmente, ratos geneticamente modificados para superexpressão do PPAR-β apresentaram aumento das capacidades de biogênese e b-oxidação mitocondrial acompanhado pelo aumento abrupto na quantidade de fibras musculares do tipo I, indicando que o aumento foi induzido pela atuação das vias de sinalização do PPAR-β e que o receptor nuclear, além de induzir a modificação da tipagem de fibra muscular, tem papel protetor importante contra o desenvolvimento de obesidade e do diabetes tipo 2.[47,49]

Estudos realizados com roedores no Laboratório de Metabolismo Lipídico do Departamento de Biologia Celular e do Desenvolvimento do Instituto de Ciências Biomédicas da Universidade de São Paulo apontam para o fato de que os PPARs estão envolvidos não apenas no controle do metabolismo de lipídios, mas podem ainda estar diretamente associados aos mecanismos de desenvolvimento de doenças como o câncer (dados não publicados).

A grande questão em torno dos fatos é: o aumento induzido na expressão dos PPARs poderia contribuir para o ganho de *performance*? Não se sabe ao certo se, sem a vigência de um programa de treinamento adequado, tal aumento na expressão surtiria algum efeito. O fato é que, em razão dos bons resultados encontrados em roedores, e até mesmo em atletas, provavelmente em pouco tempo o interesse pelos PPARs aumente não apenas visando à terapia gênica, mas também ao ganho de *performance* em atletas de alto rendimento. Contudo, muito ainda se tem a descobrir sobre a real efetividade desse grupo de receptores nucleares.

9.8 Considerações a respeito da utilização de genes para promoção do desempenho esportivo

Apesar de efetiva em dados estudos, a terapia gênica tem por finalidade o tratamento de patologias específicas e sua utilização para o aumento do desempenho esportivo ainda é considerada prematura e irresponsável.

Embora o *doping* genético nos pareça algo distante e irreal, devemos compreender os seus mecanismos de ação e principalmente advertir o seu uso, já que futuramente acreditamos que tais manipulações genéticas farão parte do cotidiano do mundo esportivo.

O COI, em 2003, e a WADA, em 2004, incluíram o *doping* genético em suas listas de métodos proibidos no esporte. Entretanto, o grande atrativo em torno de tal uso é que a WADA ainda não encontrou mecanismos efetivos para o controle do *doping* por meio de genes, já que para essa avaliação são necessários grandes investimentos, buscando a identificação de antígenos, *gene chip* e análises proteômicas.

Teste seus conhecimentos

1. Discorra sobre o surgimento do *doping* no esporte.
2. Quais foram os fatos que propiciaram o surgimento dos esteroides anabolizantes?
3. Quais são os métodos de *doping* atuais?
4. O *doping* genético é algo plausível de ocorrer? Se sim, quais são os genes tidos como possíveis candidatos de manipulação e por quê?
5. O que é terapia gênica? Quais são as estratégias utilizadas?
6. O que são vetores?

Referências

1. Pagnani A, Oliveira O, Santoja R, Associação Brasileira de Estudo e Combate do Doping. Manual prático de controle antidoping. 2. ed. Brasília: Ministério do Esporte e Turismo; 2002.

2. Freire MV, Grangeiro J. (Sup.). Informações sobre o uso de medicamentos no esporte 2010. Rio de Janeiro: Comitê Olímpico do Brasil; 2010.

3. Duarte M. O guia dos curiosos: Jogos Olímpicos. São Paulo: Panda Books; 2008.

4. Neto FRA. O papel do atleta na sociedade e o controle de dopagem no esporte. Rev Bras Med Esporte. 2001;7(4).

5. Cawadias AP. Théophile de Bordeu. Proc R Soc Med. 1950 Feb;43(2):93-8.

6. Silverthorn DU. Fisiologia Humana: uma abordagem integrada. Barueri: Manole; 2003.

7. Miah A. Genetics & sport: bioethical concerns. Recent Pat DNA Gene Seq. 2012 Dec;6(3):197-202.

8. O'Neill A, Shah N, Zitomersky N, Ladanyi M, Shukla N, Uren A, et al. Insulin-like growth factor 1 receptor as a therapeutic target in ewing sarcoma: lack of consistent upregulation or recurrent mutation and a review of the clinical trial literature. Sarcoma. 2013;2013:450-78.

9. Haisma HJ, Horn O. Gene Doping. Int J Sports Med. 2006;27(4):257-66.

10. Randerson J. Scientists raise spectre of gene modified athletes. [acesso em: 9 jun. 2014]. Disponível em: http//www.newscientist.com/News

11. Unal M, Unal DO. Gene doping in sports. Sports Med (Auckland). 2004;34(6):357-62.

12. Huard J, Li Y, Peng H, Fu FH. Gene therapy and tissue engineering for sports medicine. J Gene Med. 2003;5(2):93-108.

13. Hacein-Bey-Abina S, Le Deist F, Carlier F, Bouneaud C, Hue C. De Villartay JP, et al. Sustained correction of X-linked severe combined immunodeficiency by ex vivo gene therapy. New Engl J Med. 2002;346(16):1185-93

14. Hannallah D, Petersen B, Lieberman J, Fu F, Huard J. Gene Therapy in orthopaedic surgery. J Bone Joint Surg. 2002;84(6):1046-61.

15. Wells DJ. Gene doping: the hype and the reality. Br J Pharmacol. 2008 Jun;154(3):623-31.

16. Evans C, Robbins P. Possible orthopedic applications of gene therapy. J Bone Joint Surg. 1995;77-A:1103-14.

17. Martinek M, Fu FH, Huard J. Gene therapy and tissue engineering in sports medicine. Phys Sportsmed. 2000;28(2):34-51.

18. Barese CN, Goebel WS, Dinauer MC. Gene therapy for chronic granulomatous disease. Expert Opin Biol Ther. 2004;4(9):1423-34.

19. Silva TC. Inserção de talentos esportivos: Identificação de tendências éticas, axiológicas e científicas. Grupo de Pesquisa Pierre de Coubertin, Universidade Gama Filho: São Paulo; 2005. p. 458-64.

20. Anna B, Ian EA, John EJR, Kerry RE. Developing strategies for detection of gene doping. J Gene Med. 2008;10(1):3-20.

21. Rankinen T, Bouchard C. Gene-exercise interactions. Prog Mol Biol Transl Sci. 2012;108:447-60.

22. Rankinen T, Pérusse L, Rauramaa R, Rivera MA, Wolfarth B, Bouchard C. The human gene map for performance and health-related fitness phenotypes: the 2003 update. Med Sci Sports Exerc. 2004 Sep;36(9):1451-69.

23. Van Hilvoorde I. Achilles contra tortoise. Why WADA cannot run faster than genetically enhanced athlete. Proceedings of 2004 Pre-Olympic Congress. 2004;124:90.

24. Lippi G, Guidi GC. Gene manipulation and improvement of athletic performances: new strategies in blood doping. Br J Sports Med. 2004;38:641.

25. Leigh-Smith S. Blood boosting. Br J Sports Med. 2004;38:99-101.

26. Zhou S, Murphy JE, Escobedo JA. Adeno-associated vírus mediated delivery of erytropoietin lead to sustained of haemotocrit in nonhuman primates. Gene Ther. 1998;5(5):665-70.

27. Diamanti-Kandarakis E, Konstantipoulos PA, Papailiou J, Kandarakis SA, Andrepoulos A, Sykiotis GP. Erythropoietin abuse and erythropoieitin gene doping. Detection strategies in the genomic era. Sports Med. 2005;35(10):831-40.

28. Lehto M, Jarvinen M. Muscle injuries, their healing process and treatment. Ann Chirt Gynaecol. 1991;80(2):102-8.

29. Ramirez A, Ribeiro A. Doping genético e esporte. Rev Metropol Ciên Mov Hum. 2005;5(2):9-20.

30. Azzazy HM, Mansour MM. Rogue athletes and recombinant DNA technology: challenges for doping control. Analyst. 2007;132(10):951-7.

31. Barton-Davis ER, Shoturma DI, Mussaro A, Rosenthal N, Sweeney HL. Viral mediated expression of insulin-like growth factor 1 blocks the aging-related loss of skeletal muscle function. Proc Natl Acad Sci. 1998 Dec 22;95(26):15603-7.

32. Lee SJ, McPheron C. Regulation of myostatin activity and muscle growth. Proc Nat Acad Sci. 2001;98(16):9306-11.

33. Matsakas A, Diel P. The growth factor myostatin, a key regulator in skeletal muscle growth and homeostasis. Int J Sports Med. 2005;26(2):83-89.

34. McPherron AC, Lawler AM, Lee SJ. Regulation of skeletal muscle mass in mice by a new TGF-beta superfamily member. Nature. 1997;387(6628):83-90.

35. Carlson CJ, Booth FW, Gordon SE. Skeletal muscle myostatin mRNA expression is fiber-type specific and increases during hindlimb unloading. Am J Physiol. 1999;46(2):601-6.

36. Kambadur R, Hennebry A, Berry C, Siriett V, O'Callaghan P, Chau L, Watson T, et al. Myostatin regulates fibre type composition of skeletal muscle by regulating MEF2 and MyoD gene expression. Am J Physiol Cell Physiol. 2009;296:C525-C534.

37. Lin J, Arnold HB, Della-Fera MA, Azain MJ, Hartzell DL, Baile CA. Myostatin Knockout in mice increases myogenesis and decreases adipogenesis. Biochem Biophys Res Commun. 2002;291(3):701-06.

38. Baumgartener I, Pieczek A, Manor O. Constitutive expression of ph VEGF-165 following intramuscular gene transfer promotes collateral vessel development in patients with critical limb ischemia. Circulation. 1998;97(12):1114-23.

39. Prior SJ, Hagberg JM, Paton CM, Douglass LW, Brown MD, McLenithan JC, et al. DNA sequence variation in the promoter region of the VEGF gene impacts VEGF gene expression and maximal oxygen consumption. Am J Physiol, Heart Circul Physiol. 2006;.290(5):1848-55.

40. Gustafsson T, Puntschart A, Kaijser L, Jansson E, Sundberg CJ. Exercise induced expression of angiogenesis-related transcription and growth factors in human skeletal muscle. Am J Physiol, Heart Circul Physiol. 1999;276(2):679-85.

41. Mantzoros CS. The role of leptin in human obesity and disease: a review of current evidence. Ann Internal Med. 1999;130(8):671-80.

42. Ozcelik O, Dogan H, Celik H, Ayar A, Serhatlioglu S, Kelestimur H. Effects of different weigth loss protocols on serum leptin levels in obese females. Physiol Res. 2005;54(3):271-7.

43. Fors H, Matsuoka H, Bosaeus I, Rosberg S, Wikland KA, Bjarnason R. Serum leptin levels correlate with growth hormone secretion and body fat in children. J Clin Endocrinol Metab. 1999; 84:3586-90.

44. Pérusse L, Collier G, Gagnon J, Leon AS, Rao DC, Skinner JS, et al. Acute and chronic effects of exercise on leptin levels in human. J Applied Physiol. 1997;83(1):5-10.

45. Pasman WJ, Westerterp-Plantenga MS, Saris WHM. The effect of exercise training on leptin levels in obese males. Am J Physiol. 1998;37(2):280-6.

46. Mota GR, Zanesco A. Leptina, grelina e exercício físico. Arq Bras Endocrinol Metabol. 2007;51(1):25-33.

47. Wang YX, Zhang CL, Ruth TY, Helen KC, Nelson MC, Ocampo CRB, et al. Regulation of muscle fiber type and running endurance by PPAR beta. Public Library Sci. 2004;2(10):1532-39.

48. Carnevali Jr LC. O PPAR alfa como mediador de alterações no metabolismo lipídico no músculo esquelético de ratos treinados. [dissertação]. São Paulo: Instituto de Ciências Biomédicas da Universidade de São Paulo, 2006.

49. Russell AP, Hesselink MKC, Lo SK, Schrauwen P. Regulation of metabolic transcriptional co-activators and transcription factors with acute exercise. FASEB J. 2005 Jun;19(8):986-8.

50. Weineck, J. Biologia do esporte. 7. ed. São Paulo: Manole; 2005.

51. Thevis M, Thomas A, Schänzer W. Detecting peptidic drugs, drug candidates and analogs in sports doping: current status and future directions. Expert Rev Proteomics. 2014 Dec;11(6):663-73.

52. Birzniece V. Doping in sport: effects, harm and misconceptions. Intern Med J. 5 Nov. 2014.

Sobre os autores

Prof. Mestre Fábio Medici Lorenzeti

Mestre em Ciências pela Escola de Educação Física e Esportes da Universidade de São Paulo (EEFE/USP). Graduado em Educação Física Licenciatura e Bacharelado pelas Faculdades Integradas de Santo André (FEFISA). Técnico em Nutrição e Dietética pela Escola Técnica Estadual Júlio de Mesquita (ETEC). Professor convidado para ministrar cursos de pós-graduação na Universidade Estácio de Sá (UniEstácio), Faculdades Metropolitanas Unidas (UniFMU), Faculdade de Educação Física de Santo André (FEFISA), Faculdade de Educação Física de Sorocaba (FEFISO) e Centro Universitário das Faculdades Associadas de Ensino (UniFAE). Autor dos livros: *Exercício, emagrecimento e intensidade de treinamento: aspectos fisiológicos e metodológicos* (2013/2ª ed.) e *Biologia e Bioquímica: bases aplicadas às ciências da saúde* (2011). Tem experiência na área de Educação Física, Nutrição e Saúde com ênfase em Fisiologia do Exercício, Bioquímica, Nutrição Esportiva e Metabolismo Energético, Exercício, Nutrição e Sistema Nervoso Central.

Prof. Doutor Luiz Carlos Carnevali Junior

Mestre e Doutor em Biologia Celular e Molecular pela Universidade de São Paulo (ICB-USP), especializado em Fisiologia do Exercício pelas Faculdades Metropolitanas Unidas (UniFMU); graduado em Educação Física pela Faculdade de Educação Física de Santo André (FEFISA); coordenador do curso de Educação Física da Faculdade Anhanguera de Taboão da Serra; professor da disciplina de Nutrição Esportiva na UniÍtalo; coordenador de cursos de Pós-graduação nas áreas de Educação Física e Nutrição nas Instituições Estácio de Sá, FEFISA, UniFMU, UNIFAE e USCS. Consultor técnico da rede Bio Ritmo de academias; Sócio-diretor da Science Systems – consultoria esportiva e treinamento. Possui larga experiência nas áreas de Fisiologia do Exercício, Atividade Física e Saúde. Membro do corpo editorial científico dos periódicos: Revista Brasileira de Fisiologia do Exercício e Revista Brasileira de Prescrição e Fisiologia do Exercício. Realizou doutorado em parceria com a Universidade de Potsdam- Alemanha, além de estágio de aperfeiçoamento em conjunto com a Universidade de Montreal-Canadá.

Prof. Doutor Waldecir Paula Lima

Graduado em Educação Física. Especialista em Fisiologia do Exercício (Escola Paulista de Medicina da Universidade Federal de São Paulo – EPM-UNIFESP), Mestre em Ciências da Saúde e Doutor em Ciências (Instituto de Ciências Biomédicas da Universidade de São Paulo – ICB/USP). Professor Titular do Instituto Federal de Educação, Ciência e Tecnologia de São Paulo (IFSP). Membro Efetivo do Comitê de Ética em Pesquisa do IFSP (CEP–IFSP). Professor convidado para cursos de pós-graduação oferecidos por Instituições Nacionais e Internacionais, tais como: Escola Superior de Tecnologias de Lisboa (ESTAL – Portugal) Universidade de São Paulo (USP), Universidade Estácio de Sá (UniESTÁCIO), Universidade Municipal de São Caetano do Sul (UCSC), Faculdades Metropolitanas Unidas (FMU), Faculdade de Educação Física de Santo André (FEFISA), Faculdade de Educação Física da ACM de Sorocaba (FEFISO), Universidade Federal do Maranhão (UFMA) e outras. Autor dos Livros: *Lipídios e exercício: aspectos fisiológicos e do treinamento* (2009); *Exercício, emagrecimento e intensidade de treinamento: aspectos fisiológicos e metodológicos* (2011 - 2013/2ª ed.); *Biologia e Bioquímica: bases aplicadas às Ciências da Saúde* (2011). Autor de vários artigos publicados em periódicos acadêmicos nacionais e internacionais. Membro da Comissão Científica dos periódicos: Brazilian Journal Biomotricity e Corpo consciência. Conselheiro eleito do Conselho Regional de Educação Física de São Paulo – CREF4/SP, sendo membro das Comissões de Saúde e de Ensino Superior e Preparação Profissional. Avaliador vinculado ao Sistema Integrado de Monitoramento, Execução e Controle do Ministério da Educação (SiMEC).

Prof. Doutor Ricardo Zanuto

Doutor em Fisiologia Humana e Biofísica pelo Instituto de Ciências Biomédicas da Universidade de São Paulo (ICB-USP). Mestre em Fisiologia Humana e Biofísica pelo Instituto de Ciências Biomédicas da Universidade de São Paulo (ICB-USP). Especialização em Fitoterapia (CONBRAFITO), em Fisiologia do Exercício (FEFISA) e em Natação e Atividades Aquáticas (UNIFMU). Graduado em Nutrição pelas Faculdades Integradas de Santo André (FEFISA) e em Educação Física pelas Faculdades Integradas de Santo André (FEFISA). Nutricionista Clínico e do Esporte. CEO da Zanuto Saúde e Bem-Estar. Lecionou nos cursos de Nutrição com as disciplinas de Nutrição Esportiva, Fisiologia Humana e Bioquímica e do curso de Educação Física com as disciplinas de Bióloga, Fisiologia Humana e Saúde e Qualidade de Vida na Academia, na FEFISA. Coordenou cursos de pós-graduação *lato sensu* das Faculdades Integradas de Santo André (FEFISA) e da Universidade Gama Filho (UGF). Revisor científico da Revista Brasileira de Nutrição Esportiva, Revista Brasileira de Obesidade e Emagrecimento e Revista Brasileira de Fisiologia do Exercício. Autor de diversos artigos nacionais e internacionais publicados em revistas especializadas. Autor dos livros: *Exercício, emagrecimento e intensidade de treinamento: aspectos fisiológicos e metodológicos* (2011 - 2013/2ª ed.) e *Biologia e Bioquímica: bases aplicadas às Ciências da Saúde* (2011).

Sobre o Livro
Formato: 21 x 28 cm
Mancha: 15 x 21,5 cm
Papel: Couché 90g
nº páginas: 392
Tiragem: 2.000 exemplares
1ª edição: 2015

Este livro segue o novo
Acordo Ortográfico
da Língua Portuguesa

Equipe de Realização
Assistência editorial
Liris Tribuzzi

Assessoria editorial
Maria Apparecida F. M. Bussolotti

Edição de texto
Gerson da Silva (Supervisão de revisão)
Fernanda Fonseca (Preparação do original e copidesque)
Cleide França, Gabriela Teixeira, Jonas Pinheiro e Gerson Silva (Revisão)

Editoração eletrônica
Évelin Kovaliauskas Custódia (Capa, projeto gráfico e diagramação)
Douglas Docelino (Ilustrações)

Fotografia
Natalia Klenova | shutterstock (Foto de capa)

Impressão
arvato Bertelsmann